足の創傷をいかに治すか

―― 糖尿病フットケア・Limb Salvage へのチーム医療 ――

[編 著]

埼玉医科大学形成外科
市岡　滋
Shigeru Ichioka

神戸大学形成外科
寺師浩人
Hiroto Terashi

克誠堂出版

足の創傷をいかに治すか
―糖尿病フットケア・Limb Salvage へのチーム医療―　　　＜検印省略＞

2009 年 3 月 1 日　　　第 1 版第 1 刷発行
2009 年 10 月 20 日　　第 1 版第 2 刷発行
2012 年 5 月 10 日　　　第 1 版第 3 刷発行

定価（本体 17,000 円＋税）

編集者　市岡　滋，寺師浩人
発行者　今井　良
発行所　克誠堂出版株式会社
　　　　〒113-0033　東京都文京区本郷3-23-5-202
　　　　電話（03）3811-0995　振替00180-0-196804
　　　　URL　http://www.kokuseido.co.jp
印刷・製本　株式会社シナノパブリッシングプレス

ISBN 978-4-7719-0348-7　C3047　￥17000E
Printed in Japan ©Shigeru Ichioka, Hiroto Terashi, 2009

・本書の複製権・翻訳権・上映権・譲渡権・公衆送信権（送信可能化権を含む）は克誠堂出版株式会社が保有します。
・JCOPY〈(社)出版者著作権管理機構　委託出版物〉
本書の無断複写は著作権法上での例外を除き禁じられています。複写される場合は，そのつど事前に（社）出版者著作権管理機構（電話 03-3513-6969, Fax 03-3513-6979, e-mail：info@jcopy.or.jp）の許諾を得てください。

執筆者一覧

■ 編集・執筆 ■

市岡　滋
埼玉医科大学形成外科

寺師　浩人
神戸大学形成外科

■ 執　筆　者 ■

飯田　修
関西労災病院循環器科

泉　有紀
京都医療センターWHO糖尿病協力センター

稲葉　雅史
旭川医科大学外科学講座血管外科

大浦　紀彦
杏林大学医学部形成外科

太田　敬
愛知医科大学血管外科

大竹　剛靖
湘南鎌倉総合病院透析／腎臓内科

大平　吉夫
日本フットケアサービス（株）

梶　彰吾
かじクリニック

北野　育郎
新須磨病院創傷治療センター

熊谷　憲夫
聖マリアンナ医科大学形成外科

小浦場　祥夫
時計台記念病院形成外科・創傷治療センター／北海道大学大学院医学研究科形成外科

小林　修三
湘南鎌倉総合病院透析／腎臓内科

佐野　仁美
埼玉医科大学形成外科

澁谷　博美
大分岡病院形成外科・創傷ケアセンター

杉本　郁夫
愛知医科大学血管外科

高木　元
日本医科大学大学院器官機能病態内科学

館　正弘
東北大学形成外科

陳　隆明
兵庫県立総合リハビリテーションセンター整形外科・リハビリテーション科

辻　依子
新須磨病院形成外科／創傷治療センター

鳥畠　康充
厚生連高岡病院整形外科

南都　伸介
関西労災病院循環器科

長谷川　宏美
埼玉医科大学形成外科

松崎　恭一
川崎市立多摩病院形成外科

宮本　明
菊名記念病院心臓血管センター

宮本　正章
日本医科大学大学院器官機能病態内科学

水野　杏一
日本医科大学大学院器官機能病態内科学

簗　由一郎
埼玉医科大学形成外科

柳下　和慶
東京医科歯科大学医学部付属病院高気圧治療部

横川　秀樹
埼玉医科大学国際医療センター形成外科

はじめに

　わが国の20歳以上の人で糖尿病が疑われるのは予備軍も含めて約2,210万人と推計され、5年前の1.4倍に増えたことが平成19年厚生労働省の国民健康・栄養調査で判明しました。これは成人のほぼ5人に1人が該当します。適切な対応がなされなければ下肢切断を余儀なくされる糖尿病性足病変の増加も必至です。末梢動脈疾患（peripheral arterial disease：PAD）の蔓延も深刻で、米国では10万人以上と推計され、下肢切断の大きな原因となっています。わが国でも高齢者の下肢切断原因が、交通事故からPADに推移しつつあり今後ますますの増加が予想されています。

　そのようななか、世界的に下肢を切断から救うlimb salvageの気運が高まっています。その実践には全身の管理、血行再建、創傷ケア、潰瘍治療、感染症コントロールなどが包括的に要求され、関与する部門は循環器科、血管外科、糖尿病内科、腎臓内科、形成外科、整形外科、皮膚科、リハビリテーション科など多岐にわたります。さらに看護師、義肢装具士、糖尿病療養指導士、臨床工学技士、血管診療技師などコメディカルおよび医療産業界のコラボレーションも必須です。また、近年発展の著しい再生医療が臨床実地に生かされる重要な場ともなっており、きわめて高度で広範囲なチーム医療を必要とする分野でもあります。

　最近わが国でも同様に関心が高まり、チームを構成する看護師・糖尿病医・透析医からはフットケア、血管外科医・循環器科医からは重症下肢虚血をキーワードとする教科書が出版されるようになり、limb salvageを共通の目標として各専門の切り口でそれぞれの取り組みが発信されつつあります。それらの多くが壊死・潰瘍・壊疽の「予防」に重点が置かれるなか、本書は『足の創傷をいかに治すか』と題し、すでに創傷を有した患者さんへの対処を迫られるゲートキーパーとしての臨床家に向け、「治療」を主眼として企画されました。関連領域について現在最前線で活躍し、最も豊かな経験を持つ第一人者の先生方に執筆をお願いしました。

　また、巻末にはWound Healing Society（米国の創傷治癒学会）が2006年、2008年に公表した下肢慢性創傷の予防と治療に関するガイドラインの翻訳を掲載しまし

た．従来のガイドラインがヒトを対象とした臨床エビデンスのみを対象としてきたのに対し，本ガイドラインは基礎研究や動物実験の成果も考慮されている点が斬新的です．著作権に絡む多くの難問をクリアして収載にこぎつけた貴重な文書でもあります．研究の種類をコード化して分類した豊富な引用文献も参照でき，診療のみでなく教育や研究開発の資料としても有用です．

　本書は，足の創傷外科を担う医師が創傷治療を軸として，トータルケア・チーム医療を実現するための実践の書を目指しましたが，コメディカルをはじめあらゆる医療スタッフや卒前・卒後教育にも役立つ知識を網羅しましたので，座右の書として利用頂ければ幸いです．

　なお，本書の出版にあたり，編集に多大なご努力を頂いた克誠堂出版大澤王子氏に深謝致します．

2009年2月

埼玉医科大学形成外科
市岡　滋

神戸大学形成外科
寺師浩人

足の創傷をいかに治すか
――糖尿病フットケア・Limb Salvge へのチーム医療――

〈もくじ〉

はじめに

第1章 総論

1	下肢潰瘍の総論・実態	寺師浩人	2
2	足の治療に必要な正常解剖と機能	寺師浩人	5
3	下肢潰瘍の診察・検査	市岡　滋	12

第2章 虚血肢の診断・治療

1	PADの診断（バスキュラーラボ）、TASC IIおよびCLIと密接する実践的検査法	杉本郁夫・太田　敬	18
2	PADの診断（画像診断）：デュプレックス超音波検査、MRA, CTA, 血管造影	杉本郁夫・太田　敬	22
3	重症下肢虚血（CLI）に対するカテーテル治療（腸骨動脈／大腿動脈／膝下動脈）	飯田　修・南都伸介	28
4	末梢血管バイパス手術	稲葉雅史	40
5	重傷下肢虚血（CLI）に対する血管新生療法	宮本正章・高木　元	48
コラム	整形外科には、多くの虚血肢が潜んでいる	鳥畠康充	54

第3章 糖尿病性足病変

1	糖尿病性足病変の病態	寺師浩人	58
2	感染、骨髄炎を伴う潰瘍	寺師浩人	72
3	臨床所見から考える診断と治療	市岡　滋	84
〈症例1〉	神経原性潰瘍：再建手術が可能であったCase 1	寺師浩人・辻　依子	86
〈症例2〉	神経原性潰瘍：再建手術が可能であったCase 2	寺師浩人・北野育郎	89
〈症例3〉	混合性虚血性潰瘍：救肢が可能であったCase	長谷川宏美・市岡　滋	93
〈症例4〉	混合性虚血性潰瘍：救肢できなかったCase	寺師浩人・北野育郎	96
〈症例5〉	Unsalvageable Case 1	横川秀樹	99
〈症例6〉	Unsalvageable Case 2		

第4章　その他の下肢潰瘍

- **1** 静脈うっ滞性潰瘍　　　　　　　　　　　　　　　　　　　市岡　滋　102
- **2** 膠原病に伴う皮膚潰瘍　　　　　　　　　　　松崎恭一・熊谷憲夫　106
- **3** 二分脊椎症による下肢潰瘍　　　　　　　　　　　　　　　寺師浩人　117
- **4** Blue toe syndrome　　　　　　　　　　　　　　　　　　辻　依子　121

第5章　下肢の創傷に対する治療

- **1** Wound bed preparation　　　　　　　　　　　　　　　　市岡　滋　126
- **2** デブリードマン　　　　　　　　　　　　　　　　　　　　市岡　滋　130
- **3** 感染に対する治療　　　　　　　　　　　　　　　　　　　市岡　滋　135
- コラム　「消毒」について　　　　　　　　　　　　　　　　　市岡　滋　142
- **4** 足の部分切断　　　　　　　　　　　　　　　　　　　　　寺師浩人　143
- **5** マゴット治療の実際　　　　　　　　　　高木　元・宮本正章・水野杏一　156
- コラム　医療用無菌ウジの購入　　　　　　　　　　　　　　　高木　元　160
- **6** 外用剤と創傷被覆材の使い方、陰圧閉鎖療法　　　　　　　館　正弘　161
- **7** 高気圧酸素療法：Hyperbaric Oxygen Therapy（HBOT）　大浦紀彦・柳下和慶　167
- **8** 糖尿病性壊疽の再建手術　　　　　　　　　　　　　　　　梶　彰吾　173

第6章　下肢の大切断

- **1** 適応と手術法　　　　　　　　　　　　　　　　　　　　　横川秀樹　184
- **2** 義肢、リハビリテーション　　　　　　　　　　　　　　　陳　隆明　190

第7章　人工透析と下肢潰瘍

- **1** 本邦における人工透析医療の現状と未来　　　　　　　　　小林修三　200
- **2** 透析患者の周術期輸液管理　　　　　　　　　　大竹剛靖・小林修三　205
- **3** LDLアフェレーシス　　　　　　　　　　　　　　　　　　小林修三　210

第8章　潰瘍治療・予防のためのフットウェア　　　　　　　　　大平吉夫　215

第9章 下肢潰瘍治療・チーム医療のupdate

1 総　論：本邦における創傷治療センターの役目　　　　　　　　　　　　　　北野育郎　226

2 末梢血行再建と創傷治療の連携
　　―虚血性潰瘍に対する循環器内科と形成外科によるチームアプローチの実際―　　小浦場祥夫　231

3 創傷ケアセンター方式における院内連携　　　　　　　　　　　　　　　　　澁谷博美　243

4 地域における病院連携　　　　　　　　　　　　　　　　　　　松崎恭一・宮本　明　247

5 フットセンター外来の実際
　　―京都医療センターにおける糖尿病足病変診療の実際―　　　　　　　　　　泉　有紀　253

コラム 対談：創傷外科医のめざす足の創傷治療、未来予想図　　　　市岡　滋・寺師浩人　256

和文索引　268
欧文索引　269

巻　末
Wound Healing Society 発行　ガイドライン 全訳

■ 静脈性潰瘍治療のガイドライン　Guidelines for the treatment of venous ulcers　　佐野仁美　2
■ 糖尿病性潰瘍治療のガイドライン　Guidelines for the treatment of diabetic ulcers　　寺師浩人　18
■ 動脈不全潰瘍治療のガイドライン　Guidelines for the treatment of arterial insufficiency ulcers　　簗由一郎　32
■ 静脈性潰瘍予防のガイドライン　Guidelines for the prevention of venous ulcers　　佐野仁美　52
■ 糖尿病性潰瘍予防のガイドライン　Guidelines for the prevention of diabetic ulcers　　寺師浩人　56
■ 下肢動脈性潰瘍予防のガイドライン　Guidelines for the prevention of lower extremity arterial ulcers　　簗由一郎　62

略語一覧

本書で、下記の用語はフルスペルアウトせずに、略語を使用しています

足関節血圧	ankle pressure	AP
経皮的酸素分圧	transcutaneous oxygen tension(pressure)	$TcPO_2$
重症下肢虚血	critical limb ischemia	CLI
全身性エリテマトーデス	systemic lupus erythematosus	SLE
全身性強皮症	systemic sclerosis	SSc
足趾血圧	toe pressure	TP
皮膚灌流圧	skin perfusion pressure	SPP
閉塞性動脈硬化症	arteriosclerosis obliterans	ASO
末梢血管領域におけるインターベンション	percutaneous transluminal angioplasty	PTA
末梢動脈疾患	peripheral arterial disease	PAD
慢性静脈不全症	chronic venous insufficiency	CVI

第1章 総論

第1章 総論

1 下肢潰瘍の総論・実態

神戸大学形成外科　寺師浩人

はじめに

　米国では、糖尿病患者の25％が生涯に足の創傷を合併すると言われている[1]。また、年間2％の糖尿病患者の足に創傷が発症し、その15％以上が下肢切断に移行している[2]。しかし、国家的プロジェクトにより、むしろ下肢大切断症例が減少して来ている。一方、わが国では糖尿病性足潰瘍・壊疽の罹患率の十分な統計はないが、米国より低いことが予想される。しかし、食生活の欧米化により地球規模で糖尿病罹患患者が増加傾向にあり、合併症である足潰瘍・壊疽患者の増加が危惧されている[3]。事実、わが国では、糖尿病や末梢動脈疾患（PAD）による透析患者の下肢切断症例が増加している。透析患者では、血管そのものの石灰化などのため進行例が多く、非透析患者よりも大切断の危険性が高いと考えられる。 参照 ▶第7章

　したがって、このような患者に対する下肢血流障害の早期発見と適切な治療戦略が将来の大切断を回避するための重要なステップになる。

　壊疽に至ってしまった場合や感染を併発した際のアセスメントも必要であり、また、救肢に拘りいたずらに治療期間が延びるようなことも避けなければならない。感染症から救命するための大切断も治療の一環として捉えるべきである。

　わが国における重症下肢虚血（CLI）の詳細な統計もないが、いったんCLIと診断されるとその生命予後は悪い（図）[4]。米国においては、100年の歴史をもつ足病医学・医療の存在と1万人以上の足病医（podiatrist）、さらに800ほどの創傷センターがこれらの治療を担っている。足の創傷の再発率は3年以内に50％と言われ[3]、創傷センターや足病医不在のわが国における糖尿病性足潰瘍・壊疽患者への対策は喫緊の課題である。

下肢潰瘍の分類

1 動脈性潰瘍

　虚血性であるため、局所の治療の前に末梢血行を改善させることを第一としなければならない。局所治療を優先させると潰瘍や壊疽が拡大する傾向にある。
- PAD（閉塞性動脈硬化症 ASO） 参照 ▶第2章、第3章
- Buerger's 病
- Blue toe syndrome（コレステロール塞栓症） 参照 ▶第4章④
- 動静脈奇形（瘻）による潰瘍

2 静脈性潰瘍

　中年の立ち仕事の多い女性に多い。下腿内側が最も多く、次に下腿外側、時に足関節から足背に及ぶこともある。また、若年の背の高い男性にも罹患しやすい。静脈瘤などの一次静脈性障害がはっきりしないことも多い。リウマチに生じる下腿潰瘍もこの範疇に入るかもしれな

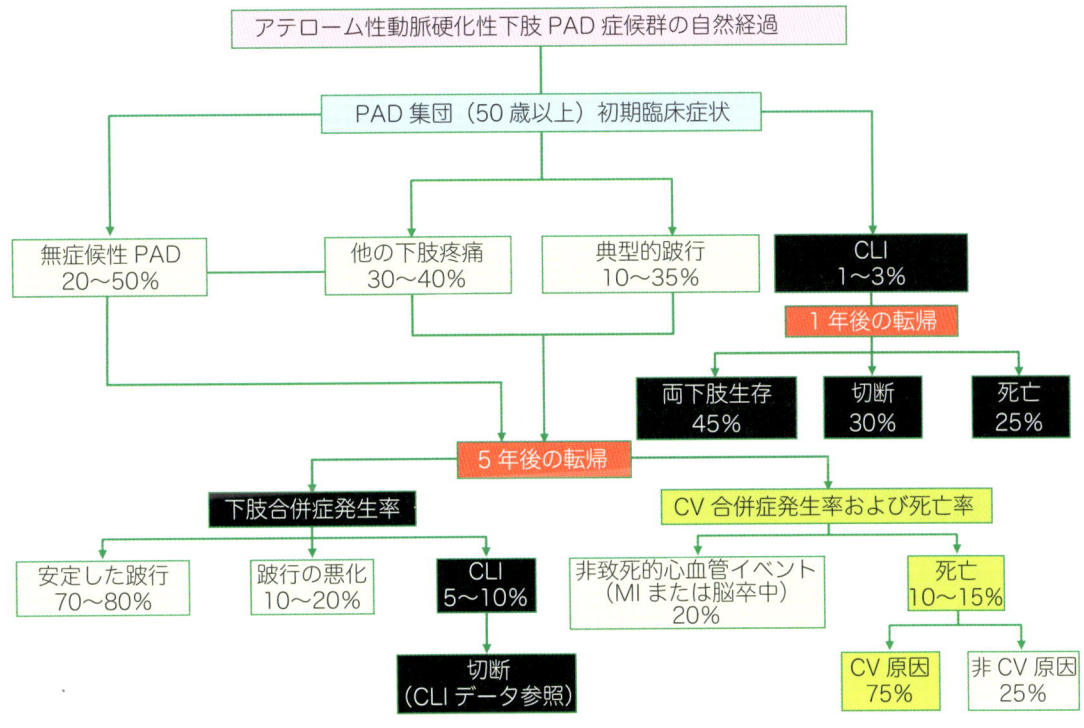

図　PAD患者の疫学

PAD；末梢動脈疾患，CLI；重症下肢虚血，CV；心血管，MI；心筋梗塞
5年にわたる跛行の転帰（ACC/AHA guidelines[5]を改変）。
(TASC Ⅱ Working Group / 日本脈管学会訳：下肢閉塞性動脈硬化症の診断・治療指針Ⅱ．日本脈管学会編，p19，メディカルトリビューン社，2007 より引用)

い。
- 静脈うっ滞性潰瘍 [参照] ▶第4章①
- Klinefelter 症候群
- Marfan 症候群

③ 神経原性潰瘍

代表的疾患は糖尿病であるが、これは知覚鈍麻による。知覚麻痺による潰瘍は寝たきり患者に生じやすいため、踵部外側に多くPADとの鑑別を要す。
- 糖尿病性潰瘍 [参照] ▶第3章
- 脳神経外科領域の各種麻痺性疾患
  脳血管性疾患（脳梗塞、脳出血、くも膜下出血）、脊髄損傷、二分脊椎症 [参照] ▶第4章③
- ハンセン氏病（感染症の項でもよい）

④ 感染症

足に生じる感染症は重篤なものが多く、診断と治療が遅れると大切断を免れない。
- 壊死性筋膜炎 [参照] ▶第3章②
- ガス壊疽
- 結核
- 非定型抗酸菌症
- 深在性真菌症（スポロトリコーシスなど）
- 梅毒
- 骨髄炎

⑤ 膠原病性潰瘍

難治性潰瘍が多い。ほとんどが免疫抑制剤使用例であり、保存的療法、特にフットケアとフ

ットウェアが重要な位置を占める。また、手術のタイミングも重要となる。
- リウマチ
- 全身性エリテマトーデス（SLE）
- 全身性強皮症（SSc）
- 抗リン脂質抗体症候群
- 結節性多発性動脈炎（ANCA関連血管炎）
- 壊疽性膿皮症
- シェーグレン症候群
- Sweet病
- ベーチェット病

6 外傷性潰瘍

初期治療を誤ると難治性となる傾向にある。
- 熱傷
- 開放性骨折
- 陥入爪

7 癌性潰瘍（瘢痕癌（Marjolin's ulcer）、有棘細胞癌、基底細胞癌、悪性黒色腫、瘻孔癌など）

長く潰瘍性病変として治療されている症例の中に時に癌疾患が潜んでいることがある。

8 その他

下記があげられる。
- 褥瘡
- リンパ浮腫
- Werner症候群（早老症候群）
- クリオグロブリン血症
- 先天性表皮水疱症
- 異物（縫合糸膿瘍、石灰沈着、金属露出など）
- 医原性潰瘍：抗ガン剤や糖質類、FOYなどの点滴漏れ潰瘍、放射線潰瘍、ハイドロキシウレアの内服など
- Münchhansen syndrome

文献

1) Singh N, Armstrong DG, Lipsky BA : Preventing foot ulcers in patients with diabetes. JAMA 293 : 217-228, 2005
2) Ramsey SD, Newton K, Blough D, et al : Incidence, outcomes, and cost of foot ulcers in patients with diabetes. Diabetes Care 22 : 382-387, 1999
3) Levin ME: Pathogenesis and general management of foot lesions in the diabetic patients. The Diabetic Foot (6th ed), edited by Bowker JH, Pfeifer MA, pp219-260, Mosby Inc., St. Louis, 2001
4) TASC II Working Group / 日本脈管学会訳：下肢閉塞性動脈硬化症の診断・治療指針II．日本脈管学会編，PP1-109，メディカルトリビューン社，2007
5) Hirsch AT, Haskal ZJ, Hertzer NR, et al.: Acc/AHA 2005 guidelines for the managenent of patients with peripheral arterial disease. J Am Coll Cardiol 47 : 1239-1312, 2006

第1章 総論

2 足の治療に必要な正常解剖と機能

神戸大学形成外科　寺師浩人

はじめに

糖尿病性潰瘍や重症下肢虚血（CLI）の創傷治療に必要な足の正常解剖と機能を述べる。

I　足の表面解剖

足の皮膚は足背と足底で大きく異なる構造を持っている。そのため、それぞれ異なる創傷治癒機転を持つ。

足背

皮膚には特に他の部位の皮膚との大きな違いがない。皮膚は薄く（約2mm）、表皮も薄い（0.2mm）。発達はしていないが毛包脂腺系構造を保っている（図1-a）。しかし、関節部位（中足骨―趾節骨間関節MTP関節や趾節骨間関節）の背面部には毛包はなく、エクリン汗腺が発達している（図1-b）。したがって、全層に至らない創傷の場合には、関節部を除く足背・趾背部は毛包上皮とエクリン汗管上皮から、関節部はエクリン汗管上皮から上皮化するため、関節部は上皮化後に脱色素状態となりやすい。

足底

足底の皮膚は厚く（約5mm）、表皮も厚い（約0.6mm）。特に荷重部位である踵部と前荷重部は非荷重部（土踏まず）よりも厚い傾向にある。足底には毛包脂腺系付属器はなく、エクリン汗腺―汗管が非常に発達している。しかもこれらは関節部背面よりも深く脂肪層にまで存在する（図1-c）ために、上皮化能は優れており土踏まずなどは厚目分層採皮部位としても重要である（図2）。つまり、小範囲のデブリードマン後に開放創として上皮化を促してもよい結果を得やすい。皮下脂肪層においては、足背では緩やかな線維性結合組織で下層と連続しているため皮膚に2～3cmほど可動性があり、足底では縦方向に伸びる強靱な線維性結合組織が足底腱膜などの深部組織と連結し脂肪層を分割している（図1-c）ため皮膚は1cmほどの可動性しか持たない。このことが逆にスムースな歩行という機能を可能にしている。

II　血管とangiosome

第2章において下腿三分枝に至る血管解剖が詳述されているため、ここではそれ以下の血管解剖とangiosome*を述べる[1]。下腿三分枝はすべて膝窩動脈より分枝する。まず、前脛骨動脈が本幹から分かれ、その後に後脛骨動脈が分かれ腓骨動脈が直線上に足関節付近まで続く。

前脛骨動脈

膝窩動脈から分枝された後に前方の脛骨―腓骨骨間膜を貫き伸筋区画に入り、前脛骨筋と長母趾伸筋や長趾伸筋との間を深腓骨神経とともに走行する。足関節部に近くなるにつれ内側へ移動しながら伸筋支帯下を通過し外側方向へ前外果動脈と外側足根動脈という腓骨動脈系との

---

*angiosome：主要血管の解剖学的血行支配領域を指し、それぞれのangiosomeを連結するものを、anterial-anterial connectionと呼ぶ。

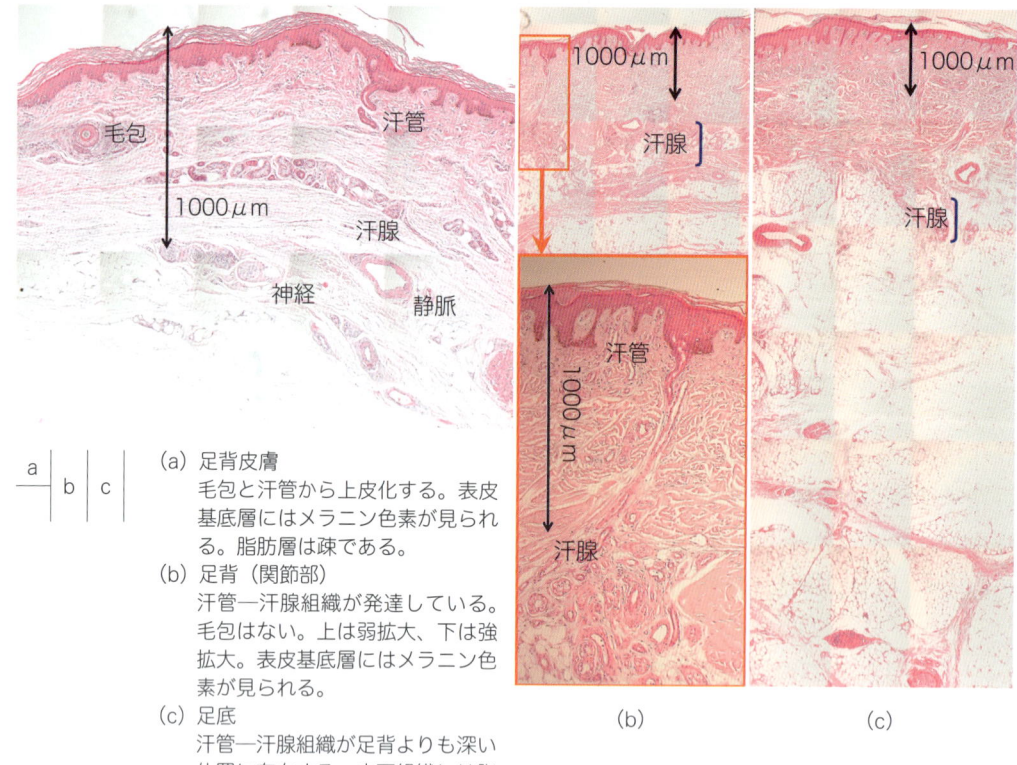

(a) 足背皮膚
　毛包と汗管から上皮化する。表皮基底層にはメラニン色素が見られる。脂肪層は疎である。
(b) 足背（関節部）
　汗管─汗腺組織が発達している。毛包はない。上は弱拡大、下は強拡大。表皮基底層にはメラニン色素が見られる。
(c) 足底
　汗管─汗腺組織が足背よりも深い位置に存在する。皮下組織には脂肪組織間に比較的厚い線維性結合組織がある。

図1　病理組織学的所見

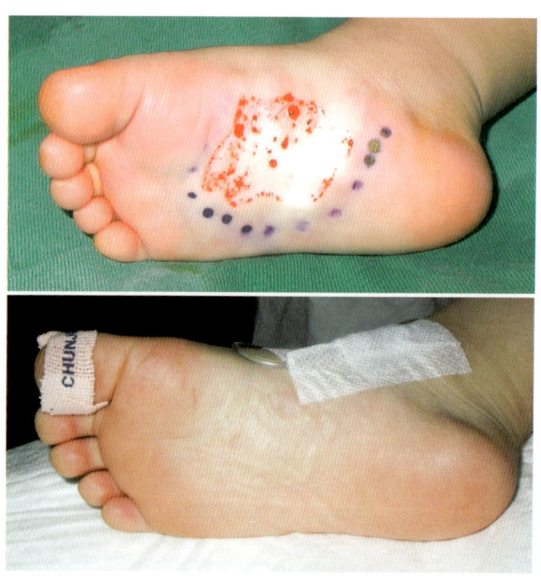

図2　厚目分層採皮創
　上は採皮直後の状態、下は4年後の臨床像を示す。瘢痕は比較的目立たない。

arterial-arterial connection を出し、内側方向へ前内果動脈と内側足根動脈という後脛骨動脈系との arterial-arterial connection を出し足背動脈へと繋がる。足背動脈はさらに外側方向へ弓状動脈を出し各趾間へ背側中足動脈を形成しながら第1背側骨間筋内に入り、足底動脈系と連結する第1中足骨動脈という重要な arterial-arterial connection を構築する。通常、足底からの圧が強く血流の流れは足底から足背であるが、末梢動脈疾患（PAD）においては病態によっては逆となるため血管造影所見やドップラー血流計による血流の把握は手術の時や創傷治癒にとって重要である。前脛骨動脈は、足背部に一つの大きな範囲の angiosome を持つ（図3）。

腓骨動脈

腓骨内側面に沿い下降しながら、前脛骨動脈との貫通枝（arterial-arterial connection）と後脛骨動脈との数本の交通枝（arterial-arterial connection）で連結しながら踵骨枝へと続く。これらの connection は CLI においては重要な役割を担い、主要血管の狭窄や閉塞の場合には足の血流を保つ働きを持つ。それは、CLI においては腓骨動脈が他動脈に比較して維持されやすい傾向にあるからである。腓骨動脈は足部には狭いながらも本来2つの angiosome を持つ（図4）。つまり、腓骨動脈の栄養する部分は足関節までがほとんどを占める。上記の腓骨動脈系の特徴が、足趾を含む前足部の壊死などに対して腓骨動脈系の末梢血行再建術では結果的に功を奏しないことが多いことを示している。

後脛骨動脈

脛骨神経と伴走しながら長趾屈筋と後脛骨筋とヒラメ筋の間を下降し、腓骨動脈間との交通枝を出しながら屈筋支帯下を通過し内果部分で踵骨枝を出す。その後、母趾外転筋下あたりで外側足底動脈と内側足底動脈とに分かれ、足底の組織を広く栄養する。後脛骨動脈の angiosome は3つあり（図5）、CLI においては最も重要な動脈である。外側足底動脈は短趾屈筋下を通過した後、小趾外転筋内側を末梢に走行し足底アーチを形成しながら再び内側足底動脈と連結する。それぞれの足底趾動脈を最終枝とするが、足背動脈との arterial-arterial connection がより末梢の血流を担う。足部の内在筋の栄養は、短母趾伸筋と短趾伸筋以外はすべて後脛骨動脈系であり、足趾の栄養も後脛骨動脈系の影響を最も受けやすい。したがって、CLI においては後脛骨動脈への末梢血行改善が救肢のカギを握っている。

III 足底の筋層

足底の筋層の構造を知ることは足の創傷を治療するうえで極めて重要である。足底の筋層[2]の最も浅い部分には足底腱膜がある（図6-a）。前述したように脂肪層を縦に区画した強靱な線維性結合織と強く連結している。足底腱膜は踵骨内側に始まり、その中心部で最も厚くなり扇状に末梢へと広がる。その先は浅横中足靱帯へ連結する。足底腱膜は強靱な靱帯様組織であるが、しばしば感染がこれに沿って拡大する。時に浅横中足靱帯に沿い横方向へ拡大することもある。

足底腱膜の下層

Central plantar space という囲まれた区画がある（後述）。その中に四層の筋層がある。

第1層は短趾屈筋が占拠する。短趾屈筋は踵骨内側結節に始まり足底腱膜に接して4つの腱となり母趾以外の趾の中節骨に停止する（図6-b）。

第2層は長母趾屈筋と長趾屈筋が占め、これらの腱は末節骨の底側に停止する（図6-c）。また、長趾屈筋腱の内側より起始する4つの虫様筋が中足骨―基節骨関節（MTP関節）に停止する。虫様筋は手と同様に基節骨―中節骨間関節を伸展させ、中足骨―基節間関節

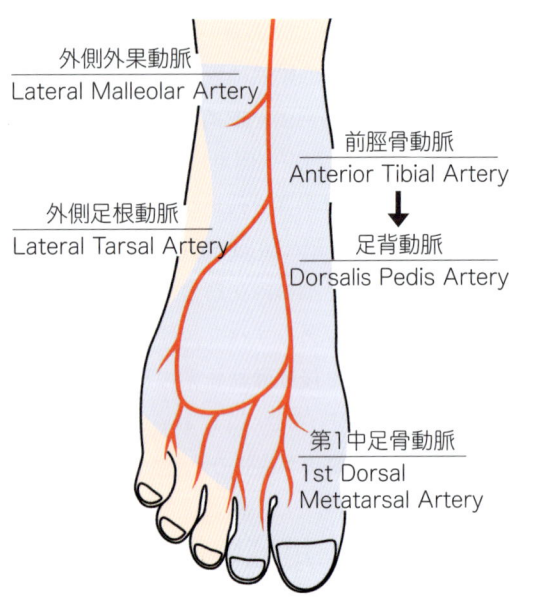

図3　前脛骨動脈の angiosome

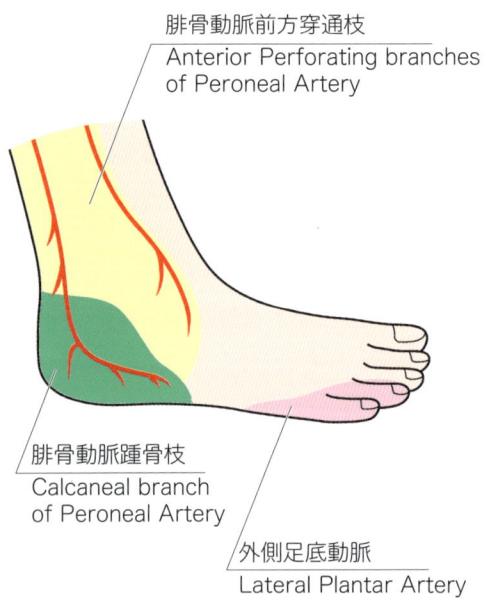

図4　腓骨動脈の2つの angiosome と外側足底動脈の一部の angiosome

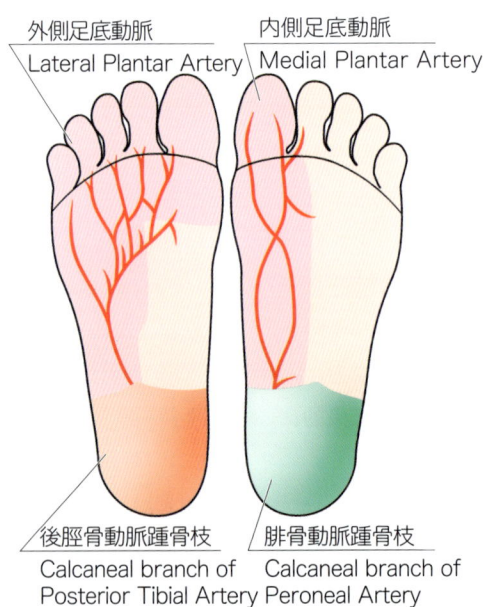

図5　足底の4つの angiosome
3つの後脛骨動脈の分枝と1つの腓骨動脈の分枝である。

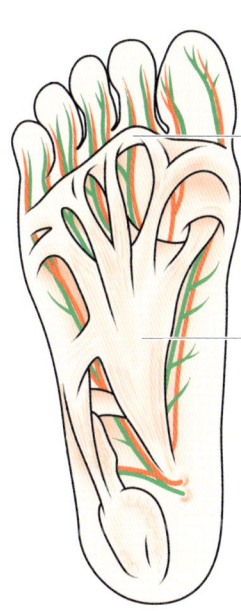

(a) 足底の筋層よりも浅い部分に足底腱膜の層がある。

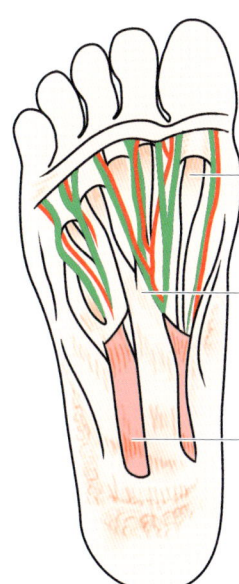

(b) 第1層：筋層は短趾屈筋

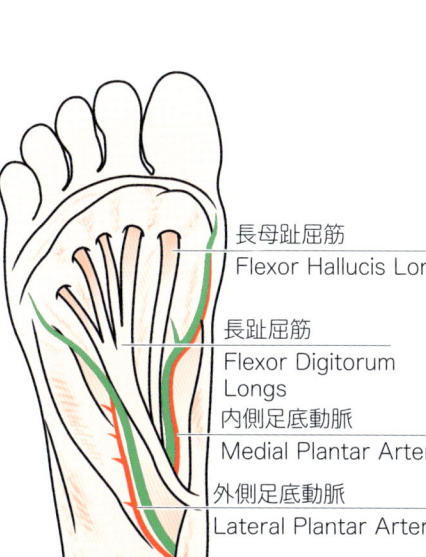

(c) 第2層：長母趾屈筋と長趾屈筋

図6　足底の筋層の構造

第1章 総論　9

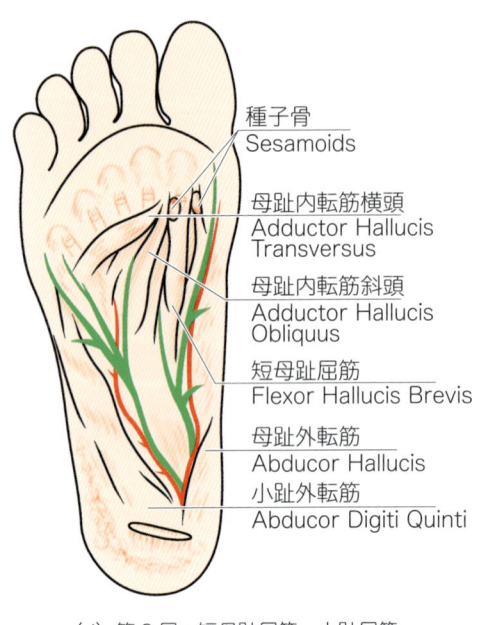
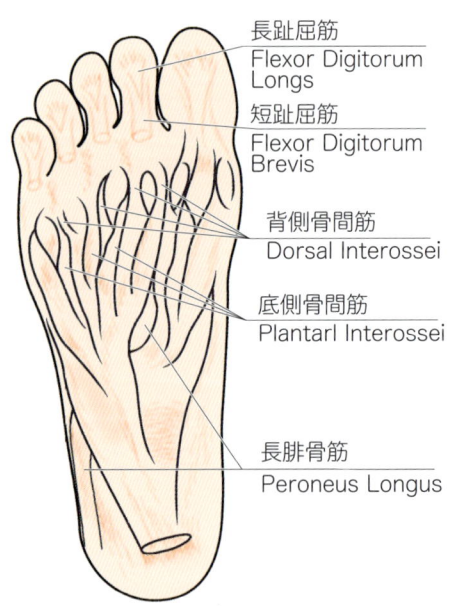

(d) 第3層：短母趾屈筋、小趾屈筋、2つの母趾内転筋（横頭、斜頭）

(e) 第4層：3本の底側骨間筋と4本の背側骨間筋

図6　つづき

（MTP 関節）を屈曲させる機能があるから、この筋肉の麻痺は Hammer toe（ハンマー趾：PIP 関節屈曲、DIP 関節の伸展変形）や Claw toe（かぎ爪趾：PIP、DIP 関節の屈曲変形）の主たる原因となる。

　第3層には短母趾屈筋、小趾屈筋、2つの母趾内転筋（横頭、斜頭）が横たわる。短母趾屈筋は2つに分かれ、中足骨遠位部でそれぞれ種子骨を包む。その停止部である母趾基節骨では、内側で母趾外転筋と一緒になり、外側で母趾内転筋と一緒になる。また、母指内転筋斜頭は2～4の中足骨頭の底側を起始とし、母趾内転筋横頭は中足骨—基節骨間関節（MTP 関節）と関節周囲の深横中足靱帯を起始とする（図6-d）。これら両頭とも感染の横広がりに関わる。

　第4層では3本の底側骨間筋と4本の背側骨間筋があり（図6-e）、それぞれ3～5趾を内転、外転（足趾は第2趾を基準に内転・外転という）させ、かつ中足骨—基節骨間関節

（MTP 関節）底屈機能がある。また、その他の筋では、後脛骨筋と外側から回ってきた長腓骨筋が第1中足骨底と第1楔状骨に停止する。

足底の3つの筋区画

　足底には大きく3つの筋区画が存在する。内側は medial plantar space という。内側は足底腱膜の延長、外側は骨間膜で囲まれた部分で、母趾外転筋、長・短母趾屈筋などが含まれる。中央は central plantar space という。足底腱膜と内側と外側の骨間膜で囲まれ、長・短趾屈筋、虫様筋、母趾内転筋などが含まれる。外側は lateral plantar space という。内側は骨間膜、外側は足底腱膜の延長で囲まれ、小趾外転筋、小趾屈筋などが含まれる。これらの3つの区画は感染の波及がそれぞれの区画に留まりやすい傾向にある。したがって、早い時期のデブリードマンでは区画を考慮して施行されることが望ましい。（感染ルート 参照 ▶第3章②）。

　最後に interosseous space という小さな区画

もあるが、中足骨骨間膜で囲まれた区画のため前三者のように感染がこの区画のみに留まることはない。その中には7つの骨間筋が含まれる。

Ⅳ 歩行機能

正常歩行機能の維持には、上記内在筋と足底腱膜とで形成される足のアーチが重要である。足のアーチには横アーチ（足根、中足骨）と縦アーチ（内側、外側）があり（図7）、これらが崩れることにより正常歩行が困難となり胼胝などの傷害の原因となる。

歩行時の足の動きは、まず踵で着地（heel strike）し、やや回内しながら足の中央やや外側で支え（foot flat）、前足部外側から内側へ向き踵が離れ（heel off）、最後に外側趾から順に離れていき母趾球部と第1趾で蹴り出す（toe off）という一連の動作である。足のアーチが崩れ足の形状が変われば、このような着力中心の正常移動軌跡も変化していく。最後の toe off の際には、中足骨—基節骨間関節（MTP関節）が最大背屈することになるが、このとき足底筋膜が緊張し縦アーチが増加する（巻き上げ機現象＝windlass mechanism）必要があるにもかかわらず、糖尿病の糖化反応による関節の可動域の減少や外反母趾変形等があれば中足骨遠位部への負担が増加することになる。正常歩行のためには、内在筋と足底腱膜が保持され機能し、足の形態異常もないことが重要である。足趾1つでも失えば正常歩行が叶わないことを認識しなければならない。

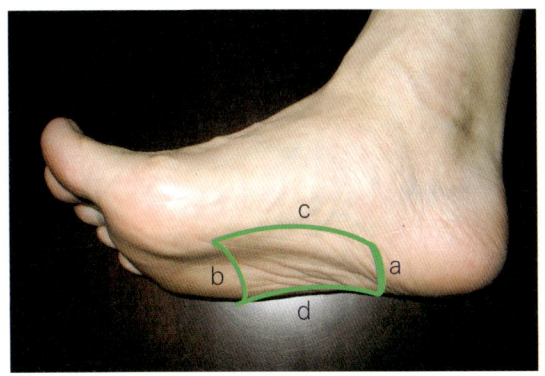

図7 足のアーチ

横アーチ（a 足根、b 中足骨）と縦アーチ（c 内側、d 外側）がある。

文献

1) Attinger CE., Evans KK, Bulan E, et al : Angiosomes of the foot and ankle and clinical implications for limb salvage ; Reconstruction, incisions, and revascularization. Plast Reconstr. Surg, 117 : S261-S293, 2006
2) O'Neal LW : Surgical pathology of the foot and clinicopathologic correlations. The diabetic foot (6th ed), edited by Bowker JH, et al, pp483-512, Mosby Inc, St. Louis, 2001

第1章 総論
3 下肢潰瘍の診察・検査

埼玉医科大学形成外科　市岡　滋

はじめに

糖尿病性足病変の主因は血管障害（血流障害）と神経障害であるが、両者が合併して病変を生じていることも多い。診察に際してはそれぞれの障害について評価する。最優先で判断するべきは虚血の有無である。創傷治癒に必要な血行がなければいかなる手段を駆使しても治癒しない。重症下肢虚血で血行改善をしないまま不用意な壊死組織のデブリードマンを行うと壊死を近位へと拡大させる結果にもなりかねない（図1）。

下肢潰瘍の患者を前にした時、まず行うべき診察・検査について解説する。

I　血行障害の診断

1 視診

皮膚に現れる血流障害の徴候をみる。
● チアノーゼ、蒼白

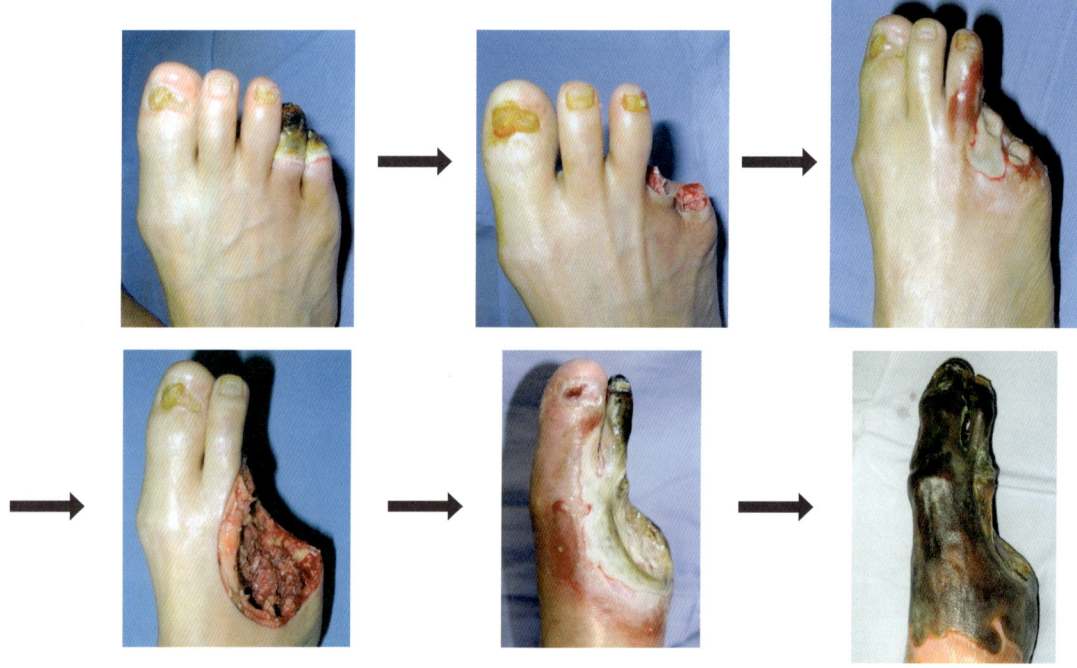

図1　重症虚血肢における危険なデブリードマン
血行が不足していると新たな壊死を招き近位へと拡大してしまう。

- 脱毛
- 爪の萎縮、肥厚
- Blue toe syndrome：動脈硬化巣からコレステロール塞栓が生じて足趾の動脈を閉塞し、暗紫色を呈する。疼痛を伴い壊死に進行する。
  参照 ▶第4章④
- Pink painful ischemic foot：CLIでは毛細血管前後の血管が拡張しているため、下垂した際に足がピンク色（紫色）になることがしばしばある（rubor on pendency）（図2-a）。また灌流圧が低いため患肢を挙上すると蒼白となる（palor on elevation）（図2-b）。このような状態の患者は虚血性疼痛を訴えることが多い。高度の安静時疼痛は下肢を下垂することで和らぐためベッドから下肢を垂らすか座位で睡眠をする場合もあり、患肢には浮腫が生じ虚血と疼痛がさらに悪化する。

感染による蜂窩織炎と間違えやすいので注意する。虚血肢は冷たいが蜂窩織炎は熱感を有し足を挙上しても紅斑が持続することが多い。

② 検査

下肢動脈拍動の確認

ドップラ聴診器を用いて足部で足背動脈、後脛骨動脈の血流音を確認する（図3）。聴こえない場合はそれより中枢に閉塞があることを疑う。

Ankle Brachial Pressure Index（ABPIまたはABI）

ドップラ聴診器を利用して血圧測定と同様の方法で足部の足背動脈や後脛骨動脈のドップラ音が聴取できる圧を測定する。同時に上腕の血圧を測定し、下肢の血圧との比（ABI＝下肢の血圧／上肢の血圧）を求める。

正常値：0.95以上1.3未満

0.9以下の場合は何らかの虚血があると疑う。

動脈硬化・石灰化により血管が硬くなり、加圧で閉塞しにくくなるため虚血があるにもかかわらずABIが低下しないこともあるので注意する。

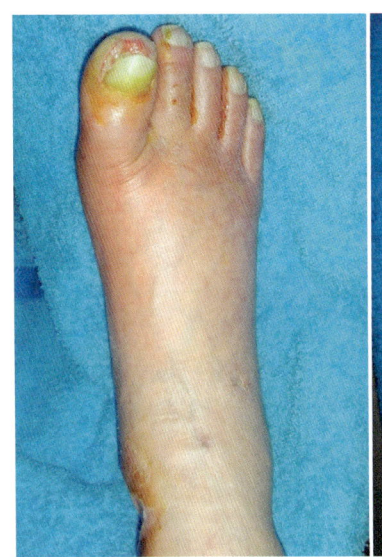 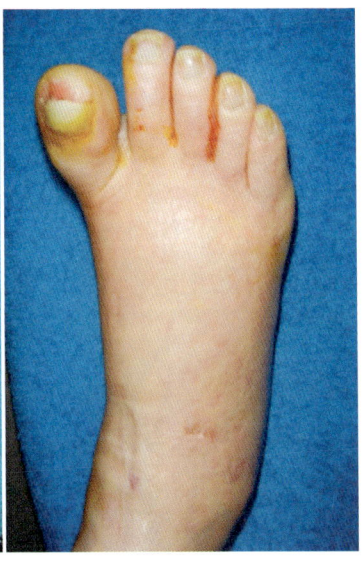

（a）足を下垂しているとピンク色（紫色）になる。　（b）患肢挙上時の状態。虚血肢ではピンク色が消え蒼白となる。

図2　Pink painful ischemic foot

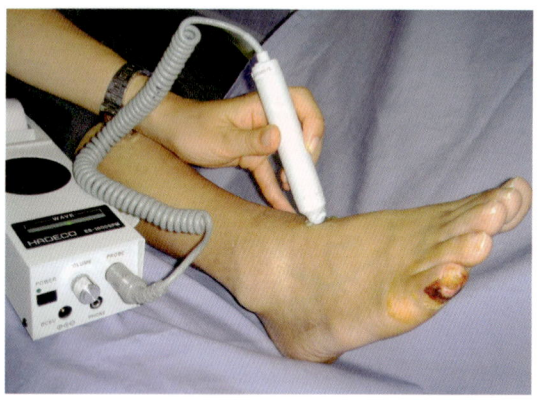

図3 ドップラ聴診器を用いた足背動脈の聴取

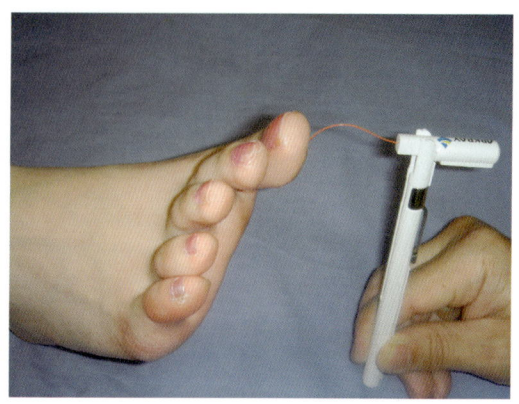

図4 TcPO₂ の計測；ナイロンフィラメントによる触覚検査

③ 微小循環血流の評価

経皮的酸素分圧（Transcutaneus Oxygen Tension：TcPO₂）

43〜44℃に加温したセンサーを皮膚にあて、その部の血流をできるだけ増加させて微小血管から拡散する酸素分圧を皮膚を通して計測する。微小循環拡張時の皮膚血流量を間接的にみていると考えてよい。

下肢の正常値：（仰臥位にて）40mmHg 以上

20mmHg 以下では重症の虚血と見なされ創傷の治癒機転が働く血行を有していないことを示す[1]。

皮膚灌流圧（Skin Perfusion Pressure：SPP）

SPP を測定する機器は、väsamed 社の PAD3000® である。計測したい部位にレーザードップラ血流計のセンサーを装着し、その上を血圧計のようなマンシェットを巻く。加圧し皮膚微小循環血流を途絶してから徐々に減圧し、血流が回復する圧をみる。その圧が SPP である。創部における SPP 値が 30mmHg 以下になると創傷治癒機転が働かないと考えられている[2]。Tsuji ら[3]は 35mmHg 未満の場合はデブリードマン前に血行再建の必要があるとしている。

Ⅱ 神経障害の診断

神経障害には知覚神経障害、自律神経障害、運動神経障害がある。

① 知覚神経障害

Semmes-Weinstein monofilament test：足のさまざまな部位（特に足趾、前足部、中足骨骨頭部）に直径の異なるナイロン製のフィラメントを当て屈曲するまで加圧して触知可能かを調べる（図4）。10g の負荷がかかる 5.07 の太さ以上で感知不能な場合は防御に必要な感覚が欠落しており、足病変ハイリスク患者として注意を要する。

② 自律神経障害

自律神経障害は足部の視診と全身の自律神経検査により判断する。

視診

- 皮膚乾燥：糖尿病の自律神経障害では一般に上半身の発汗は多くなるが、足の発汗は抑制され乾燥する。乾燥のため胼胝も硬くなる。
- 皮膚亀裂：乾燥のため特に足底に亀裂が生じやすい。

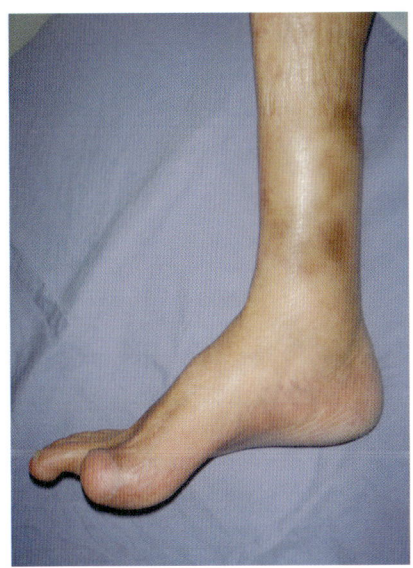

図5　70歳、男性、糖尿病患者の下肢

脱毛により毛が全くない。足の甲が高くなり、中足骨骨頭部が下に突出する凹足変形（pes cavus）を呈している。

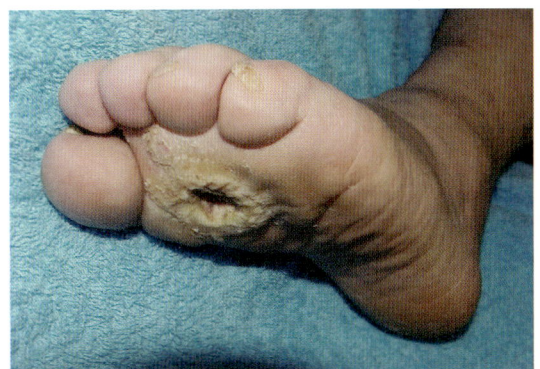

図6　PIP、DIP関節が屈曲したClaw toe

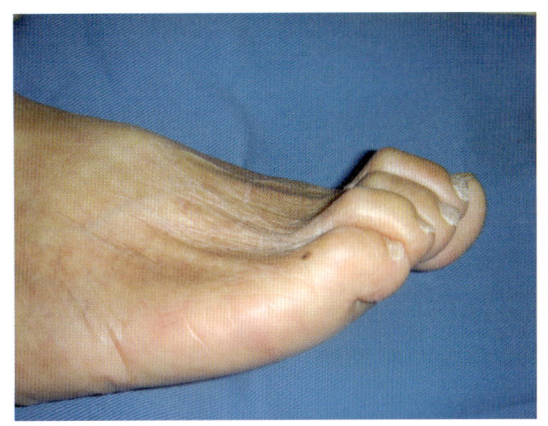

図7　Hammer toe

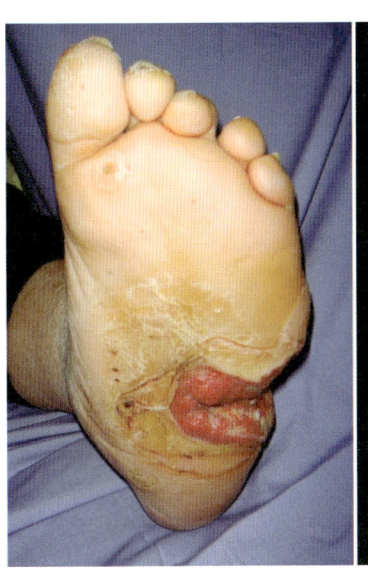 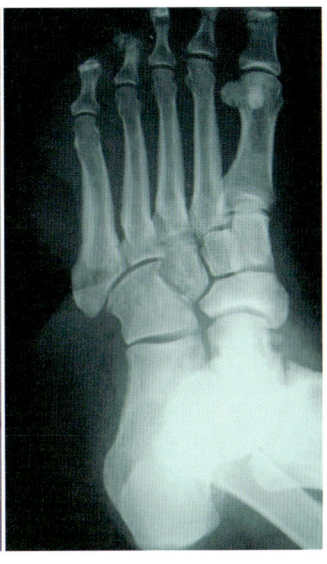

（a）足底のアーチが消失し凸状に盛り上がる。多くは潰瘍を伴う。　（b）足根骨の離開、変位が見られる。

図8　シャルコー関節によるrockerbottom deformity

- 静脈怒張：動静脈シャント（AV shunt）開大のため足背、足関節部の静脈が怒張する。
- 脱毛：PAD などによる虚血または動静脈シャント開大による皮膚微小循環血流の減少により、脱毛する。

③ 運動神経障害

視診

運動神経障害に基づく筋肉萎縮、筋肉バランス異常、筋力低下などのため足変形や歩行障害が起こる。

- 凹足変形（pes cavus）：足の甲が高くなり、中足骨骨頭部が下に突出する。足底圧が上昇して足病変を起こしやすくなる（図5）。
- 足趾の変形：Claw toe（図6）、Hammer toe（図7）
- 歩行障害：筋力低下のため動揺性歩行などを生じることがある。

④ 神経障害による骨・関節変形：シャルコー関節（Charcot's osteoarthropathy）

シャルコー関節とは100年以上前にシャルコーが報告した神経障害を原因とする骨の破壊を示す病態である。種々の神経障害に付随して見られ神経病性関節症とも呼ばれる。

糖尿病性神経障害が原因となる場合はほとんど足関節以下に発生するがまれに膝関節にも見られる。骨・関節の破壊、靭帯の弛みにより足底のアーチが消失する。

骨破壊が進行すると足底に骨が突出する。典型的なものは rockerbottom deformity（ゆりかご底状変形、舟底型変形）と呼ばれる変形となる。足底が凸状となり多くは潰瘍を伴う（図8-a）。足根骨間、足根中足関節の離開や変位が見られる（図8-b）。

以上、血行障害および神経障害について診断するが、創傷治癒に必要な血行がないと判定された場合は、血管外科または循環器内科に紹介して血行再建の適応を検討することが必須である。

文献

1) Pecoraro RE, Ahroni JH, Boyko EJ, Stensel VL. Chronology and determinants of tissue repair in diabetic lower-extremity ulcers. Diabetes 1991; 40 : 1305-13.
2) Castronuovo Jr JJ, Adera HM, Smiell JM, Price RM. Skin perfusion pressure measurement is valuable in the diagnosis of critical limb ischemia. J Vasc Surg 1997; 26 : 629-37.
3) Tsuji Y, Terashi H, Kitano I, Tahara S, MD, Sugiyama D : Importance of Skin Perfusion Pressure in Treatment of Critical Limb Ischemia. Wounds20, 2008 : 95-100

第2章
虚血肢の診断・治療

第2章 虚血肢の診断・治療

1 PADの診断（バスキュラーラボ）、TASC ⅡおよびCLIと密接する実践的検査法

愛知医科大学血管外科 杉本郁夫・太田 敬

はじめに

TASC (Trans Atlantic Inter-Society Consensus) Ⅱ[1]では、重症下肢虚血（CLI）を、「客観的に証明された動脈閉塞性疾患に起因する慢性虚血性安静時疼痛、潰瘍あるいは壊疽のあるすべての肢に対して用いられるべきである」と定義している。慢性動脈閉塞症の重症度分類には、問診から側副血行路の血液供給予備能力を判定するFontaine分類（表1）と、これに客観的評価を加味したRutherford分類（表2）がある。Fontaine分類のⅢ度（虚血性安静時疼痛）とⅣ度（潰瘍や壊疽）、Rutherford分類のⅡ度（虚血性安静時疼痛）、Ⅲ度5群（小さな組織欠損）、Ⅲ度6群（大きな組織欠損）がCLIに相当するが、これらの中には安静、禁煙、薬物治療により充分治療の期待できるものから、外科的治療や血管内治療を行わなければ治癒の見込めないものまで含まれており、機能診断や画像診断に基づく治療方針の決定が求められる。機能診断により側副血行路の血液供給予備能力が評価でき、画像診断により詳しい解剖学的情報が得られる。バスキュラーラボで行うべき幾つかの無侵襲検査法は、虚血の重症度を定量的かつ客観的に評価し、肢の転帰を予測することで治療方針決定に役立つ[2]。CLIに対する無侵襲検査法について述べる。

Ⅰ 足関節血圧（Ankle Pressure：AP）

CLIの評価には、足関節上腕血圧比（Ankle Brachial Pressure Index：ABPI）ではなく、絶対値であるAPを用いるのが普通である。安静臥床位で足関節に12cm幅の駆血帯を巻き、後脛骨動脈もしくは足背動脈にドップラ血流計プローブをあて足関節血圧を測定する（図1）。通常、APはドップラプローブをあてたいずれかの動脈のうちの高い方の値を採用する。

TASC ⅡではAPが50mmHg未満をCLIの臨界水準値としている[1]。潰瘍や足趾切断端の治癒可能性を予測した報告はいくつかある。治癒にはAPが55mmHg以上必要としているものが多いが[3,4]、自験例では80mmHgであった[5]。AP測定は簡便であるが、いくつかの問題点があることも事実である。APはマンシェットを巻いた足関節部より中枢の血行動態を反映するものであり、足関節部より末梢の血行動態を知ることはできない。また糖尿病患者や長期透析患者では、下腿動脈は鉛管状石灰化を呈することから、AP自体高値を示したり、測定不能となることも少なくない。

表1 Fontaine分類

Stadium	症状
Ⅰ	無症状
Ⅱ	間歇性跛行
Ⅲ	安静時痛
Ⅳa	限局性潰瘍・壊疽
Ⅳb	広範性潰瘍・壊疽

表2　Rutherford分類

Grade	Category	臨床症状	客観的基準
0	0	無症状	トレッドミル試験あるいは反応性充血テストが正常
I	1	軽度跛行	トレッドミル試験終了可能*；運動後のAP＞50mmHg、安静時より25mmHg低下
	2	中等度跛行	1と3の間
	3	高度跛行	トレッドミル試験終了不可能；運動後のAP＜50mmHg
II	4	虚血性安静時痛	安静時AP＜40mmHg、足関節もしくは足部のPVRが平坦化、TP＜30mmHg
III	5	軽度組織喪失	安静時AP＜60mmHg、足関節もしくは足部のPVRが平坦化、TP＜40mmHg
	6	広範組織喪失	Category 5と同じ

*Five minutes at 2mile/hr on a 12% incline
AP; ankle pressure　　PVR; pulse volume recording　　TP; toe pressure

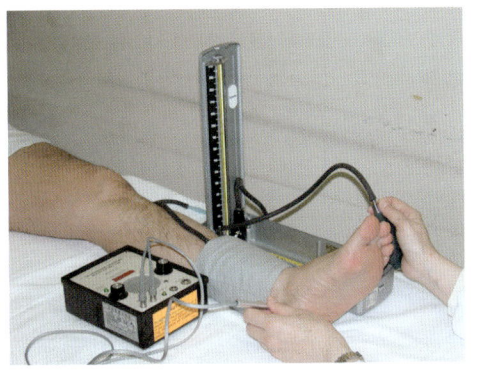

図1　足関節血圧測定（AP）

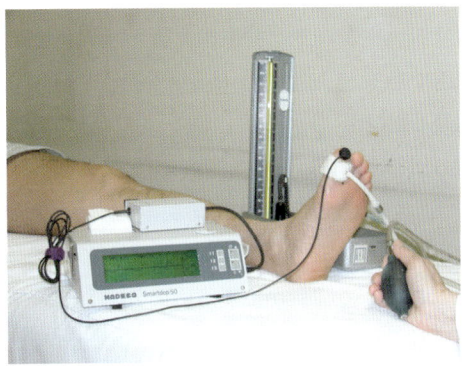

図2　足趾血圧測定（TP）

II　足趾血圧（Toe Pressure：TP）

　高度石灰化を伴う糖尿病患者や長期透析患者でも、趾動脈にまで石灰化の及ぶことはまれで、TP測定の臨床的意義は大きい。通常第1趾に2cm幅のマンシェットを巻き、足趾先端に光電式脈波やストレンゲージ式脈波プローブを装着し（図2）、カフ圧を徐々に下げてゆき脈波の出現した血圧を収縮期血圧とする。
　健常肢のTPは、一般的に上腕血圧の60%より高く[3]、50～70mmHg低いと言われているが[6]、TASC IIではTPが30mmHg未満をCLIの臨界水準値としている[1]。虚血性潰瘍の治癒にはTPが30mmHg以上必要である[5) 7)]。

III　経皮的酸素分圧（Transcutaneous Oxygen Tension：TcPO$_2$）

　センサープローブ装着部位の皮膚は43～44℃に加温されることから、TcPO$_2$は加温による反応性充血下の皮膚血流量を間接的にみているものと考えてよい（図3）。TcPO$_2$は創治癒

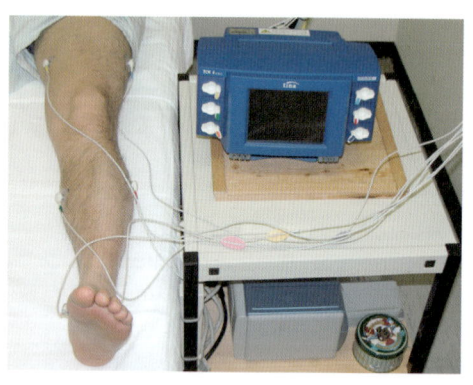

図3　経皮的酸素分圧測定（TcPO₂）

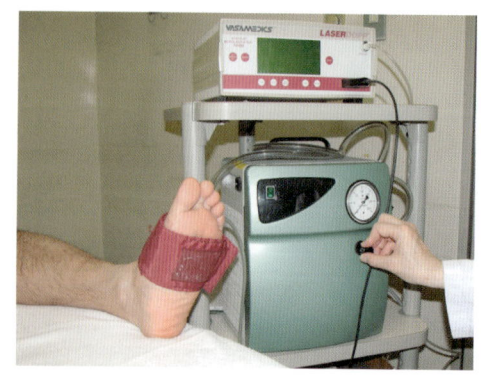

図4　皮膚灌流圧測定（SPP）

の予測に利用しうるが、特に血圧測定が不可能な動脈石灰化が高度な糖尿病や腎不全の患者では有用である。TASC II ではTcPO₂が30mmHg以上をCLIの臨界水準値としている[1]。虚血性潰瘍の治癒にはTcPO₂が30mmHg以上必要である[5]。さらにTcPO₂は肢切断レベルの決定にも用いられ、安静時TcPO₂が20～25mmHg以上の部位での切断が推奨されている[8,9]。また100％酸素10分間吸入によりTcPO₂が10mmHg以上上昇すれば切断端の治癒が期待できるとの報告もある[10]。

しかし、TcPO₂はさまざまの影響を受けやすく、太い血管が走行している部位、角質層の厚くなった部位、さらに毛深い部位での測定は信頼性が低く、さらに皮膚硬化、炎症や浮腫などの局所所見に大きく影響されることもある。

IV　皮膚灌流圧 (Skin Perfusion Pressure : SPP)

従来よりSPPの測定はアイソトープクリアランス法[11]により行われていたが、近年レーザードップラー法[12]により測定可能になった。血圧カフ内にレーザードップラーセンサーと脈波プローブの両方が装着されており、このカフ圧を上昇させ皮膚灌流を停止させた後、カフ圧を下げてゆくと灌流圧に達した時に皮膚血流の再開が観測される。この時点の圧がSPPとなる（図4）。

健常肢のSPPは79±14mmHgと報告されている[12]。SPPが30mmHg以上あれば潰瘍治癒の可能性が高いとの報告もあるが[13]、自験例では40mmHg以上であった[5]。

SPPとTPはよく相関することから（図5）、足趾潰瘍や足趾切断のため足趾血圧測定が困難な患者でも測定でき、CLIの評価に欠かせない検査法と言える。

おわりに

CLIでは虚血以外に感染、浮腫などさまざまな病態が混在していることも少なくない。このような複雑な条件下において、単一の無侵襲検査結果からCLIの血行動態を評価するには問題がある。それぞれの検査法の特性を理解したうえで、いくつかの検査結果を組み合わせながら肢の血行動態評価、創治癒可能性の評価を行うのがよい。現在のところ、著者らはSPPとTPの組み合わせが創治癒可能性の評価に最も有用と考えている（図6）[5]。

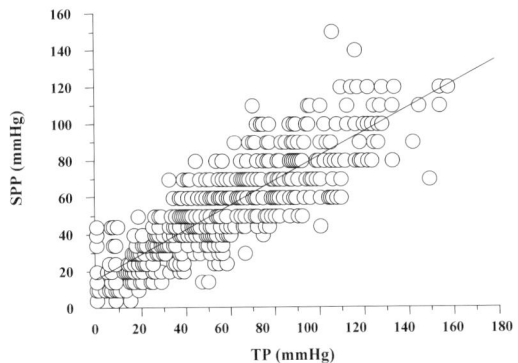

図5 TPとSPPの関係（495肢）

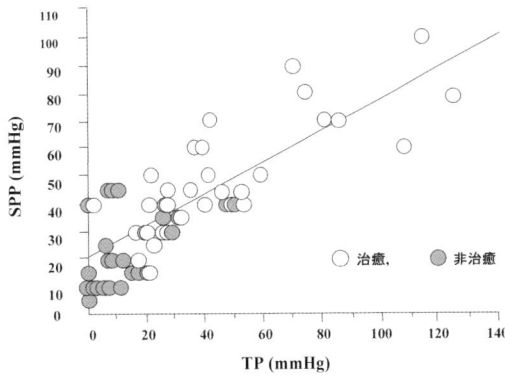

図6 TPとSPPの組み合わせによる創治癒の予測（60肢）

文献

1) TASC II working group : Inter-Society consensus for the management of peripheral arterial disease (TASC II). J Vasc Surg 45 (Suppl), 2007
2) 杉本郁夫, 山田哲也, 川西　順ほか：慢性動脈閉塞症に対する症候別の無侵襲診断法. 脈管学 43：297-301, 2003
3) Carter SA : Role of pressure measurements in vascular disease. Noninvasive Diagnostic Techniques in Vascular Disease. (3rd ed), edited by Bernstein EF, pp513-574, Mosby Co., St. Louis, 1985
4) Reines JK, Darling RG, Buth J, et al : Vascular laboratory criteria for the management of peripheral vascular disease of the lower extremities. Surgery 79 : 21-29, 1976
5) Yamada T, Ohta T, Ishibashi H, et al : Clinical reliability and utility of skin perfusion pressure measurement in ischemic limbs-Comparison with other noninvasive diagnostic methods. J Vasc Surg 47 : 318-323, 2008
6) Hirai M, Shionoya S : Segmental blood pressure of the leg and its clinical use. Jap J Surg 8 : 102-110, 1978
7) Bone GE, Pomajzl MJ : Toe blood pressure by photoplethysmography; An index of healing in forefoot amputation. Surgery, 89 : 569-574, 1981
8) Wütschert R, Bounameaux H : Determination of amputation level in ischemic limbs. Reappraisal of the measurement of TcPO$_2$. Diabetes Care 20 : 1315-1318, 1997
9) Kalani M, Östergren J, Brismar K, et al : Transcutaneous oxygen tension and toe blood pressure as predictors for outcome of diabetic foot ulcers. Diabetes Care 22 : 147-151, 1999
10) Oishi CS, Fronek A, Golbranson FL: The role of non-invasive vascular studies in determining levels of amputaion. J Bone Joint Surg Am 70 : 1520-1530, 1988
11) Holstein P: Ischaemic wound complication in above-knee amptation in relation to the skin perfusion pressure. Prosthet Orthot Int 4 : 81-86, 1980
12) Castronuovo JJJr, Adera HM, Smiell JM, et al : Skin perfusion pressure mesurement is valuable in the diagnosis of critical limb ischemia. J Vasc Surg 26 : 629-637, 1997
13) Okamoto K, Oka M, Maesato K, et al : Peripheral arterial occlusive disease is more prevalent in patients with hemodialysis; Comparison with the finding of multidetector-row computed tomography. Am J Kidney Dis 48 : 269-276, 2006

第2章 虚血肢の診断・治療

2 PADの診断（画像診断）：デュプレックス超音波検査、MRA、CTA、血管造影

愛知医科大学血管外科　杉本郁夫・太田　敬

はじめに

末梢動脈疾患（PAD）に起因する重症下肢虚血（CLI）の治療にあたっては、側副血行路の血液供給予備能力を評価できる機能診断とともに、詳しい解剖学的情報の得られる画像診断が不可欠である。画像診断により、動脈病変が血管内治療に適しているのか、それとも外科的治療に適しているのかを明らかにできる[1]。CLIに対する画像検査法について述べる。

I　デュプレックス超音波検査

デュプレックス超音波検査*の長所は、無侵襲なためベッドサイドで繰り返し実施でき、動脈内腔の狭窄度、内膜肥厚をおこしているプラークの性状といった解剖学的情報だけでなく、血流波形や血流速度といった血流に関する情報も得られる。しかしながら、検査手技に熟練を要すること、下肢全体に及ぶ画像描出が困難なこと、高度石灰化があれば内腔評価が困難なことなどの短所もある。これらの長所や短所をよく理解しながら診断や治療の評価に用いる必要がある。

---

*デュプレックス超音波：通常のカラー・ドップラーと同義。TASC IIでは、デュプレックス超音波検査と表記されている。

II　MRA（Magnetic Resonance Angiography）

MRAは、近年めざましい進歩を遂げた検査法であり、大血管や末梢血管の評価に有用である。造影剤を使用する造影MRAと、使用しない非造影MRAがあるが、末梢動脈まで描出するには造影MRAが勧められる。造影にはGd（ガドリニウム）製剤が使用され、通常1回の使用量が10〜20mlと少ない、副作用の発現頻度が少ない、腎毒性が低いなどの長所があり、外来でも検査可能である。MRAは多方向からの画像検索が可能で、高度石灰化があっても動脈内腔の評価が可能なため、今後さらに臨床応用が進む検査法と言える。しかし、狭窄部位が実際よりも強調される、ステント留置部では磁化率アーチファクトのために留置部の評価が困難である、石灰化は描出されないなどの短所にも留意する必要がある。

【症例1】
76歳、女性、CLI
既往歴：高血圧、糖尿病、脂質異常症あり。

左第4趾の壊死と感染を伴う発赤を足背に認めた。無侵襲検査でCLIと診断したが、ヨードアレルギーがあるためMRAを行った。後脛骨動脈と腓骨動脈の閉塞、前脛骨動脈の多発性閉塞を認めた。足関節レベルで後脛骨動脈が描出された。この症例には、自家静脈による大腿-足背動脈バイパスを行った（図1）。

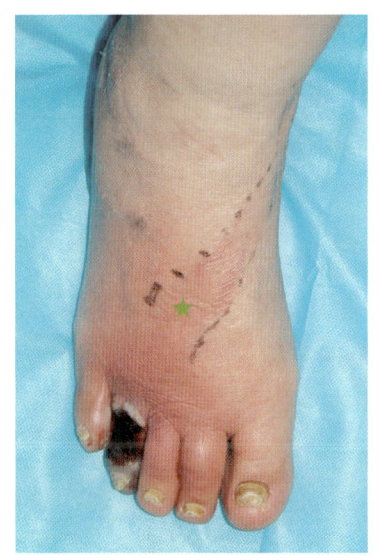

（a）入院時所見
★は、皮膚灌流圧、経皮的酸素分圧測定部位。
足関節血圧　　　：68mmHg
第1趾血圧　　　：35mmHg
皮膚灌流圧　　　：25mmHg
経皮的酸素分圧：7mmHg

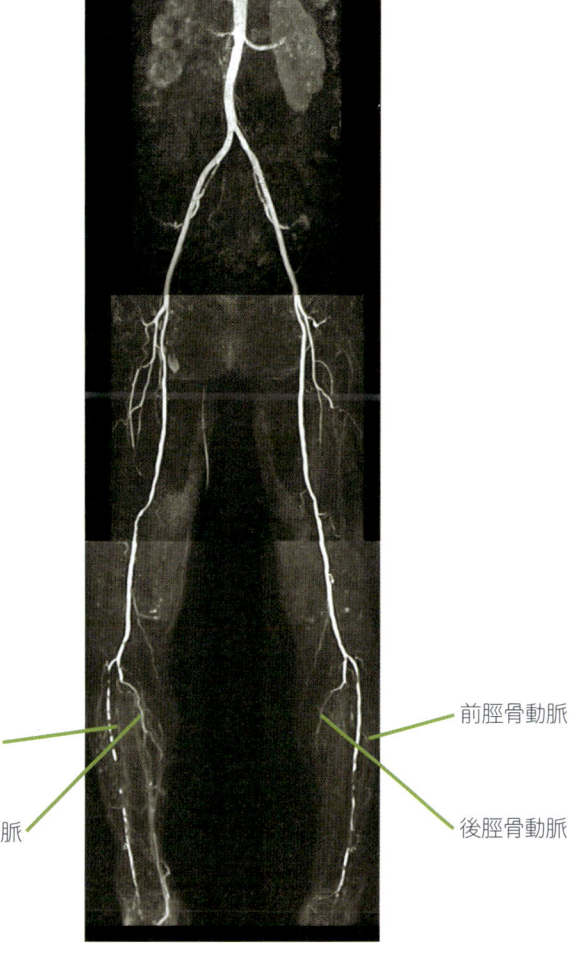

（b）MRAによる下肢動脈像

図1　症例1：76歳、女性、CLI

Ⅲ　CTA（CT Angiography）

　近年、ヘリカルCTの検出器を複数列配したMDCT（Multidetector-row CT）が開発され、より鮮明な画像が得られるようになった。最近の機種では薄いスライス厚（2mm）で、短時間に撮影が可能となり、下腿レベルまでの評価が可能となっている。MRAでは動脈石灰化を描出することはできないが、CTでは動脈石灰化領域の描出が可能であり、バイパス吻合部の選定に有用である。しかし糖尿病患者や慢性透析患者のように石灰化がより高度な場合や、すでにステント留置がされている場合では、内腔の観察ができない。また、下腿動脈は脛骨と腓骨に隠蔽され、評価が難しいことも少なくない。

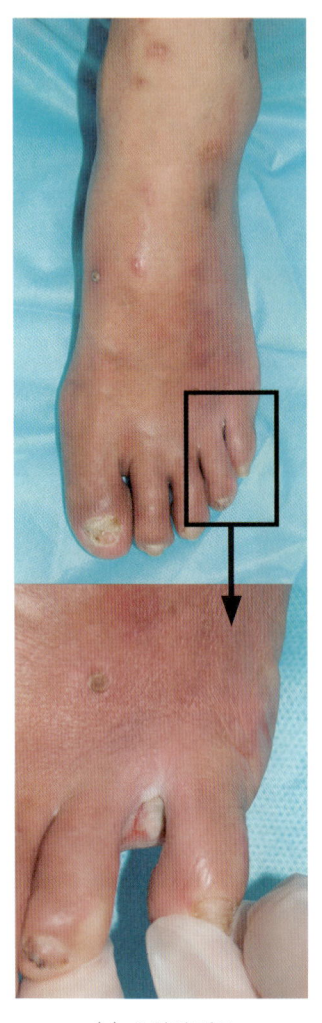 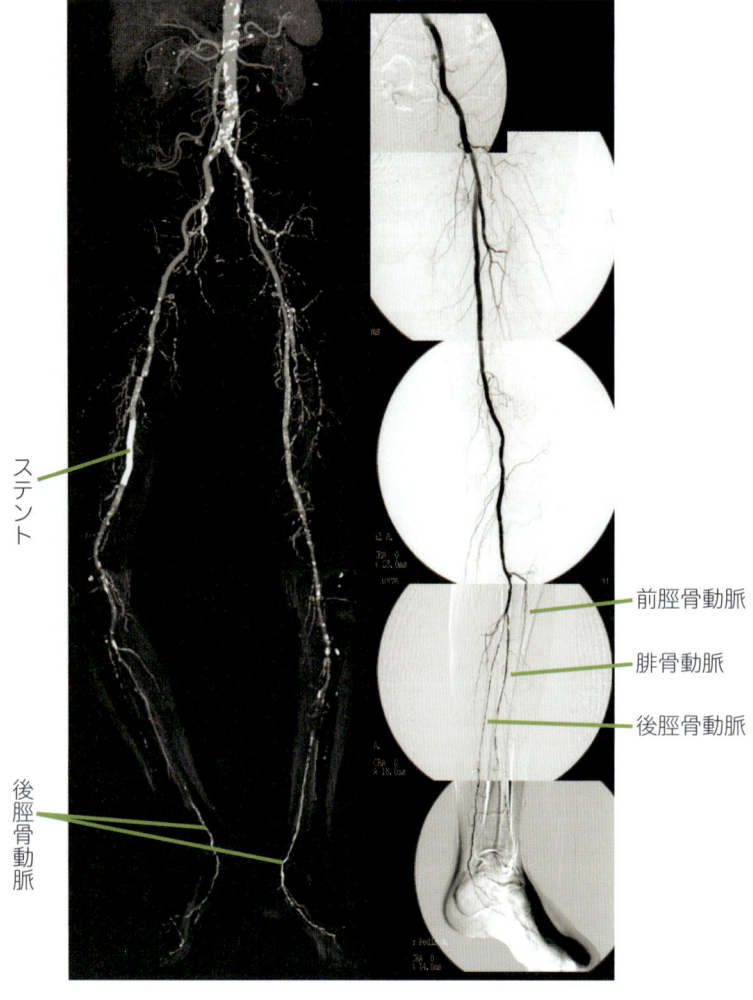

(a) 入院時所見

足関節血圧　　　：66mmHg
第1趾血圧　　　：20mmHg
皮膚灌流圧　　　：20mmHg
経皮的酸素分圧　：10mmHg

(b) CT angio による下肢動脈像　(c) 動脈造影による下肢動脈像

図2　症例2：60歳、男性、CLI

【症例2】
60歳、男性、CLI
既往歴：高血圧、糖尿病あり。人工透析中。

　左足部の安静時痛と第4〜5趾間の潰瘍を認めた。無侵襲検査でCLIと診断。CTAと動脈造影の両検査を行った。CTAでは、右浅大腿動脈に前医で行なわれたステントが描出された。左後脛骨動脈は石灰化として描出されたが、動脈造影では足関節レベルから足底動脈のみ開存していることがわかった。この症例には、自家静脈による大腿-足底動脈バイパスを行った（図2）。

Ⅳ　動脈造影（Angiography）

近年、病変の局在診断には外来でも検査可能で、侵襲の少ないMRAやMDCTが多用される傾向にあるが、下腿より末梢レベルの詳細な評価には血管造影が必要となる。カテーテルを撮影領域近傍まで送りこむことで、少量の造影剤で鮮明な画像を得ることができる。通常、上腕動脈または対側大腿動脈を穿刺し、そこからカテーテルを目的領域近傍まで送りこみ撮影を行う。糖尿病を合併する透析患者のCLIの約50％以上で膝窩動脈より末梢の動脈閉塞が存在することから[2]、特に足関節末梢にバイパス吻合が必要となる場合には動脈造影が不可欠となる。

【症例3】

74歳、男性、CLI

既往歴：高血圧、糖尿病あり。人工透析中。

左第4趾切断後の創治癒遅延と、右足趾先の潰瘍を認めた。無侵襲検査でCLIと診断。動脈造影では腸骨動脈から膝窩動脈までわずかな壁不整を認めるものの開存していたが、前脛骨動脈、後脛骨動脈、腓骨動脈に多発性狭窄もしくは閉塞を認めた（図3）。

おわりに

耐え難い痛みに苦しむCLI患者には、できる限り早く血行再建術の可否を明らかにする必要がある。まず、侵襲が少なく、外来でも検査可能なデュプレックス超音波検査、MRAもしくはCTAを行うのがよい。鼠径靱帯より中枢の近位側病変であれば、これらの検査のみで治療方針を決定できるが、鼠径靱帯より末梢の遠位側病変に対しては、さらに動脈造影による詳細な情報をもとに治療方針を決定しなければならない。それぞれの画像検査の特性を理解したうえで検査を行うことが重要である（表）。

表　画像診断法の比較

	デュプレックス超音波検査	MRA (magnetic resonance angiography)	CTA (CT angiography)	血管造影 (angiography)
利用可能性	広く普及	中等度	中等度	広く普及
相対的危険度	なし	低い	中等度	高い
長所	血流波形や血流速度など血流評価が可能	石灰化の影響を受けない 三次元画像	検査時間が短い 三次元画像	確立した診断法 石灰化の影響が少ない
短所	検査に熟練が必要 石灰化の影響を受ける	ステントがあると評価困難	石灰化、ステントにより評価困難	二次元画像
造影剤		ガドリニウム製剤	ヨード系製剤	ヨード系製剤
合併症	なし	（腎性全身性線維症）（造影剤アレルギー）	造影剤腎症 放射線被爆 造影剤アレルギー	動脈損傷 造影剤腎症 放射線被爆 造影剤アレルギー
禁忌	なし	頭蓋内金属 ペースメーカー 脊髄刺激装置など	腎不全 造影剤アレルギー	腎不全 造影剤アレルギー

★：皮膚灌流圧
経皮酸素分圧
測定部位

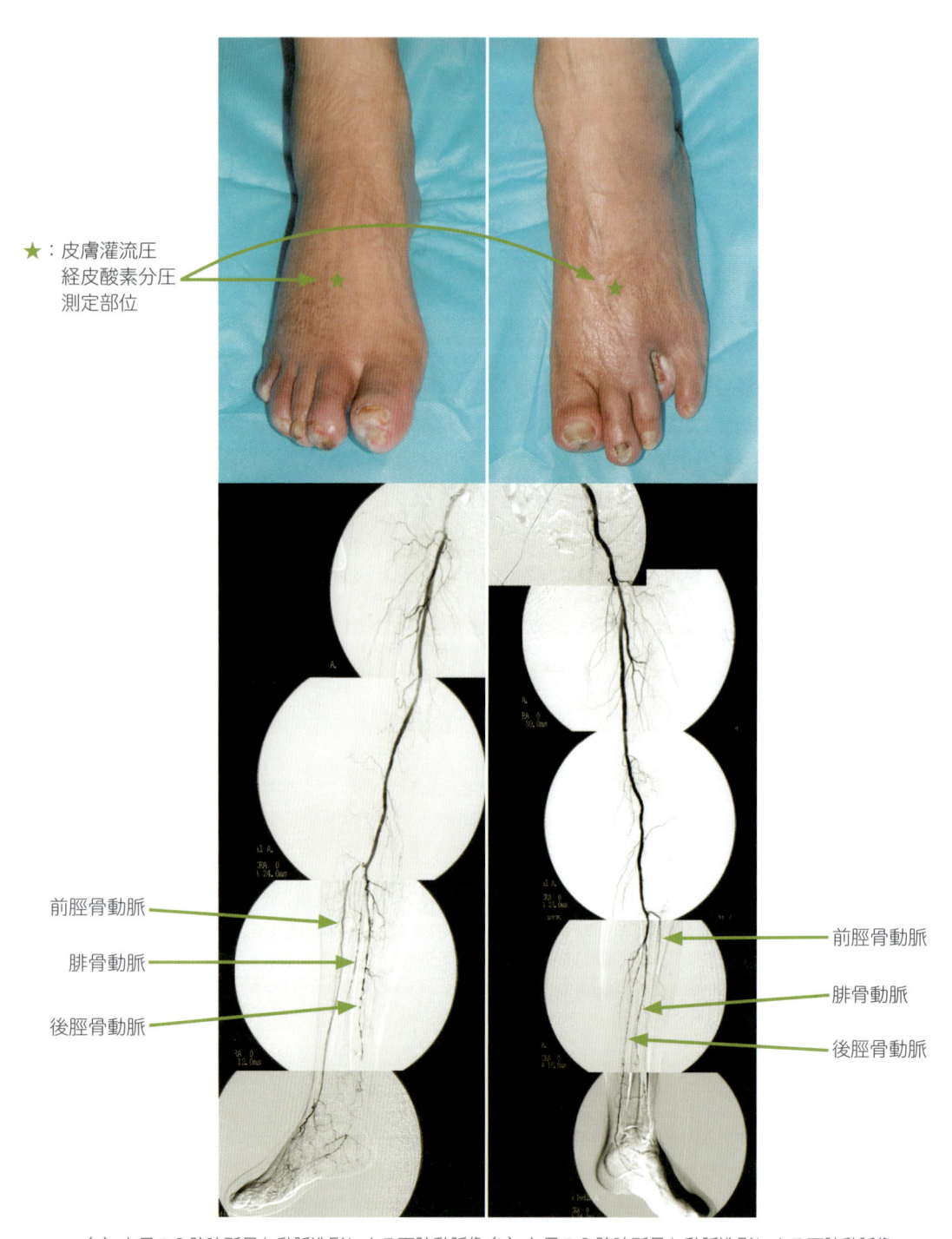

前脛骨動脈
腓骨動脈
後脛骨動脈

前脛骨動脈
腓骨動脈
後脛骨動脈

(a) 右足の入院時所見と動脈造影による下肢動脈像　(b) 左足の入院時所見と動脈造影による下肢動脈像

足関節血圧	：250mmHg 以上	足関節血圧	：144mmHg
第1趾血圧	：30mmHg	第1趾血圧	：40mmHg
皮膚灌流圧	：30mmHg	皮膚灌流圧	：20mmHg
経皮的酸素分圧	：31mmHg	経皮的酸素分圧	：19mmHg

図3　症例3：74歳、男性、CLI

文献

1) TASC II working group : Inter-Society consensus for the management of peripheral arterial disease (TASC II). J Vasc Surg 45 (Suppl), 2007
2) Rueda CA, Nehler MR, Perry DJ, et al : Patterns of artery disease in 450 patients undergoing revascularization for critical limb ischemia : Implications for clinical trial design. J Vasc Surg 47: 995-1000, 2008

第2章 虚血肢の診断・治療

3 重症下肢虚血（CLI）に対するカテーテル治療（腸骨動脈/大腿動脈/膝下動脈）

関西労災病院循環器科　飯田　修・南都伸介

はじめに—血管内治療の歴史、血管内治療とは

　現在カテーテル治療は、安定した初期および慢性期の治療成績が得られるため、下肢動脈のみならず、冠動脈・頚動脈・腎動脈・大動脈等に普及している。本治療は1964年に下肢動脈に対して、世界で初めてDotterとJudkinsにより施行された。実際には現在のようなバルーンで血管を拡張する治療ではなく、カテーテルをサイズアップしていき鈍的に血管を開大していく方法であった。その後、放射線科医であったGruentzigが1974年にバルーンを用いたカテーテル治療を下肢に対して治療を施行し始め、その後世界初となる経皮的冠動脈カテーテル治療を1977年に応用された。

　カテーテル治療の原則は、血管の狭窄および閉塞部位により引き起こされる虚血を、血管形成術により解除し、虚血を改善させる治療手段の一つである。本治療の問題点は、初期および慢性期成績である。初期成績については、従来までのバルーン単独での治療では早期のリコイルによる再狭窄・閉塞の問題があり、現在ではステント併用でのカテーテル治療がどの領域においても併用が多い。しかしながらステント併用でも慢性期にステント留置部の新生内膜の過増殖が病変を再度狭窄に至らせしめることもある。血管径の大きな頚動脈・鎖骨下動脈・腎動脈・腸骨動脈等では、ステント併用による慢性期再狭窄率は低い。それに対して血管径の細い冠動脈や下肢動脈特に大腿・膝下動脈では血管径も細く再狭窄率が高い。そのような背景のなか、冠動脈では初めて2003年に薬物溶出性ステントが認可され、再狭窄率が著しく低下した。今後は下肢動脈流域においても、薬物溶出性ステントの応用が予想される。

I　下肢に対する血管内治療のガイドラインについて

　下肢閉塞性動脈硬化症（間欠性跛行および重症虚血肢患者）における治療ガイドライン（侵襲的治療の適応含む）には、欧米・欧州の主な血管内科医、血管外科医、放射線科医、糖尿病内科医、循環器内科医から成るWorking Groupにより集学的立場から作成されたTASC（Trans Atlantic Inter-Society Consensus）が2000年に初めて報告され、その後2006年にTASC IIとして改訂された[1]。本ガイドラインは、実臨床における診断から治療に至るまでのガイドラインが記載されており、侵襲的治療であるカテーテル治療とバイパス術の適応については、各血管病変（腸骨動脈／大腿膝窩動脈／膝下動脈）ごとに、病変特性からTASC AからDの4つに分けられ適応が述べられている（図1）。TASC Aである短区域狭窄病変はカテーテル治療の適応で、TASC Dの長区域閉塞病変ではバイパス適応とされており、TASC Bはカテーテル治療、TASC Cはバイパス術が好ましいとされている。

　近年低侵襲治療が望まれるなか、欧米・欧州

では各領域におけるバイパス術は年々低下傾向であり、カテーテル治療の適応が拡大している[2]。実際には、新しいニチノールステントやその他の新しいテクノロジーにより各領域の初期及び慢性期治療成績が改善しており、その変遷はこれに寄与するものと考えられる。TASC Ⅱでは、それぞれの長期成績のみで治療方針を決定するのではなく、患者全身状態によって治療方針を決定する必要性を強く述べられている。

Type A lesions
- Unilateral or bilateral stenoses of CIA
- Unilateral or bilateral single short (≤3 cm) stenosis of EIA

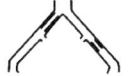

Type B lesions:
- Short (≤3cm) stenosis of infrarenal aorta
- Unilateral CIA occlusion
- Single or multiple stenosis totaling 3-10 cm involving the EIA not extending into the CFA
- Unilateral EIA occlusion not involving the origins of internal iliac or CFA

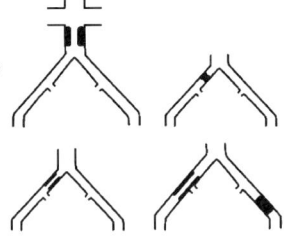

Type C lesions
- Bilateral CIA occlusions
- Bilateral EIA stenoses 3-10 cm long not extending into the CFA
- Unilateral EIA stenosis extending into the CFA
- Unilateral EIA occlusion that involves the origins of internal iliac and/or CFA
- Heavily calcified unilateral EIA occlusion with or without involvement of origins of internal iliac and/or CFA

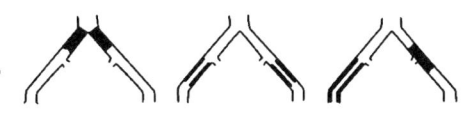

Type D lesions
- Infra-renal aortoiliac occlusion
- Diffuse disease involving the aorta and both iliac arteries requiring treatment
- Diffuse multiple stenoses involving the unilateral CIA, EIA, and CFA
- Unilateral occlusions of both CIA and EIA
- Bilateral occlusions of EIA
- Iliac stenoses in patients with AAA requiring treatment and not amenable to endograft placement or other lesions requiring open aortic or iliac surgery

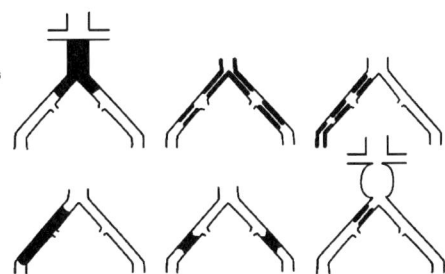

図1 大動脈-腸骨動脈領域におけるTASC分類

(Adam DJ, et al : TASC Ⅱ document on the management of peripheral arterial disease. Eur J Vasc Endovasc Surg 33 : 1-2, 2007 より引用)

II CLIに対するカテーテル治療の実際

重症下肢虚血（CLI）に対する血行再建術で重要なことは、①創部に対する迅速かつ十分な血流改善、②低侵襲な治療、③長期開存率である。そのため、創部に対して迅速かつ十分な血流改善と長期開存が得られる外科的バイパス術が、CLI患者に対して第1選択の治療方法であると考えられてきた。しかしながら、バイパス術の手術侵襲は大きく周術期の手術合併症頻度は、カテーテル治療と比較して高い。またCLI患者は、動脈硬化末期病態であり、すべての症例が手術侵襲に耐えうる全身状態ではない。

現在下肢カテーテル治療に対する開存率・救肢率は改善してきており、BASIL（Bypass versus angioplasty in severe ischaemia of the leg）trialにおいては、CLIに対する救肢率・救命率はカテーテル治療とバイパス術間に差がなかったと報告されている[3]。しかし、重要なことは、いずれの治療が優れているかではなく、いずれの治療がその患者に適しているかを見極めることである。カテーテル治療はバイパス術と比較して侵襲は小さい。しかしながら、長期開存が望めない治療である。それに対して、バイパス術の長期開存はカテーテル治療に比べ良好である。しかしながら、傷があるCLI患者に新しく傷を作るため、カテーテル治療に比べ侵襲が大きい治療である。CLIに対する血管内治療医（カテーテル施行医）は、両血行再建術の利点・欠点を熟知したうえで、治療を選択するべきである。特に、実際の血管病変からバイパス術の開存率・術式・実際の吻合部・患者への侵襲度を理解したうえで、カテーテル治療を施行する必要がある。吻合部位付近へのステント留置や側副血行路を閉塞させるステント留置は、その後のバイパス術を困難にするだけではなく、ステント閉塞後の血管分布を初回治療時よりも悪化させることになり、留置の際には適応を十分検討し施行に至るべきである。

またCLIにおける血行再建術を難しくする要因として、多分節領域に血管病変を合併することがあげられる。当院の2003年5月から2007年4月までのCLI連続167症例の病変分布では、腸骨動脈領域に25％（42/167）、大腿膝窩動脈領域に74％（127/167）、膝下動脈領域99％（164/167）であった。特に、CLIは鼠径靱帯以下動脈を合併することが多く、この領域に対する治療戦略決定がその後の患肢予後を大きく左右する。

III 大動脈-腸骨動脈領域に対するカテーテル治療

1 カテーテル治療の適応

本領域におけるカテーテル治療成績は、初期成功率は短区域狭窄病変では100％であり、完全閉塞病変でも80〜85％と報告されている。また慢性期開存率については、1年で86％（81〜94％）、3年で82％（72〜90％）、5年で71％（64〜75％）である。TASC A, B病変に対してはカテーテル治療、C, D病変に対してはバイパス術が適応と考えられている（図1）。開存に寄与する規定因子は、膝下領域の血流（run-off*）・虚血肢の程度（跛行 vs 重症虚血肢）・病変長・外腸骨動脈に対するステント治療後、女性等があげられる。バイパス術の適応である本領域であるTASC D病変は、腎動脈下の大動脈完全閉塞、大動脈から腸骨動脈に至

---

*run-off：膝下動脈の血流。
run-offが良い：膝下血流良い、膝下動脈合併少ない。
　〃　　悪い：膝下血流悪い。つまり膝下動脈の病変合併が多い。

る狭窄病変、総腸骨動脈から大腿動脈に至る狭窄病変、総腸骨動脈から外腸骨動脈に至る閉塞病変、両側外腸骨動脈閉塞病変、腹部大動脈を合併した総腸骨狭窄病変とされているが、ステント併用による初期・慢性期成績が良好であり患者の全身状態によっては実臨床において施行する症例もある。

　本領域におけるカテーテル治療での合併症は、腸骨動脈破裂と遠位塞栓である。これらの合併症は、完全閉塞病変や石灰化を合併する病変、また患者背景として糖尿病症例、ステロイド服薬症例で頻度が高いと報告されており[4]、これらの症例に対してカテーテル治療を施行する場合には慎重に施行する必要がある。

2 カテーテル治療の実際

　本領域における狭窄病変に対しては対側大腿動脈から腸骨動脈分枝部を超え患側へ、もしくは患側大腿動脈から逆行性にアプローチをする。ガイドワイヤーにて病変通過後ステントの使用にて病変を開大する。完全閉塞病変に対しては、総腸骨動脈もしくは外腸骨動脈いずれの病変であっても、原則両方向性アプローチ（上腕動脈からの順向性アプローチと患側大腿動脈からの逆行性アプローチ）でのカテーテル治療を施行する。この理由として①ワイヤークロスでは2回のチャンスがある、②近位部でのステント位置決めが綿密に施行可能である、③合併症併発時に役に立つ（バルーン止血時の造影確認など）。

　ステントの使用については、バルーン拡張型ステントと自己拡張型ステントの2種類存在するが、総腸骨動脈起始部や高度石灰化を合併する病変では拡張力の強いバルーン拡張型ステントの使用が多い。また外腸骨動脈病変前後に口径差がある場合や病変が蛇行している場合は、自己拡張型ステントの使用が望まれる。腸骨動脈領域におけるステント治療の考え方は、provisional stenting（バルーン治療後結果次第でステントを留置する手技）ではなく primary stenting（ステントをはじめから留置する手技）として考えられている。

3 症例

【症例1】

86歳、男性、左外腸骨動脈狭窄

　右大腿動脈から腸骨動脈分枝部を超え、ガイドワイヤーにて左外腸骨動脈病変を通過させ、ステント留置後にて開大し終了した（図2）。（手技時間30分）

【症例2】

85歳、女性、腹部大動脈閉塞

　上腕動脈と両側大腿動脈からガイドワイヤーを通過させ、その後バルーンとステントで開大した（図3）。（手技時間2時間）

(a) (b) (c)

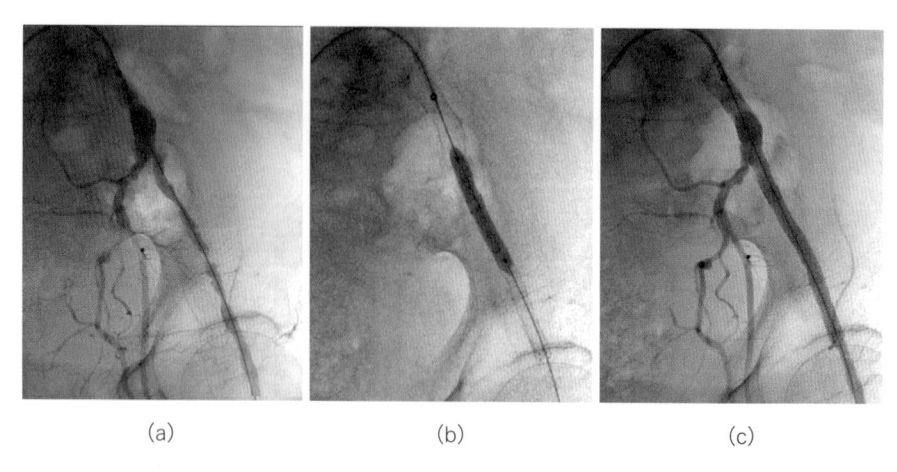

図2 外腸骨動脈に対するカテーテル治療（症例1）

デバイス
　シース：ショートシース（Terumo 6Fr 25cm）、アンセルシース（Cook 6Fr 55cm）、ワイヤー：1.5mm アングル型ワイヤー260cm（Terumo）、ステント：Smart 10.0×60mm×2（Cordis）、バルーン：Synergy 6.0×40（Boston）
手技の詳細
　右大腿動脈から穿刺を施行し、ショートシースを挿入した。その後 JR カテーテルで対側腸骨動脈を選択しアングルワイヤーを病変に通過させ（a）、シースをアンセルシースに交換した。術前造影には投視を RAO 40°の角度に設定し、内腸骨動脈との分枝を明らかにし、その後、前拡張なしにステントを2本留置した。ステントの遠位部は、LAO 30°にて深回旋腸骨動脈の分枝レベルに合わせた。後拡張に 6mm のバルーンを選択し患者の痛みに注意しながら拡張圧を調節し（b）、後拡張後終了した（c）。

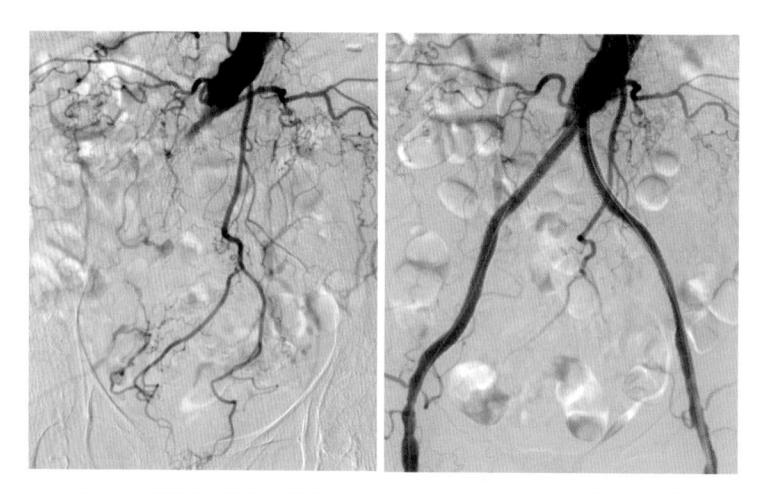

図3 腹部大動脈閉塞に対するカテーテル治療（症例2）

デバイス
　シース：ロングシース（Terumo 8Fr 25cm）、スーパーロングシース（Cook 90cm 5Fr）、ワイヤー：1.5mm J型ワイヤー260cm（Terumo）、Treasure（SJM）　ステント：Express 7.0×57mm×2 、Smart 8.0×100mm×2（Cordis）、バルーン：Synergy 6.0×40mm（Boston）
手技の詳細
　右肘から 5Fr のスーパーロングシースを大動脈分岐直上に進め、造影ガイド下で両側大腿動脈を穿刺した。その後マルチパーパスカテーテルを back up とし 1,5mm J 型ワイヤーにてナックルワイヤーテクニックで手技を施行した。その際、ナックルを大きくせず、ワイヤーが進むごとに、マルチパーパスカテーテルを進めた。ワイヤーが進まなくなった部分で、Treasure に変更し病変クロスに成功した。その後、8Fr ロングシースで病変閉塞部位を吸引し、血管内超音波にて血管径を計測し、前拡張せず大動脈 - 総腸骨動脈にかけては Express 7.0×57mm を留置、総腸骨動脈遠位部から外腸骨動脈にかけては Smart 8.0×100mm を留置し 7mm のバルーンにて後拡張し終了した。尚、遠位塞栓合併評価のために脛骨腓骨動脈幹を評価し終了した。

Ⅳ 大腿-膝窩動脈領域に対するカテーテル治療

1 カテーテル治療の適応

　本領域は、TASC Ⅱ にて最も改訂された領域である。TASC 2000 までは、5cm 以上の完全閉塞病変は TASC D と定義されバイパス術の絶対適応であった。しかしながら、2006 年末に改訂された TASC Ⅱ では、総大腿動脈または浅大腿動脈（＞20cm，膝窩動脈を含む）の慢性完全閉塞、膝窩動脈および近位三分枝血管の慢性完全閉塞が TASC D と定義されている（図4）。またカテーテル治療の絶対適応である TASC A は、TASC 2000 で TASC C, D で定義されていた 5cm 未満の閉塞もしくは 10cm 未満の狭窄であり、新しいナイチノールステント

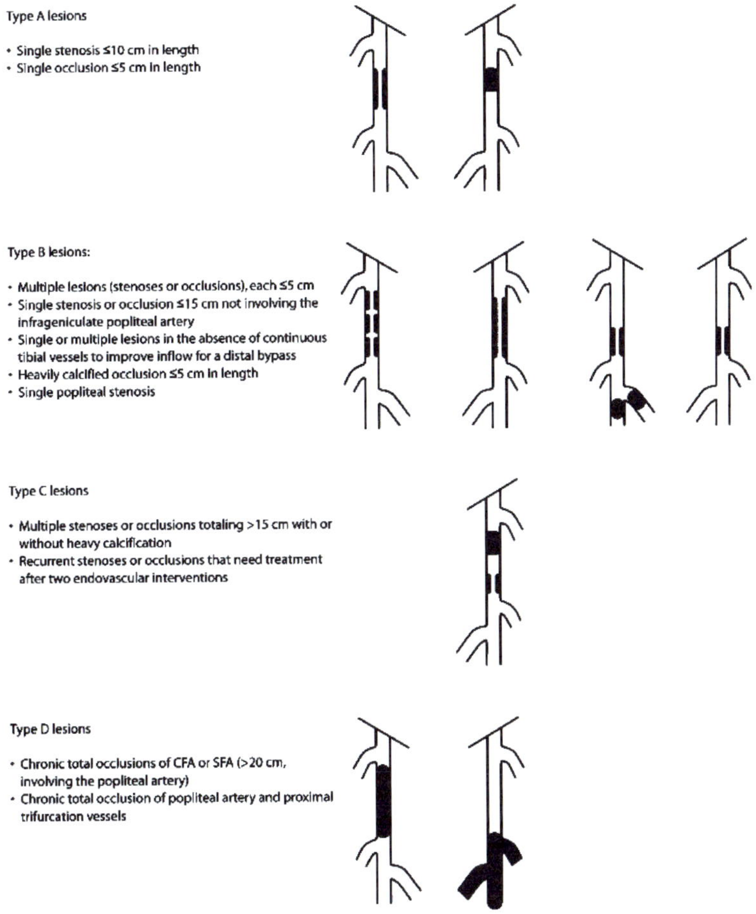

図4　大腿膝窩動脈領域における TASC 分類

(Adam DJ, et al : TASC Ⅱ document on the management of peripheral arterial disease. Eur J Vasc Endovasc Surg 33 : 1–2, 2007 より引用)

治療の遠隔期成績改善により、この改訂に至ったと考えられる[5]。TASC B, C病変に対しては、患者の全身状態や合併症により、カテーテル治療とバイパス術それぞれの適応を判断する必要性がある。本領域における初期成功率は、狭窄病変で95％（98〜100％）・閉塞病変で85％（81〜94％）と報告されている。慢性期成績に関しては、狭窄病変に対してバルーン単独で1年77％（78〜80％）、3年61％（55〜68％）、5年55％（52〜62％）である。ステントを使用した狭窄病変の成績では、1年75％（73〜79％）、3年66％（64〜70％）である。一方、閉塞病変においては、バルーン単独で1年65％（55〜71％）、3年48％（40〜55％）、5年42％（33〜51）と著しく低い成績であるのに対して、ステント併用では、1年73％（69〜75％）、3年64％（59〜67％）とバルーンと比較して良好な中期成績である。本領域の開存に寄与する因子は、膝下領域の血流（run-off）・虚血肢の程度（跛行 vs 重症虚血肢）・病変長ほぼ腸骨動脈領域と同様の因子があげられる。

ステントの治療成績はナイチノールステント使用により改善してきているが、患者が生涯をまっとうするために十分な治療ではなく、ステント治療後慢性期にバイパス術が必要となることもある。よって、ステントを留置する際には必ずバイパス吻合部を避ける必要性がある。また、ステント留置は、バイパス手技中のクランプの支障となること、慢性炎症を誘発し血管と周囲組織との癒着を促進させることなどの問題があり、使用に関しては慎重な選択が必要である。

2 カテーテル治療の実際

本領域に病変を合併する重症下肢虚血症例においては、膝下動脈にも高度狭窄を合併することが多い。よって、一期的に大腿動脈・膝下動脈・足関節までカテーテル治療を施行するためには、大腿動脈からの順向性アプローチが、ワイヤー操作からバルーン・ステントの使用に優れたアプローチと考えられる。またカテーテル治療後は、アンギオシールなどの止血デバイスの使用により、患肢側の圧迫止血による血流低下を引き起こすことなく手技を終了することが可能である。その他のアプローチとして、患肢の大腿動脈に病変を合併する場合や、浅大腿動脈近位部に病変を合併する場合は、対側大腿動脈からのアプローチを選択し、病変が石灰化を合併した閉塞長の長い完全閉塞病変では、膝窩動脈を用いた逆行性アプローチを追加し両方向性アプローチで治療を施行する。

ワイヤー通過後、確実な初期成功を得るためにはステントの使用は必要不可欠である。バルーン治療での long inflation（約3分間）でも、30％以上の残存狭窄が存在する場合、もしくは血流低下を血管解離が出現する場合は、ステント治療を施行するべきである。ただし、カテーテル治療が再狭窄、再閉塞を来たした場合は、外科的バイパス術を施行する必要性があり、バイパス術に支障を来たすような治療で終わらないこと（膝上吻合可能であったものが、膝下吻合にしてしまうような手技）、バイパス吻合部となる部分にはステントは留置しないことが原則である。当院では初回治療では可能な限り、バルーン単独治療で終了できるようにしている。

3 症例

【症例3】
72歳、男性、浅大腿動脈閉塞

左大腿動脈から腸骨動脈分枝部を超え、ガイドワイヤーにて右浅大腿動脈病変を通過させ、ステント留置後にて開大し終了した（図5）。
（手技時間1時間）

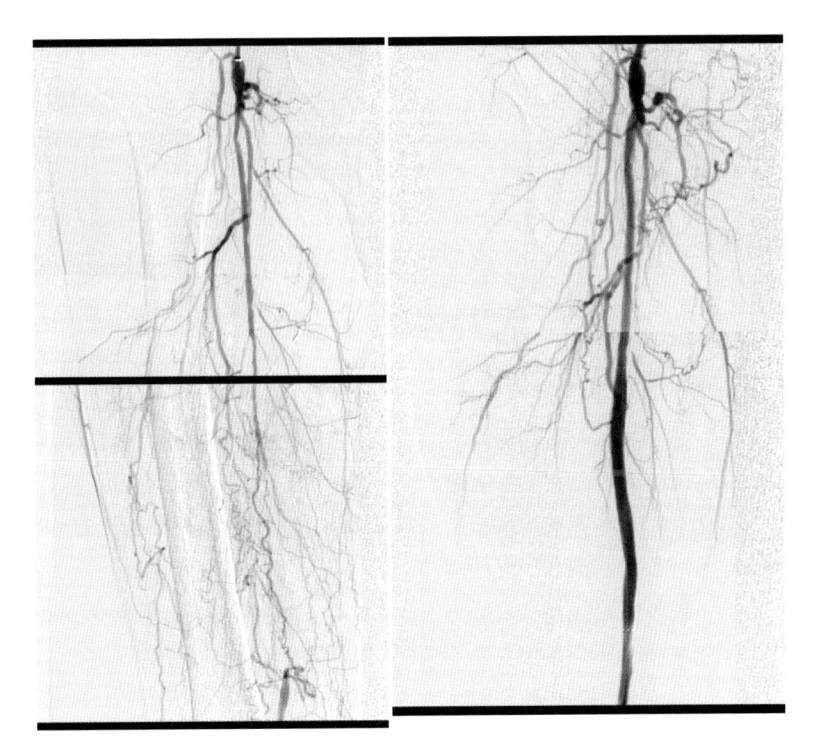

図5 右浅大腿動脈閉塞に対するカテーテル治療(症例3)

デバイス
　シース：ショートシース(Terumo 6Fr 25cm)、アンセルシース(Cook6Fr 55cm)　ワイヤー：0.035 inch 1.5mm J型ワイヤー220cm(Terumo)、0.018 inch Treasure(SJM)、バルーン：Submarine 4.0×120mm(SJM)、Submarine 5.0×40mm(SJM)、ステント：Smart 8.0×100mm(Cordis)、
手技の詳細
　左大腿動脈から穿刺を施行し、まずショートシースを挿入した。その後JRカテーテルで対側腸骨動脈を選択し1.5mm J型ワイヤーを病変に通過させ、シースをアンセルシースに交換した。術前造影には投視をRAO 40°の角度に設定し、浅大腿動脈と深大腿動脈との分枝を明らかにした。浅大腿分枝部から狭窄病変があり中央部には閉塞病変を認め、ワイヤークロスには1.5mm J型ワイヤーと0.018 inch Treasure wireにて病変を通過した。その後4.0×120mmのバルーンにて浅大腿動脈遠位部から近位部にかけて3分ずつ拡張した。バルーン治療後の造影では閉塞部に血管解離が残存認められたため、ステントを留置し終了した。

V 膝下動脈領域に対する
　　カテーテル治療

1 カテーテル治療の適応

　膝下動脈に対するカテーテル治療の適応は、CLI患者のみとTASC IIではされている。その背景には、症状を呈する膝下動脈病変は、TASC Dに定義される2cm以上の閉塞病変がほとんどであり、これらの病変に対する保険適応下の治療は、古典的なバルーン単独治療しかないためである（表）。膝下動脈病変は、責任病変となる脛骨・腓骨動脈の血管径が2～3mmと細く、病変長が長いためバルーン単独でのカテーテル治療では初期および慢性期成績が確保できず不向きである。実際のバルーン単独治療での慢性期開存率は、他の腸骨動脈・大腿膝窩動脈領域に比べて著しく低い。外科的バイパス術適応のないびまん性膝下動脈病変を合併したCLI症例に対するバルーン治療は、1年で15％以下の開存率である。よって、緊急避難的な症例、つまりCLI症例のみが適応と考えられてきた。しかし実際には、慢性期にバルーン治療部位が閉塞しても切断回避可能な症例は多く、バルーン単独での切断回避率は、バイパス術成績には劣るが、2年で60～86％と報告されている[5]。また、手技に伴う合併症は2～6％であり、バイパス術に比べて低い。CLI症例における治療目標が、慢性期開存率ではなく下肢切断回避率や生命予後であることを考えると、症例に応じてカテーテル治療をはじめの治療と考える症例も少なくない。

2 カテーテル治療の実際

　膝下動脈に病変を合併するCLI症例は、ほとんどの症例が膝下動脈特にいずれかの脛骨動脈に長区域閉塞病変を合併している。そのため、冠動脈インターベンションと同様に、患肢状態を把握してカテーテル治療を施行すべきである。つまり、冠動脈の虚血部位に一致したインターベンション施行と同様に、患肢のangiosomeを理解したうえでカテーテル治療施行すべきである。具体的には、踵に難治性潰瘍が存在する場合は、calcaneal branchに充分な血流が必要であり、それを分枝する後脛骨動脈と腓骨動脈に対する血行再建術が必要である。また足趾でも足背側は前脛骨動脈から足背動脈にかけての血行再建術が必要であるが、足底側は足底動脈（第1～2足趾は内側足底動脈、第3～5足趾は外側足底動脈）に対するカテーテル治療が必要である。足関節領域以下の血流が創傷治癒に寄与し、中枢側のみの治療では切断回避は難しく、切断回避にはpedal archを超えるカテーテル治療が必須である（図6）。

　カテーテル治療手技は、患肢側の大腿動脈から順向性アプローチによる手技が対側大腿動脈からのアプローチによる手技と比較して、ワイヤーの操作性やデバイスの病変クロスが施行しやすい。当院では、6Frの45cmシースを患肢大腿動脈から順向性に膝下3分枝直上まで挿入し、血管造影検査で血管構築を理解したうえでカテーテル治療を開始する。使用するワイヤーは、0.014inchの親水性ワイヤーをはじめに使用することが多いが、完全閉塞病変では0.018inchの高度狭窄用ワイヤーや0.035inchの1.5mmJ型ワイヤーを追加使用する。ワイヤー通過後は、血管径に合わせロングバルーン（10～12cm）を用いてロングインフレーション（3～5分）をバルーンのインデンテーションが解除される最低の圧で施行する。バルーン治療後血管解離が起こっても、冠動脈用ステントは保険適応がないため原則使用しない。また治療後は、治療部位の急性閉塞を防止するために、ヘパリンを一日5,000単位から10,000単位を3～7日間持続静脈投与をする。

表 膝下動脈領域における TASC 分類

Recommendation 93 : Morphological stratification of infrapolireal lesions

TASC Type A infrapopliteal lesions :
1. Single stenoses shorter than 1cm in the tibial or peroneal verssels

TASC Type B infrapopliteal lesions :
2. Multiple focal stenoses of the tibial or peroneal vessel, each less than 1cm In length
3. One or two focal stenoses, each less than 1m long, at the tibial trifureation
4. Short tibial or peroneal stenosts In conjunction with femoropoliteal PTA

TASC Type C Infrapopliteal lesions :
5. Stenoses 1-4cm in length
6. Occlusions 1-2cm in length of the tibial or peroneal vessels
7. Extensive stenoses of the tibial trifurcation

TASC Type D Infrapopliteal lesions :
8. Tibial or peroneal occlusions longer than 2cm
9. Diffusely diseased tibial or peroneal vessels

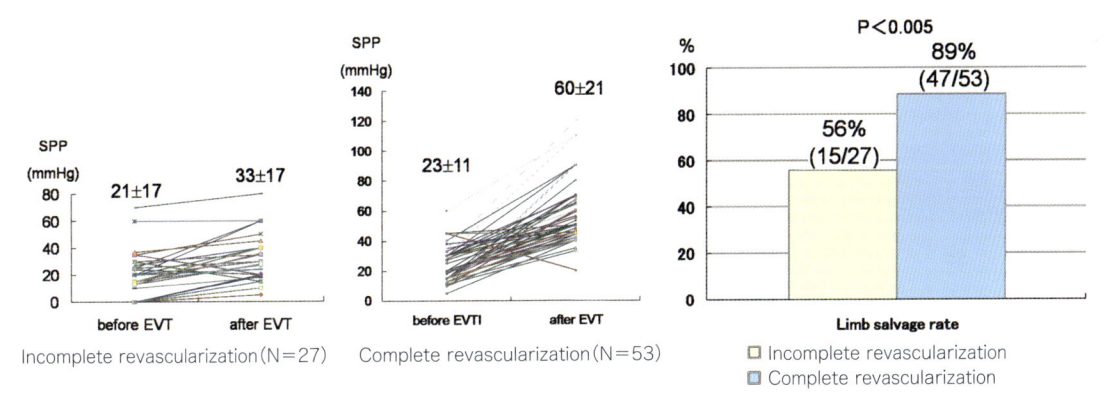

Incomplete revascularization (N=27) — SPP (mmHg): before EVT 21±17 → after EVT 33±17

Complete revascularization (N=53) — SPP (mmHg): before EVT 23±11 → after EVT 60±21

Limb salvage rate ($p<0.005$): Incomplete revascularization 56% (15/27), Complete revascularization 89% (47/53)

(a) 足関節を超えるか否かでの SPP（Skin Perfusion Pressure）での比較である。足関節を超える血行再建術でないと、十分な血流は確保できず、SPP の上昇も少ない。

(b) (a)のその後の患肢予後である。足関節を超える血行再建術でないと、患肢予後は不良である。

図 6 足関節を超える血行再建術（完全血行再建術）の有無による患肢予後

③ 症例

【症例4】

83歳、男性、浅大腿動脈、足背動脈閉塞、後脛骨動脈閉塞

　右大腿動脈から順向性に病変に対してアプローチし、ガイドワイヤー通過後右浅大腿動脈病変に対しては、バルーンとステントで開大、膝下動脈に対してはバルーンにて開大し終了した（図7）。（手技時間1時間30分）

おわりに

　今回腸骨動脈から膝下動脈領域に対するカテーテル治療の現状について述べた。元来重症虚血肢に対して第1選択術と考えられてきたバイパス術を用いると救肢率は高い。しかしながら、本患者は全身状態が悪く必ずしもすべての患者に対して侵襲の大きいバイパス術を施行できない。また近年のデバイスの改善に伴いカテーテル治療施行でも救肢できる症例は多い。よって各患者におけるライフスパンを考慮し、最適な治療を選択する必要がある。

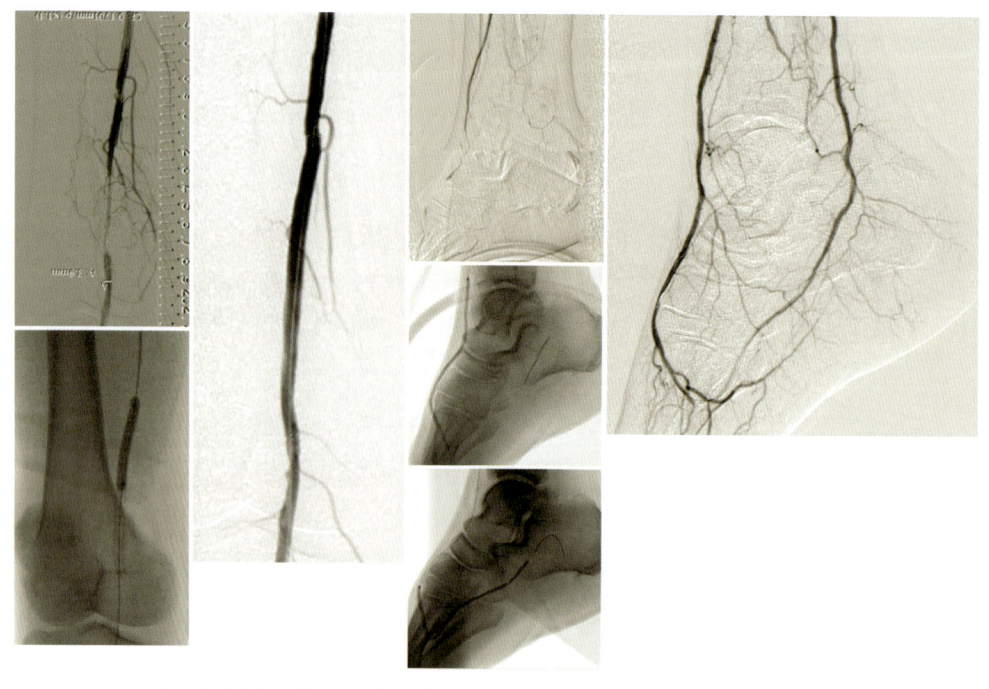

図7　浅大腿動脈・膝下動脈に対するカテーテル治療（症例4）

デバイス
　シース：6Fr 40cmのロングシース（Terumo）、ガイドワイヤー：0.014インチ Cruise™（SJM）、0.018インチ Treasure™（SJM）、バルーン：浅大腿動脈　Submarine 5.0×40（SJM）、前・後脛骨動脈　Submarine 2.5×120mm（SJM）、ステント：SMART stent 8.0×100mm（Cordis）

手技の詳細
　完全閉塞病変であり強い石灰化を合併していたので同側大腿動脈から順向性にアプローチした。左浅大腿動脈に対しては0.018インチ Treasure™（SJM）にてワイヤークロスした。その後、マルチパーパスカテーテル（Goodtec）を病変遠位部にまで進め、ワイヤーを Cruise™（SJM）に変更し、そのまま前脛骨動脈病変へ通過させた。その後、前・後脛骨動脈の病変はバルーンのみで0%に開大し、浅大腿動脈はバルーン治療後広範囲血管解離を合併したため、ステントを留置し終了した。

文献

1) Adam DJ, Bradbury AW : TASC II document on the management of peripheral arterial disease. Eur J Vasc Endovasc Surg 33 : 1-2, 2007
2) Kudo T, Chandra FA, Kwun WH, et al : Changing pattern of surgical revascularization for critical limb ischemia over 12 years; endovascular vs. open bypass surgery. J Vasc Surg 44 : 304-313, 2006
3) Adam DJ, Beard JD, Cleveland T, et al : Bypass versus angioplasty in severe ischaemia of the leg (BASIL) ; Multicentre, randomised controlled trial. Lancet 366 : 1925-1934, 2005
4) Allaire E, Mellieve D, Paussier B, et al : Iliac artery rupture during balloon dilatation: what treatment? Ann Vasc Surg 17 : 306-314, 2003
5) Schillinger M, Sabeti S, Loewe C, et al : Balloon angioplasty versus implantation of nitinol stents in the superficial femoral artery. N Engl J Med 354 : 1879-1888, 2006

第2章 虚血肢の診断・治療

4 末梢血管バイパス手術

旭川医科大学外科学講座血管外科　稲葉雅史

はじめに

　糖尿病合併下肢閉塞性動脈硬化症例（Arteriosclerosis Obliterans：ASO）の近年の増加に伴い、下腿末梢へのバイパスの意義が本邦でもやっと注目されることになった。しかし、これは循環器医、放射線科医が積極的にこの領域への血管内治療に取り組み、その功罪が論議されることになったことが最も大きな要因であることに疑いはない。したがって血管外科医の多くが率先してその必要性を強調した結果ではないところが問題でもある。そのため、下腿動脈病変を主体とする糖尿病合併ASOに対し、大伏在静脈（Greater Saphenous Vein：GSV）を代表とする自家静脈グラフトを用いて足部動脈バイパスを定型的に実施可能な施設がわが国では限られている。

　一方、糖尿病では脛骨動脈幹に初期動脈硬化病変が発生し、また下腿三分枝である脛・腓骨動脈中枢側の全体に多発病変を認める場合が多い。TASC II[1]では膝窩動脈までのPTAの適応は論じられているが、下腿動脈PTAやステント治療では成績に関するevidenceが明らかになっていない。前述した病変の特徴から、少なくとも1本の下腿動脈分枝が足部まで連続的に開存していても、特に血管内治療の適応は慎重であるべきである。本稿では、近年主にバイパスの適応となっている、糖尿病、透析例における救肢を目的としたバイパス術式の特徴、バイパスにあたっての留意点などについて報告する。

I　術前評価

　通常の末梢血、生化学検査に加え凝固機能、脂質代謝に関する検査が必要である。禁煙の徹底とともに、抗凝固、抗血小板剤服薬の有無、種類を確認する。虚血重症度は、Fontaine分類が用いられるが、III度（安静時痛）、IV度（虚血潰瘍、壊死）の重症下肢虚血（CLI）が糖尿病や透析例などのASO症例ではバイパス施行例の約7～8割を占めている。虚血重症度の判定には、通常足関節動脈圧対体血圧比（Ankle Brachial Pressure Index：ABI）が有用である。しかし、下腿動脈の高度石灰化などにより高値となる傾向や測定不能となることも少なくない。この場合は動脈拍動触知の良否判定は重要で、弱い場合は足趾血圧測定や皮膚灌流圧測定（SPP）法で確認する[2]。またCLI症例では、術前に局所の細菌培養検査が重要である。一方、重要臓器の動脈硬化性疾患の術前評価を目的として、心・頚動脈エコー検査、タリウム負荷心筋シンチグラフィー、脳動脈MRI（A）検査などを緊急手術症例を除きルーチンに行っている。

　動脈画像診断では、ヨード造影剤を使用した、動脈造影が理想ではあるが、高齢者、糖尿病合併例では潜在する腎機能障害や脱水の影響などを考慮して慎重に選択すべきである。この場合はMRAが有用ではあるが、骨盤内の腸骨動脈狭窄病変の判定では、屈曲や石灰化によりfalse positiveとなることがあり注意を要する。

Digital Subtraction Angiography（以下DSA）の登場により造影剤をできるだけ少量にして造影することが可能となったが、術中造影やデュプレックススキャンによる下腿、足部動脈の評価など造影剤削減の工夫も必要である。バイパス術では、原則としてGSVを中心とした自家静脈グラフト選択が必須である。このために、術前静脈評価を実施している。大・小伏在静脈の径をデュプレックススキャンで可能な限り術前に評価することが望ましい[3]。本法で径が2.5mm未満と判定されれば、その部位を他の静脈で置換する必要性を考慮しておく。また、再バイパス症例では残りの伏在静脈が使用可能な性状であるか、さらには上肢静脈の評価も合わせて行っておくことが重要である。

II　バイパス術式

大部分の症例が糖尿病や透析例のCLI症例であるため、足関節領域の足部動脈バイパスの適応となる。この領域へのグラフト血流量は、バイパス直後では20〜30ml/分程度である。また、感染合併の危険も考慮すると、代用血管としては、静脈グラフト使用が必須である。

1 In Situ バイパス

ASOのCLIでは、約8割の症例が大腿動脈から足関節領域の脛・腓骨動脈末梢や足背・足底動脈バイパスとなっている。このため、GSVはそのままの位置で、両側の吻合部近傍のみを剥離して吻合するIn Situバイパスが有用で、60％のCLI症例で用いられている（図1）。本法では、弁切開による静脈壁損傷に注意を要するが、LeMaitre® 弁切開刀の操作性の良さは卓越しており、In Situ 法普及の最大の要因と考える。時にGSVが、下腿上部および大腿下部でほぼ同径の2本に分岐し伴走する場合があり、それぞれのグラフト径が細く、同部

の置換を要する場合もある。また、静脈分枝結紮は、前述した術前Duplex Scanによる評価や術中皮膚小切開によるグラフト血流の分節的測定を参考に実施可能である[3]。一方、GSVを剥離、摘出し加圧処理後に中枢側と末梢側を反転して吻合するreversed法もしばしば選択される。これら両者の静脈グラフト調整法による明らかな成績の差はないことが指摘されている[1]。

2 膝窩動脈─末梢動脈バイパス

糖尿病合併例では、透析例を中心に浅大腿動脈に画像上ほとんど狭窄病変が存在しないか、分節的狭窄が散在しているTASC AまたはB病変を有し、下腿動脈病変は特徴的に広範な例に遭遇する。このような症例では、膝窩動脈を中枢吻合部とする足関節領域へのIn Situ またはreversedのバイパスが可能な場合が約20％の症例に存在する（popliteal to Distal artery Bypass：PDB）（図2）[4) 5)]。PDBは、high risk例に対する侵襲軽減や静脈グラフトの節約、温存の意味で極めて有用である。糖尿病合併例では両側下腿にほぼ対称性の病変が存在するため、前述した方針から両側の大腿動脈から足関節領域へのlong bypassが必要となる可能性が高い。この意味から、GSVは極めて貴重である。このため、特に浅大腿動脈のTASC A病変に対しては、中枢側浅大腿動脈の血管内治療と、膝窩動脈を中枢吻合部とする末梢バイパスを同時に組み合わせた術式も有用な方法である[6]。PDBの成績は大腿動脈を中枢吻合部とするバイパス成績と遜色なく、inflowである浅大腿動脈の病変進行も比較的少ない（表）。透析例では手術時間短縮や出血量軽減の面でも有利であり、適応拡大のためには至適条件設定の検討が必要である。

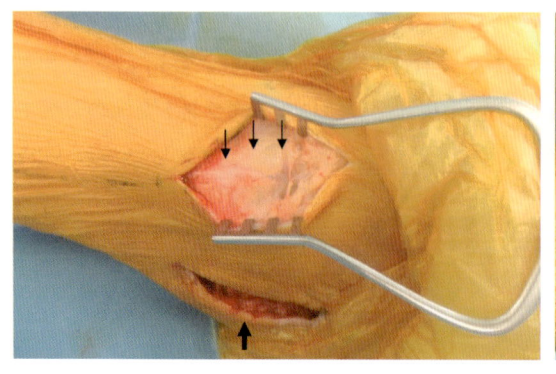

①内果前方で大伏在静脈（GSV）を剥離、露出し（⇊）性状を確認する。
また、本例では末梢吻合部となる終末後脛骨動脈（→）を同時に露出し、石灰化の程度、吻合の可能性を判断した。

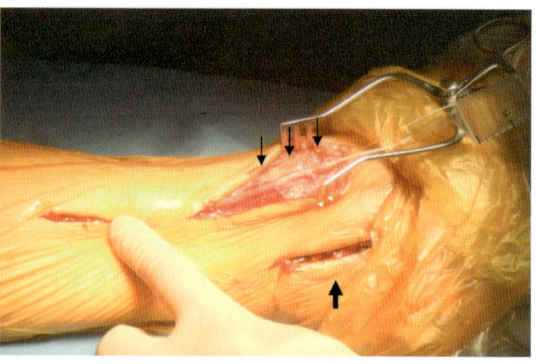

②内果末梢3cm程度まで分枝を結紮処理しながら剥離する。弁切開までは分枝を切離しない。皮膚切開は静脈分枝の存在が多い部位を中心に分節的に行う。
GSV末梢断端からヘパリン加生食水を加圧注入し拡張性を確認する。さらに皮膚切開創下のGSVを手指で圧迫しながら静脈分枝処理を行う。

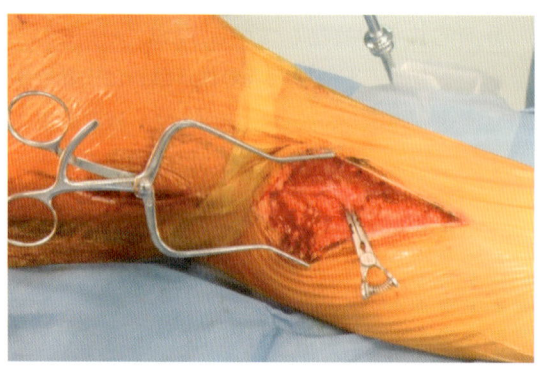

③膝関節部は分枝が多いが、比較的太い静脈は術中の造影や血管拡張薬の注入用ルートとして、結紮せずにクランプのみ行い、加圧処理を続ける。

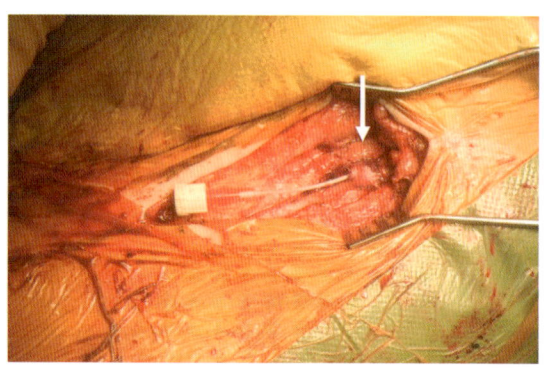

④GSV中枢側終末静脈弁および約5cm末梢側の弁を直視下に切除後、断端を大腿動脈（⇨）と端側吻合し、中枢吻合を行う。太い分枝には③と同様に注入用ルートを確保しておく。

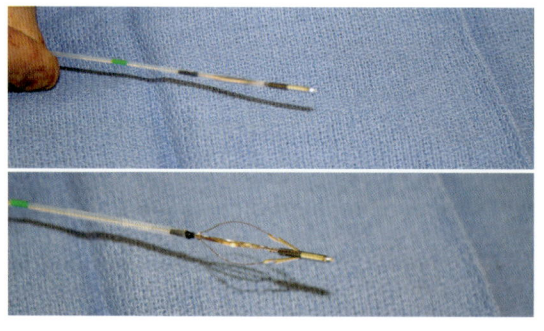

⑤中枢吻合完了後、GSV末梢端よりLeMaitre® valve cutter（外径1.8mm）を挿入し（上段）、前述の直視下に切開した末梢側弁をやや越える部位までいったん挿入し、hoodを開いた状態のまま（下段）カテーテルを末梢側に直線状にゆっくり引張り残りの弁を切開する。切開が完全であると、すでに静脈分枝結紮はほぼ完了しているので良好な血液噴出が認められる。

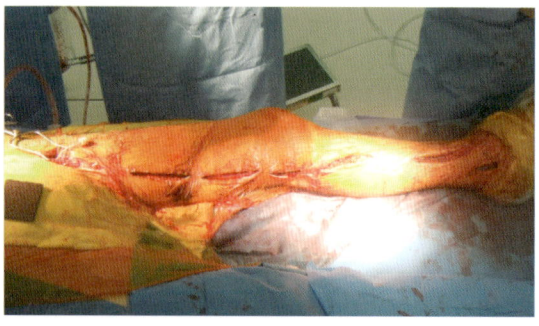

⑥In Situ vein bypass（大腿-後脛骨動脈バイパス）の下肢全体像で、通常大腿部も含め10cm前後の皮膚切開創が数力所に必要である。

図1 *In Situ* vein bypass 手技

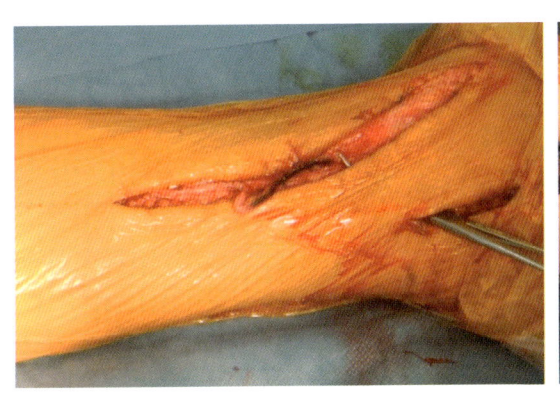

⑦弁切開後内果周囲の GSV 末梢側結紮分枝を切離し皮下トンネルから、後脛骨動脈吻合部へグラフトを誘導する。

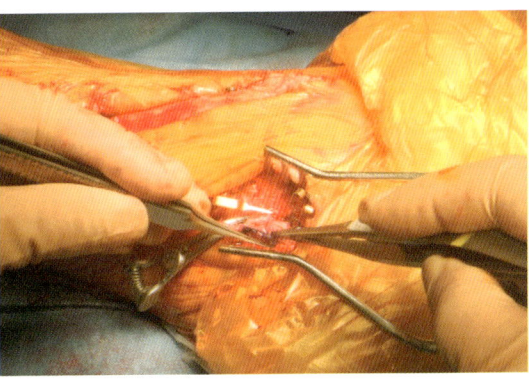

⑧吻合は 8-0 polypropylene 糸を用い toe, heel 側 2 点支持連続縫合にて端側吻合を行う。

図 1　つづき

表　透析例に対する鼠径靱帯以下へのバイパス成績

(2006.4-2007.8)

中枢吻合部	膝窩動脈		大腿動脈
例数／肢数	21/21		35/36
手術死亡	—		—
グラフト不全	6（28%）	N.S.	10（27%）
	早期 3（2）*		2（0）*
	晩期 2（2）*		8（7）*
肢切断	2		1
手術時間（min）	330±118	N.S.	382+114
出血量　（ml）	223±248	p<0.05	491+452

(　)*　開存維持が達成されたグラフト数

透析例に対する膝窩動脈を中枢吻合部とする PDB 群の成績を大腿動脈を中枢吻合部とするバイパス群の成績と比較した。グラフト不全発生率には差がなく、PDB 群で出血量は有意に少量である。

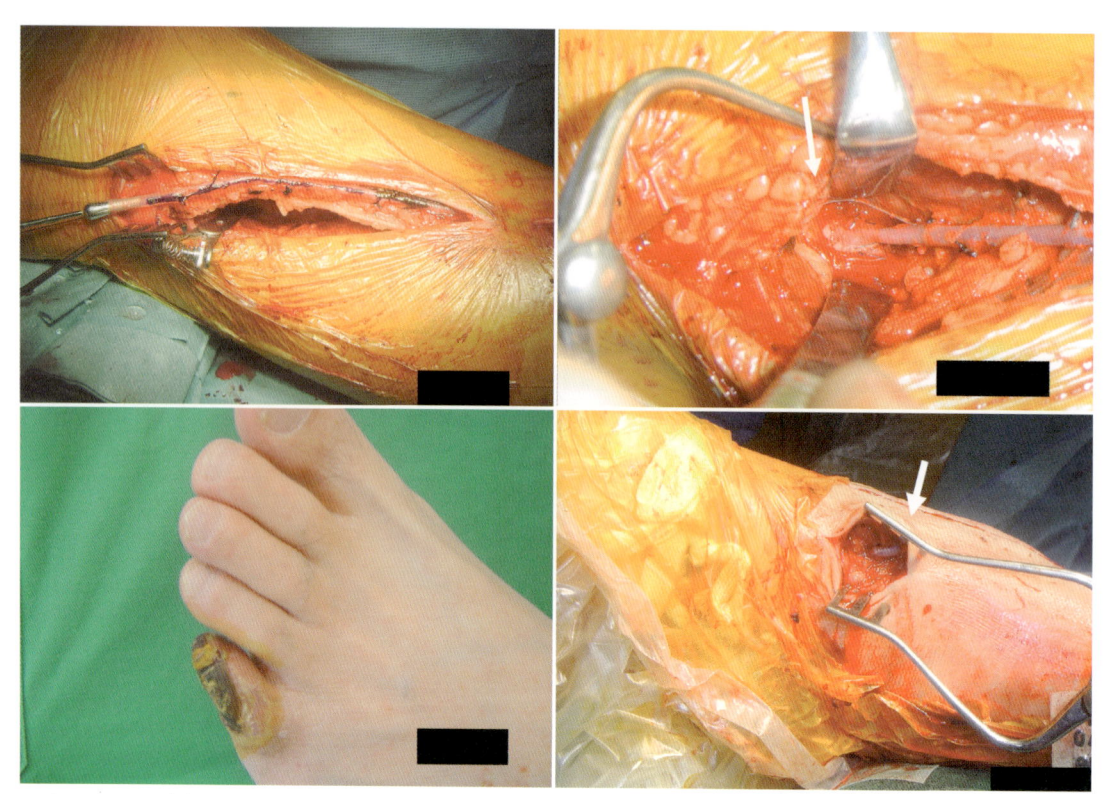

a	b
c	d

(a) 膝関節側方までの GSV を中枢側 15cm ほど剥離し、分枝は結紮したまま中枢側断端からヘパリン加生食水を注入して加圧する。加圧、拡張しながら GSV 末梢断端から valve cutter を挿入し弁切開する方法が便利である。グラフト中枢側には色素（ピオクタニン）でねじれ防止のためマーキングをしている。
(b) 膝下膝窩動脈との中枢吻合部（⇨）を示している。
(c) 左第 5 趾外側部に壊死があり壊死は骨膜にまで達しておりバイパス後に趾切断を行った。
(d) 足背動脈との末梢吻合部（⇨）を示している（右が頭側）。GSV を内果より皮下トンネルを通し吻合した。

図 2　左膝下膝窩─足背動脈バイパス例

78 歳、男性、糖尿病合併例、左第 5 趾壊死・疼痛。膝関節上までの大伏在静脈を *In Situ* graft として用い PDB を行った。

③ 足部 dual バイパス

透析例の ASO ではバイパスによる血行再建が達成されても、CLI 症例の最終的な切断端や潰瘍が血流改善により治癒するまでの期間が非透析例に比較し、長期にわたることが指摘されている。心不全併発、低栄養などに加えバイパス術そのものによる浮腫増強や高血糖、感染合併や免疫能低下などが治癒障害の要因として重要である。加えて透析例では、足部動脈そのものの末梢血管抵抗増加と末梢循環障害そのものが治癒遷延の最大の要因の一つにあげられる。非透析例では糖尿病合併例でも足背、後脛骨動脈系のいずれかにバイパスすれば通常は術翌日には、血行再建後の浮腫とともに明らかな肉芽増殖が認められ、肉芽や足趾色調にも有意な改善が認められる。しかし、透析例では足部動脈が石灰の鋳型のようになっている症例がほとんどである。この場合は通常、X 線写真により足関節領域で動脈壁の石灰化ができるだけ軽度な部位を選択して血管吻合を行っている。しかし、吻合部末梢から他方の動脈系へも充分な血液還流を期待できるか、術前に把握することは難しい。

これを解決するための術式の工夫の一つとして、足背動脈、後脛骨動脈系の両者に自家静脈によるバイパスを逆 Y 字型に吻合して行う dual バイパスが有用と考え、透析例を中心に積極的に実施している（図3）。本バイパスは、CLI で前足部や足底部の欠損が比較的大きい際には、治癒促進のため一期的に行う場合もある。しかし、遊離組織移植の feeding artery が必要な場合や一方のバイパスが開存しているにもかかわらず組織欠損部の治癒が遷延する場合などには二期的にバイパスを追加し、dual バイパスの形となることもある（図4）[7]。

III CLI に適応となる他のバイパス手技

① 静脈 composite graft

GSV の性状がよくない場合や冠動脈を含む他のバイパスにすでに使用されている救肢例も自家静脈グラフト確保に苦労する状況の一つである。対側の GSV の使用が第 1 選択とされるが、同様な動脈病変が対側下肢にも存在する可能性があるため、将来の再建に備え極力対側 GSV は温存したい。このような場合には小伏在静脈や橈側、尺側皮静脈などの上肢静脈を連結した venous composite graft が選択される場合が多い。

さらにグラフト長が足りない場合は、大腿静脈を大腿深静脈系のつながりを温存した形で膝関節中枢まで使用する場合もある[8) 9)]。しかし、他の静脈との口径差が大きいことや患肢の浮腫の問題の他、再手術例など run off（参照 ▶ p30 脚注）不良例に選択されるため救肢には有効であっても、グラフト内血栓などの影響で長期成績には問題が残る。

② 人工血管によるバイパス

通常、膝関節中枢側の膝窩動脈バイパスではポリエステル製、expanded polytetra fluoroetylene（以下 ePTFE とする）のいずれの人工血管を用いても GSV と成績に差がないことが知られている。自家静脈グラフトが使用困難な例に対する、下腿動脈バイパスでは抗血栓性の高い ePTFE が選択的に使用されている。しかし、開存率は明らかに低値となるため内膜肥厚抑制のため末梢吻合部に静脈カフやパッチを併設したバイパス法が施行されてきた。最近は ePTFE 人工血管末梢吻合部がカフ状に成型された Distaflo® 人工血管などが市販されており、静脈カフの成績と差がないとの報告もある[10)]。

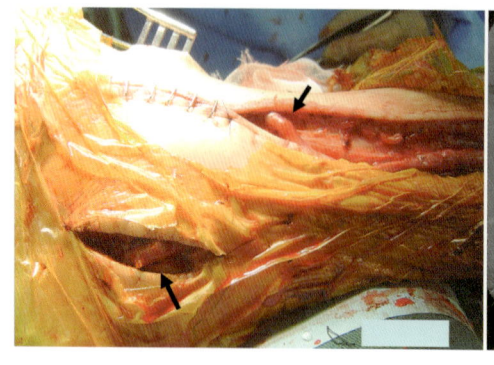

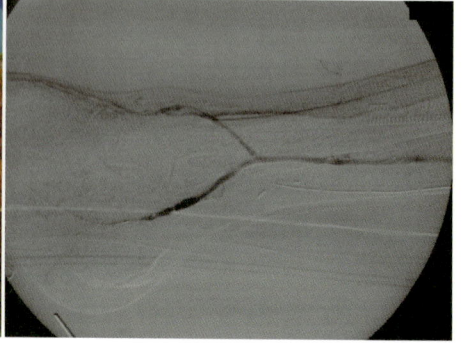

(a) 透析例で、石灰化の高度な足背動脈および後脛骨動脈両者への自家静脈グラフトを用いたバイパスを行い、足部血流の増加、治癒促進を図る（➡）。

(b) 術中血管造影像。逆 Y 字型を呈している。

図 3　Dual バイパス

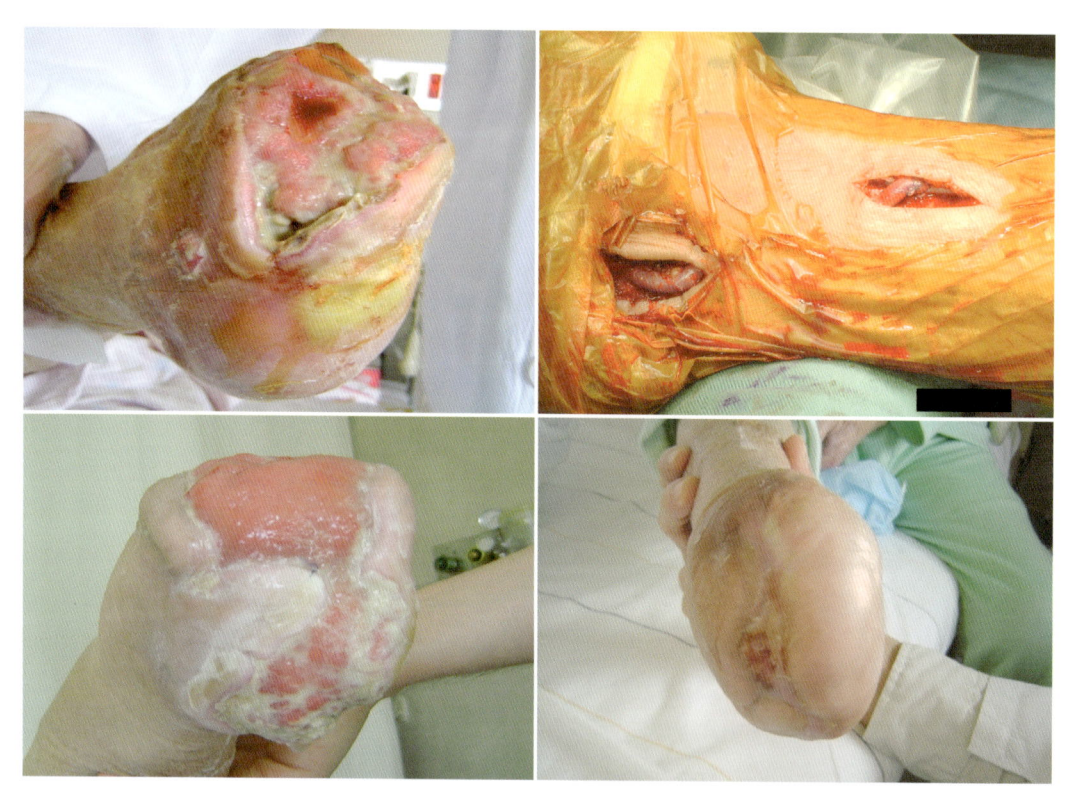

a	b
c	d

(a) 右足趾膿瘍、蜂窩織炎合併例に対し、膝窩―足背動脈バイパス（In Situ bypass）と前足部切断を行った。踵部、外果周囲に膿瘍進展が認められる。
(b) 同部の切開、デブリードマン後、後脛骨動脈へ自家静脈グラフトによるバイパスを二期的に追加した。
(c) バイパス後、持続陰圧吸引療法（NPWT 療法）を併用し、21 日目の肉眼像で肉芽性状の改善が認められる。
(d) 軟膏療法など局所療法のみにて 3 カ月後ほぼ治癒した。

図 4　二期的 Dual バイパス例

77 歳、女性、糖尿病、透析例、ASO。

しかし、これらが適応となるCLI症例では再手術例が多くグラフト経路の工夫などにより感染回避に努めることが極めて重要である。

文献

1) Norgren L, Hiatt WR, Dormandy JA, et al : Inter-Society Consensus for the Management of Peripheral Arterial Disease (TASC II). J Vasc Surg 45 Suppl S : S5-S67, 2007
2) Yamada T, Ohta T, Ishibashi H, et al : Clinical reliability and utility of skin perfusion pressure measurement in ischemic limbs; comparison with other noninvasive diagnostic methods. J Vasc Surg 47 : 318-323, 2008
3) 光部啓治郎, 稲葉雅史, 小原伸之：2. 手術前後において知りたいこと／末梢動脈. Vascular Lab 増刊4, pp267-272, メディカ出版, 東京, 2007
4) Ducaju GM, Hernando FJS, Hervas LS : Popliteo-distal and tibio-tibial bypasses; A viable alternative for the revascularization of the critically ischemic limb. J Cardiovasc Surg 42 : 651-656, 2001
5) Grego F, Antonello M, Stramana R, et al : Popliteal-to-distal bypass for limb salvage. Ann Vasc Surg 18 : 321-328, 2004
6) Schneider PA, Caps MT, Ogawa DY, et al : Intraoperative superficial femoral artery balloon angioplasty and popliteal to distal bypass graft; An option for combined open and endovascular treatment of diabetic gangrene. J Vasc Surg 33 : 955-962, 2001
7) 稲葉雅史：重症虚血肢に対する最新の診断と治療 5. 治療法の実際 3) バイパス術. 日本外科学会雑誌 108 : 199-205, 2007
8) Santilli SM, Lee ES, Wernsing SE, et al : Superficial femoral popliteal vein; An anatomic study J Vasc Surg 31 : 450-455, 2000
9) Schulman ML, Badhey MR, Yatco R, et al : A saphenous alternative; preferential use of superficial femoral and popliteal veins as femoropopliteal bypass grafts. Am J Surg 152 : 231-237, 1986
10) Oderich GS, Panneton JM, Yagubyan M, et al : Comparison of precuffed and vein-cuffed expanded polytetrafluoroetylene grafts for infragenicular arterial reconstructions; A case-matched study. Ann Vasc Surg 19 : 49-55, 2005

第2章 虚血肢の診断・治療

5 重症下肢虚血(CLI)に対する血管新生療法

日本医科大学大学院器官機能病態内科学　宮本正章・髙木　元

はじめに

人口の高齢化、生活習慣病などにより末梢動脈疾患（PAD）は増加し、その結果、現行の治療法に抵抗性の難治性足潰瘍・壊疽患者も急増している。この病態の特徴としては多因子が関与しており、糖尿病による易感染性、創傷治癒遅延や、長期間の抗生剤治療によるメチシリン耐性ブドウ球菌（Methicillin-Resistant Staphylococcus Aureus：MRSA）、多剤耐性緑膿菌（Multiple-Drug-Resistant Pseudomonas Aeruginosa：MDRP）などの多剤耐性菌の繁殖合併による、足趾潰瘍・壊疽から骨髄炎、蜂窩織炎、筋膜炎が進行する。さらに下肢血流の悪化が加わると特に予後が悪く、患肢大切断へと至る症例が増加してきている。

これら最重症症例の治療には、血流改善、感染制御、創傷治癒の3要因を同時に総合的に治療することが必須となる。われわれはこの包括的治療のために1）自己骨髄幹細胞筋肉内投与による血管新生療法（先進医療承認）、2）自己骨髄幹細胞浸透人工真皮による新しい組織再生法などを開発してきた。しかし、これら新治療法の有効性が明らかになるにつれ、患肢大切断の原因のほとんどは感染増悪であり、感染制御の重要性を認識した。

本稿では、重症下肢虚血（CLI）に対する血管新生療法の実際について述べる。

I　自己骨髄幹細胞筋肉内投与血管新生療法

1997年に成人末梢血中にも血管内皮前駆細胞（Endothelial Progenitor Cells：EPCs）が存在することが発見され[1]、血管発生に関する従来のangiogenesis（血管新生）に加え、vasculogenesis（脈管発生）という新しい概念が生まれた[2]。これを活かし、末梢血よりもさらに豊富なEPCsを含み、各種サイトカイン（cytokine cocktail）の豊富な骨髄より自己骨髄細胞を採取し、骨髄液分離装置を使用して単核球・血小板層を分離・濃縮、自身の虚血患肢の筋肉内に注射する新治療法が、わが国で開発された。2000年より慢性末梢動脈閉塞症であるBuerger病、閉塞性動脈硬化症（ASO）に対する臨床研究の有効性が報告された（TACT trial)[3]。その後、実施施設の増加により、安全性・有効性が確認され、わが国の再生医療分野初の高度先進医療（現在は先進医療に名称変更）に承認された。

2002年4月より当大学でもこの臨床研究に参加し、現行のいかなる内科的・外科的治療でも治癒しない最重症の治療抵抗性PADに対して本療法を現在まで48例実施し、有効性を確認している[4]。

II　症例選択

20歳から79歳までのFontaine分類III〜IV

度で、内科的・外科的治療法いずれにおいても治癒しない Buerger 病、ASO、糖尿病性潰瘍・壊疽症例に対し、5年以内の悪性腫瘍の既往および増殖型糖尿病性網膜症の存在がないことを確認のうえ、同意を得て実施している。

III 必須術前検査

一般血液検査に加え、悪性腫瘍チェック（腫瘍マーカー：CEA、CA19-9、AFP、上部消化管内視鏡検査など）、心臓・脳虚血検査（心臓冠動脈造影、運動負荷検査、頭部 MRI、負荷 RI などを行っている。）

IV 臨床評価

治療前および4週後に VAS（visual analog scale）を用いた痛み測定、DSA（digital subtraction angiography）、ABI（ankle-brachial pressure index）、経皮的酸素分圧（$TcPO_2$：transcutaneous oxygen pressure）、サーモグラフィー、treadmill での無痛歩行距離および時間、^{99m}Tc-Tetrofosmin (TF) perfusion Scintigraphy を施行している。

V 自己骨髄細胞採取および移植法

全身麻酔下、腹臥位にて両側腸骨より骨髄細胞液 500ml を採取する。血液分離装置 AS TEC 204（Fresenius, Germany）を使用して、骨髄単核球と血小板の細胞層を採取し、最終量を 60〜80ml に濃縮し、ただちに 24-26G シリンジで虚血下肢およびデブリードマン後の潰瘍周辺に筋注する。

VI 結果

Buerger 病5例、ASO 3例、糖尿病性潰瘍・壊疽3例、進行性全身硬化症（PSS）1例の計12例に対して施行した。平均年齢は、61.0±3.4歳（男性8名、女性4名）で、Fontaine 分類では、92%がIV度（11/12例）を占め、糖尿病は33%（4/12例）に合併していた。すべての症例が他院および他科よりの紹介であった。1例のみ術後検査が施行不可能であり検討から除外した。

痛みの程度

視覚的アナログ VAS にて、術前 66.5±5.0（mm）より術後4週で 12.1±2.2（mm）と著明に改善していた（p<0.001, 図1）。足肢および手指の安静時疼痛は、11/12例 92% で改善した。患肢虚血状態のうち、ABI は術前 0.65±0.08 から術後4週で 0.73±0.07（p=0.055, 図1）と改善した。

歩行

術前歩行可能で測定可能であった症例での無痛歩行時間は、術前 140±53 秒から術後4週で 451±74 秒と大幅に改善した（p=0.034）。

$TcPO_2$

著明な改善例もあるものの、症例数が少なかった。

^{99m}Tc-TF perfusion scintigraphy

患肢膝関節より下部から足関節までの近位部と足関節から趾末端までの遠位部とした検討では、近位部は術前 1.32±0.10 pixel から術後4週では 1.56±0.11 pixel、(p=0.007, 図2、3) と有意差に上昇した。遠位部では 0.79±0.06 pixel から 0.83±0.06 へと上昇した（p=0.29, 図2、3）。

サーモグラフィー

11例中5例が局所皮膚温度の上昇を認めた。また、4週後の DSA において新しい側副血行路が確認された症例もあった（図4）。

自己骨髄細胞

採取された自己骨髄細胞数は $2.4×10^9$ から $6.1×10^9$ 細胞（平均 $4.03±0.31×10^9$ 細胞）であり、採取率は 46.2±7.1% であった。

(a) VAS 法
術前 4 週後
74.2±16.3 14.9±11.7
*p=0.001

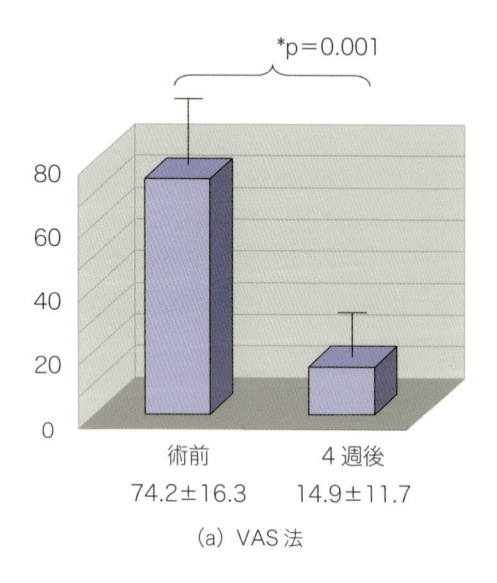

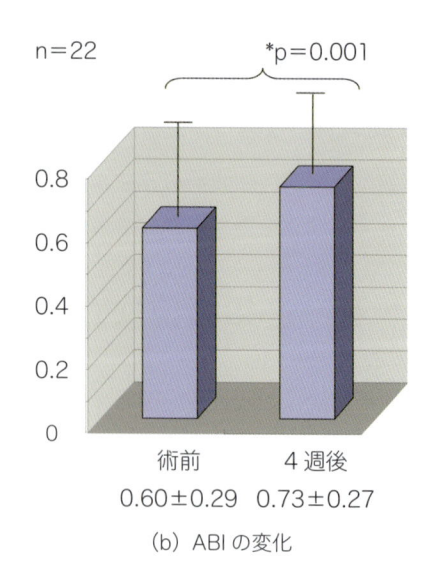

(b) ABI の変化
n=22
術前 4 週後
0.60±0.29 0.73±0.27
*p=0.001

図1　VAS 法による最大疼痛値と ABI の変化

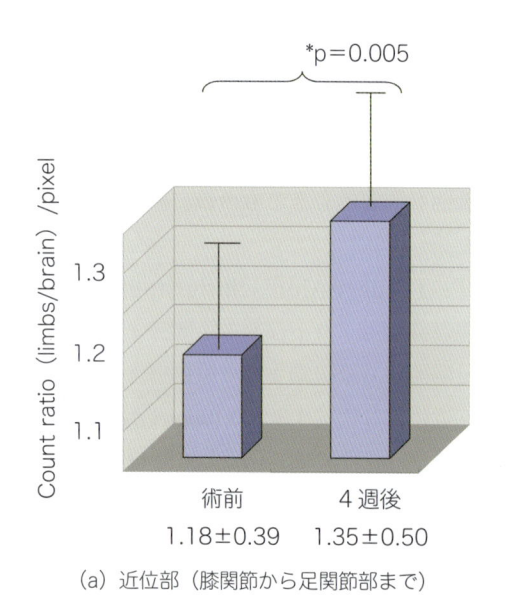

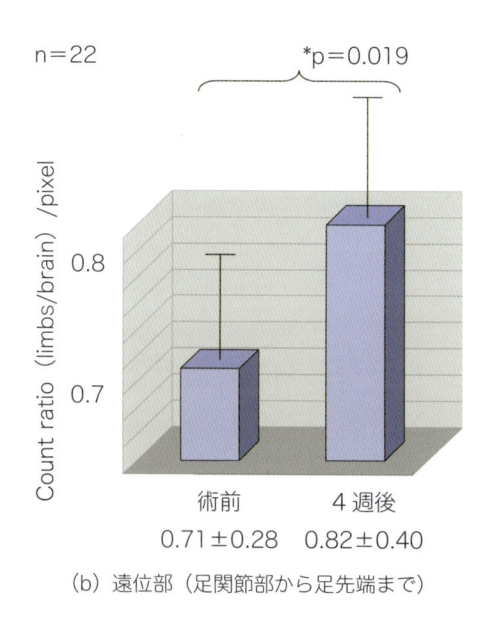

(a) 近位部（膝関節から足関節部まで）
Count ratio (limbs/brain) /pixel
術前 4 週後
1.18±0.39 1.35±0.50
*p=0.005

(b) 遠位部（足関節部から足先端まで）
Count ratio (limbs/brain) /pixel
n=22
術前 4 週後
0.71±0.28 0.82±0.40
*p=0.019

図2　^{99m}Tc- Tetrofosmin (TF) perfusion scintigraphy の量的変化

(a) 術前　　　(b) 治療後4週

図3　^{99m}Tc- Tetrofosmin（TF）perfusion scintigraphy

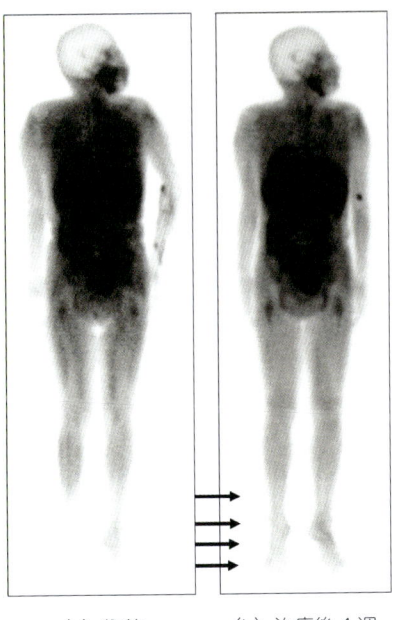

(a) 治療前　　　(b) 治療後4週

図4　DSA（digital subtraction angiography）

a	b
c	

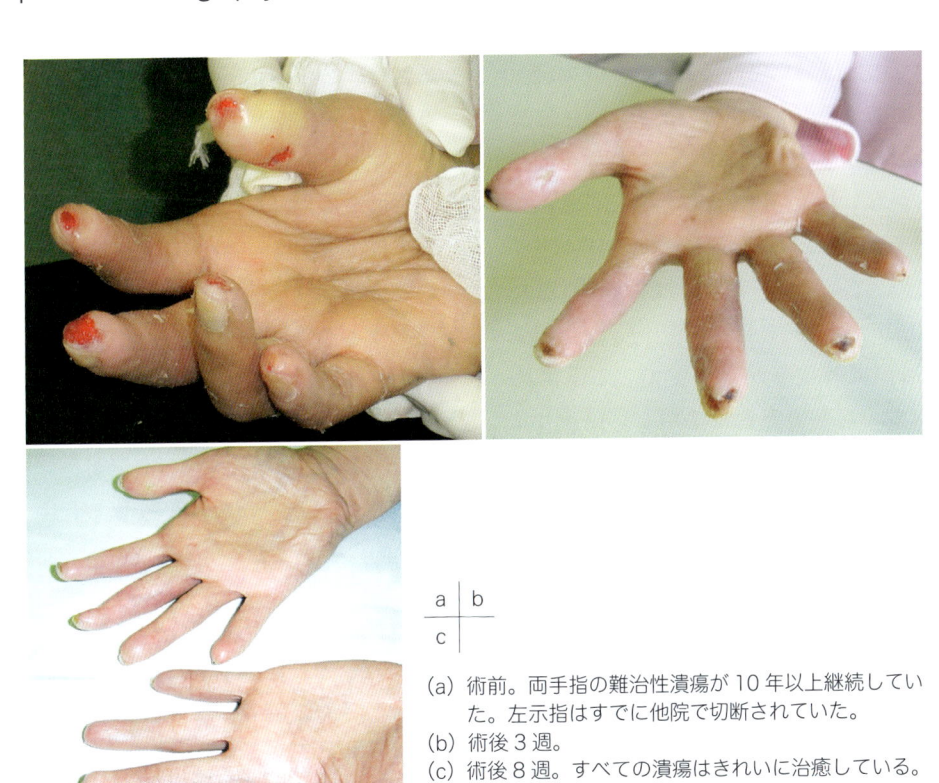

(a) 術前。両手指の難治性潰瘍が10年以上継続していた。左示指はすでに他院で切断されていた。
(b) 術後3週。
(c) 術後8週。すべての潰瘍はきれいに治癒している。

図5　症例：56歳、女性、SSc

Fluorescence activated cell sorting analyses

Endothelial lineage cells の機能を持つとされる CD34$^+$ cells は、1.93±0.26 %（CD 34$^+$ cells/Total Events）であった。

また、われわれは、初めて膠原病であるSSc 1例に対して本治療を応用した。10年以上の難治性有痛性指端潰瘍であったが、本治療後6週間で完全除痛が得られ、9指すべての潰瘍が完全に治癒した（図5）。

VII 考 察

現行のいかなる内科的および外科的治療法でも治癒しない難治性の慢性末梢動脈閉塞性疾患に対して本療法を施行し、有効性を証明した[4]。

本治療法は、痛みに対しては極めて有効であり、安静時痛はほとんどの症例で消失した。特にBuerger病に対しては有効であり、2カ月後にはすべての症例で疼痛は消失した。この理由として虚血部位での側副血行の増加による局所血流の増加のみではなく、未知の鎮痛因子の存在があるかもしれない。これは、自己骨髄細胞の採取にあたり、EPCs 分離による CD34 陽性細胞のみの選択的分離・濃縮ではなく、骨髄に豊富な VEGF、b-FGF などの増殖因子の cytokine cocktail 層の同時投与が寄与していると考える。すべての症例で患者は満足し、12例中5例では前医で膝下よりの切断術を診断されていたが、本療法の結果、痛みが除去され全例が切断せず、自力歩行で退院した。

有効性および新生血管の客観的、定量的評価法は確立していない。Tateishi ら[3] は、angiogenesis の客観的評価法として、ABI、treadmill test における無痛歩行時間および TcPO$_2$ が有効であったと述べているが、われわれの検討では、ABI、treadmill test における無痛歩行時間では有効だった。^{99m}Tc-TF perfusion scintigraphy は、^{99m}Tc-methyoxyisobutylisonitrile（MIBI）[5,6] あるいは ^{201}TlCl perfusion scintigraphy[7] にくらべ虚血肢への集積性の不均一性が少なく、動的および静的イメージに優れている。われわれの検討では、全体後面像において9/11例の近位部で増加しており、本血管再生治療の客観的血流評価として、定量的であり最も有効であると考える。本療法の副作用は、11例中2例で筋注部位の局所的炎症（発赤・腫脹・軽度熱感）であったが、7日以内に発赤は消失した。

まとめ

われわれは、難治性の末梢動脈疾患 48例の肢および手に対して、自己骨髄細胞による血管再生療法を施行し、その有効性と安全性を示した。そして、血流増加の客観的かつ定量的な評価法として TF perfusion scintigraphy の有用性を報告した。自己骨髄細胞移植による血管再生療法は、Limb salvage のための新しい戦略となりうると考えた。

現在われわれは、本成績を応用し、難治性糖尿病性潰瘍・壊疽に対する骨髄幹細胞浸透人工真皮による創傷治癒法や、心臓移植以外治療法のない重症難治性虚血性心疾患（重症狭心症）に対する血管再生治療を10例実施し、良好な結果を確認している。また、膠原病への適応拡大を目的とした厚生労働省科学研究費補助金難治性疾患克服研究事業「骨髄幹細胞移植による難治性血管炎への血管再生医療に関する多施設共同研究」による全国研究を実施している。

謝　辞
　本研究の一部は、文部科学省科学研究費基盤研究 C（#12671153 and #15590695）および平成14年度東京都医師会グループ研究賞によって実施された。

文献

1) Asahara T, Murohara T, Sullivan A, et al : Isolation of putative progenitor endothelial cells for angiogenesis. Science 275 : 964-967, 1997
2) Asahara T, Masuda H, Takahashi T, et al : Bone marrow origin of endothelial progenitor cells responsible for postnatal vasculogenesis in physiological and pathological neovascularization. Circ Res 85 : 221-228, 1999
3) Tateishi-Yuyama E, Matsubara H, Murohara T, et al : Therapeutic angiogenesis for patients with limb ischaemia by autologous transplantation of bone-marrow cells; A pilot study and a randomised controlled trial. Lancet 360 : 427-435, 2002
4) Miyamoto M, Yasutake M, Takano H, et al : Therapeutic angiogenesis by autologous bone marrow cell implantation for refractory chronic peripheral arterial disease using assessment of neovascularization by 99mTc-tetrofosmin (TF) perfusion scintigraphy. Cell Transplant 13 : 429-437, 2004
5) Celen YZ, Zincirkeser S, Akdemir I, et al : Investigation of perfusion reserve using 99Tc(m)-MIBI in the lower limbs of diabetic patients. Nucl Med Commun 21 : 817-822, 2000
6) Miles KA, Barber RW, Wraight EP, et al : Leg muscle scintigraphy with 99Tcm-MIBI in the assessment of peripheral vascular (arterial) disease. Nucl Med Commun 13 : 593-603, 1992
7) Segall GM, Lang EV, Lennon SE, et al : Functional imaging of peripheral vascular disease; A comparison between exercise whole-body thallium perfusion imaging and contrast arteriography. J Nucl Med 33 : 1797-1800, 1992

整形外科には、多くの虚血肢が潜んでいる

厚生連高岡病院整形外科　鳥畠康充

重症虚血肢予備軍「間欠跛行」

　歩行中に下肢にしびれや痛みを感じて歩けなくなり、休むと解消するという症状を「間欠跛行」という。この症状に悩む患者は想像以上に多い。平成12年に厚生労働省が施行した循環器疾患基礎調査（アンケート回答者8,194名）では、60歳代で5.6％、70歳代で12.6％の日本人が間欠跛行を自覚していた。高齢化が急速に進むわが国において、間欠跛行の有訴率は増加の一途を辿るものと推測されるが、4つの未解決な問題点が存在する。

　第1に患者側の問題点として、有訴者の多くが「歩きにくいのは年のせいで、仕方がない」という考えから医療機関を受診していないことである。2007年に某医療器械会社が日本人800人に実施したネット調査では、間欠跛行を自覚したことがあると答えた人は26.8％に及んだが8割が放置した、という結果であった。2007年に改定された血管外科の国際的ガイドラインであるTASC IIには、「間欠跛行患者の10～50％が、医師の診察を受けたことがない」と記載されている。一般市民への啓蒙活動が、わが国のみならず全世界的に緊急の課題である。

　第2の問題点は、間欠跛行が腰部脊柱管狭窄（LCS：lumbar spinal canal stenosis）に代表される神経性疾患と、末梢動脈疾患（PAD：peripheral arterial disease）に代表される血管性疾患という異なる病態によって惹起されることである。LCSは主に整形外科、PADは血管外科もしくは循環器内科が担当するため、患者が最初にどの診療科を受診したかという点が、正しい治療を享受できたかというエンドポイントに大きく作

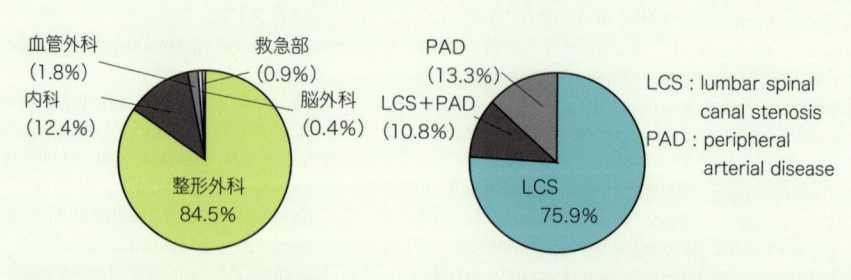

図1　間欠跛行患者の初診科
整形外科が84.5％と大多数を占めた

図2　間欠跛行の疾患割合
LCS群75.9％、PAD群13.3％、両者を合併した患者が10.8％であった

用する因子となっている。われわれの調査[1]では、間欠跛行患者の85％が初診科として整形外科を選択しており（図1）、整形外科における概算の疾患割合は、LCSが8割、PADが1割、両者の合併が1割であった（図2）。腰部脊柱管狭窄症の特徴的症状として、前かがみになると楽になる姿勢因子（図3）と立っているだけで痛くなる立位負荷試験（図4）などがある。今後、ゲートキーパーとなるプライマリ医は、両者をしっかり鑑別できる診断技術が求められるであろう。

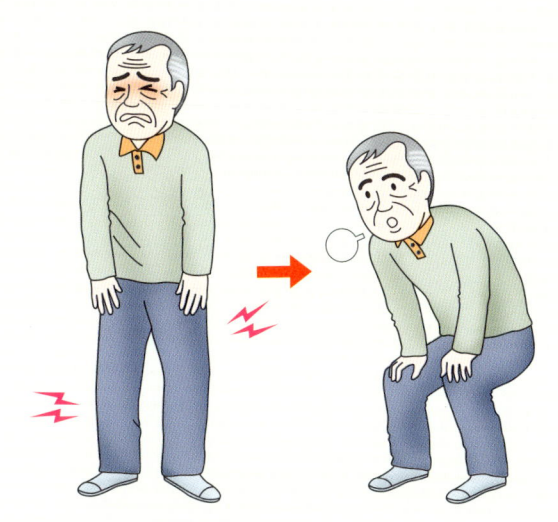

図3 姿勢因子（postural factor）
前屈やしゃがみ込むと下肢症状が軽快するというLCSに特徴的な症状

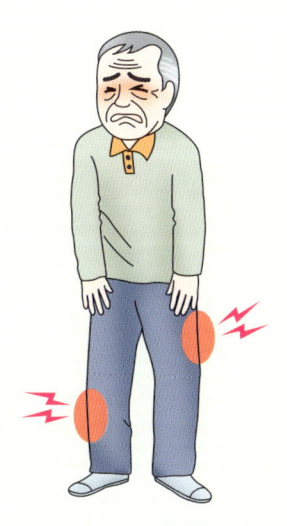

図4 立位負荷試験
歩かなくても立位のみで下肢症状が誘発されるというLCSに特徴的な症状

第3の問題点として、疫学上の民族差が挙げられる。大規模調査によるデータは無いため限定した施設での調査結果であるが、わが国はLCSの有病率が極めて高くPADが間欠跛行患者全体に占める割合は1～2割程度であるが、欧米ではPADが約9割を占め、疫学的に大きな差異を認めている。食生活や脊柱間面積の相違によるものと推察されるが、明確な原因が不明である現時点では、欧米のガイドラインを鵜呑みにすることはできずわが国の実情に応じた指針が早急に必要である。

　第4の問題点として、PADとLCSがともに症状に関与する「合併型」という病態が少なからず存在することである[2]。診断や治療に多くの問題点をはらんでいるため、「合併型」は間欠跛行患者を診療するうえで、常に念頭においておきたい。

皮膚潰瘍に潜む重症虚血肢

　間欠跛行以外にも、足障害を専門分野の一つとする整形外科には、虚血肢患者が潜伏している。症例は、内科より右足関節外踝部の傷が治りにくいと紹介された、脳梗塞の既往がある糖尿病患者（77歳、男性）である（図5-a）。「この程度であれば、しばらく創処置を続けて様子をみましょう」と言いかけたが、肥厚し白濁した爪が気になり、後脛骨動脈を触ったところ拍動を触知できなかった。ABIも測定不能で、MRAで右浅大腿動脈閉塞を認めた（図5-b）。Fontaine IV度の重症虚血肢をあやうく見落とすところであった。

　整形外科に多くの虚血肢患者が潜んでいる事実を、他科医はもちろん整形外科医自身もあまり知らない。

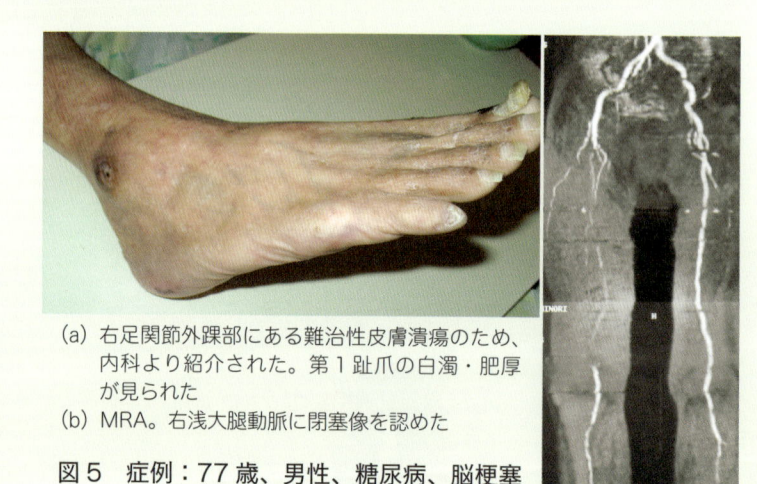

(a) 右足関節外踝部にある難治性皮膚潰瘍のため、内科より紹介された。第1趾爪の白濁・肥厚が見られた
(b) MRA。右浅大腿動脈に閉塞像を認めた

図5　症例：77歳、男性、糖尿病、脳梗塞

文献

1) 鳥畠康充，田中宏幸，毛利良彦ほか：血管性間欠跛行に対する整形外科医の役割．整・災外 46：1087-1094, 2003
2) 鳥畠康充：神経性と血管性の合併型間欠跛行．医薬ジャーナル 43：2731-2736, 2007

第3章
糖尿病性足病変

第3章　糖尿病性足病変

1　糖尿病性足病変の病態

神戸大学形成外科　寺師浩人

はじめに

糖尿病性足病変の三大要素は、神経障害（自律神経障害、運動神経障害、知覚神経障害）、末梢動脈疾患（PAD）、感染である[1]。これらの複合病態を理解していなければ的確な治療へと導かれない。ここでは神経障害と血管障害について述べる。感染については次項で述べる。

I　病　態

1　神経障害

自律神経障害

足底と足趾趾腹皮膚の最下層である網状層には体温調整として働く動静脈シャント（A-V shunt）が生理的に多く存在している。糖尿病性自律神経障害になれば、A-V shunt機能不全となりこれが常時拡張状態となることが皮膚の血流障害を招く。その結果、細静脈も拡張し毛細血管圧の上昇が組織への透過性を増大させ浮腫を招く。組織の酸素分圧も低下し皮膚の代謝が低下する（図1）。

また、第1章足の解剖の項で述べたように、足底と足趾の上皮化は主として汗管から起こる。自律神経障害では汗腺機能が低下するために表面皮膚が乾燥し（図2）亀裂を生じやすく、上皮化現象にはマイナス要素となる。

運動神経障害

運動神経障害による筋肉や腱組織のバランスが崩れ、足全体が角張ったようになり起立や歩行による足底圧分布が変化する。特徴的な変化は外反母趾とHammer toeである。これらの変化は足底の中足骨遠位端の歩行時踏み返し部分に胼胝を容易に形成する原因となる（図2）。これらの病変はまず最も遠位の筋肉に始まる。

● Hammer toe と Claw toe

足の内在筋である虫様筋の機能が落ちると中足骨趾骨間関節（MTP関節）の屈曲障害と趾骨間関節（IP関節）の伸展障害となる。すなわち、MTP関節伸展位、近位趾節骨間関節（PIP関節）屈曲位となる。これがHammer toeである（図3）。手におけるintrinsic minus positionと同じと考えてよい（足の場合はintrinsic minus footと呼ぶ）。

背側骨間筋の機能も基節骨の屈曲と中・末節骨の伸展補助にあるから、その機能不全もこの傷害を助長させる。正確には、PIP関節の屈曲により側索が背面から側方に移動しDIP関節が伸展維持すればHammer toeと呼び、何らかの原因（潰瘍形成など）で趾背腱膜が伸びるか切れた場合には、DIP関節が屈曲した変形であるClaw toeとなる。靴の圧迫にもよるが、一般に第1趾を切断した場合には第2趾が、第2趾が切断された場合には第3趾がClaw toeとなりやすい（図4）。糖尿病の場合はClaw toeが多く、リウマチではHammer toeが多い印象がある。

● 小趾内反、小趾側偏位

さらに、背側骨間筋は第2趾を中心とした外側趾の外転機能もあるから、この機能障害で

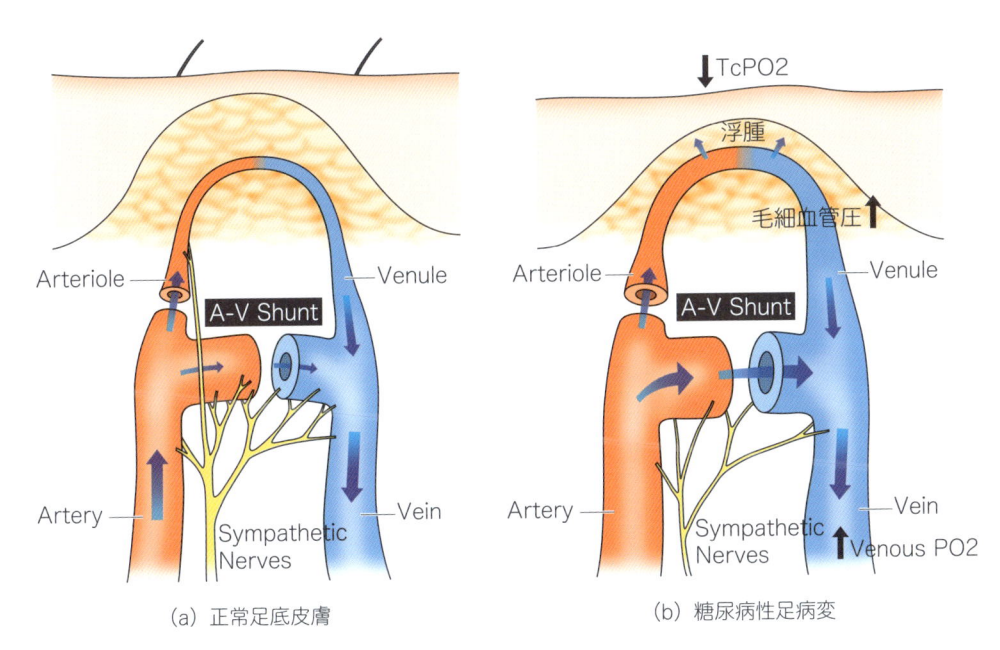

図1 A–V shunt

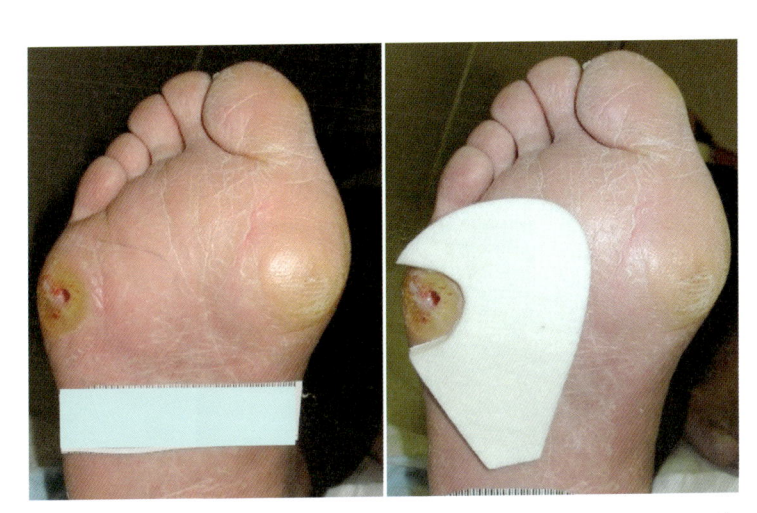

(a) 正常足底皮膚
(b) 糖尿病性足病変

(a) 第1趾と第5趾の中足骨遠位骨頭の踏み返し部分に胼胝を生じている。また、外反母趾と小趾内反がある。第5趾ではその中に潰瘍を形成している。

(b) フェルトを使用した調整で、潰瘍を含んだ胼胝周囲を底上げしている。

図2 典型的な糖尿病性足病変の足底
乾燥し、亀裂を生じやすい。

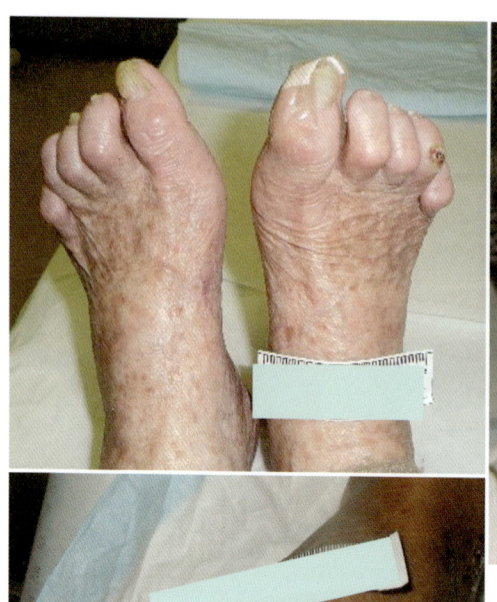

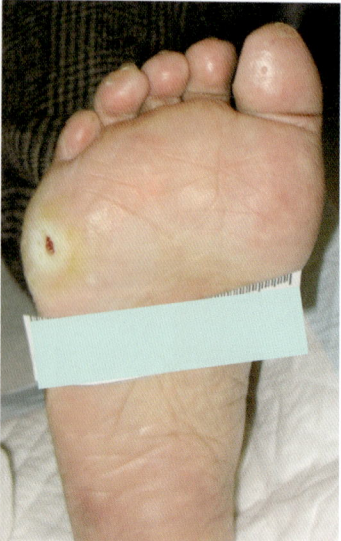

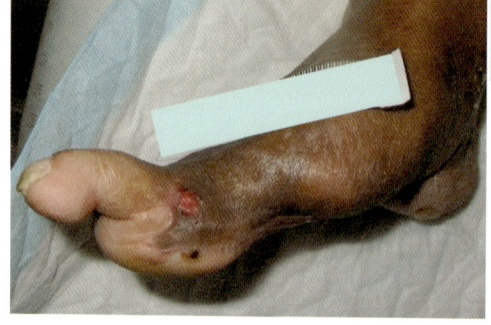

(a) 両側の外反母趾と Hammer toe。
(b) 隣趾切断による Claw toe。
(c) 背側骨間筋麻痺もあり、第2趾を中心とした外側趾の外転障害で軸が第2趾へ寄る。
　　加えて第5趾中足骨踏み返し部に潰瘍をもった胼胝を形成している。

図3　外反母趾と Hammer toe と Claw toe

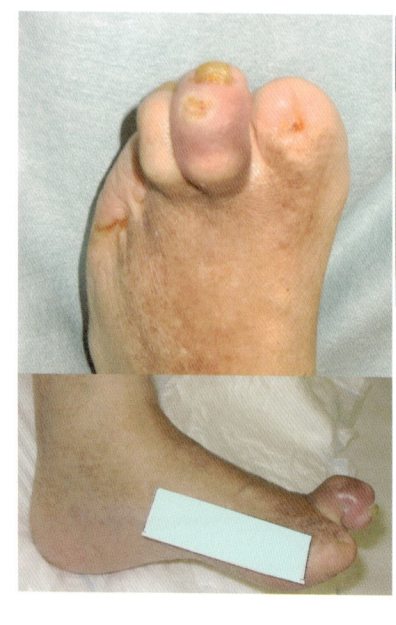

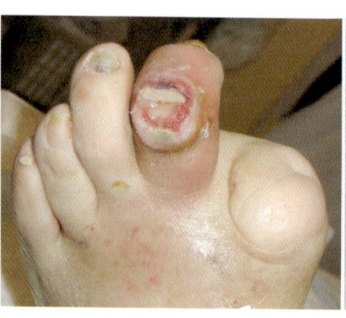

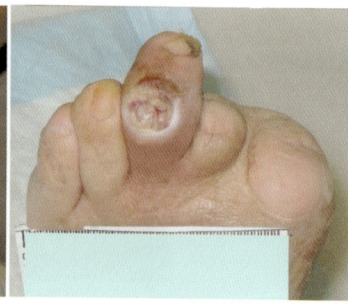

(a) 第2趾の変形が強く背側に靴による擦れから潰瘍を形成している。MTP 関節の伸展が著しく脱臼している。
(b) 第1趾切除の影響を受けて第2趾が Claw toe 変形が強くなり、潰瘍形成から趾切断となった。
(c) (b) の後に第3趾が同様の病態に陥り、趾切断となった。

図4　典型的な Claw toe

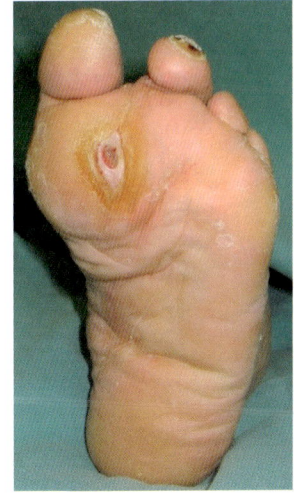

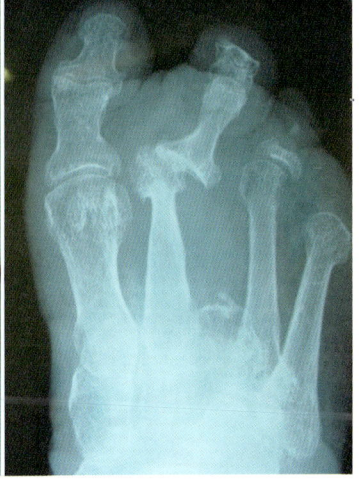

(a) 足底前荷重部の胼胝と潰瘍がある。
(b) X線写真では第2趾中足骨遠位端の感染壊死とMTP関節の脱臼変形が明らかである。

図5　糖尿病性足病変の高度変形

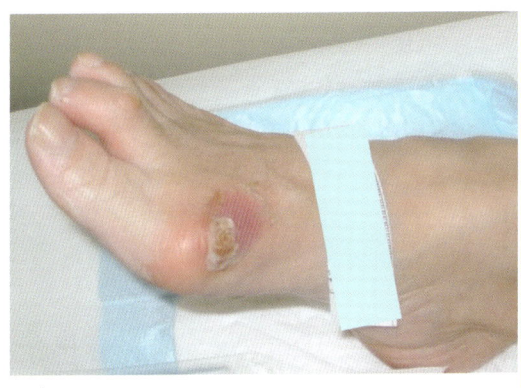

a | b

(a) 第1趾中足骨遠位骨頭部にある滑液膜に炎症がある。
(b) 炎症が骨膜に広がり骨化し外反母趾が形成される。

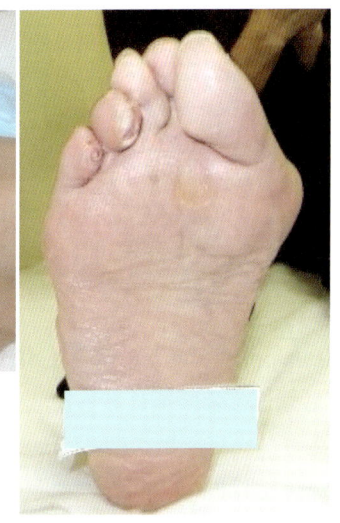

図6　バニオン（Bunion）型外反母趾（仮骨性外反母趾）

軸が第2趾へ寄ってくることになり（図3-c）、第5趾中足骨外側が角張ったようになる小趾内反（図2、図3-c）となる。一方、外反母趾変形は、足底筋群の機能不全と足底反射が起こらず足趾で踏んばることができず遠位横アーチの崩れからくる第1趾の小趾側偏位の状態をいう（図2）。当初は第1趾や第5趾の中足骨遠位端に胼胝を来しやすい（図2、図3-c）が、Hammer toeなどの変形によって足趾が浮いてくるとロール型となり第2、3趾側に胼胝、潰瘍を形成しやすくなりがちである（図5）が、これは歩行の仕方（くせ）にも左右される。

第3章　糖尿病性足病変

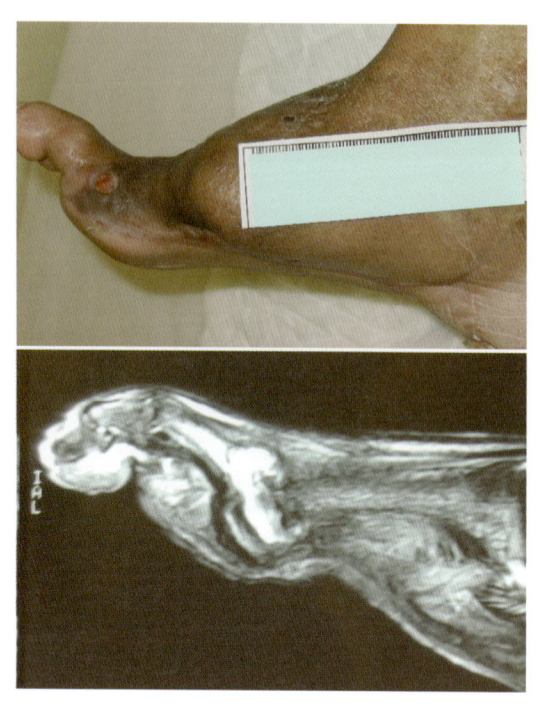

(a) 典型的な Claw toe 変形を示す。
(b) CT 画像では中足骨遠位部の足底脂肪層がほとんど消失している。

図7 Claw toe 変形による脂肪層の菲薄化現象

●バニオン（Bunion）型外反母趾（仮骨性外反母趾）

第1趾中足骨遠位骨頭部にある滑液膜が靴などに刺激されて炎症を起こし（図6-a）、炎症が骨膜に広がり骨化すると押されて外反母趾が形成される状態をいう（図6-b）。

●脂肪層の菲薄化

上記のような変形により誘導される脂肪層の菲薄化も指摘されている。Bus SA ら[2]の報告では、Hammer/Claw toe のある群とない群による中足骨遠位踏み返し部における脂肪層の厚さをCT画像で比較検討した結果、前者が平均2.5mmであるのに対して後者では6.0mmであった。歩行による脂肪層の遠位への移動が原因と考えられている（図7）。

●シャルコー（Charcot）足変形

その他、特有な変形足としてシャルコー足変形があげられる（図8、9）。シャルコー足変形は糖尿病に限った変形ではない。もともと脊髄癆において最初に提唱された病変で、脊髄や各種末梢神経障害で発症する[3]が、現在ではそのほとんどが糖尿病で占められている。

その傷害は3つの段階を踏んで完成していく。I相：急性炎症期→II相：骨破壊期→III相：安定期である。その病態は充分に理解されていないため、臨床医が診るのはIII相となり完成された足の変形状態のことが多い。I相では通常、発赤と腫脹と熱感で始まるため蜂窩織炎との鑑別が困難である。潰瘍がなければ前者を

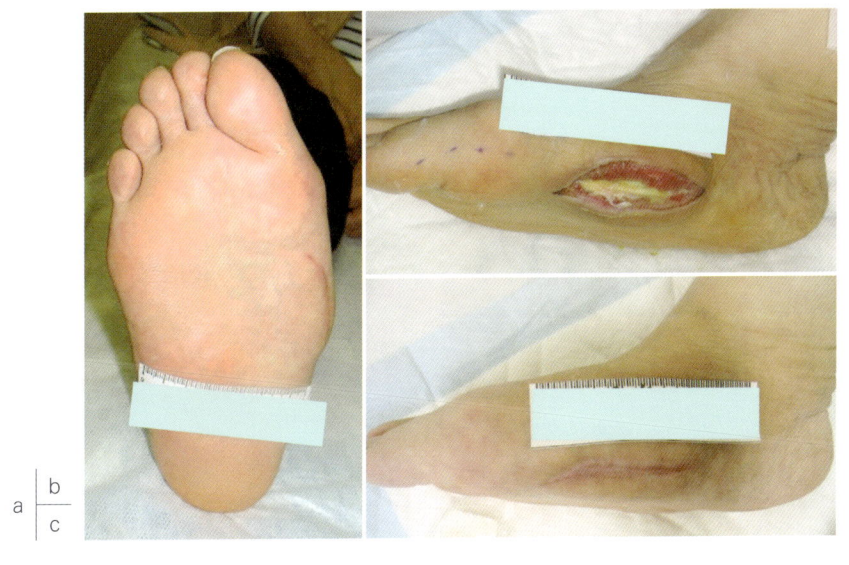

(a) 距舟関節の位置移動による内側凸変形。
(b) 足根骨の破壊による舟底型変形（Rocker-bottom 変形）とそれを原因とした潰瘍。
(c) 治癒後の状態。

図8　シャルコー足変形

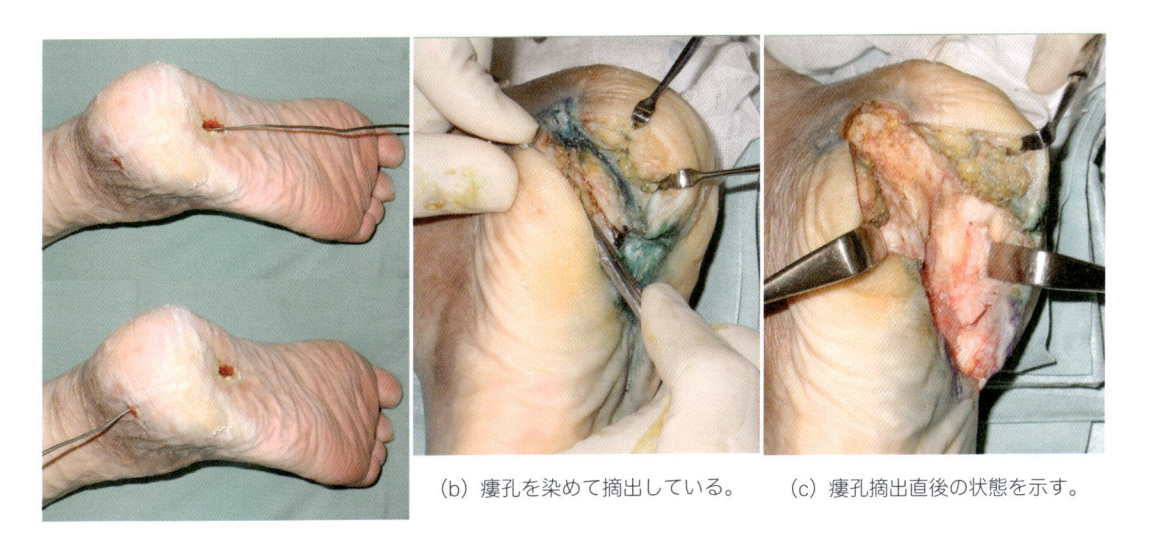

(a) 瘻孔は難治性である。ときに反対側に貫く。
(b) 瘻孔を染めて摘出している。
(c) 瘻孔摘出直後の状態を示す。

図9　舟底型変形
足底中央の短趾屈筋付着部の凸変形を生じ、潰瘍が瘻孔化しやすい。

第3章　糖尿病性足病変

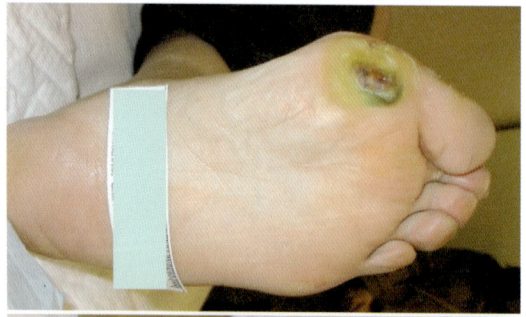

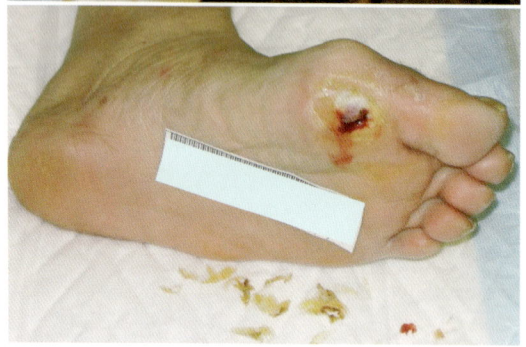

(a) 第1趾中足骨遠位端部に胼胝と Black heel があり、胼胝下の潰瘍を疑わせる。
(b) 胼胝を削ると潰瘍が露呈した。

図10　胼胝内の Black heel

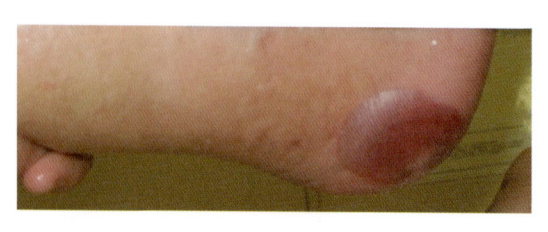

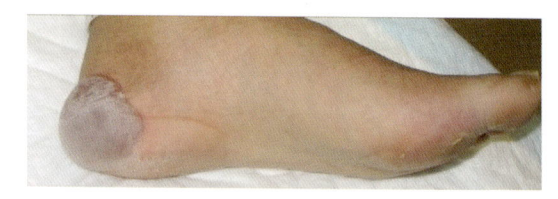

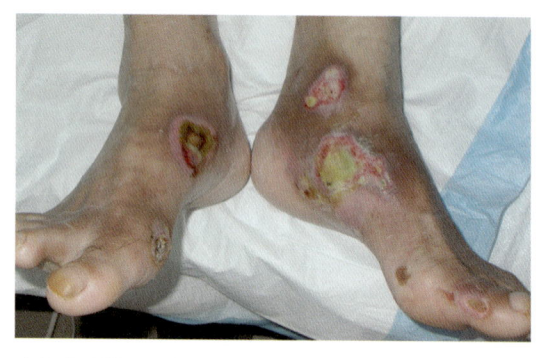

(a) 水疱形成
(b) 血疱形成
(c) 仕事靴の圧迫と摩擦による皮膚壊死を示す。1日で形成された。

図11　急激な摩擦や圧迫による傷害

疑うが、同時に存在することもある。最初の変化は関節周囲の靱帯や関節周囲の腱鞘などの糖化変性による物理的漸弱性から来る関節の炎症である。足への荷重に対する足底反射低下と相まって関節への外力負荷が増す。この時点での荷重負荷を軽減させなければ、骨が破壊し変形する第Ⅱ相へと移行することになる。自律神経障害による骨の血流増加が骨吸収を増大させることも骨破壊を進める要因である。したがって、PAD を合併し下肢そのものの血流障害が存在する場合にはシャルコー足変形は来しにくい。

　最も侵されやすい部位は中足骨足根骨領域である。足根骨の破壊による rocker-bottom 変形（図8-b、c）や距舟関節の位置移動による内側凸変形（図8-a）が特徴である。また、潰瘍の治癒過程において瘻孔を残す傾向にある（図9）。一方、膝関節も同様に関節症を起こしていることが多い（シャルコー膝関節症）。

知覚神経障害

　知覚障害による慢性刺激で足底に胼胝を形成しやすい（図10）。胼胝は必ず削る必要がある。しばしば胼胝内に黒色不整形の色素が混じっているが、これは胼胝下に出血があった証拠で Black heel と呼ばれる（図10-a）。ただちに削り免荷をしなければ、容易に感染を来す傾向にあ

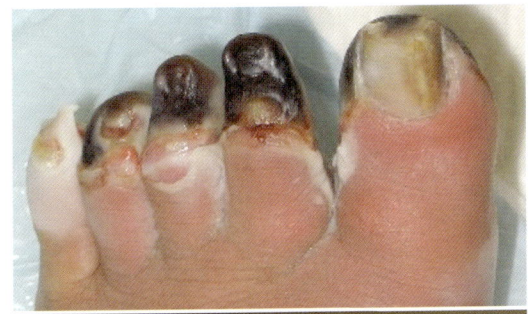

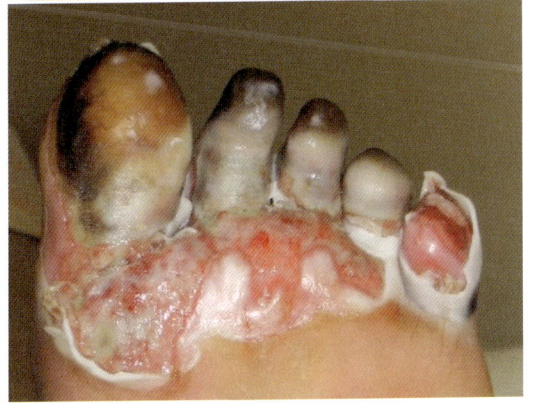

図 12　知覚鈍麻のため深達性熱傷

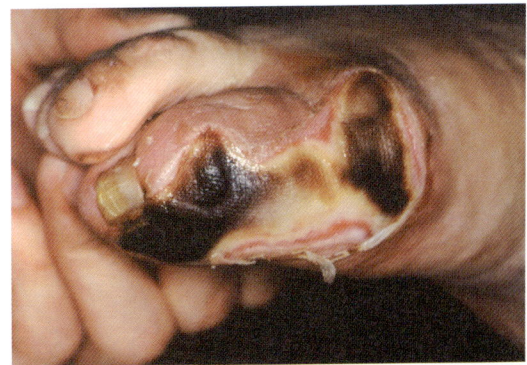

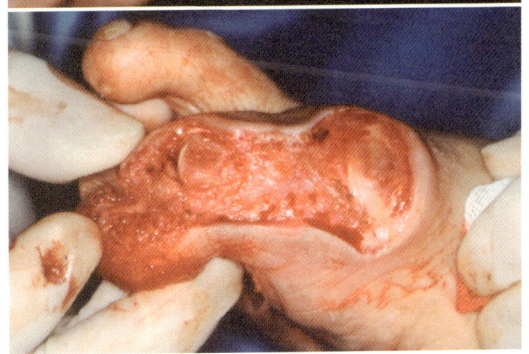

(a) 乾燥壊死で深達性熱傷が疑われる。
(b) デブリードマンを施行すると、骨の壊死を伴い関節も露出した。

図 13　アンカによる低温熱傷症例

る（図10-b）。また、急性の刺激（摩擦）では水疱や血疱を形成する（図11-a、b）。処置が不適切であれば深達性となる（図11-c）。さらに、深達性潰瘍となりやすい傷害に低温熱傷がある。熱湯（図12）、アンカ（図13）、ストーブ、温風ヒーターには注意が必要である。骨や関節まで壊死となることもしばしばある。

2 末梢動脈疾患（PAD）

血管障害に関して診断と治療は第2章に詳しいので参照にされたい。創傷を担う医師にとって重要な検査はSPPとTcPO$_2$である[4]。なぜならば、創傷という任意の点における創傷治癒機転が働く血流を有しているか否かが重要であるからである。いずれにしても、複合型病変となっていることが多い下肢創傷では、まず複合的病変を構成している血行障害を末梢血行再建術によって治療することが先決となる（図14）。その後に感染症を回避しながら神経障害を有する創傷を治療することになる[5)6)]。

PADを合併している場合の末梢血行動態は深刻である。中枢の動脈がアテロームなどで硬化した結果、代償的に末梢の細動脈の拡張作用が最大限働いており、各種の血管拡張刺激に無反応となっている（vasomotor paralysis）。形成外科の分野で説明すれば、choke血管が充分に開いており、長期間（PAD罹患期間）にわたってdelay現象が生じていると考えるとわかりやすい。したがって、末梢血行再建術を施行する前に壊死組織をデブリードマンすると、最大

第3章　糖尿病性足病変　65

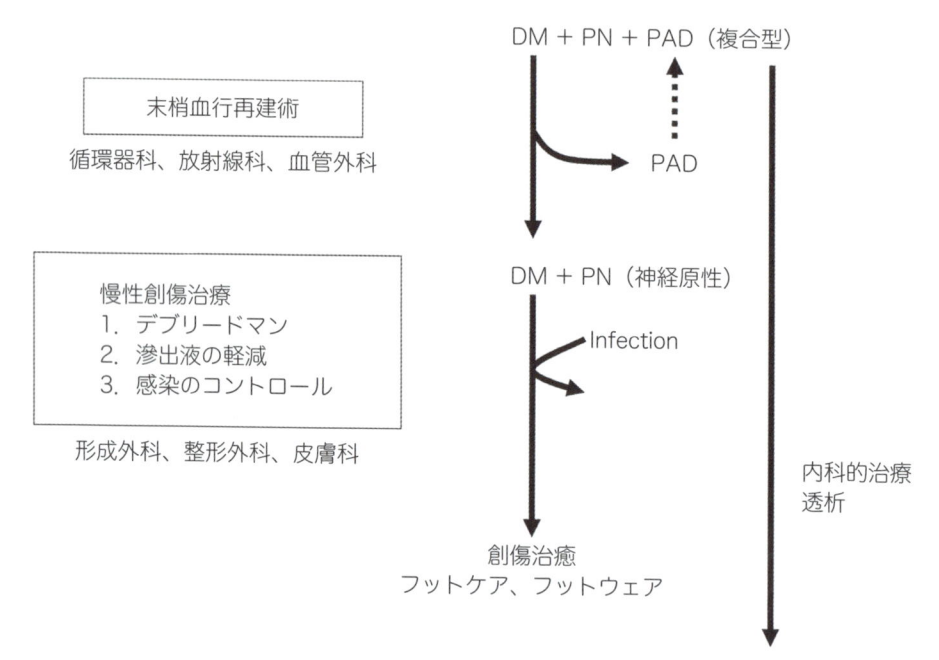

```
末梢血行再建術
循環器科、放射線科、血管外科

慢性創傷治療
1. デブリードマン
2. 滲出液の軽減
3. 感染のコントロール

形成外科、整形外科、皮膚科
```

DM + PN + PAD（複合型）
　　　↓　　↘
　　　　　　PAD
　　↓
DM + PN（神経原性）
　　↘ Infection
　　↓

創傷治癒
フットケア、フットウェア

内科的治療
透析

図14　PADを伴っている場合の糖尿病性潰瘍の治療の構図

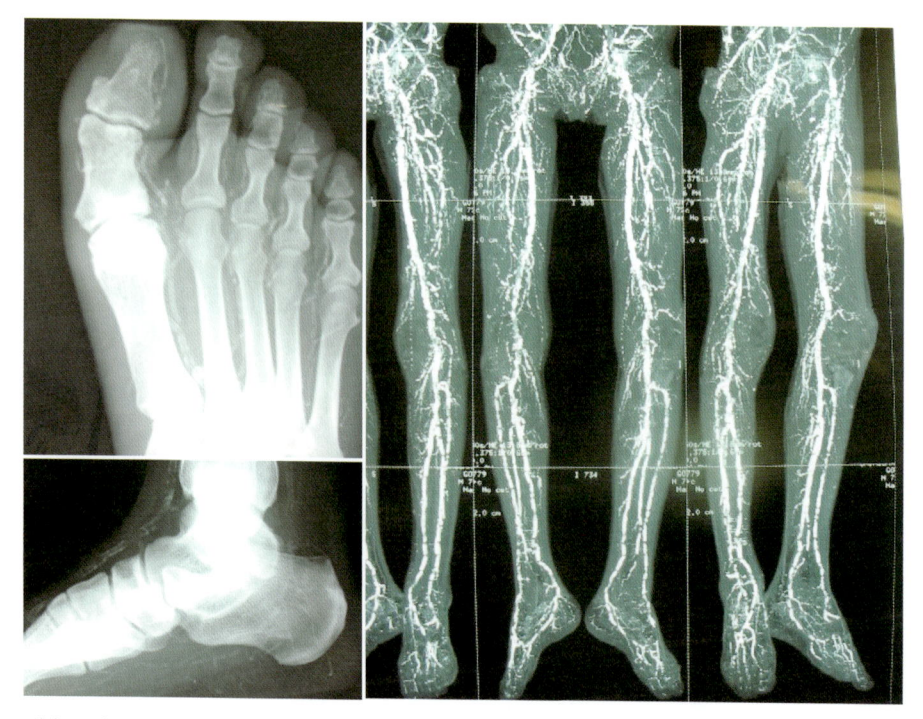

(a) 通常では起こりにくいとされている足趾の血管の石灰化像。
(b) 皮下・真皮内の穿通枝血管の石灰化像。
(c) あたかも血管造影をしているかのような石灰化像。

図15　人工透析患者の血管の石灰化（X線写真）

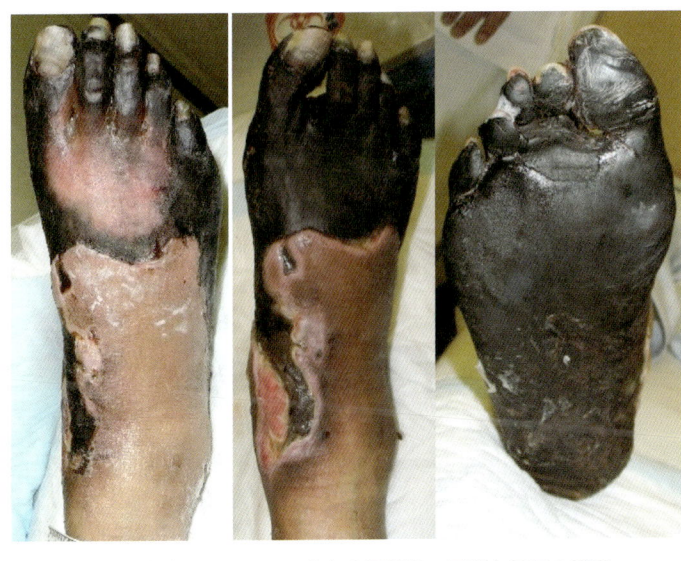

(a) 発症直後　　　　　(b) 2週間後の足背と足底の所見

図16　Calciphylaxis 症例

表　神経原性潰瘍と虚血性潰瘍の特徴の比較

	神経原性	虚血性
皮膚の温度	生暖かい	冷たい
皮膚の性状	胼胝、亀裂	平滑、光沢
毛髪（男性の場合）	有毛	無毛
骨格の変形	足全体にあり（Charcot など）	足趾のみ（Claw/Hammer toe）
創を起こしやすい部位	足底、時に足背	足趾、踵部
創の状態	湿潤	乾燥（ミイラ化）
感染	起こしやすい	起こしにくい（血行再建後に起こす）
病態	時に急性	慢性
疼痛	少ない	有り
主治療	デブリードマン	末梢血行再建術
非適応・禁忌	末梢血行再建術	デブリードマン

　拡張した choke 血管を遮断してしまい壊死進行を招くのである[7]。また、糖尿病に合併する血管障害の場合には、通常の PAD と比べて膝下以遠の血管に障害を来しやすい特徴がある。このことが、血管内治療にしても外科的バイパス術にしても末梢血行再建術をより困難にしている要因の一つである。さらに、人工透析患者の場合には血管の石灰化が強くなり（図15）、これらの治療をさらに困難にしている 参照 ▶第7章）。通常では起こりにくいとされている足趾の血管（図15-a）や皮下・真皮内の血管（図15-b）にも石灰化が生じ、軽微な損傷から一気に壊疽が進行する calciphylaxis となりやすい（図16）。

　神経障害に特徴的な足と血管障害に特徴的な足の比較を示す（表）。治療法を誤ればともに容易に大切断へと移行するため、注意が必要である。

第3章　糖尿病性足病変　67

II 治療

水疱や血疱の治療

水疱蓋を除去し、滲出液が多い際にはアルギン酸製材やハイドロファイバーが便利である（図17）。また、滲出液がそれほど多くなければ擦れが生じにくいハイドロコロイド製材が使いやすい（図18）。

胼胝

知覚障害や足の変形による胼胝形成に対しては削るのみでは治療ではない。胼胝を生じさせない足底板作製や足の形にあったフットウェアを作製しなければならない（図19）。また、軽微な外傷は屋内で最も起きやすいため室内履きも必要となる。外来での創傷治療中はロッカーソール型サンダルのような創傷用フットウェアが必要で、治癒した後に変形足に対する専用のフットウェアを作製し、足と同様に定期的にチェックする（図20）。

手術治療

糖尿病足潰瘍の創傷治療においては、皮膚だけでは保存的治療と免荷が原則であるが、骨や関節が露出した場合には手術治療を要する場合が多い。足底前足部荷重部では、内側足底動脈穿通枝皮弁[8]が主要血管の犠牲がなく、神経を温存することも可能で、再生神経からの知覚再生も期待できる（図21）。

PADのない症例においても糖尿病は将来PADを合併する危険性が高く、主要血管を残す意義は大きい。PADの合併していない症例の場合にはマイクロサージャリーによる再建手術も時に有用である[9]（参照 ▶第5章⑧）。非荷重部で骨や関節が露出する場合には、筋弁による被覆[10]も可能であるが、持続陰圧閉鎖療法（参照 ▶第5章⑥）や人工真皮（図22）[11]などを駆使してより低侵襲手術による創閉鎖が望ましい。

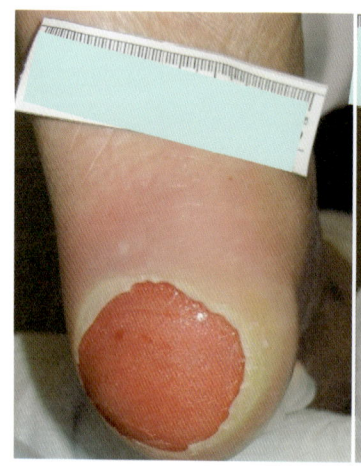

(a) 水疱を除去すると浅達性熱傷であることがわかった。
(b) 初期は滲出液が多く、アルギン酸製材を使用した。

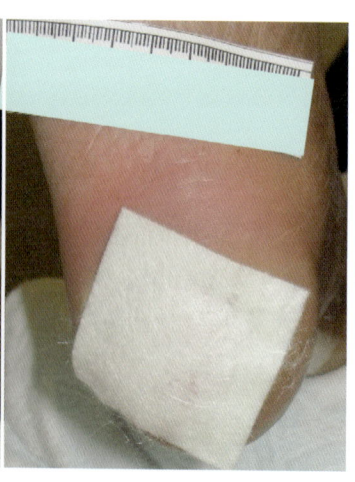

図17　糖尿病性水疱の治療例：アルギン酸製材

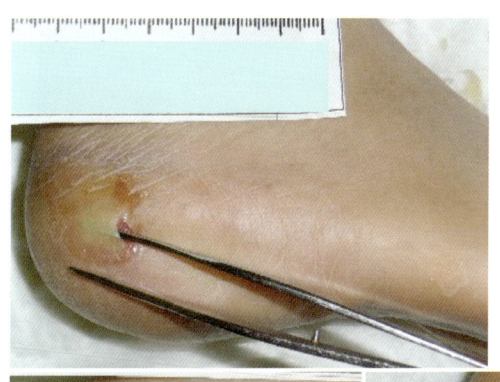

(a) すでに発症から時間が経つが、擦れ現象を繰り返し治癒に至らない。

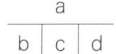

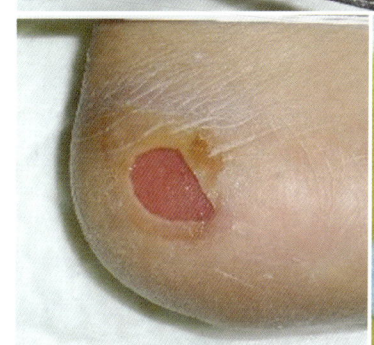

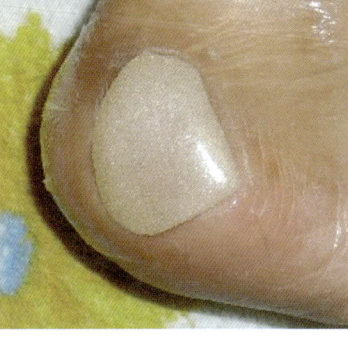

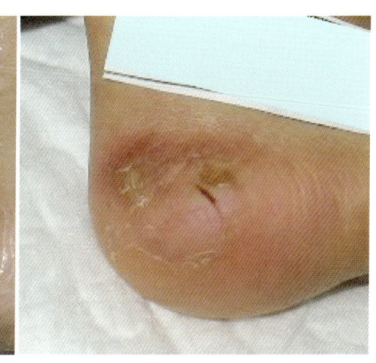

(b) 水疱蓋を除去した。

(c) ハイドロコロイド製材を貼付した。

(d) 擦れ現象を抑えることができ、上皮化した。

図 18　糖尿病性水疱の治療例：ハイドロコロイド製材

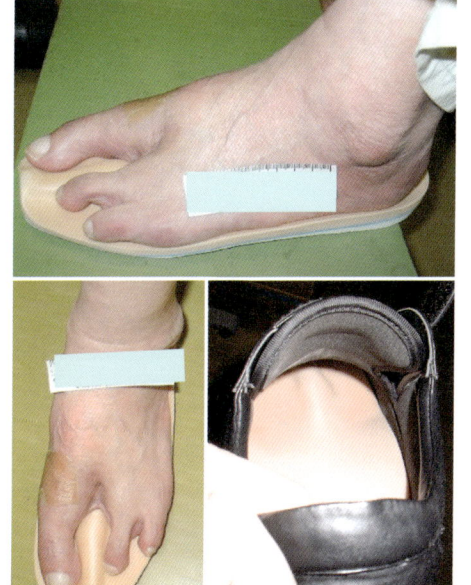

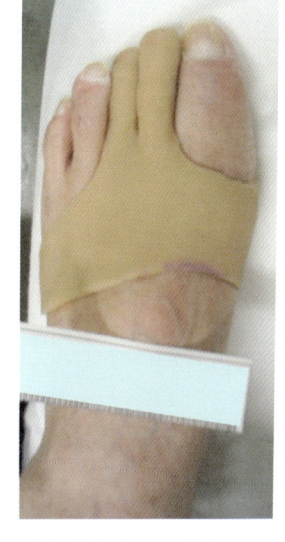

(a) 変形足の形状に合った足底板を靴内に挿入したところを示す。

(b) 義足（趾）で残存趾の偏位を防いでいる。

図 19　第 2、3 趾の ray amputation 症例の再発予防対策

第 3 章　糖尿病性足病変

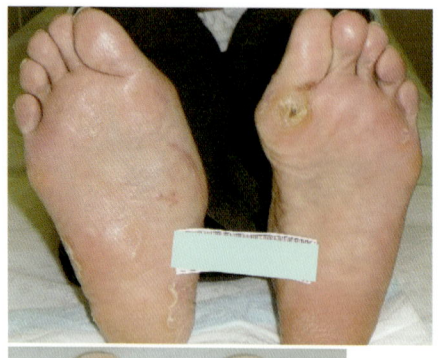

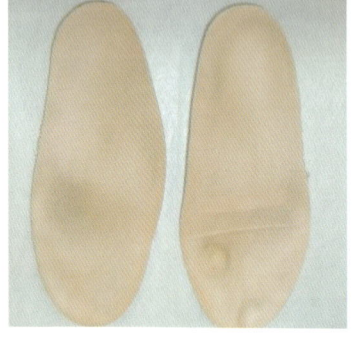

(a) 糖尿病性足病変を有する患者の足底。右足は charcot 足、左足の第 1 趾中足骨底面には胼胝を形成している。
(b) 定期的な足底板のチェックで同部の交換を必要とした。

図 20　フットウェアの定期的チェック

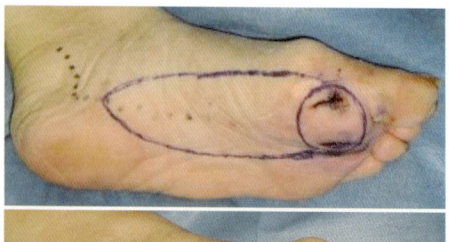

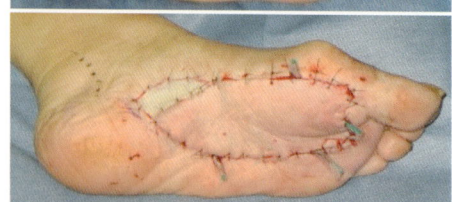

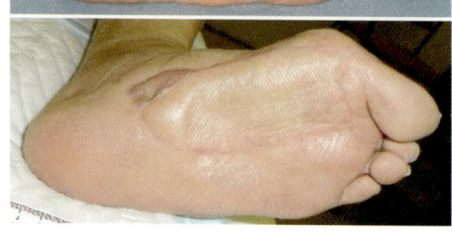

(a) デザイン。内側足底動脈穿通枝皮弁で再建する。
(b) V—Y 前進型皮弁にて遠位へ移動させ、近位には植皮を施した。
(c) 術後 3 カ月の状態。主要血管の犠牲がなく神経も温存でき、再生神経からの知覚再生もある程度期待できる。

図 21　足底前足部荷重部の手術治療

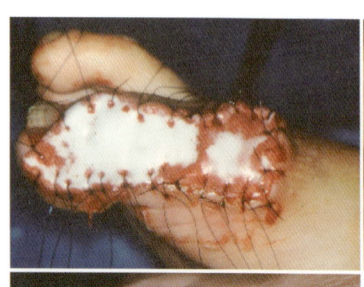

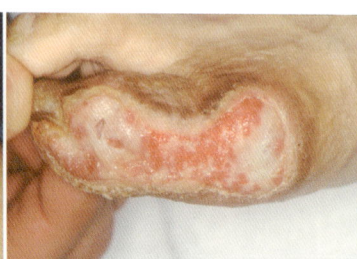

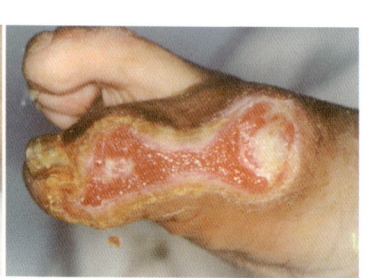

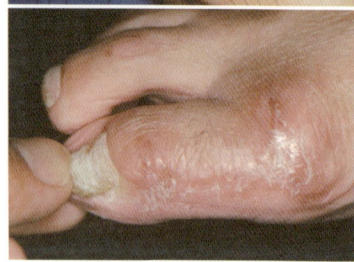

a	b	c
d		

(a) 壊死組織のデブリードマン（図 13B）後に人工真皮を貼付した。
(b) 25 日後に骨と関節露出面はわずかとなったが、関節露出に対してもう一度人工真皮を貼付した。
(c) 2 週後には良好肉芽面となった。
(d) 植皮をすることなく治癒し関節機能も温存された。受傷後 8 カ月の状態。

図 22　人工真皮による再建

非荷重部の再建には感染がなければ人工真皮も有用である。図 13 の症例の治療経過を示す。

■文献

1) Levin ME : Pathogenesis and general management of foot lesions in the diabetic patients. The Diabetic Foot (6th ed), edited by Bowker JH, et al, pp219-260, Mosby Inc., St. Louis, 2001
2) Bus SA, Maas M, Cavanagh PR, et al : Plantar fat-pad displacement in neuropathic diabetic patients with toe deformity. Diabetic Care 27 : 2376-2381, 2004
3) Sanders LJ, Frykberg RG : Charcot Neuroarthropathy of the Foot. The Diabetic Foot (6th ed), edited by Bowker JH, et al, pp439-260, Mosby Inc., St. Louis, 2001
4) 寺師浩人, 北野育郎, 辻 依子：形成外科における画像診断：下肢血行障害の画像診断. 形成外科49：17-23, 2006
5) 寺師浩人：デブリードマンまたは形成外科的アプローチ. 重症虚血肢の診断と治療, 横井良明ほか編), pp137-146, メディアルファ社, 東京, 2007
6) 寺師浩人, 辻 依子：重症虚血肢の治療；6. 形成外科医の立場から. 重症虚血肢診療の実践〜集学的治療によるアプローチ, 南都伸介編, pp136-143, 南江堂, 東京, 2008.
7) 寺師浩人：重症虚血肢の診断；2. 外科医の立場から. 重症虚血肢診療の実践〜集学的治療によるアプローチ. 南都伸介編, pp26-31, 南江堂, 東京, 2008
8) 辻 依子, 寺師浩人, 北野育郎ほか：順行性 Distally based perforator medial plantar flap による前足部荷重部の再建. 日形会誌26：742-745, 2006
9) 梶ひろみ, 梶 彰吾, 松永芳章ほか：Free flap による糖尿病性足部潰瘍の再建. 形成外科37：427-436, 1994
10) Kurata S, Hashimoto H, Terashi H, et al : Reconstruction of the distal foot dorsum with a distally based extensor digitorum brevis muscle flap. Ann Plast Surg 29 : 76-79, 1992
11) 寺師浩人, 駒田信二, 野柳俊明：骨壊死を伴う足趾熱傷に対して人工真皮テルダーミスが有効であった2症例. 西日皮膚63：557-560, 2001

第3章 糖尿病性足病変

2 感染、骨髄炎を伴う潰瘍

神戸大学形成外科　寺師浩人

はじめに

　糖尿病性足病変の三大要素[1]、神経障害、末梢動脈疾患（PAD）、感染のうち、神経障害と血管障害については、前項で詳述した。ここでは感染について述べる。

　糖尿病性足潰瘍の治療を進めていくうえで、感染は常に創傷治癒を担う医師を悩ます。一般に、下肢は蜂窩織炎や足白癬からのリンパ管炎を起こしやすい。これらは皮膚や皮下組織内の感染であるが、組織の壊死を伴い難治性潰瘍となることは稀で、抗生物質の反応もよく保存的治療にて治癒に至る。しかし、糖尿病性足病変の場合にはこれが難治性となる傾向にある。

I　病　態

　複合型潰瘍においては虚血性病変の治療を優先させることは前項で述べた（参照 ▶第3章①図14）。末梢血行再建術によって乾燥した壊死組織が湿潤するに従い、潜んでいた細菌（contaminationもしくはcolonizationの状態）が栄養分を得て一気に繁殖してくる（critical colonizationもしくはinfection）傾向にあるので最も注意が必要な時である。

足浴と洗浄

　感染は筋膜や腱組織に沿い上行する傾向にあるため、足浴は注意を要する[2,3]。汚染された温水が水圧や腱を動かすことによる陰圧により組織に沿い引き込まれる。さらにマッサージは禁忌と考えてよい。一方で、毎日のガーゼ交換において、古い軟膏や滲出液を洗浄にて洗い落とし創部をクリーンに保つことは重要である。足浴と洗浄を混同してはならない。

歩行

　二次的な血管新生（collateral angiogenesis）を促進させることから推奨される向きもあるが、同時に腱や筋膜を動作させるため通常歩行は危険である。必要であれば、潰瘍部位に応じたロッカーソール型サンダル（参照 ▶第8章）などを利用するか、創部に影響を与えないリハビリテーションを理学療法士と相談する。

PADと感染

　PADの足趾が感染（特に趾間部）した場合の足趾壊疽に至る病態生理は重要である[2]（図1）。もともとの終動脈（趾動脈）レベルにおける動脈硬化性病変がありながら壊死まで至っていない病態（図1-①）に趾間部白癬症からの二次感染が生じる（図1-②）と、代償のきかない終動脈への感染性血栓で容易に壊疽へと進行する（図1-③）。趾間部からの感染は趾動脈まで解剖学的に近い部位に位置しているために細心の注意を要する。感染は虫様筋などの腱に沿い容易に足底腱膜下のcentral plantar space（参照 ▶第1章②）内に侵入する（図2、3）。Central plantar spaceへ感染が波及し足底動脈弓が壊死すれば第3趾の壊疽の確率が高くなる傾向にある（図4）。

②趾間白癬からの化膿性リンパ管炎で直接的に血管が閉塞する。

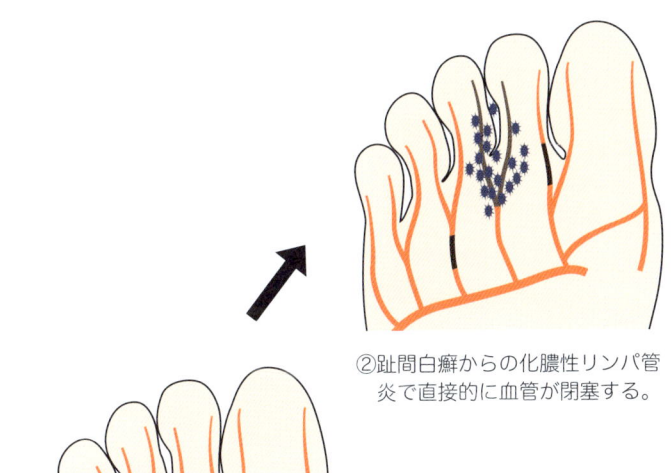

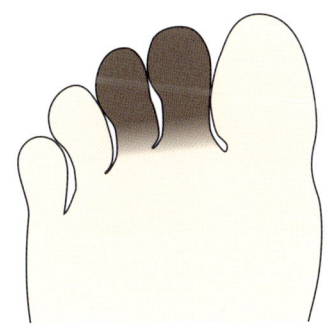

①症状として現れていないが、PADで動脈硬化性病変のため、ある程度の血管閉塞がある。

③足趾が壊疽に陥る。

図1　PAD症例の趾間白癬から感染を併発した場合の足趾壊疽へ至る病態

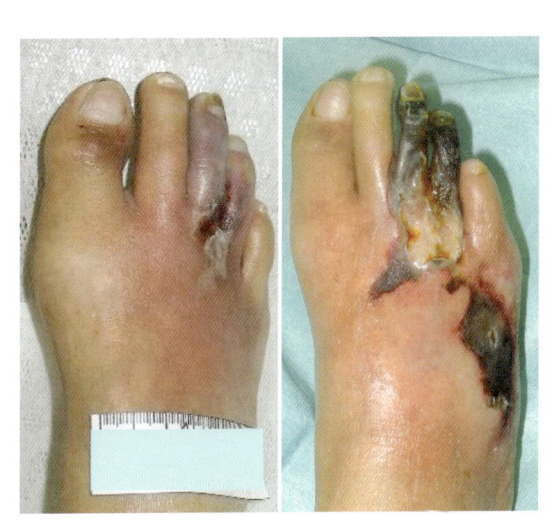

(a) 第3-4趾間の趾間白癬から二次感染を伴った状態を示す。足背部に熱感と紅斑を認める。
(b) 1日で壊死が拡大した。

図2　感染の拡大

感染は、虫様筋などの腱に沿い容易にcentral plantar spaceに入り拡大する。

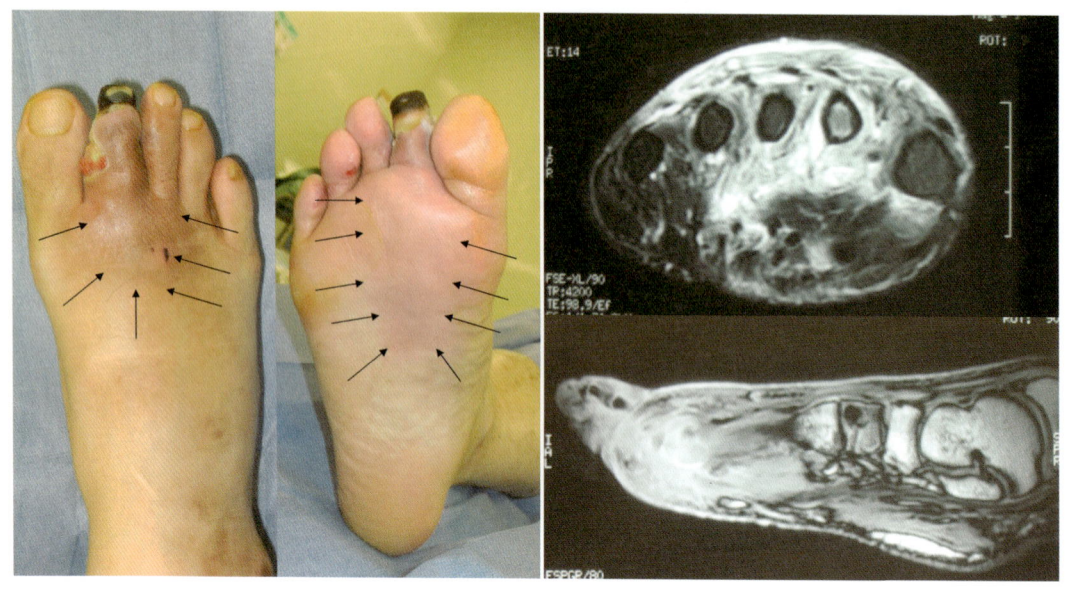

(a) 足背部が腫脹している。足底部も腫脹している。　(b) MRI では第2趾から central plantar space へ拡大しているのがわかる。側面像では短趾屈筋に沿い近位へ拡大し始めていることがわかる。

図3　第2趾壊疽から central plantar space への感染例

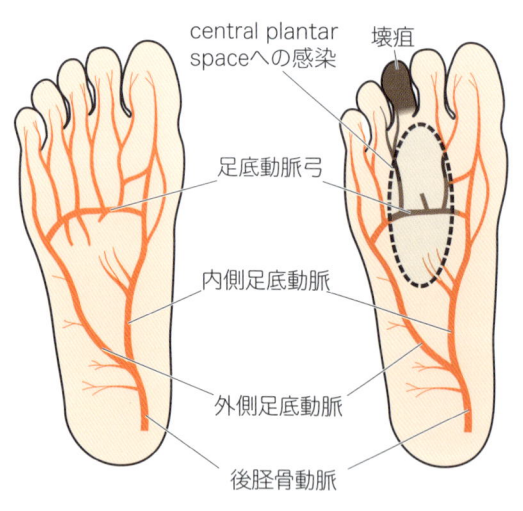

(a) 模式図：感染が足底動脈弓に及べば、足底動脈弓の感染性閉塞を招く。その結果、最も影響を受けるのは第3趾である。　(b) 第3趾壊疽で、足背部にも炎症があったことが伺わせる。　(c) デブリードマンをすると、失われる組織量は多い。wound bed preparation 後に創を閉鎖した（図13）。

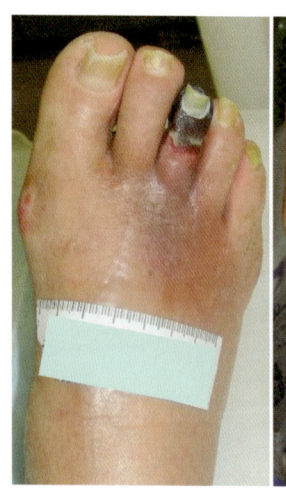

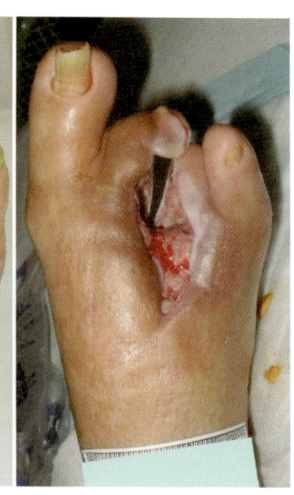

図4　Central plantar space に及ぶ感染

II 診断

糖尿病に伴う感染症として2つの病態を説明する[3]。1つめは、PADを合併した複合型潰瘍で、2つめはPADを伴わない感染症である。

PADを合併した複合型潰瘍

感染の程度は軽いかわりに虚血があるため抗生物質の効きも悪い。血行障害の程度を創傷治癒の観点から正確に把握し[4]、創傷治癒機転の働くまで末梢血行を改善させるわけであるが、前述したようにこの後に感染症が顕在化してくる。末梢血行再建術後には新しく構築されたangiosomeが安定化するのに1〜2週間を要すると考えられるため、この間に手術後の末梢血行評価をしながら感染徴候がないか充分な観察を要する。

PADを伴わない感染症

急激に発症する病態である。この病態は、まず糖尿病による神経障害が主たる原因で痛みがなく自覚が足りず通常歩行し、当初は小さな感染巣であったものが腱や腱膜に沿い上行するものである。感染ルート[2]（図5）として主としてあげられるものは、1）足白癬症、2）胼胝内潰瘍、3）第1趾（Bunion）や第5趾のバニオン（Tailor's Bunion or Bunionette）、そして、4）突然の発熱を伴う壊死性筋膜炎である。時に糖尿病性視力障害も発見を遅らせる要因となる。したがって、発熱や排膿で発見されることも多く、時に敗血症となり病院を訪れる場合もあるのにもかかわらず重篤感が薄い。白血球とCRPは高く早急の手術的デブリードメンを必要とするため、入院のうえ安静が必要となる。

1 足白癬症からのルート

前述のように、趾間白癬症がもとで小さな創からの二次感染は虫様筋などの腱に沿い容易に足底腱膜下のcentral plantar space内に侵入する傾向にある（図2、3、4）。自覚に乏しく歩行することによるミルキング現象から感染が上行し重篤化する。切開やデブリードマン部位決定のためにはMRIが有用である（図3、6）。また、爪白癬では爪の変形を伴うため爪床を傷つけやすく（図7）、末節骨の骨髄炎を併発することもある（図8）。

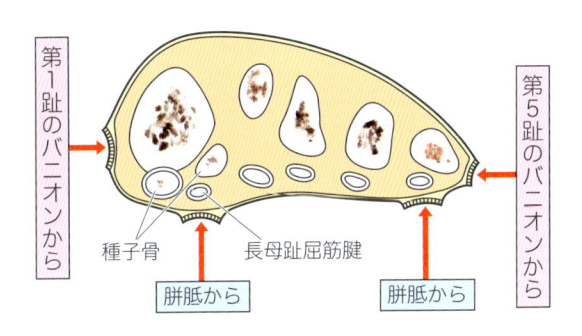

図5 各感染ルート

2 胼胝内潰瘍からのルート

前項ですでに述べたように、糖尿病性足病変では遠位横アーチの崩れから第1、2、5趾の中足骨遠位骨頭部の踏み返し部位に胼胝を形成しやすく、さらに歩行を重ね胼胝下に潰瘍を容易に形成する傾向にある。これは、脂肪組織内を縦走する線維性中隔の存在のため横方向へは拡大せず深くえぐれるようになる。同部では足底腱膜が薄いか欠如しているために、潰瘍底に屈筋腱と関節の露出を伴い骨髄炎に陥りやすい（図9）。

一方、慢性骨髄炎の診断にはゾンデ法が有用である。瘻孔様となり治癒に至らずゾンデ挿入にて骨膜や骨に直達する場合には、血清学的にCRPが陰性であっても慢性骨髄炎であることが多く[5][6]、MRIやCTを撮影し感染骨のデブリードマンを行う（図10）。

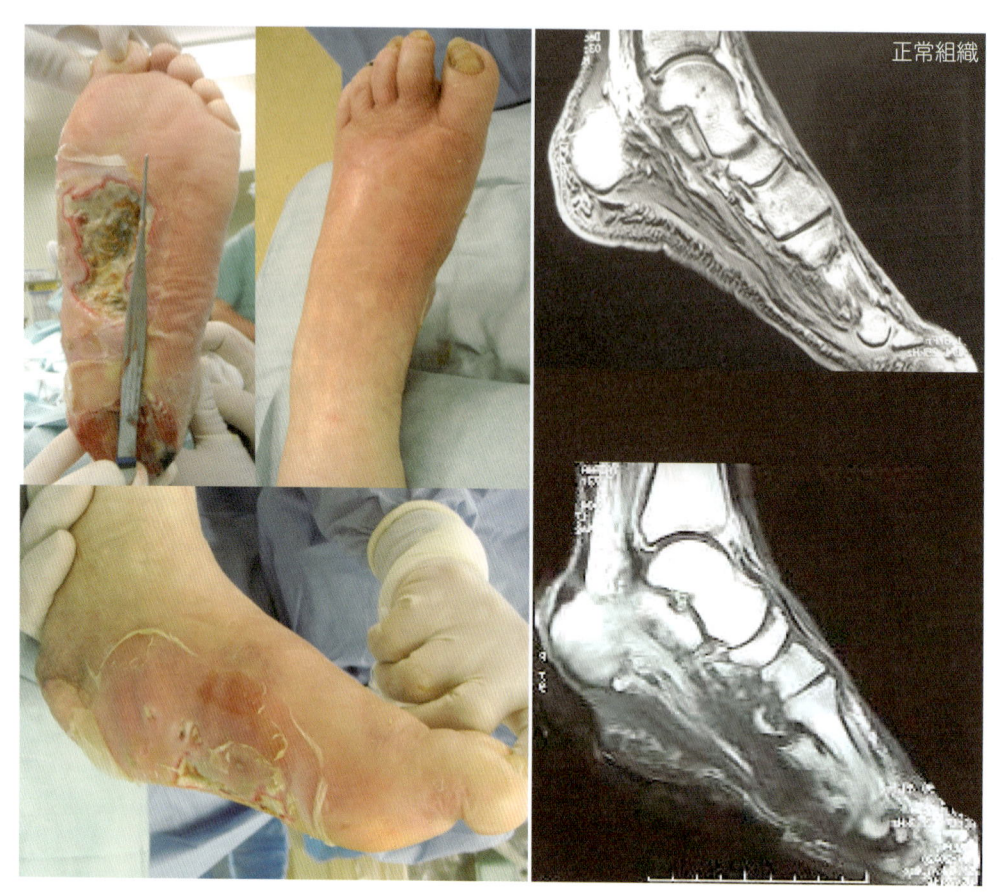

(a) 腸摂子が踵部から足底全域に挿入されるが、土踏まずからは出てこない。足背へも炎症が及んでいる。足全体が腫脹している。

(b) MRI 側面像では、足底腱膜を介して二層性に壊死していることがわかる。上の正常組織の MRI 側面像と比較すると、感染がなければ筋線維の走行がわかる。

図 6　感染が central plantar space を超え、足底全域に拡大した例

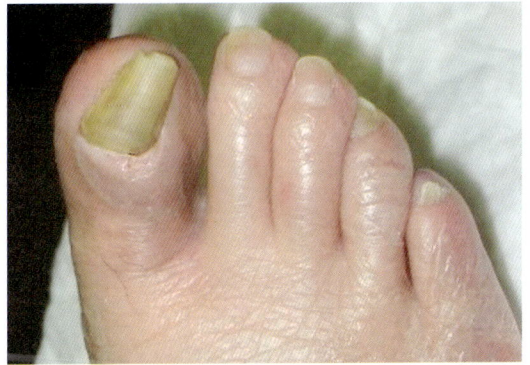

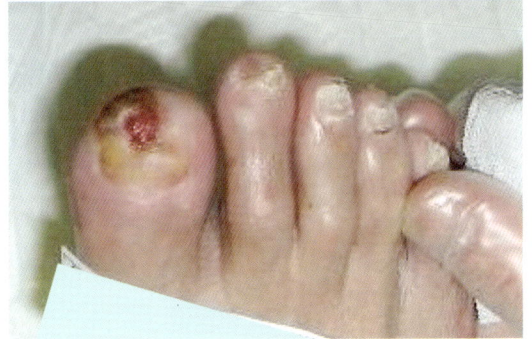

(a) 第1趾爪の爪白癬を示す。
(b) 爪下の爪床には潰瘍を形成していることがある。

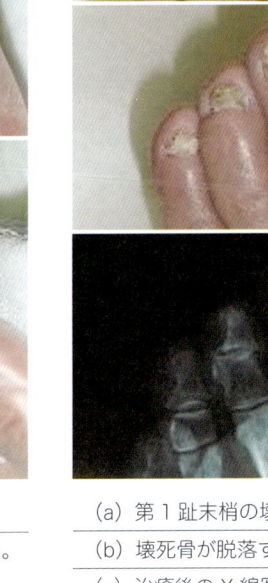

図7　爪白癬による爪の変形

(a) 第1趾末梢の壊疽を示す。
(b) 壊死骨が脱落することで治癒した。
(c) 治癒後のX線写真を示す。

図8　爪床の潰瘍から末節骨骨髄炎を併発した例

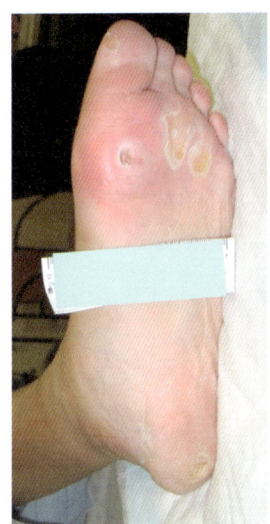

(a) 第1趾中足骨遠位部の胼胝からの感染した症例。
(b) 第2趾中足骨遠位部の胼胝からの感染した症例。

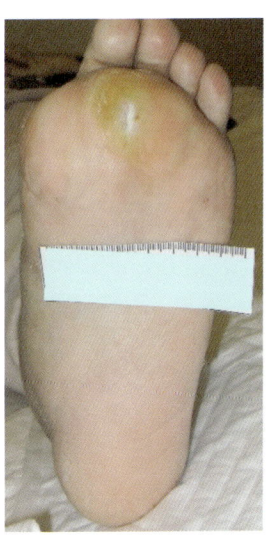

図9　足底胼胝から感染した2症例

第3章　糖尿病性足病変

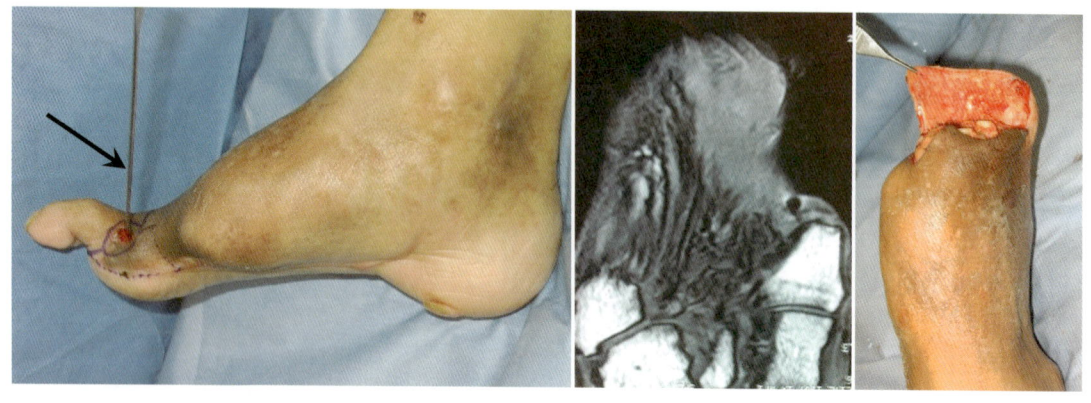

(a) 瘻孔からゾンデを挿入すると骨膜に到達している。　(b) MRI像では広く感染していることがわかる。　(c) デブリードマン後の状態。浅・深横中足靱帯に沿い感染が波及していた。

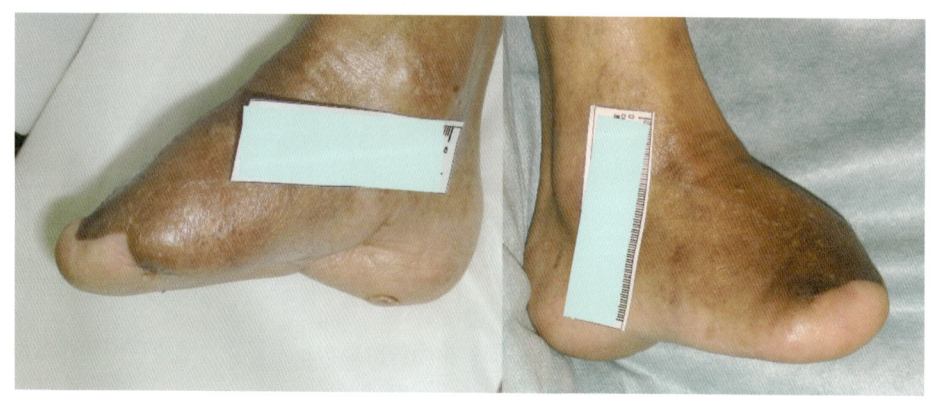

(d) Modified transmetatarsal amputation となった。術後の臨床像を示す。Medial arch、lateral arch が保たれている。

図10　慢性骨髄炎症例

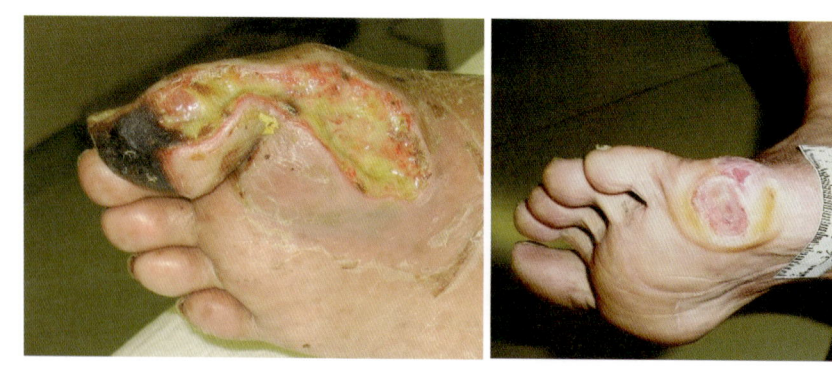

(a) 第1趾バニオンからの感染した症例。　(b) 第5趾バニオンから感染した症例。

図11　バニオンからの感染した2症例

③ 第1趾（Bunion）や第5趾のバニオン（Tailor's Bunion or Bunionette）からのルート

第1趾や第5趾のバニオンの感染からそれぞれ medial plantar space や lateral plantar space へ、もしくは中足骨趾骨間関節内への感染を引き起こす。これらの感染は central plantar space が比較的強固な腱膜にて隔絶されているためそれぞれの space から足の中心方向への感染拡大は少ない（図11）。

④ 突然の発熱を伴う壊死性筋膜炎

足背への感染が多く、その主体をなすものは化膿性リンパ管炎であるが、通常の化膿性リンパ管炎よりも重篤である。その病原菌にはいろいろなものがある（表）。その中でも溶血性連鎖球菌、黄色ブドウ球菌、緑膿菌の頻度が高い[7]。病変の初期は蜂窩織炎や化膿性リンパ管炎との区別が困難なため、抗生物質の反応が悪かったり、皮膚の発赤の急激な拡大や水疱・び

表 壊死性筋膜炎を起こす起因菌

Group A, B, C, G hemolytic streptococcus
Staphylococcus aureus
Pseudomonas
Staphylococcus epidermidis
Staphylococcus capilis
Enterococcus
E. coli
Bacteroides
Klebsiella
Vibrio vulnificus
Aeromonas
Photobacterium damsela
Campylobacter fetus
Candida albicans
Serratica marcescens

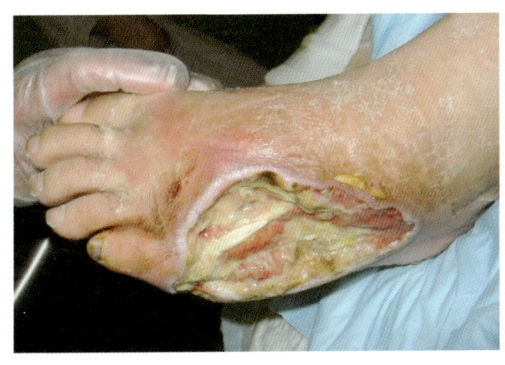

(a) 第5趾バニオンからの感染ルートが疑われる症例。すでに足背まで壊死となっている。

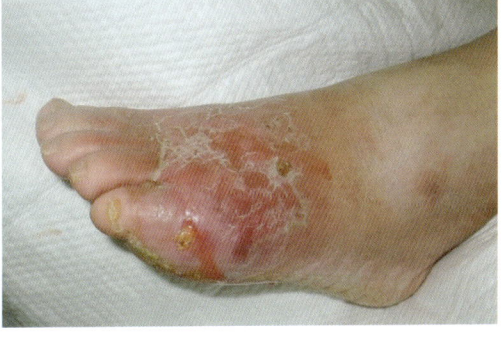

(b) 第5趾バニオンからの感染ルートが疑われる症例。緊急切開を要する。

図12 溶血性連鎖球菌による壊死性筋膜炎の2症例

らん形成を伴う場合には本症を疑うべきである。早期に創ができゾンデが正常皮膚の下に容易に挿入されるならば、本症を疑い積極的なデブリードメンを施行すべきである。また、触診での握雪感やどぶのような異臭を放つ症例ではガス壊疽を疑い、まず単純X線撮影にてガス像を確認し、CTやMRIにてデブリードメンの範囲を決定する必要がある。

このような場合は、大腸菌、クレブシエラ菌などの好気性グラム陰性桿菌が多い[8]傾向にある。これは嫌気的な環境である深部組織が高血糖になることで、大腸菌のような好気性菌でもブドウ糖を発酵して生存することが可能となるからである。化膿性連鎖球菌感染症は時に劇症型となり[9]、streptococcal toxic shock syndromeとも名称され注意が必要である[10]。グラム陽性球菌である化膿性連鎖球菌のA、B、C、G群（主にはA群β溶血性連鎖球菌）による重症感染症で、前駆症状として咽頭炎などの風邪症状を契機としている点が特徴であり、通常は外傷の既往がない。劇症型とならない症例も多く存在する（図12）が、早期のデブリードマンを要する。

III 治療

手術

充分なドレナージの効くような切開が必要であるが、血管や神経の三次元の位置把握が重要で、瘢痕による歩行への影響などを考慮しながら切開位置を決めるべきである。

切開術後

極力開放創とするのがよい。培養は最も深部からの膿を提出[6]し、菌が特定されるまでは広範囲に有効性のある抗生物質の点滴投与が必要である。創部のドレッシングは、白糖・ポビドンヨード配合剤やカデキソマー・ヨウ素製剤を毎日の洗浄後に使用するか、感染が落ち着けば銀含有ハイドロファイバー製材を用いて滲出液のコントロールを行う[6]。

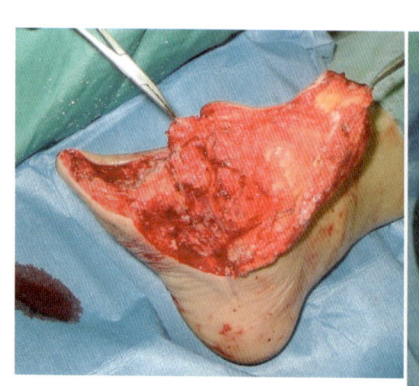

（a）Wound bed preparation後に充分にデブリードマンを施行した状態を示す。

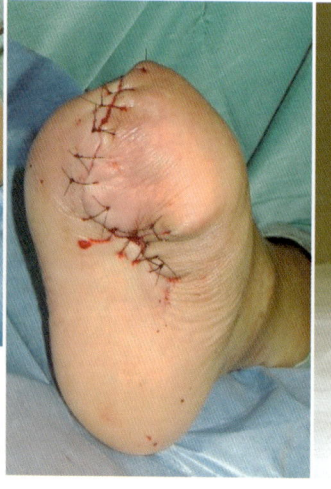

（b）創を閉鎖した状態を示す。

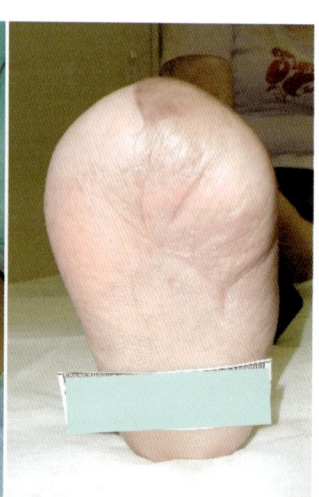

（c）術後4カ月の状態。

図13　図4症例の臨床経過

壊死性筋膜炎の場合

　高圧酸素療法も有効な治療方法である。Central plantar space への感染の場合には、充分なドレナージの後に感染症が治まったことを確認し創を閉鎖する（図13）。バニオンからの感染症の場合には、central plantar space や近位への感染波及の前にデブリードマンを施行し、同様に感染が消退し wound bed preparation が整った後に創を閉鎖する（図14）。

治癒後のフットウェア

　必需品である[6]。また、バニオンを感染させない、感染を拡大させないための第1趾の外反予防や第5趾内反予防が有効である（図15）。壊死性筋膜炎でも同様で、足背感染が主であるからドレナージの後は開放創のまま治癒させる（図16）か分層植皮片で閉鎖してもよい。一方、創が閉鎖せずに瘻孔様となり慢性骨髄炎に至った場合には、通常においては骨の切除を要する場合が多い（図10）。いずれにしても重要なことは、感染が長（母）趾屈筋に沿い内果後方から下腿へ波及する前にデブリードマンを施行しなければ救肢が叶わないことを認識すべきである（図17）。

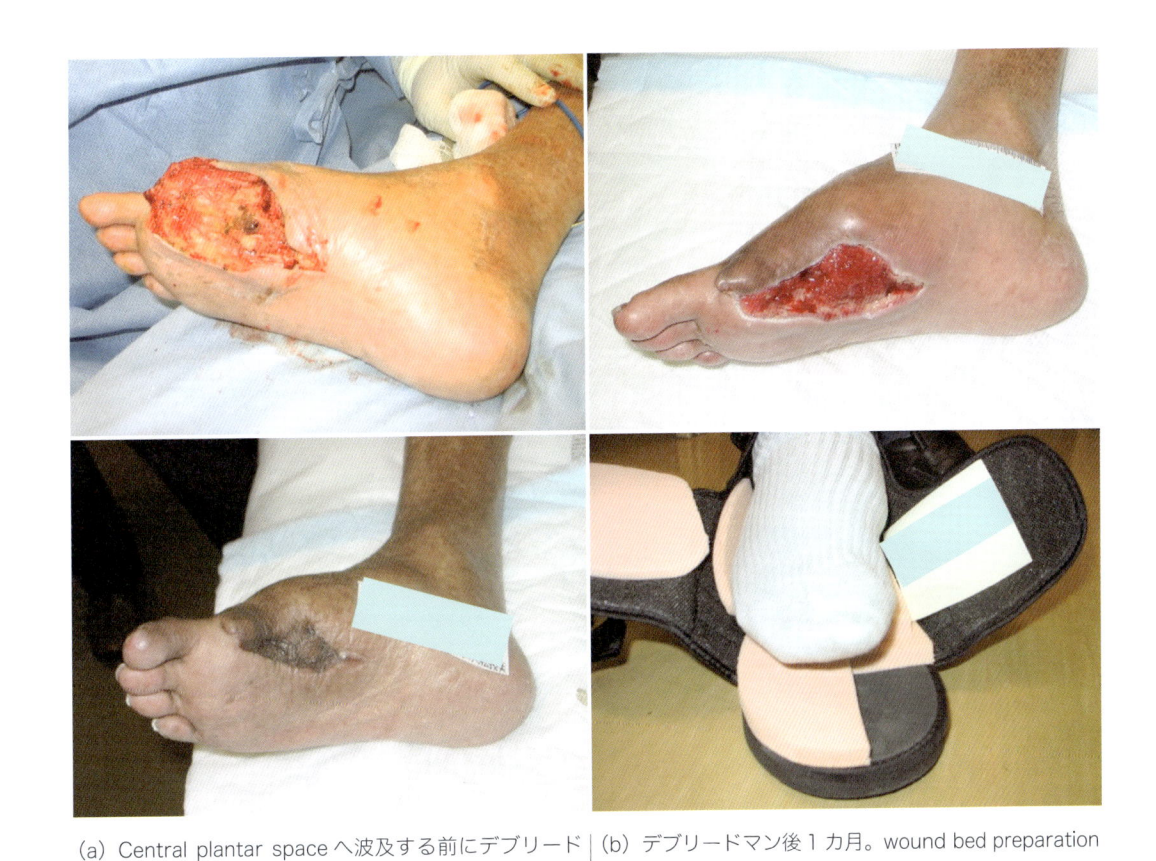

(a) Central plantar space へ波及する前にデブリードマンを施行する必要がある。	(b) デブリードマン後1カ月。wound bed preparation が整っている。
(c) 分層植皮術を施行した。	(d) 治療中、ロッカーソールサンダルを履いている状態を示す。

図14　母趾バニオンからの感染症例の治療

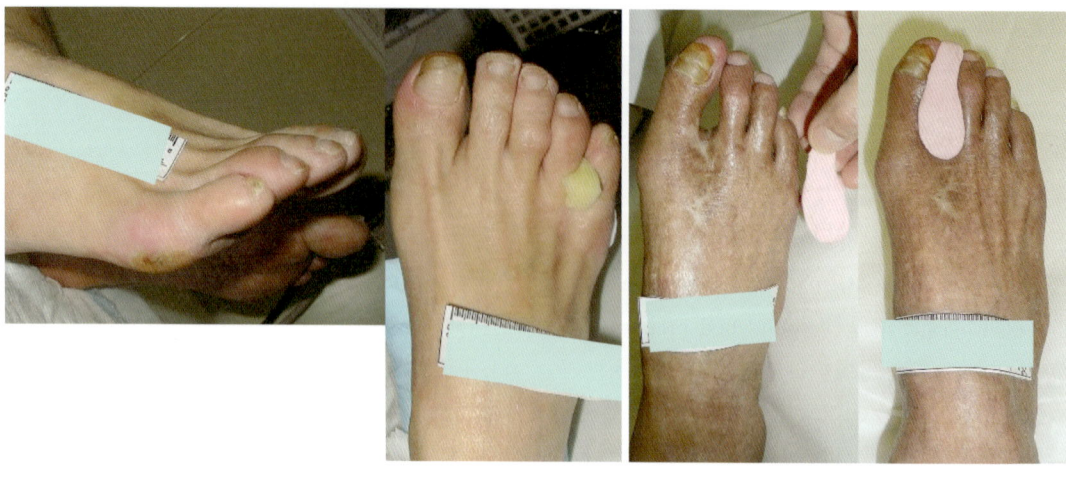

(a) 第5趾の軽度のバニオン症例。小趾外側への負担軽減のため4〜5趾間にポリウレタンフォームを挿入している。

(b) 第2趾のray amputation症例。第1趾が偏位している。足の形に合ったシリコン性のフットウェアで偏位を抑えている。

図15 潰瘍形成防止のため、簡便なフットウェアを使用した2例

(a) 感染が足背に及ぶのみで、central plantar spaceへ波及していないため、足背までのデブリードマンを施行した。

(b) 第5趾を切断し開放創とした。

(c) 3週間後、wound bed preparationが整っている。結果的に開放創のまま治癒へ導いた。

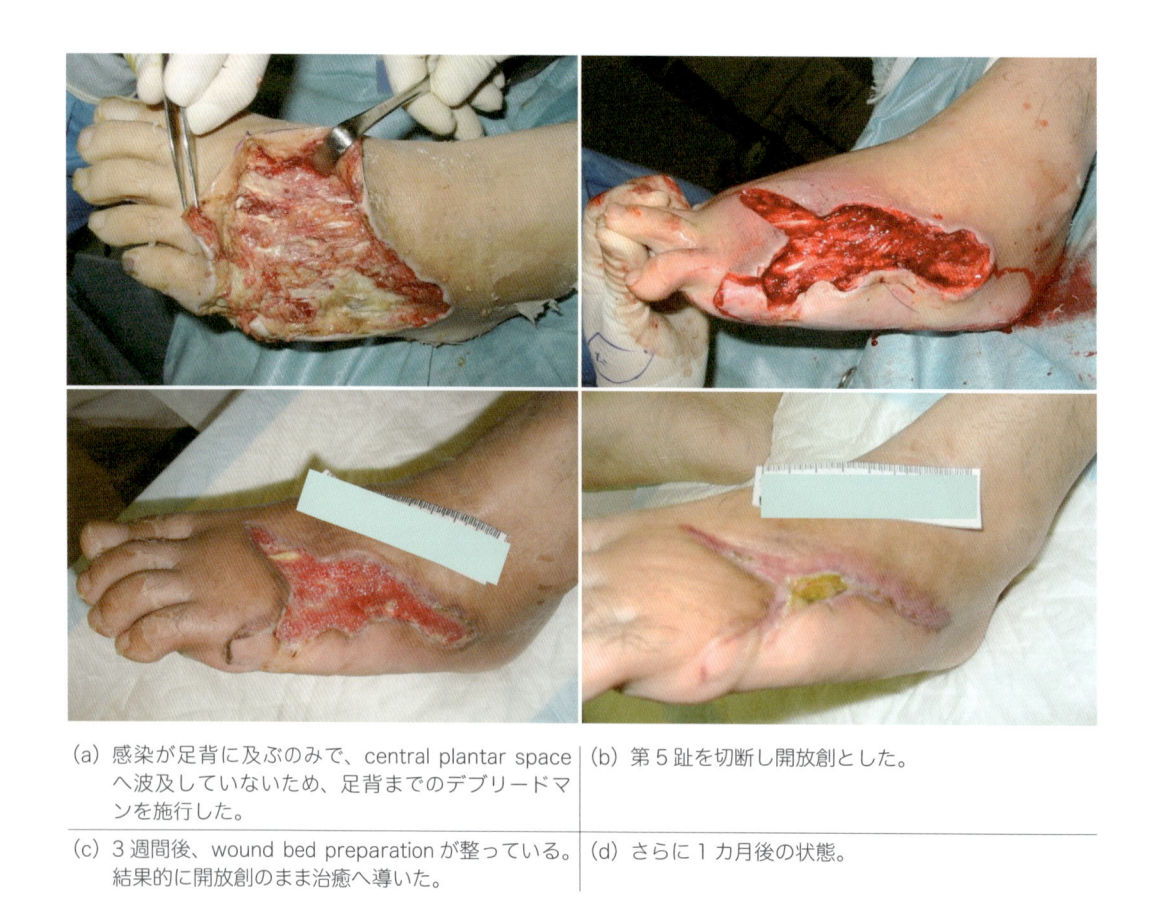

(d) さらに1カ月後の状態。

図16 開放創のまま治療した例（図12-a症例の経過を示す）

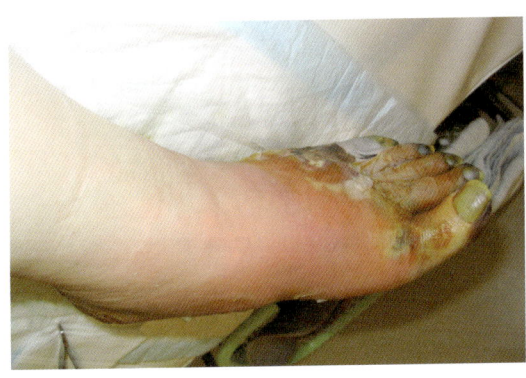

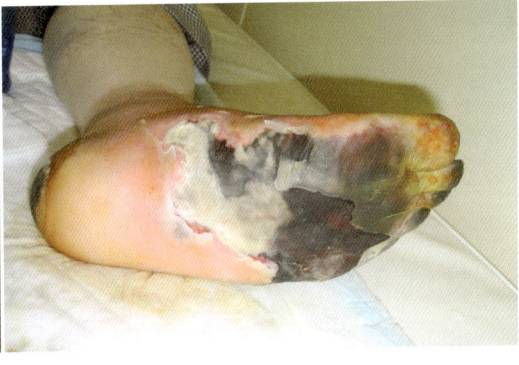

図17 大切断に至った例
感染が足全体から足関節を超えると大切断を余儀なくされる。

文献

1) Levin ME : Pathogenesis and general management of foot lesions in the diabetic patients. The Diabetic Foot (6th ed), edited by Bowker JH, et al, pp219-260, Mosby Inc., St. Louis, 2001
2) O'Neal LW : Surgeical pathogy of the foot and clinicopathologic correlations. The Diabetic Foot (6th ed), edited by Bowker JH, et al, pp483-512, Mosby Inc., St. Louis, 2001
3) 寺師浩人, 辻 依子, 北野育郎：病態よりみた難治性下腿潰瘍の診断と治療；感染性下腿潰瘍とは. 形成外科 49：181-192, 2006
4) 寺師浩人, 北野育郎, 辻 依子：形成外科における画像診断；下肢血行障害の画像診断. 形成外科, 49：17-23, 2006
5) Grayson ML, Gibbons GW, Balogh K, et al : Probing to bone in infected pedal ulcers; A clinical sign of underlying osteomyelitis in diabetic patients. JAMA 273：721-723, 1995
6) Brem H, Sheehan P, Rosenberg HJ, et al : Evidence-based protocol for diabetic foot ulcers. Plast Reconstr Surg 117：S193-S209, 2006
7) 井上雄二, 小野友道：難治性皮膚潰瘍を治すスキル；II. 皮膚潰瘍を治す 8. その他の潰瘍 4) 壊死性筋膜炎による潰瘍を治す. 皮膚科診療プラクティス（初版）, 橋本公二ほか編集, pp249-254, 文光堂, 東京, 2003
8) 二村貢, 棚橋忍：糖尿病に合併した非クロストリジウム性ガス産生性感染症の2例；本邦報告例73例の死亡例・生存例別検討. 糖尿病 32：663-669, 1989
9) 長谷川忠男：劇症型レンサ球菌感染症（人喰いバクテリア）. 現代医学 51：243-251, 2003
10) The working group on severe streptococcal infections : Defining the group A streptococcal toxic shock syndrome. JAMA 269：390-391, 1993

第3章 糖尿病性足病変

3 臨床所見から考える診断と治療

症例1 神経原性潰瘍：再建手術が可能であったCase 1

埼玉医科大学形成外科　市岡　滋

　56歳、男性。糖尿病性腎症のため透析歴4年。4年前に右足底に潰瘍が生じ種々創傷ケアを受けたが治癒しないため埼玉医科大学形成外科へ紹介された。

現　症

　右足背動脈、後脛骨動脈は触知可能であった。

　右足底第5中足骨骨頭部に2×1cmの皮膚潰瘍がみられ、創周囲の角質が増生していた。潰瘍底は骨に達していた（図1）。

術前の評価

　微小循環の計測：$TcPO_2$は潰瘍付近で42mmHg、足関節部で45mmHg、下腿中央部で55mmHgであった。またSPPは足関節部で97mmHg、下腿中央部で74mmHgであった。

　知覚検査：Semmes-Weinstein monofilament testでは足底に太さ5.07のフィラメントを接触させても感知不能であった。

治療方針

　以上の所見から、足底の病変は虚血壊死によるものではなく、知覚障害および荷重の集中による胼胝腫形成から潰瘍に至ったものと診断された。

　非治癒期間が長く、骨に達するほど深いため保存加療のみでの完治は困難と考えた。また微小循環計測の結果から重症の虚血はなく、外科的侵襲が加わった後の創傷治癒は可能と判断されたので潰瘍の完全切除後皮弁形成術による再建手術を計画した。

治　療

　全身麻酔下に足底の潰瘍を完全に切除し、第5MTP関節部で突出した骨を削除して平坦化した。外側足底動脈を茎とするstepladder VY advancement flapで欠損を被覆した（図2）。

術後経過

　術後は問題なく経過し創は完全に閉鎖した。形成外科による術後経過観察と糖尿病看護認定看護師によるフットケア、スキンケア、生活指導を継続し、術後2年の現在再発はない（図3）。

この症例におけるポイント

- 胼胝腫から発生した足底の潰瘍は典型的な神経因性の潰瘍であるが、治療にあたっては重症虚血が合併していないことを必ず確かめる。
- 創傷治癒に十分な微小循環血流が確保されていれば本症例のように皮弁形成術による外科的再建手術も可能である。
- 治癒の後はフットケアや適切なフットウェアによる再発予防が必須である。

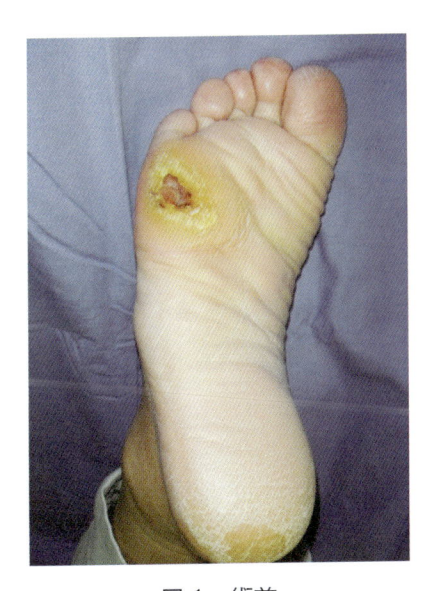

図1 術前

右足底第5中足骨骨頭部の皮膚潰瘍。創周囲に角質が増生している

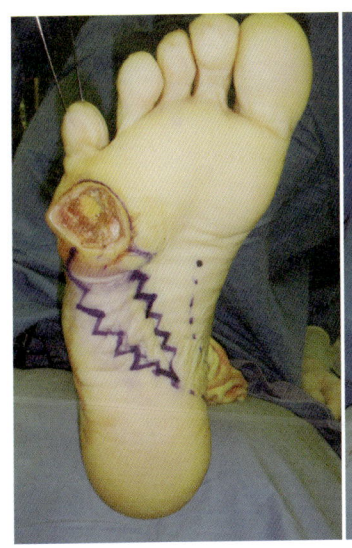

(a) デザイン。潰瘍の切除、突出骨の削除後 stepladder VY advancement flap をデザインした。

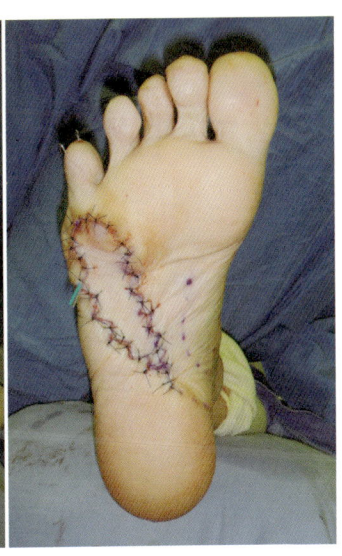

(b) 術直後の状態

図2 足底潰瘍に対する手術治療

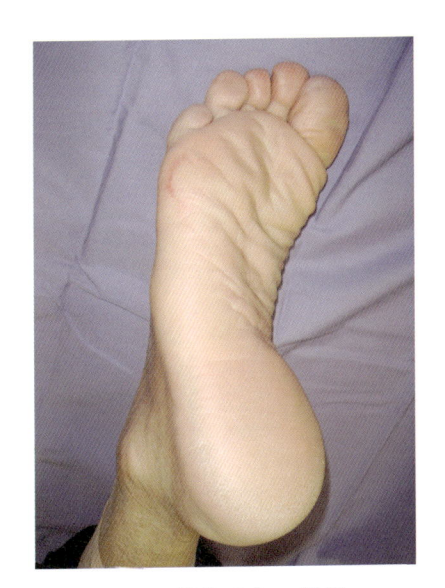

図3 術後2年の状態

潰瘍の再発はない。

症例2　神経原性潰瘍：再建手術が可能であったCase 2

神戸大学形成外科　寺師浩人
新須磨病院形成外科／創傷治療センター　辻　依子

　56歳、男性。数年来、糖尿病の治療を受けていた。半月前に外傷を機に左第1趾中足骨遠位部底側が潰瘍化した。某医で一度デブリードマンを施行されたが、腱とMTP関節が露出したため来院した。

現　症
　左足底前荷重部の第1趾中足骨遠位部に壊死腱と関節の露出した潰瘍がある（図1-a）。

術前の評価
　足背動脈、後脛骨動脈が触れ、第1趾SPPは80mmHgであった。

治療方針
　以上の所見から、典型的な糖尿病性の神経原性潰瘍と診断した。骨や関節が露出するため皮弁術での被覆が必要である。

治　療
　同日、歩行禁とし入院加療を始めた。糖尿病のコントロールを開始して、壊死腱を切除し約

（a）壊死腱が露出している。

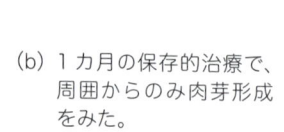

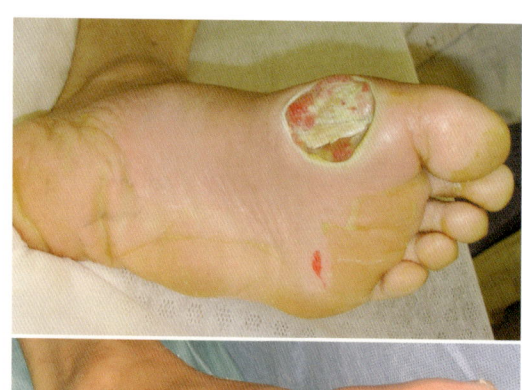

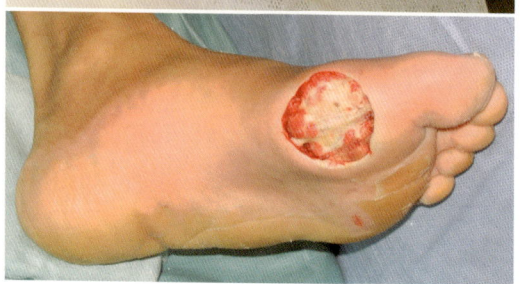

（b）1ヵ月の保存的治療で、周囲からのみ肉芽形成をみた。

図1　術前

1カ月の保存的治療を続けた。しかし、関節や骨面からの肉芽形成が認められないため（図1-b）、一期的にデブリードマンし即時再建の計画を立てた。

再建にあたっては、
1）足底からの皮弁による被覆とすること
2）感覚を保持すること
3）主要血管を犠牲にしないこと
を考え、順行性内側足底動脈穿通枝皮弁を選択した。

術前に内側・外側足底動脈の走行と内側足底動脈の穿通枝をドップラー聴診器で確認した。全身麻酔にて、まず足底壊死部をデブリードマンすると関節の足底面が露出し、骨を削ることによって良出血を確認した。その後、エスマルヒ®を用いず駆血350mmHg下に皮弁挙上を始めた。同側土踏まずに40×37mmの皮弁を作製し（図2-a）、母趾外転筋と短母趾屈筋間にある内側足底動脈を確認し、そこからの数本の穿通枝と内側足底神経からの枝を傷つけないように皮弁を挙上した（図2-b）。遠位方向へ移動させるためにそれらの枝を中枢側から結紮していった（図2-c）。欠損部へ移動し縫合した後に、皮弁採取部位には大腿外側から分層植皮術を施行し手術を終了した（図2-d）。

術後経過

特に問題なく、皮弁・植皮とも生着し、約1カ月後から荷重を開始した。術後4年の現在、潰瘍の再発はない（図3）。10gモノフィラメントを皮弁内で知覚可能で、2点間識別距離も8mmである。

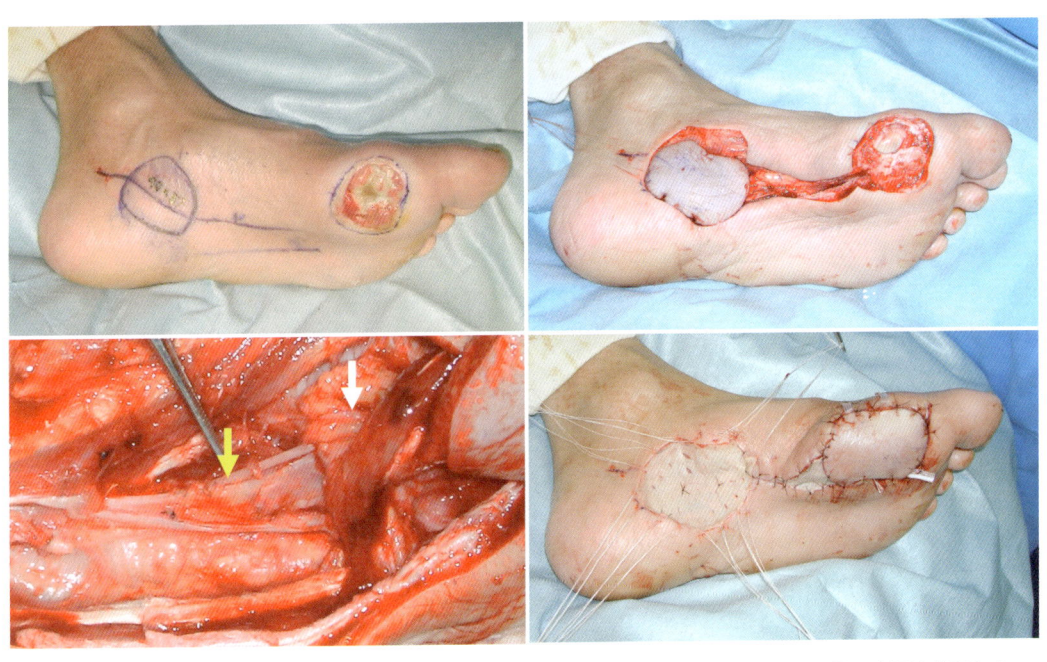

図2 手術所見

(a) デザイン

(b) 壊死部のデブリードマンで骨の表面も壊死となっていることがわかる。内側足底動脈穿通枝皮弁を挙上したところを示す。

(c) 血管茎の拡大像　⇨は穿通枝血管、⇨は神経を示している。

(d) 術直後の状態。皮弁採取部には分層植皮術を施行した。

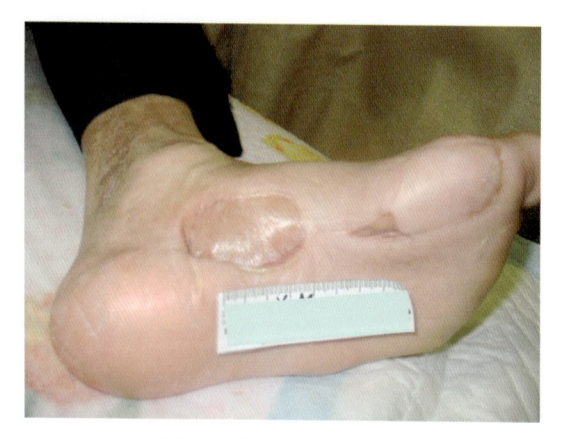

図3　術後4年の状態

以後再発はない。10gモノフィラメントを知覚し、2点間識別距離も8mmである。明らかに知覚が回復している。

この症例におけるポイント

- 典型的な神経原性潰瘍の症例である。
- 足底荷重部の骨と関節の露出潰瘍であるため皮弁による被覆が望まれる。
- 将来のPAD発症は正常人の4倍高いとされるため、主要血管を犠牲にしない手術が要求される。
- 神経の回復については、糖尿病性神経障害の領域ではまだ説明できない。

症例3　混合性虚血性潰瘍：救肢が可能であったCase

神戸大学形成外科　寺師浩人
新須磨病院創傷治療センター　北野育郎

71歳、男性。数年来、糖尿病の治療を受けていた。1年前に左足背部に熱傷を負い瘢痕治癒していたが、2カ月前に同部が特に誘因なく潰瘍化した。某医で2度、末梢血行再建術（血管内治療：PTA）が施行されたが壊死が進行したため来院した。既往歴として、狭心症があった。

現　症
右3、4、5趾と足背に壊疽があった（図1）。

術前の評価
右大腿動脈と膝窩動脈を触知するが、足背動脈、後脛骨動脈は触れず、ドップラ聴診器にて聴取可能である。ABIは0.54で、SPPは足背35mmHg、足底前荷重部20mmHg、踵部25mmHgであった。血管造影所見は、浅大腿動脈は部分的に狭窄し、下腿三分枝は分岐部でほぼ閉塞し側副血行路で後脛骨動脈が描写されている（図2）。

治療方式
以上の所見から、再PTAによるSPPの変動をみて不充分であれば、足底の血流を充分にあげるためにも後脛骨動脈までの末梢血行再建術が必要と考えた。

治　療
まずPTAを再度施行したが、浅大腿動脈の末梢血行再建術以外、下腿三分枝以遠はワイヤークロスできなかった。術後のSPP値も上昇せず、他の方法による末梢血行再建術が必要と判断されたが、手術前の心臓機能検査にて冠動脈病変が発見されたため、こちらを優先と判断し、足潰

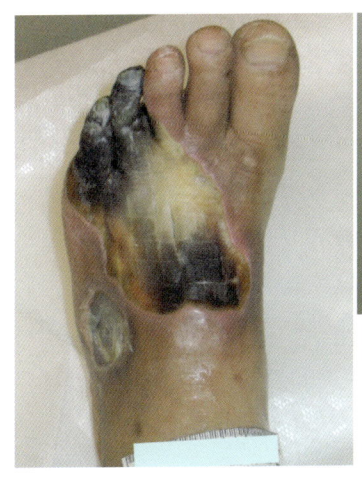

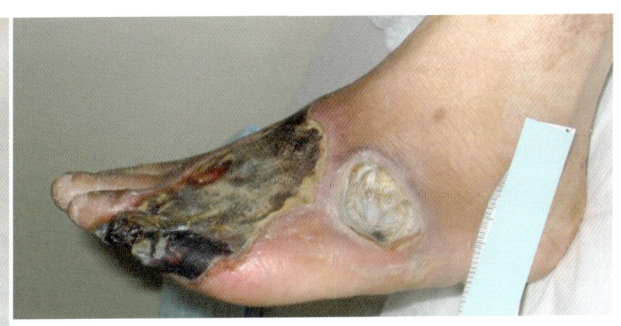

外側趾2本と足背の広範囲の壊疽を認める。

図1　術前

(a) 3DCT　　　　　　　(b) 血管造影像

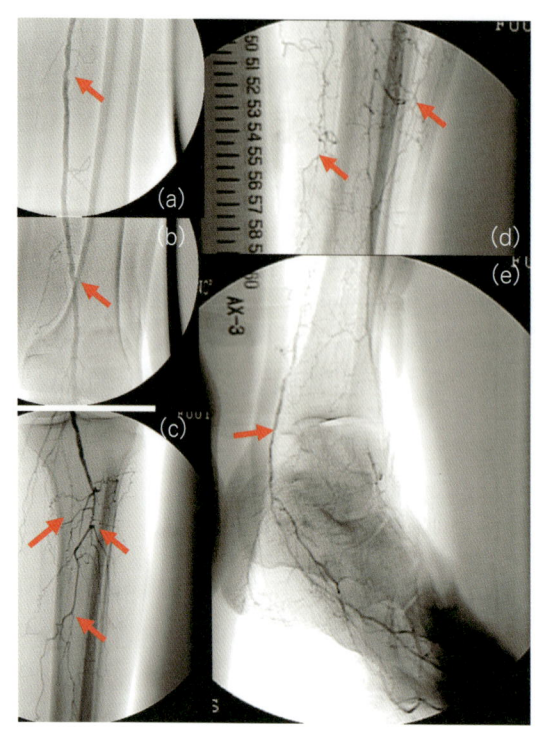

図3　バイパス術後の画像所見
浅大腿―後脛骨動脈バイパス術が施行された。

図2　血管造影所見
(a) 腸骨領域には病変はなく、浅大腿動脈に狭窄を認める（➡）。
(b) 膝窩領域にも狭窄を認める。
(c) 下腿三分枝は閉塞している。
(d) 下腿遠位部では側副血行路が認められる。
(e) 足関節部では後脛骨動脈のrun-offが認められる。

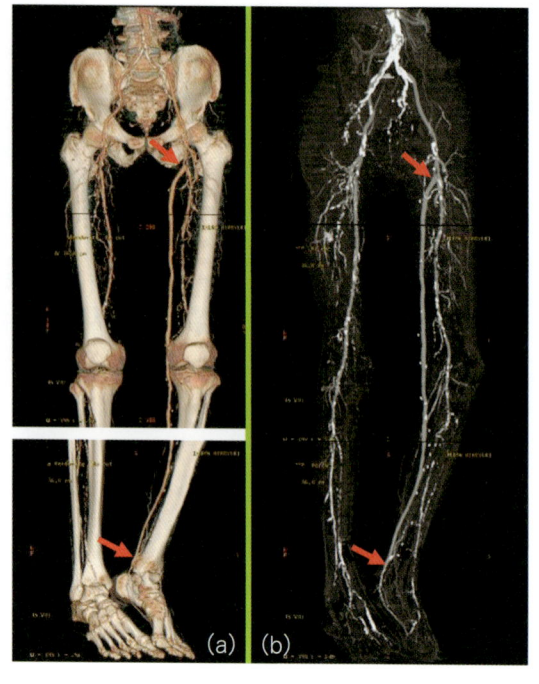

瘍を持ったまま他病院にて冠動脈バイパス術が施行された。その後、再び当院に転院し浅大腿―後脛骨動脈バイパス術が施行された（図3）。術後1週のSPP値は、足背45mmHg（前値35）、足底前荷重部80mmHg（前値15）、踵部100mmHg（前値25）、と改善されたため、術後2週目に局所手術を施行した。壊死組織をデブリードマンしmodified transmetatarsal amputationで創を閉鎖した。一部の欠損創に対しては、持続陰圧療法を施行し、2週間後に分層植皮術で最終的に閉鎖した（図4）。

術後経過
最終術後約1年の現在、再発を認めない。特殊靴を履き通常歩行が可能で、足関節の背屈機能も充分である（図5）。

この症例におけるポイント
- CLI患者は、心血管系病変を伴ないやすい。
- 糖尿病特有の下腿三分枝閉塞のPADであるが、遠位後脛骨動脈のrun-offがある。
- 足底の血流をあげなければ足の部分切断術ができない。

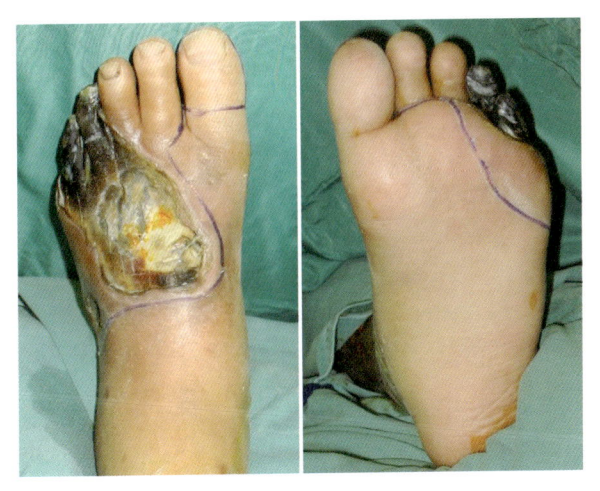

(a) 足背と足底のデザイン

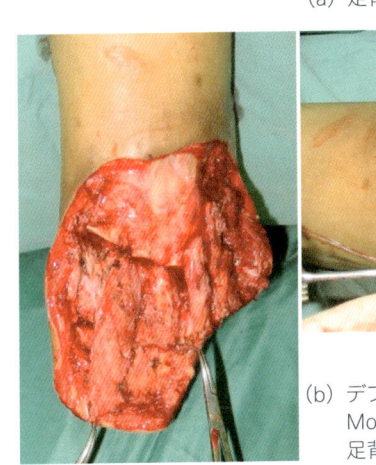

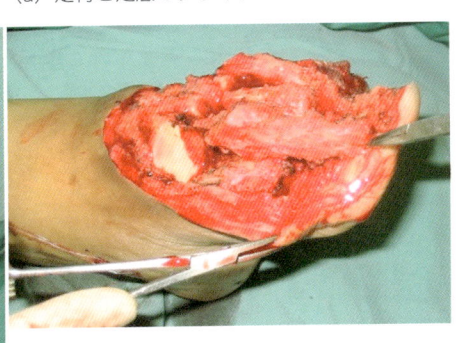

(b) デブリードマン施行直後の状態を示す。
Modified transmetatarsal amputation である。
足背と足底に連続する軟部組織を示している。

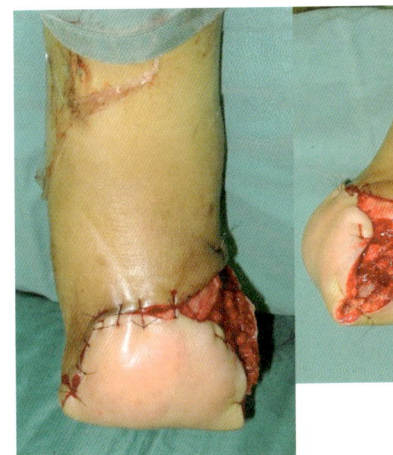

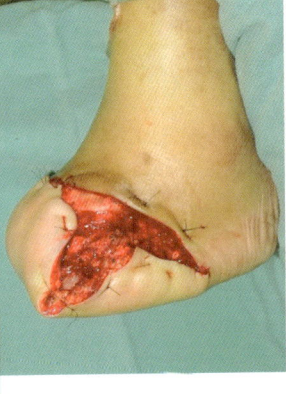

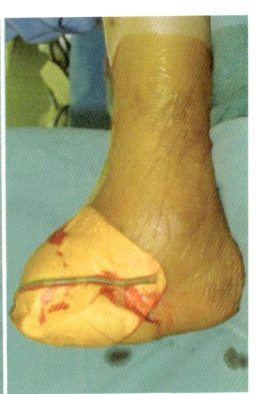

(d) 開放創部位には持続陰圧療法を施行した。

(c) 術直後の状態。足背像と外側側面像を示す。

図4 局所手術治療
バイパス術後2週目に局所手術を施行した。

第3章 糖尿病性足病変

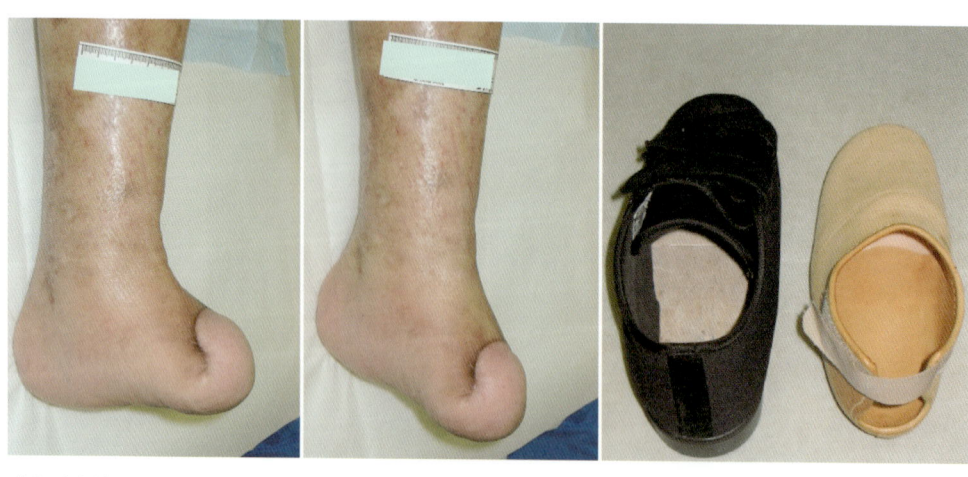

(a) 内側側面像を示す。足関節背屈を示す。

(b) 足関節底屈を示す。アーチが残っている。

(c) 足に合った足底板付きの革製装具を装着してから靴を履いている。

図5　術後1年の状態

症例 4　混合性虚血性潰瘍：救肢できなかった Case

埼玉医科大学形成外科　長谷川宏美・市岡　滋

　64歳、男性。28年来の糖尿病患者で15年前より人工透析が導入された。2年前より虚血性心疾患の悪化による心不全により血液腹膜複合透析への移行をされた。1年前に右第1趾、2趾の先端の一部が黒色壊死となり、当施設皮膚科において経過観察されていた。2カ月前から急速に第1趾の壊死が進行し、同部位の感染に伴い心不全が悪化したため、皮膚科に入院となった。右第1趾、2趾の切断術が施行されたが、さらなる壊死と感染の進行を認めたため形成外科に紹介された。

現　症

　第1趾、2趾切断後の潰瘍に肉芽形成はほとんど見られず、創面全体が乾燥し第3趾を含めて黒色壊死が進行していた（図2）。

術前の評価

　知覚検査：自覚症状に両足のしびれがあり、Semmes-Weinstein monofilament test では足底に太さ5.07のフィラメントを接触させても感知不能であった。位置覚の検査でも異常を認めた。

　微小循環の計測：$TcPO_2$は潰瘍付近で9mmHg、下腿遠位部で18mmHg、下腿近位部で15mmHg、大腿で24mmHgであった。またSPPは下腿遠位部で18mmHg、下腿近位部で40mmHg、大腿部40mmHgであった。
下肢大血管（PAD）の評価

　下肢血管エコー所見：下肢血管全体に強い石灰化がみられたが、有意な狭窄部位はなかった。すなわち、全体にびまん性の狭窄がみられた。

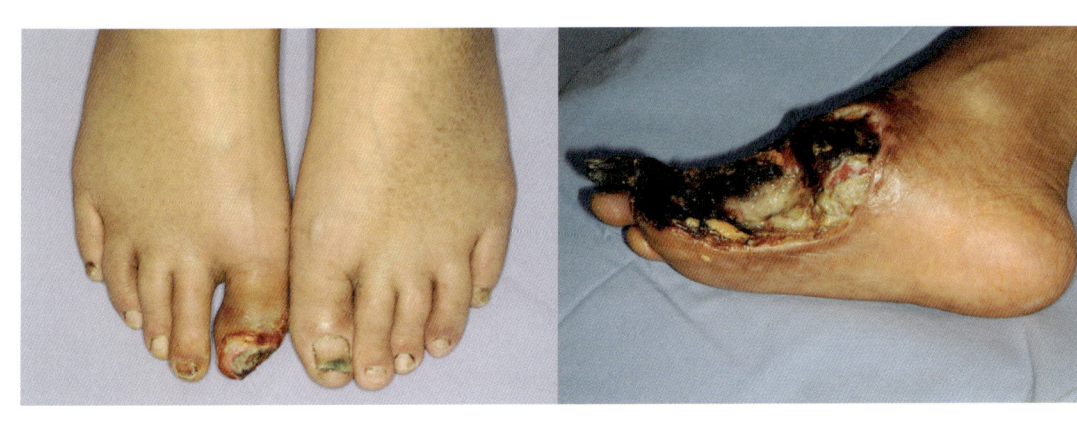

図1　2カ月前の所見
皮膚科で経過観察されていた。

図2　形成外科での初診時所見
右第1趾、2趾の切断術が施行されたが、さらに壊死と感染が進行している。

治療方針

　以上の所見から、糖尿病性神経障害が基礎にあるもののPADが主体の虚血性潰瘍と考えられた。経過と下肢血管エコー、微小循環計測の結果から重症の虚血肢と考えられた。下肢血行再建の適応について、血管外科を受診したが全体の石灰化が強いものの有意な狭窄部位がなく、血行再建を行っても血流が増加する可能性が低いとのことで手術治療は見送られた。当科受診時には足全体に疼痛が拡大し、患者本人が早期の切断を希望したため、切断術の適応と考えた。微小循環計測の結果では下腿での創治癒が困難である可能性が高いことが予測されたが、術後のQOLを考慮して下腿レベルでの切断を計画した。

治　療

　腰椎麻酔下に下腿切断を行った。虚血肢であることから下腿後面の皮弁を大きくとるデザインとした（図3）。

術後経過

　術後皮弁遠位端の壊死を認めた（図4）。徐々にデブリードマンを行い、保存的治療での肉芽形成を行ったうえで、切断術1カ月後に鼠径部より採皮した皮膚を分層メッシュ状にし植皮した（図5）。植皮はほぼ生着したが、縫縮した採皮創は創縁の壊死を認め術後離開した。重度のPADで外科的侵襲によりさらなる血流低下が起こると考えられたため、植皮片が生着しなかった一部の潰瘍と採皮部の潰瘍に対しては、保存的治療を継続し順調に潰瘍の縮小を認めていた（図6）。術後3カ月時、シャント不全から右上肢全体の壊死が進行し、全身状態の悪化から死亡した。

この症例におけるポイント

- もともとは靴擦れや陥入爪のような微細な創からでも切断に至るような壊死に進展することがある。
- 本症例の場合には、最初の切断端の縫合や植皮の採皮創の創縁の壊死が認められた。虚血肢の場合には外科的侵襲に対する耐性が低いため、外科的侵襲によりさらなる虚血を招く。創縁の早期治癒のために創の密着を高めることも重要であるが、最低限の侵襲で行う必要があると考えられる。
- 糖尿病性足壊疽のために下肢切断となった患者の術後1年の平均生存率が約45％と不良である。

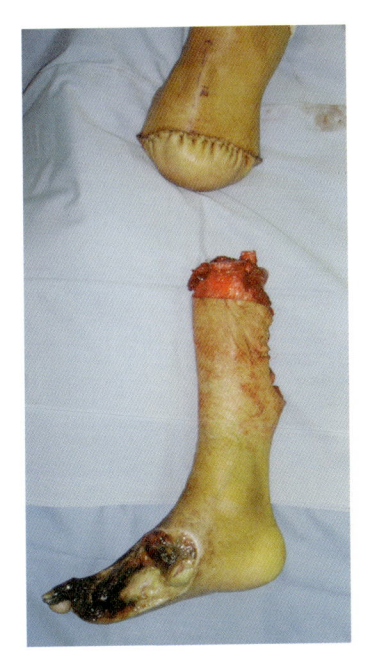

図3 下腿切断術

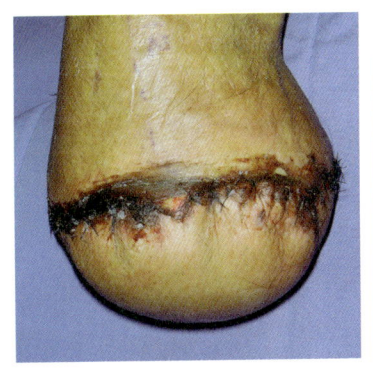

図4
切断術後皮弁遠位端の壊死を認めた。

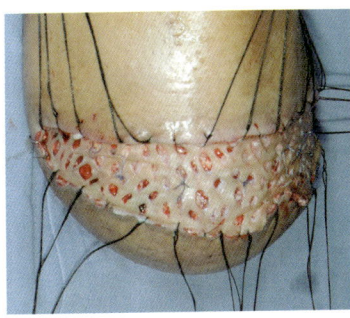

図5
術後1カ月に植皮術を行った。

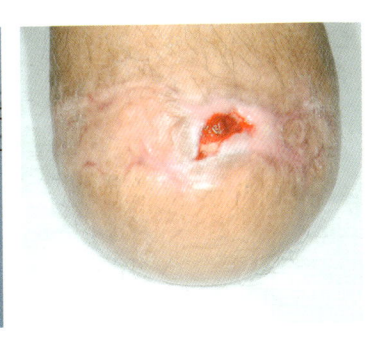

図6
断端の一部に潰瘍が残った。

第3章 糖尿病性足病変

症例5　Unsalvageable Case 1

神戸大学形成外科　寺師浩人
新須磨病院創傷治療センター　北野育郎

　57歳、男性。20年来の糖尿病で、15年前に左膝下切断術を受けている。1年前に右足趾に潰瘍が出現し、近医で総腸骨～外腸骨動脈に末梢血行再建術（血管内治療PTA）を受けたが、足趾は壊疽となったため来院した。既往歴として、10年前に心筋梗塞のため冠動脈バイパス術を受けた。5年前から糖尿病性腎症で人工透析中である。

現　症

　右第4、5趾に壊疽を認めた（図1）。

術前の評価

　右大腿動脈は触知されるが、膝窩動脈、足背動脈、後脛骨動脈は触れず、ドップラ聴診器にて聴取可能である。ABIは0.54で、SPPは足背35mmHg、足底前荷重部20mmHg、踵部25mmHg、足関節部内側50mmHgであった。3DCTでは、浅大腿動脈が閉塞し膝窩動脈が造影されているが、前脛骨動脈は一部狭窄があり、腓骨動脈は分岐部で閉塞し側副血行路で末梢がわずかに描写されている。足部では石灰化以外は描写されない（図2）。

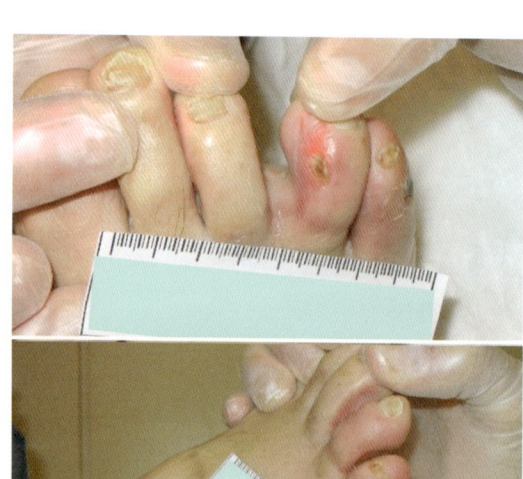

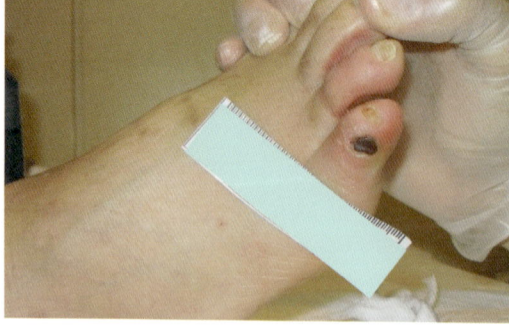

図1　術前
すでに末梢血行再建術（PTA）施行後である。右第4趾と右第5趾の小壊死を示す。

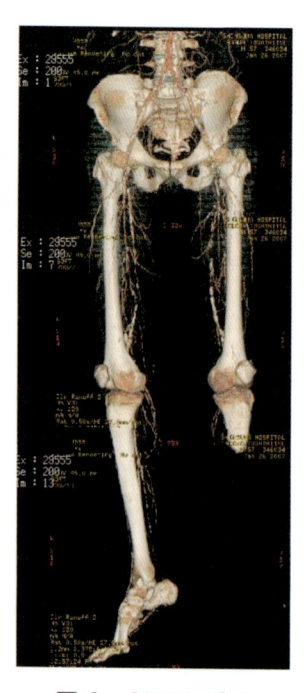

図2　3DCT所見
左は下腿切断後である。右は下腿3分枝の閉塞が強い。

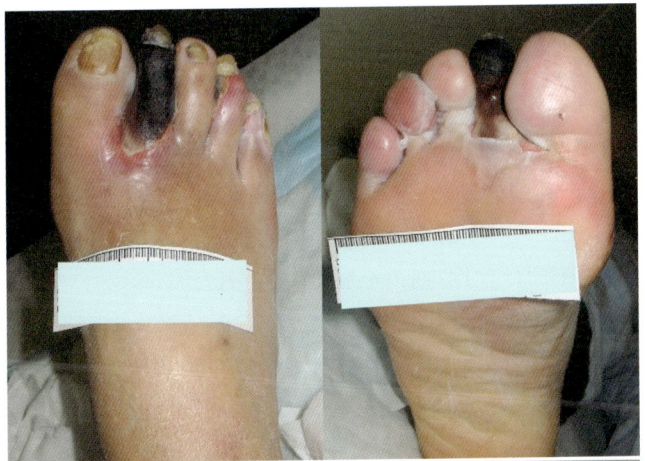

(a) 第2趾が壊疽となって、外側趾の潰瘍が拡大している。

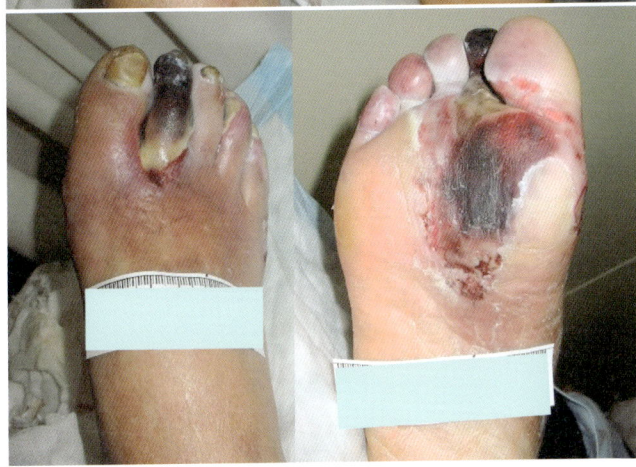

(b) その後、感染壊死が拡大した。

図3 壊疽の拡大

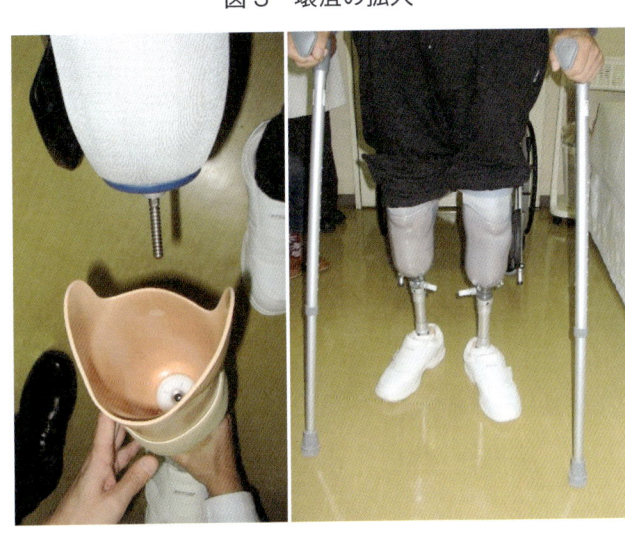

(a) 義肢装具
膝上切断となった。

(b) 現在もリハビリテーション中であるが、杖歩行が可能である。

図4 術後8カ月の状態

第3章 糖尿病性足病変

治療方針

以上の所見から、充分な末梢血行再建術が施行されなければ、足の部分切断による治療も望めないが、足部の run-off がほとんどないため F-P バイパス術を計画した。

治療

F-P バイパス術が施行されたが、術後1週間目の SPP 値は、足背 20mmHg（前値 35）、足底前荷重部 15mmHg（前値 15）、踵部 25mmHg（前値 25）、足関節部内側 50mmHg（前値 50）と改善されなかったため、術後2週間目に PTA を施行した。しかし、下腿中央部以遠はワイヤークロスせず、それまでの PTA に終わったため、その後の SPP 値は踵部以遠で改善しなかった。患者はわずかに右足が温かくなったことを自覚したが、壊疽は第2、3趾にも拡大し、かつ、感染を伴うようになってきた。不充分な末梢血行再建術が感染を誘発したと判断し抗生物質を多剤併用したが、反応せず CRP は徐々に上昇していった（術後約1カ月後で CRP10.74mg/dl）。創部からの培養では緑膿菌からコアグラーゼ（−）ブドウ球菌へと変遷し、感染壊疽が拡大した。膝下切断術の適応と判断したが、左下肢がすでに膝下切断となっていたことを考慮し、別医に末梢血行再建術を依頼した（図3）。結果的に成功せず感染壊死がさらに拡大し CRP は 13.67mg/dl まで上昇したため、緊急膝上切断術を施行した。

術後経過

術後も多剤抗生物質療法を併用し切断後約3週間目に CRP は陰性化した。現在最終術後約1年が経ち、両側とも義肢を装着しながらも杖歩行が可能である（図4）。

この症例におけるポイント

- 糖尿病特有の下腿三分枝閉塞の PAD で、かつ透析症例である。
- 結果的に不充分な末梢血行改善が感染を誘発した。
- 感染のコントロールができず、救命のため膝上切断術を余儀なくされた。
- たとえ、壊死が小範囲であっても、救肢が困難であった症例である。

症例6　Unsalvageable Case 2

埼玉医科大学国際医療センター形成外科　横川秀樹

　85歳、男性。67歳時より高血圧、腎機能障害があった。79歳時より腎硬化症により透析中である。6カ月前より、透析時に右下腿の疼痛を自覚し、血管エコー上、PADを指摘されていた。1カ月前、転倒し右膝蓋部を打撲、その後、黒色壊死となった。また、足背にも潰瘍が出現し、当科を受診した。

現　症
　右下肢全体に冷感が強く、右膝蓋部から足背にかけて黒色壊死が散在していた。

術前の評価
　血管エコー上、右外腸骨動脈、右浅大腿動脈の閉塞、左浅大腿動脈の閉塞を認めた。大腿中央でTcPO$_2$は15mmHgであった。

治療方針
　以上の所見から、大切断の適応と考えたが、患者の同意を得られなかったため救肢を試みることとした。
　炭酸浴、ゲーベン®クリーム塗布による保存的治療を試みた。しかし、壊死が進行したため、血管外科に依頼し、左右大腿動脈間交差バイパス術（皮下ルート、ダクロン管8mm）、右大腿動脈血栓内膜摘除術を施行された。

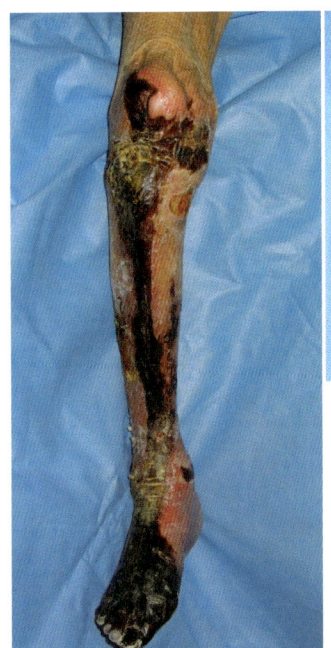

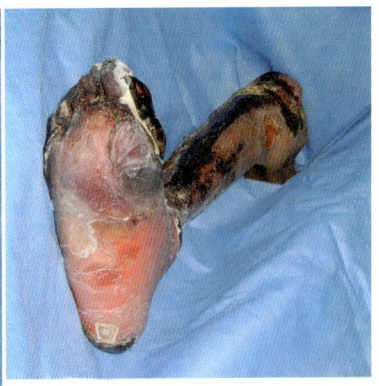

図1　術前（当科転科当時）
右膝蓋部から趾先まで黒色壊死
足底は発赤・腫脹あり

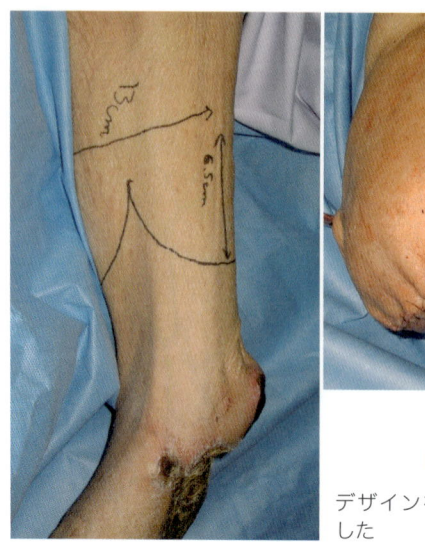

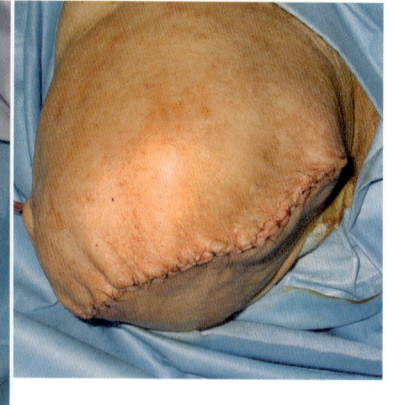

図2 手術治療
デザインを示す。膝上12cmで切断した

　当初は血行再建後にデブリードマン＋多血小板血漿（PRP）による再生治療を行う予定であったが、当科転科時に虚血再灌流障害のためか、壊死が下腿全体に拡大しており（図1）、患肢の温存は不可能と考えた。また、WBC：12000/μl、CRP：17（mg/dl）と感染のコントロールがつかず、敗血症の危険もあった。

治　療

　緊急で大腿切断術を施行した（図2）。緊急手術であったため、SPP、TcPO$_2$の測定を行えなかったが、血行再建前は冷感の強かった大腿が暖かくなっており、大腿切断可能と判断した。膝上12cmで切断、断端からの出血は良好であった。

術後経過

　良好で、3週間後に抜糸した。術後2カ月を経過したが断端に潰瘍の再発はない。

この症例におけるポイント

- 血行再建術が成功して、血流が改善しても、虚血再灌流障害などのため、壊死の進行をくい止められないこともある。
- 感染のコントロールがつかない際には、大切断のタイミングを逃さないようにする。
- 血行再建術施行前は、股離断が必要な血流であったが、術後は血流が改善し、大腿切断可能であった。

第4章 その他の下肢潰瘍

第4章　その他の下肢潰瘍

1　静脈うっ滞性潰瘍

埼玉医科大学形成外科　市岡　滋

I　静脈うっ滞性潰瘍とは

　心臓から拍出された血液は動脈を通って各組織に達し酸素・栄養を供給したのち静脈を通って心臓に戻る。このとき下肢の静脈では血液が重力に逆らって流れなければならないので逆流しやすい。逆流を防止するため静脈にはところどころ弁がある。この弁がうまく働かないと血液が逆流し、うっ滞による障害が生じる。この状況が慢性静脈不全症（chronic venous insufficiency、以下 CVI）で静脈うっ滞性潰瘍の原因となる病態である。

II　病　態

　下肢の主な静脈は、深部静脈系と表在静脈系（大伏在静脈と小伏在静脈およびその枝）からなり、穿通枝（交通枝）が両者を繋ぐ（図1-a）。これらの静脈系の弁に機能不全が生じると深部静脈血が表在静脈、皮下組織に逆流し、静脈瘤や皮膚障害を起こす。

　静脈弁不全は深部静脈、表在静脈、穿通枝のいずれにも起こる可能性があるが、穿通枝弁不全の頻度が最も高い（図1-b）。誘因として立ち仕事、妊娠・出産、遺伝的要因などがある。

III　診断と治療

CVI の症状と診断

　下肢の静脈性疾患には 1994 年 American Venous Forum で採択された CEAP 分類が用いられる（表）。これは臨床徴候（C_{0-6}）、病因（Ec, Ep, Es）、解剖学的部位（As, Ad, Ap）および病態生理学的機能不全（Pr, Po）に基づいている。臨床徴候は軽いものから重いものへ7段階に分類される。

　　Class 0：視診、触診上無徴候
　　Class 1：毛細血管拡張または静脈拡張
　　Class 2：静脈瘤
　　Class 3：浮腫
　　Class 4：静脈疾患に起因する皮膚変化
　　　　　　（色素沈着、うっ滞性皮膚炎症状、lipodermatosclerosis）
　　Class 5：上記の皮膚変化に治癒した潰瘍を伴う
　　Class 6：上記の皮膚変化に潰瘍を伴う

　自覚症状としては下肢重量感、立位による緊満感、浮腫、夜間の痙攣などがある。

　静脈瘤を認めるものは比較的診断が容易といえるが、静脈瘤を認めないものもある。後者では下腿の腫脹、発赤、板状の皮下硬結をみることから、うっ滞性脂肪織炎、強皮症様皮下組織炎、硬化性脂肪織炎などとも呼ばれる。

　この診断に関しては動脈性潰瘍、膠原病などに合併する血管炎、感染症、血液疾患、壊疽性膿皮症などを鑑別しなければならない。

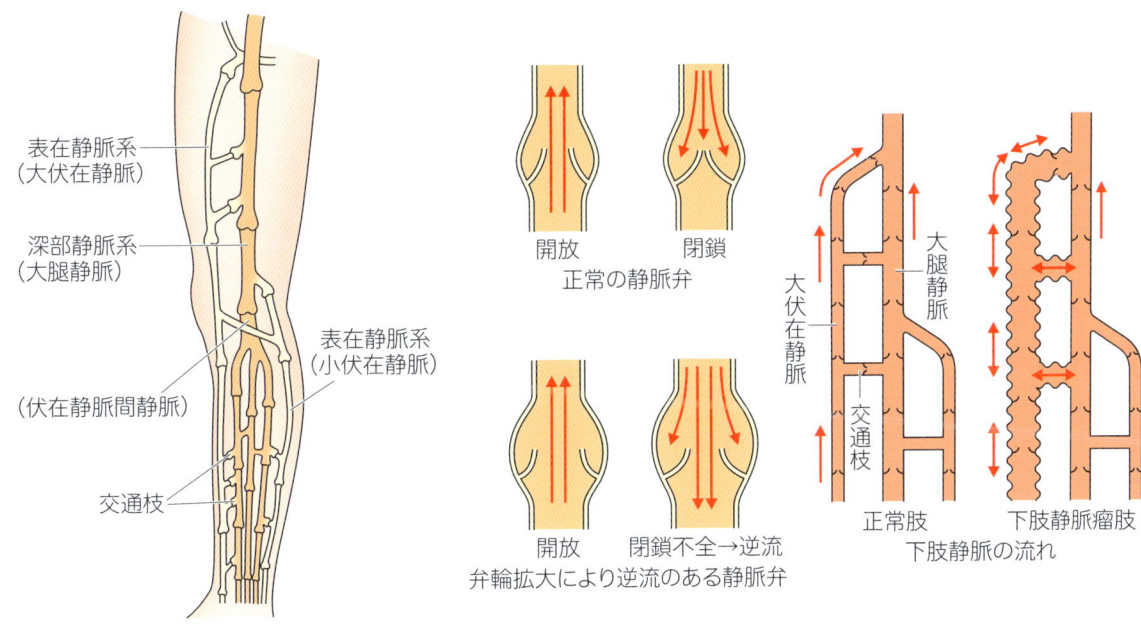

(a) 下肢静脈の解剖
深部静脈系（大腿静脈）と表在静脈系（大伏在静脈、小伏在静脈）を、穿通枝（交通枝）が繋ぐ。

(b) 静脈弁不全の模式図
表在静脈系に血液が逆流する。

図1　CVIの機序

表　CEAP分類

C : Clinical signs (grade 0-6), supplemented by (A) for asymptomatic and (s) for symptomatic presentation
E : Etiological classification (congenital, primary, secondary)
A : Anatomic distribution (superficial, deep, or perforator, alone of in combination)
P : Pathophysiologic dysfunction (reflux or obstruction, alone or in combination)

視診・触診による診断以外に超音波検査による逆流の有無、部位の確認は必須である。

CVIによる皮膚潰瘍

皮膚潰瘍の部位は下腿下1/3の内側に多いが、足背、下腿外側にもみられる。大きさや形状はさまざまで、辺縁は不規則である。潰瘍は浅く、動脈性潰瘍と異なり、筋膜を貫くことは通常ない。周辺皮膚は色素沈着を認め、肥厚、硬化する（図2）。

CVIの治療

保存的治療として長時間立位の禁止、患肢挙上、弾性包帯・弾性ストッキングによる圧迫を行う。硬化薬を静脈内に注入する硬化療法も有効である。外科的治療として弁機能不全を呈する穿通枝の切離・結紮、表在静脈の抜去術（stripping）がある。

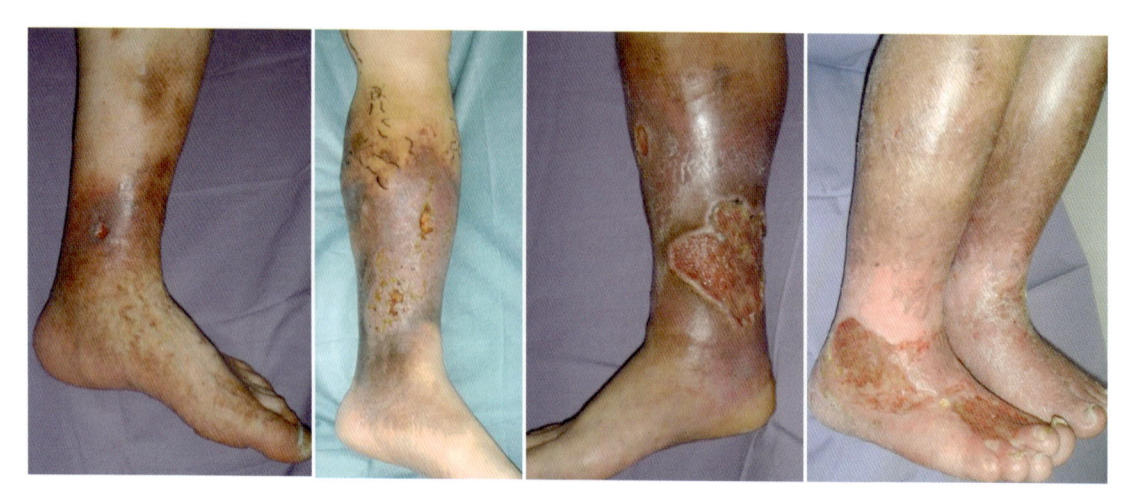

図2 種々程度の静脈うっ滞による皮膚潰瘍
周辺皮膚に色素沈着、肥厚、硬化を認める。

IV 代表症例

【症例】
49歳、女性

　下腿遠位内側（内果部）に色素沈着色素沈着を伴う慢性創傷で典型的なうっ滞性潰瘍である。深部静脈血栓により数年間治癒しない難治性潰瘍として血管外科から形成外科へ紹介された。

　潰瘍および疼痛の強い変性皮膚を切除し、骨髄浸透コラーゲンマトリックスの移植により血行豊富な肉芽組織を誘導した。植皮術で創を閉鎖した（図3）。術後2年の現在、弾性包帯による圧迫療法を継続しており潰瘍の再発はない。

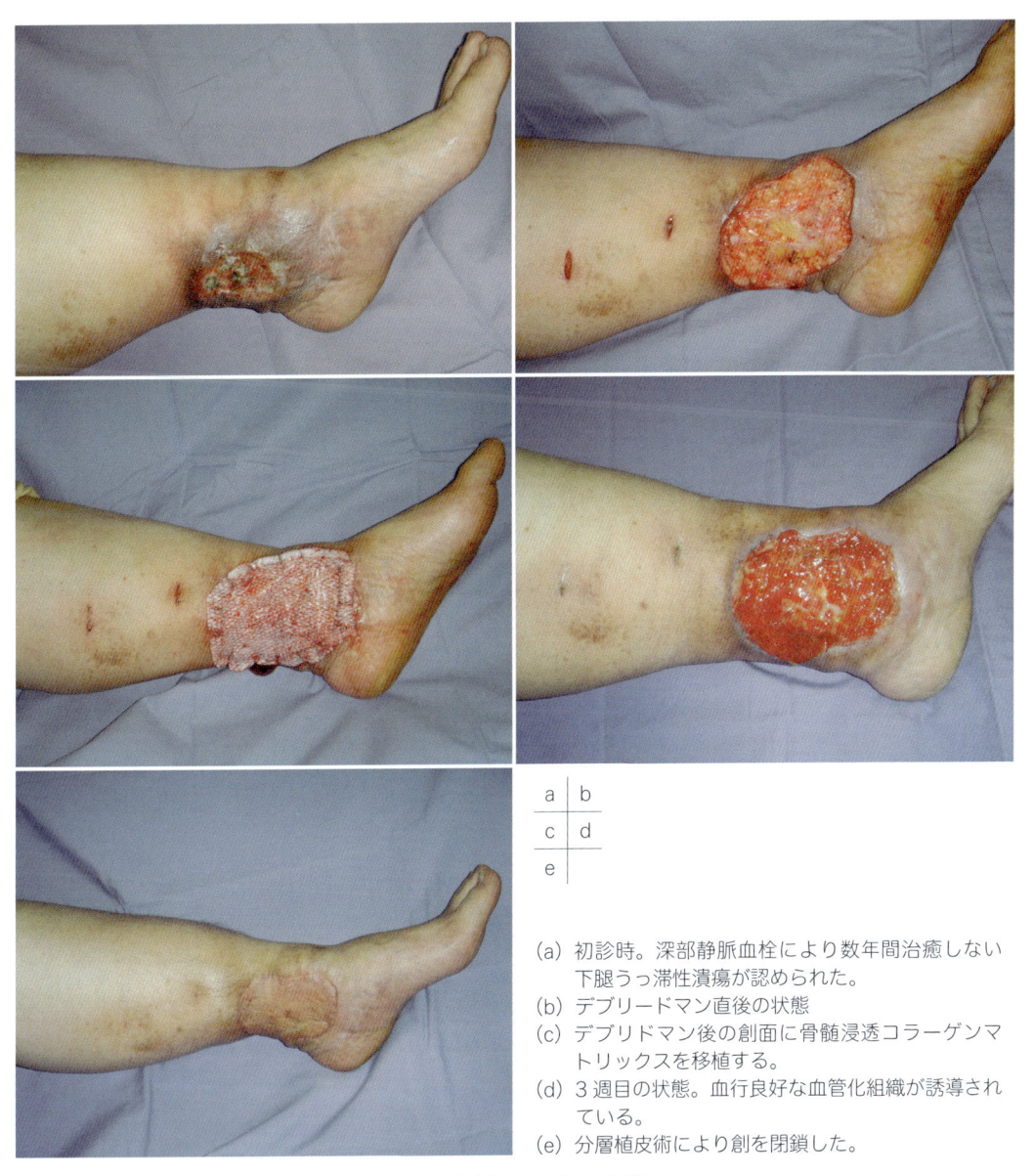

(a) 初診時。深部静脈血栓により数年間治癒しない下腿うっ滞性潰瘍が認められた。
(b) デブリードマン直後の状態
(c) デブリードマン後の創面に骨髄浸透コラーゲンマトリックスを移植する。
(d) 3週目の状態。血行良好な血管化組織が誘導されている。
(e) 分層植皮術により創を閉鎖した。

図3 症例：49歳、女性

第4章　その他の下肢潰瘍

2　膠原病に伴う皮膚潰瘍

川崎市立多摩病院形成外科　松崎恭一
聖マリアンナ医科大学形成外科　熊谷憲夫

I　膠原病とは

1942年Klempererらは"多数の臓器が同時に障害され、どの臓器が病変の主体であるかを特定できない疾患が存在する"と報告した。その疾患では、全身を構成している結合組織で炎症が生じ、膠原線維（collagen fiber）のフィブリノイド（フィブリン様）変性がみられたことから膠原病（collagen disease）と命名された。それまではMorgagniの臓器病理学説によって"病気は特定の臓器が障害されて起こる"と考えられていたので、この報告が病気の概念を変えたといえる。

現在フィブリノイド変性は、膠原線維の物理化学的変化によるコロイド状変性ではなく、免疫複合体や免疫グロブリンの局所沈着によって血管透過性が亢進し、その結果、血漿成分が結合組織間質や血管壁に沈着して生じると考えられている。沈着物質の組成は膠原病の各疾患によって異なるため、疾患特異的自己抗体として確定診断の際に用いられる。今日、膠原病とその類縁疾患の診断には自己免疫現象が重視され、形態学的特徴としてのフィブリノイド変性は必須ではない。すなわち膠原病とは、結合組織と血管を病変の主座とし、自己抗体を高頻度に伴う多臓器性の慢性難治性疾患と定義されている[1,2]。

膠原病と称される疾患には、Klempererらによって提唱され古典的膠原病として知られている全身性エリテマトーデス（SLE）、リウマチ熱、強皮症、多発性筋炎／皮膚筋炎、結節性多発動脈炎、関節リウマチの"Big Six"に、現在はシェーグレン症候群、混合性結合組織病、Wegener肉芽腫症、アレルギー性肉芽腫性血管炎の4疾患が加えられている。さらに膠原病類縁疾患としていくつかの疾患が分類されている[3]。

II　皮膚潰瘍を伴いやすい膠原病と膠原病類縁疾患

古典的膠原病のSLE、強皮症、皮膚筋炎、結節性多発動脈炎、関節リウマチと、膠原病類縁疾患である抗リン脂質抗体症候群、悪性関節リウマチ、深在性エリテマトーデス、血管炎症候群で皮膚潰瘍が生じやすい[2]。

III　膠原病による皮膚潰瘍の難治化の原因

その原因として7項目があげられる（表1）[2]。ここでは膠原病に特徴的な1.血管炎、2.では抗リン脂質抗体症候群、3.線維化による血管閉塞、4.ではステロイドの副作用について概説する。

1 血管炎

皮膚血管炎は病理組織学的に多核白血球性血管炎、リンパ球性血管炎、肉芽腫性血管炎、閉

表 1　膠原病による皮膚潰瘍の難治化の原因

1. 血管炎
2. 血栓症（特に抗リン脂質抗体症候群）
3. 線維化による血管閉塞
4. 薬剤（ステロイド、免疫抑制剤などによる創傷治癒過程の障害）
5. 原疾患による低栄養状態、貧血、代謝障害
6. 合併症（糖尿病、閉塞性動脈硬化症など）
7. その他（主として外的要因）
   機械的圧迫、局所感染、接触性皮膚炎など

塞性血管炎、紅斑性血管炎の 5 つに分類される。そのうち多核白血球性血管炎は、免疫複合体性血管炎、壊死性血管炎とも呼ばれ、いわゆる狭義の血管炎として位置づけられている。多核白血球性血管炎では、次のような順で血管の障害が起こる。①血管壁への免疫複合体が形成され、②その複合体が血管壁に沈着する。③古典経路により補体が活性化され、C3a、C5a などの好中球走化因子が放出される。そして、④好中球が血管壁へ遊走し、⑤エラスターゼやコラゲナーゼなどのリソゾーム酵素や活性酸素を放出して血管壁を障害する[4]。

② 抗リン脂質抗体症候群

抗リン脂質抗体症候群とは、リン脂質結合蛋白に対する自己抗体の存在と易血栓形成性を特徴とする疾患である。歴史的には SLE 患者に梅毒の生物学的偽陽性反応や循環抗凝固因子が高頻度にみられることが 1950 年代より知られていた。このような患者では習慣流産、血栓症、神経症状を呈することが多く、リン脂質の一つであるカルジオリピンが抗原と考えられたため、抗カルジオリピン抗体症候群という疾患名が提唱された。しかしその後、抗原が多様なリン脂質であることが明らかにされたため抗リン脂質抗体症候群と呼ばれるようになった。

その抗体は凝固系および線溶系カスケードの反応に複雑に影響し、最終的に血液凝固亢進状態を生じる。本症候群の血栓形成は、動脈血栓が主体で静脈血栓は少ない。そのため罹患血管を中心に広範囲の壊死を認めることが多い。本症候群はあらゆる膠原病に合併しうるので、膠原病に皮膚潰瘍を伴っている症例や原因不明の皮膚潰瘍の症例ではルーチンに抗カルジオリピン抗体とループスアンチコアグラントを測定すべきであるとされている[2)5)]。

③ 線維化による血管閉塞

特に強皮症では動静脈の血管壁そのものに線維化が起こるため、血管を閉塞し難治性の皮膚潰瘍や壊疽を生じる[2]。

④ ステロイドの副作用

ステロイドの投与により感染しやすくなり、創傷治癒も遷延する。ステロイドによる易感染性は白血球機能の抑制のためとされている。

ステロイドの好中球への影響

細菌に感染すると、細菌膜の構成成分であるリポ多糖や、細菌の刺激によって局所で産生される IL-1、TNF により、血管内皮にセレクチンが発現する。セレクチンは好中球表面の特定の糖鎖を識別する接着因子で、このセレクチンとの接着により好中球は血管内皮に付着する。ついで好中球は、セレクチンの後に発現するイ

ンテグリンを介してより強固に内皮に結合する。その後、走化因子の作用により好中球は血管内皮細胞間の間隙から血管外へ漏出し、細菌感染部位へと向かう[6]。すなわち、血液中を流れている好中球は血管内壁を①転がり②接触する。そして、内皮細胞の間を③くぐり抜け④標的に向かって遊走する。局所に到達した好中球は⑤オプソニン（IgG、IgM、補体成分 C3b）が結合した細菌を捕え⑥貪食し⑦殺菌する。ステロイドは、この①〜⑦の過程のうち好中球の動員（①〜④）のみを抑制するとされている[7]。

ステロイドのリンパ球への影響

大多数のリンパ球は血管内と血管外（主に骨髄とリンパ節）との間を毎日数回往復している。ステロイドはリンパ球の血管内への移動を抑えるため、循環血液中の有効なリンパ球数が減少する。さらにT細胞の機能を抑制することも知られている[7]。

ステロイドによる易感染性

ステロイドの投与量と感染症発症率が相関することはすでに明らかにされている。SLE患者223例の検討では、プレドニン量（mg/日）と、投与1カ月間の感染症発症率は0mg：3.0％、1〜10mg：3.8％、11〜20mg：5.0％、21〜40mg：8.1％、41〜100mg：13.8％であったと報告されている。また、投与量と日和見感染の観点から易感染性を検討した結果では0mg：0.07％、20mg以下：0.1％、21〜40mg：0.7％、41〜100mg：3.5％であった。このように、日和見感染を生じるという意味での免疫抑制は、プレドニン 20mg/日以上で明瞭であるとされている[7]。

ステロイドによる創傷治癒の遷延

上記の易感染性に加え、白血球機能が抑制されるため肉芽形成が阻害される。さらに糖質コルチコイドの蛋白異化作用により、皮膚や血管壁の結合組織が減少し、皮膚の萎縮、血管壁の脆弱化が生じることも創傷治癒遷延の要因である[7]。

IV 治療

投与薬や局所の治療材料

原疾患の治療に加え、必要に応じてプロスタグランディン製剤、抗トロンビン製剤、抗血小板薬の投与により末梢循環の改善を図る[2]。「1987年度厚生省特定疾患系統的脈管障害調査研究班による悪性関節リウマチの改定診断基準と治療指針」においても皮膚潰瘍・梗塞、指趾壊疽がみられる症例では抗凝固療法、血管拡張薬の投与が適応とされている[8]。一方、局所治療においては"皮膚潰瘍の治療に王道はない"といわれるように、個々の症例の病態に応じ、（表2）の原則をふまえ、各種の外用薬やドレッシング材を適宜選択し使用する[2) 4)]（図1）。その際、漫然と治療を継続するのではなく、浸出液の評価を繰り返すことによって、治癒を遷延させている要因を検討し取り除く。そして残された治癒力を最大限に活用することがベストプラクティスにつながる[9]。さらに、既存のドレッシング材や外用薬での治療に行きづまった場合には、植皮術を検討する（図2、3）。

フットウェアの重要性

膠原病による皮膚潰瘍は全身のどの部位にも生じる。中でも足関節より末梢では治療に難渋

表2 局所治療の原則

1. 創および周囲皮膚の保護
2. 壊死組織の除去
3. 細菌増殖の抑制
4. 肉芽形成の促進
5. 上皮化の促進
6. 乾燥からの回避
7. 汚染の防止
8. 疼痛の緩和

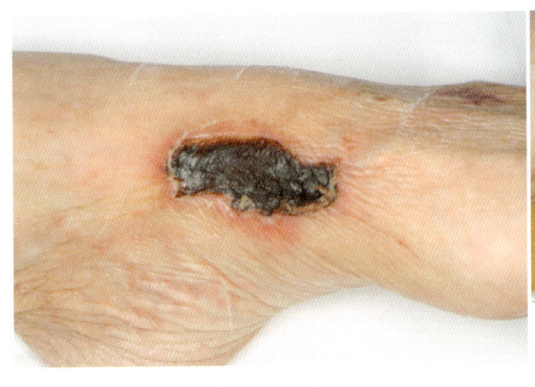

(a) 初診時所見
左足背の皮膚潰瘍。固着した乾燥壊死組織の自己融解を促すとともに周囲健常組織の保護のためハイドロコロイド（デュオアクティブ®CGF）を貼付した。本疾患で陽性率の高い P-ANCA（perinuclear anti-neutrophil cytoplasmic antibody）は 536 U/ml と高値であった。

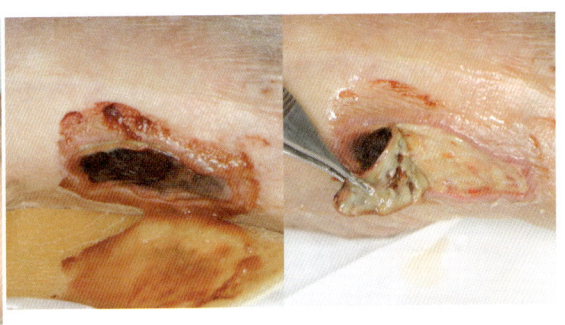

(b) 初診後 1 週
壊死組織の浸軟化が得られ、疼痛なくデブリードマンを行った。初診時よりプレドニンの内服を 20mg/日から開始し、その後は 1 カ月単位で 15mg/日、10mg/日、7mg/日と漸減し 5mg/日が維持量になった。ステロイドの投与により、皮膚潰瘍だけでなく腎機能と関節痛の改善も得られた。本症例のようなステロイド著効例であれば、白色ワセリンの塗布と非固着性創傷用吸収パッド（デルマエイド®）の使用で十分治療可能である。

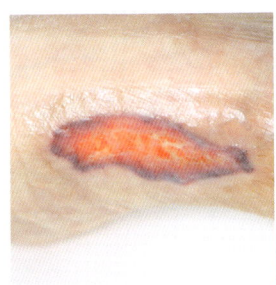

(c) 治療開始後 1 カ月
原疾患とステロイドによる影響のため、紫斑を伴いながら上皮化する。

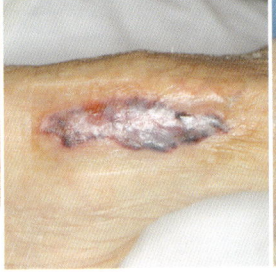

(d) 治療開始後 2 カ月
ほぼ創全体が上皮化した。

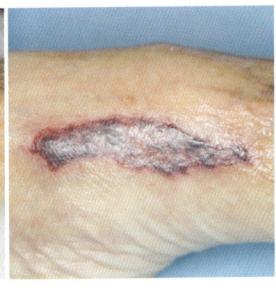

(e) 治療開始後 3 カ月
軽微な外的刺激でも皮膚潰瘍を生じるので、ヒーリフト・スムース ブーツ®を装着して再発を予防した。

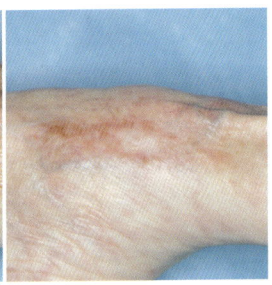

(f) 治療開始後 7 カ月
紫斑は消失し、再発もみられない。

図 1　顕微鏡的多発血管炎（83 歳、女性）
結節性多発動脈炎は障害される血管の太さにより、中小動脈を侵す古典的結節性多発動脈炎と細小血管病変が主体の顕微鏡的多発血管炎に分類される[10]。

することが少なくない。膠原病ではしばしば関節変形を生じるが、関節の突出部では外的刺激を受けやすいうえ皮膚が菲薄化している。通勤通学などにより皮膚潰瘍が悪化することはめずらしくない（図4、5）。このようなケースでは荷重や歩行時のズレ力への対応、フットウエアへの配慮が大切である。

一方、ADL が低下し車椅子での生活が主体のケースでは、機械的圧迫は少ないものの macroangiopathy と microangiopathy の進行による血流障害のため治癒の遷延がみられる。疾患自体が血管を含めた結合組織系の炎症であるため、他の虚血性皮膚潰瘍の治療法を選択できないことも少なくない。そのため現実には、既存の治療法を種々選択して取り組む以外になく、今後の大きな課題と言える（図6）。

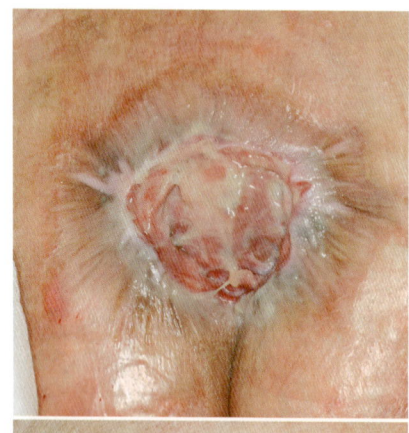

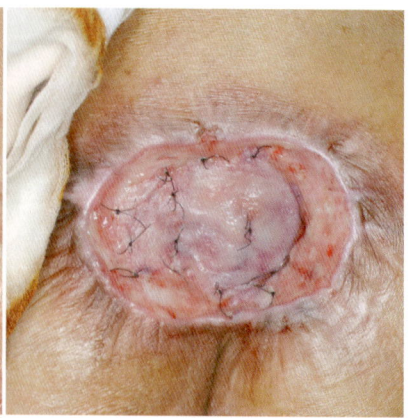

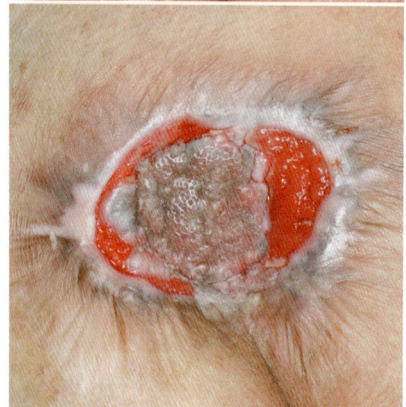

a	b
c	

(a) 術前

いわゆる"近代創傷ドレッシング材や外用薬"の使用で創の改善が得られなかったので、ベッドサイドで局所麻酔下に、頭皮から分層皮膚を採取し植皮した。体位変換により植皮片がズレて脱落するのを防ぐため、可動性がない仙骨上の肉芽にだけ植皮を行った。

(b) 術後5日

植皮の生着により、浸出液の量の減少と性状の改善がみられた。

(c) 術後1カ月

原疾患に対する全身治療や使用していたマットレス等の条件は植皮前と同じだが、植皮を行っていない部位にも良好な肉芽が形成された。生体皮膚には、既存のドレッシング材や外用薬では得られない効果（各種サイトカインによる創傷治癒の促進など）があるので、下肢の難治性皮膚潰瘍の治療でもその適応を念頭におく。採皮部は10日で上皮化し、その後は毛髪が生え瘢痕はほとんど残らなかった。

図2　アレルギー性肉芽腫性血管炎（46歳、女性）

42歳で発症した。43歳時、脳出血により左不全麻痺となった。44歳時、S状結腸穿孔のため人工肛門を造設。その後、日常生活自立度の低下に伴い仙骨部に褥瘡が生じた。

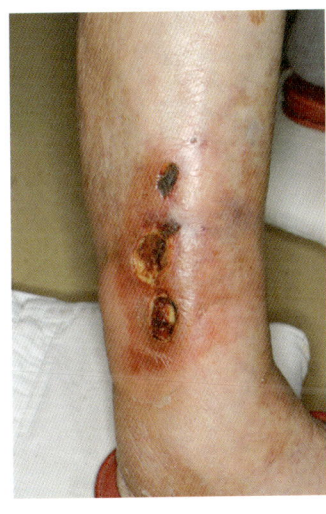

(a) 初診時所見
右下腿皮膚潰瘍。図1の症例と同様に、固着した乾燥壊死組織にデュオアクティブ®CGFを貼付した。

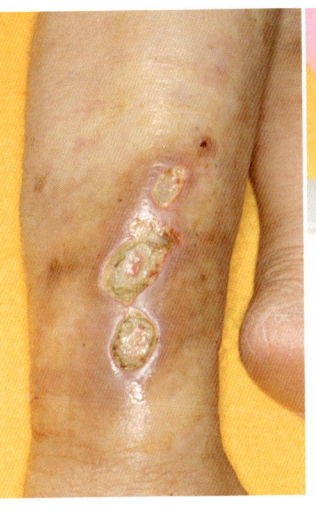

(b) 治療開始後3週
浸軟化した壊死組織のデブリードマンを継続した。創周囲皮膚の炎症は軽減した。

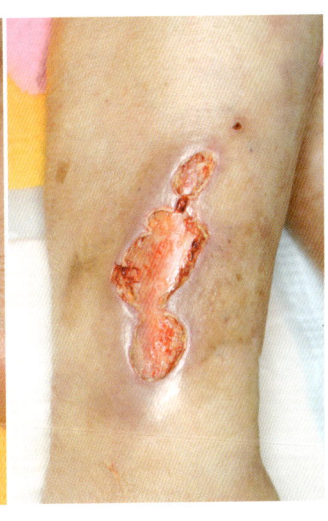

(c) 隣接する皮膚潰瘍の間に介在する小皮膚片を切開し、創の形状を単純化した。これにより創の洗浄効果が高まるとともに、創収縮のベクトルが統一される。

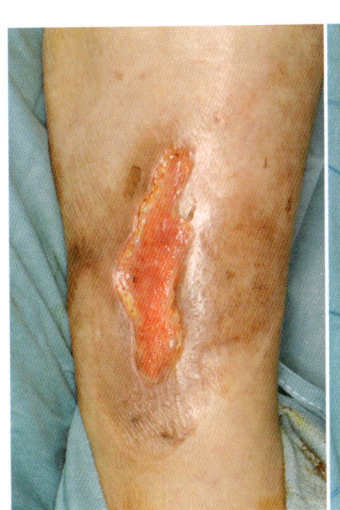

(d, e) 治療開始後2カ月
Wound bed preparation が得られたので植皮術を行った。

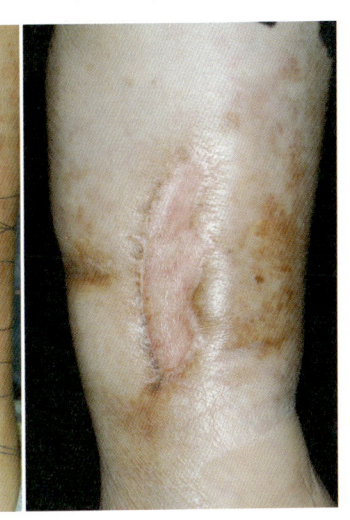

(f) 治療開始後5カ月
皮膚潰瘍の再発はみられない。

図3　関節リウマチ（76歳、女性）

第4章　その他の下肢潰瘍

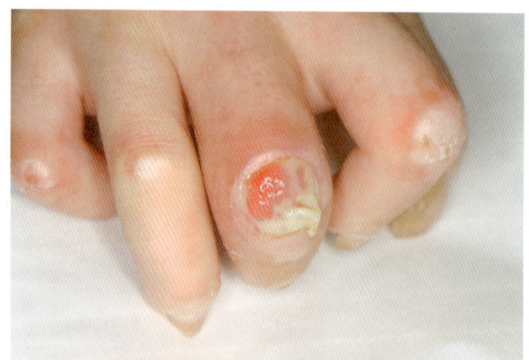

(a) 初診時所見
右中指 PIP 関節背側部の皮膚潰瘍。末梢側の壊死組織を切除した。トラフェルミン（フィブラスト®）を噴霧後、白色ワセリンと非固着性創傷用吸収パッドを使用した。

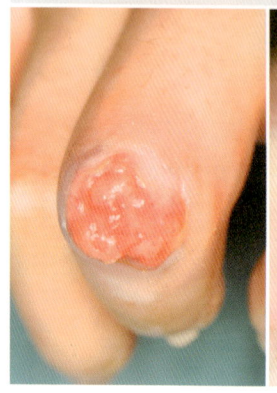

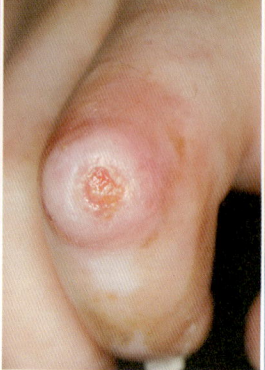

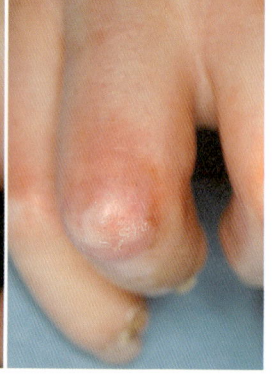

(b) 治療開始後 4 週
フィブラスト®に反応して肉芽形成がみられた。肉芽はやや過剰に形成させた後、ステロイド含有軟膏でその量を調整していくのが膠原病に伴う難治性皮膚潰瘍の治療では有効である。

(c) 治療開始後 6 週
肉芽の高さが創縁と一致し、創の収縮と上皮化がみられる。

(d) 治療開始後 8 週
創の収縮と上皮化は良好である。

(e) 治療開始後 10 週
創は治癒した。

図 4　強皮症（24 歳、女性）

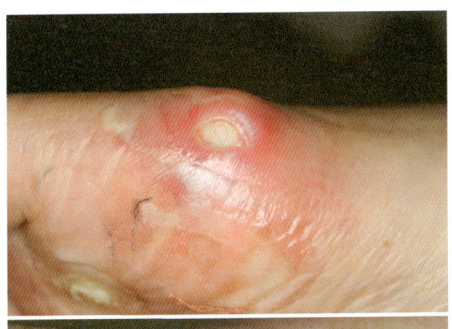

(a) 初診時所見
右第1趾MTP関節内側部の皮膚潰瘍。靴による圧迫のため、創周囲に発赤がみられる。
トラフェルミン（フィブラスト®）を噴霧後、白色ワセリンと非固着性創傷用吸収パッドで治療した。

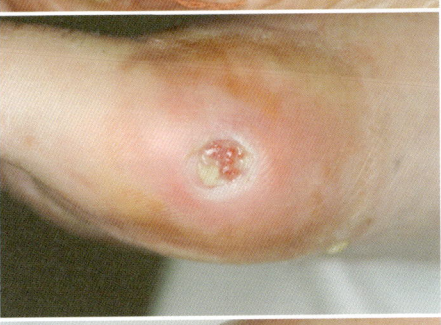

(b) 治療開始後11週
手指と同じ関節突出部の皮膚潰瘍だが、同じ治療を行っても足では治癒に時間がかかる。

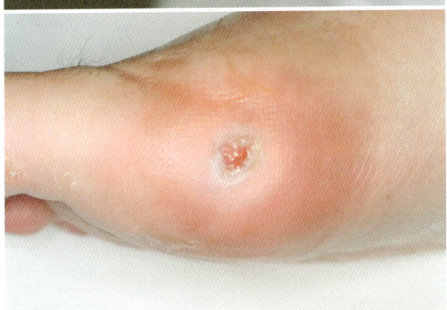

(c) 治療開始後13週
皮膚潰瘍辺縁の段差が改善し、創の収縮と上皮化がみられる。

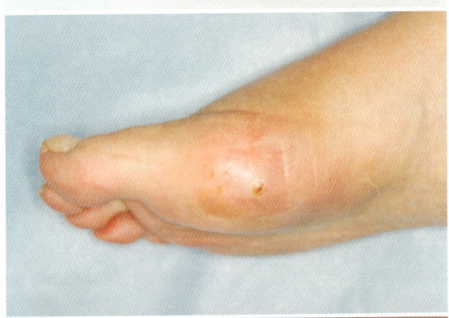

(d) 治療開始後19週
仕事を続けながらの通院治療で上皮化した。

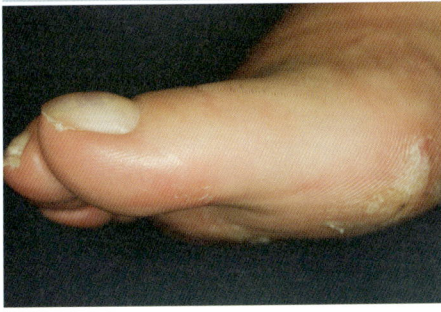

(e) 治療開始後10カ月
再発はみられない。

図5　強皮症（24歳、女性）、図4と同一症例

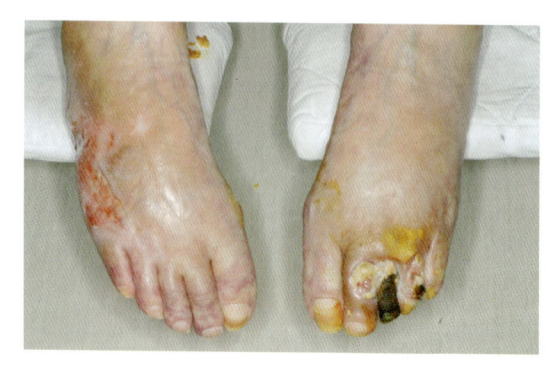

(a) 初診時所見
右足背外側と左 2.3.4 趾の皮膚潰瘍。右外果と左下腿にも皮膚潰瘍がみられた。乾燥壊死した第 3 趾を切除した。

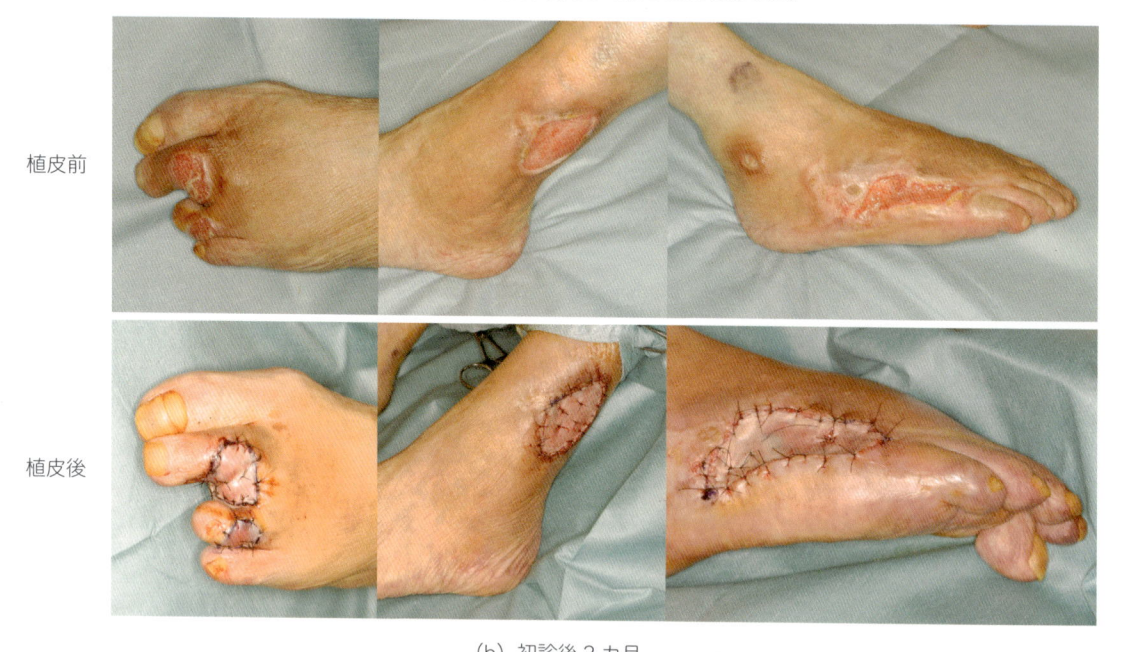

植皮前

植皮後

(b) 初診後 3 カ月
原疾患の治療に加え、プロスタグランディン製剤、抗血小板薬の投与と局所治療により wound bed preparation が得られたので植皮術を行った。

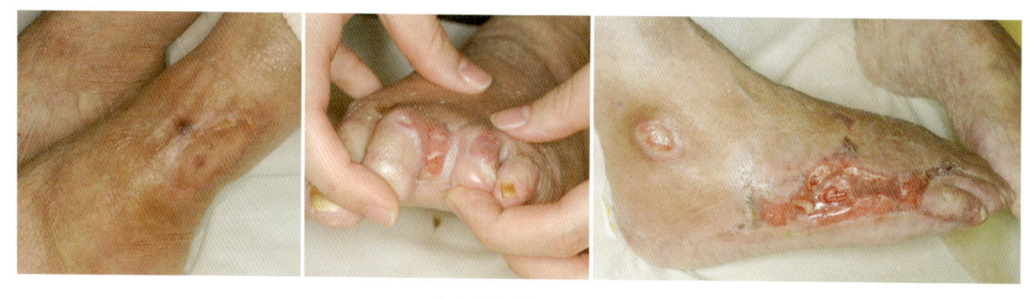

(c) 植皮後 2 カ月
足関節より中枢では植皮は生着した（左）。しかし、足関節より末梢では部分的に生着が得られなかった。生着部位と非生着部位が不規則に混在しているのは、隣接部位でも microangiopathy の程度が異なるためであると考えられた。

図 6　悪性関節リウマチ（72 歳、女性）

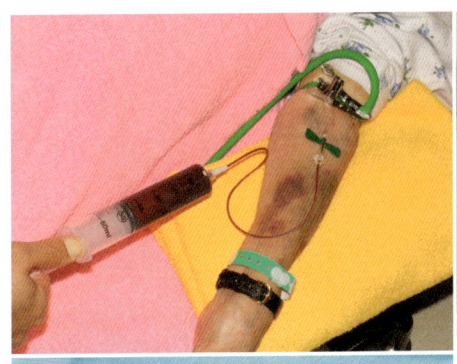

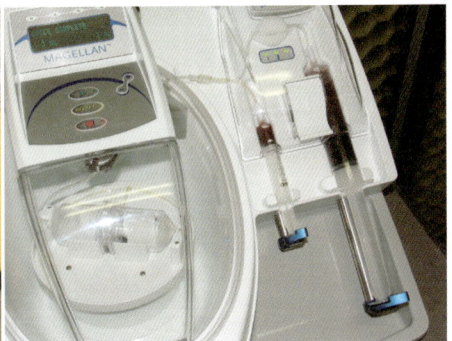

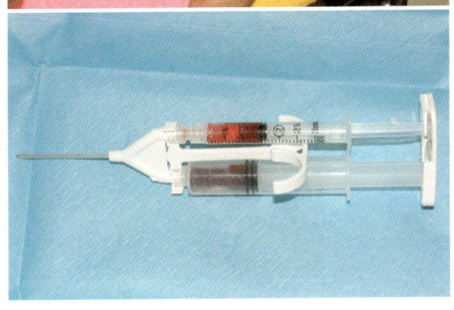

(d) 末梢血からマゼラン自己血小板分離装置®を用いて多血小板血漿（Platlet Rich Plasma, PRP）を採取した。また、付属の薬液混合ディスペンサーキットを使用してトロンビンを生成し、このトロンビンとPRPを混合してPRPジェルを作製した。PRPから放出されるサイトカイン（PDGF、TGFβ1、TGFβ2、VEGF、IGF）による創傷治癒の促進を期待して、足関節より末梢に残存した皮膚潰瘍にPRPジェルを貼付した。

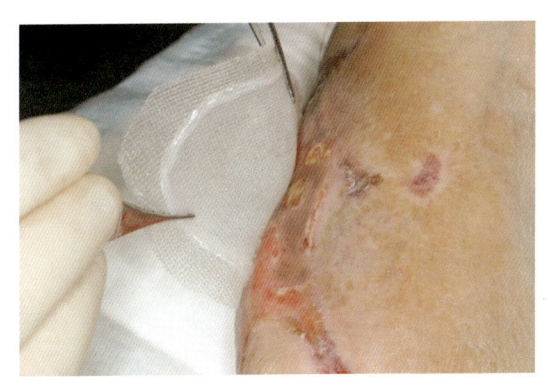

(e) PRPジェルによる治療に加え、凍結保存同種培養表皮[11)]の移植も行った。写真は右足背の皮膚潰瘍への移植を示す。

図6つづき

(f) 植皮後 6 カ月
各種の治療を繰り返すことにより創は閉鎖した。膝下では皮膚の萎縮と血管壁の脆弱化のため紫斑がみられる。足背の SPP は 15mmHg なので、皮膚潰瘍の再発予防が極めて重要である。

図 6 つづき

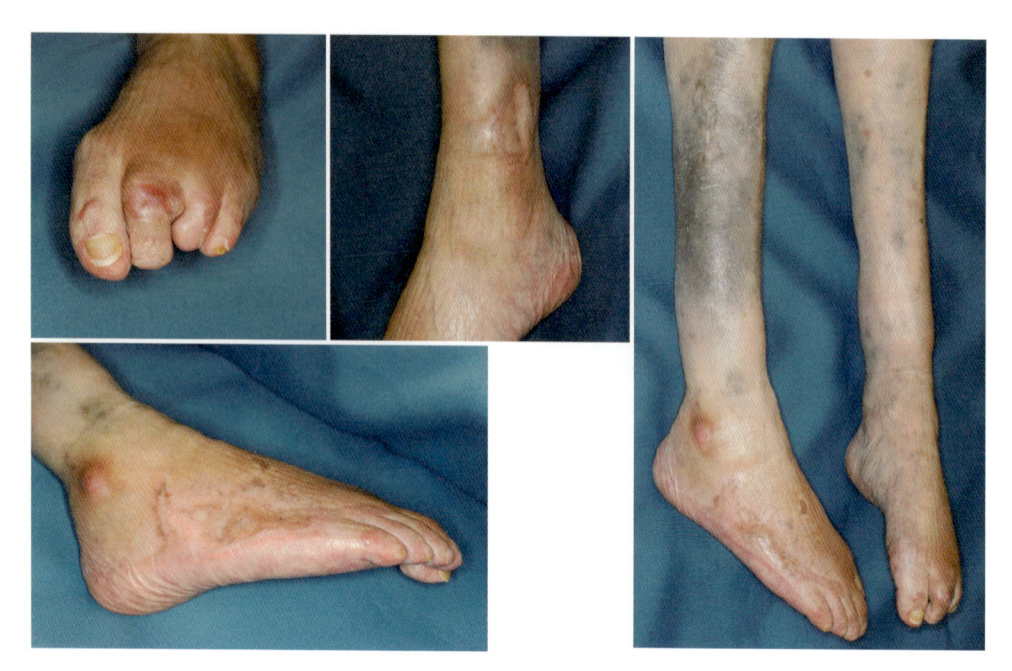

文献

1) 三森経世：概念と病因，病態．最新皮膚科学大系（第 1 版）：玉置邦彦編，第 9 巻　膠原病　非感染性肉芽腫，pp2-15，中山書店，東京，2002
2) 竹原和彦：膠原病に伴う皮膚潰瘍の治療．興和医報 2：35-38，1997
3) 橋本博史：膠原病総論．内科学（第 2 版），黒川清ほか編，pp2162-2169，文光堂，東京，2003
4) 古川福実，米井希，大谷稔男：SLE による潰瘍を治す．難治性皮膚潰瘍を治すスキル，橋本公二ほか編，pp202-206，文光堂，東京，2003
5) 片山一朗，浜崎洋一郎，有馬優子ほか：抗リン脂質抗体症候群．最新皮膚科学大系（第 1 版）玉置邦彦編，第 9 巻　膠原病　非感染性肉芽腫，pp177-184，中山書店，東京 2002
6) 松崎恭一：Wound bed preparation；TIME を理解するための創傷治癒．日本創傷・オストミー・失禁ケア研究会誌 10：6-13，2006
7) 三森明夫：膠原病診療ノート．第 2 版，日本医事新報社，東京，2003
8) 橋本博史：慢性関節リウマチと血管炎．current therapy 19：428-431，2001
9) 松崎恭一：そもそも「滲出液」とは？　どう対処する？．エキスパートナース 24：31-35，2008
10) 鈴木かやの，川名誠司：結節性多発動脈炎（PN）による皮膚潰瘍を治す．難治性皮膚潰瘍を治すスキル，橋本公二ほか編，pp214-218，文光堂，東京，2003
11) 松崎恭一，井上肇，熊谷憲夫：凍結保存した同種培養表皮の臨床応用．医学のあゆみ 201：848-849，2002

第4章　その他の下肢潰瘍

3　二分脊椎症による下肢潰瘍

神戸大学形成外科　寺師浩人

I　二分脊椎症とは

　脳神経領域の先天奇形である。その程度はさまざまで、腰椎以下のレベルでの発症では歩行が可能となってくるが、末梢（足趾、足底）側ではその神経障害のため皮膚潰瘍を形成しやすい。神経障害のうち知覚障害は糖尿病のような鈍麻ではなく完全麻痺であり、活動性の高い若年者が多いため注意を要する。また、生下時より知覚を獲得した経験がないため自覚に乏しい傾向にある。

II　病　態

　二分脊椎症患者に生じる皮膚潰瘍は、車椅子患者の場合は坐骨部褥瘡が多く、通常の麻痺患者と大きな違いはないが、歩行可能な患者の場合にはその患者特有のものがある[1)2)]。すなわち、二分脊椎症の麻痺レベル、内反足の有無、その他の足の変形や脚長差などにより、個人差を持ち非特徴的で、左右でも異なる。時に、歩行可能であっても坐骨部にも潰瘍を生じることがある。運動麻痺のレベルは知覚麻痺のレベルよりも低く[2)]、運動麻痺のレベルによって日常

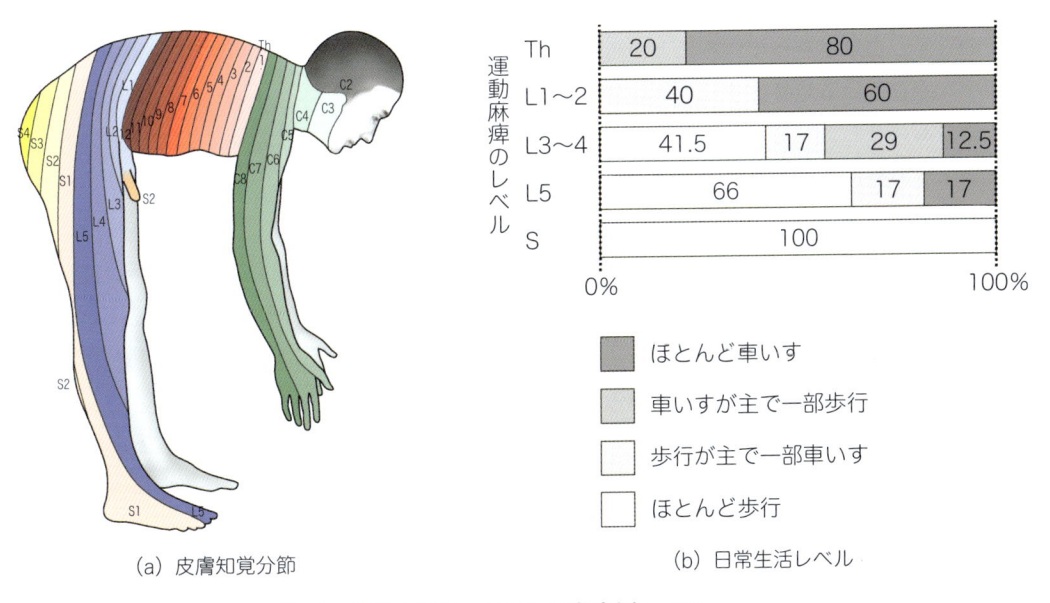

(a) 皮膚知覚分節　　　(b) 日常生活レベル

図1　運動麻痺レベルと日常生活レベル

生活が車椅子か歩行可能か決まってくる[3]。通常、L3以下のレベルの麻痺では半数近くが、S以下のレベルの麻痺ではほぼ100％近くが歩行可能である[1]（図1）。潰瘍の発生原因は足の変形と知覚麻痺にある。麻痺した筋肉と麻痺していない筋肉とのアンバランス、さらに歩行によって生じる影響が加味されて足の変形が生じる[1]。Yanagidaら[3]の日本における統計によると、二分脊椎症患者の83.5％に足の変形を認めたと報告されている。変形は、尖足、内反足が多いがさまざまであり、これに知覚麻痺が重なって成人までに85％が足の潰瘍を経験すると言われている[2]。しかも、その頻度は発育によって学童期に飛躍的に増え、ほとんどが装具の圧迫によるものである[1,2,4]。

III 診断と治療

診断

幼少時に髄膜瘤の手術歴があることなど、すでにその診断がついている。二分脊椎症協会などを通じて、神経学的、整形外科学的、泌尿器学的指導を受けている患者がほとんどであるが、皮膚潰瘍（特に足部）に関しては啓蒙が進んでおらず、潰瘍をもっていることが当たり前のように感じている患者も多い。疼痛を伴わないため、おおむね自覚に乏しい。

皮膚潰瘍の発症部位から推測する（図1）と、
1) 胸椎（Th）〜腰椎（L1、L2）では車いすが主である（坐骨・尾骨褥瘡）
2) 腰椎（L3、L4）では一部歩行可能であるか車いす使用となる（坐骨・尾骨・足部褥瘡）
3) 腰椎（L5）では歩行可能な患者が多い（足部褥瘡）
4) 尾椎（S）ではほぼ歩行可能である（足部褥瘡）

治療

創傷治療とフットウェアを含めた指導を長期にわたり行うことにある。原則は、成長の発達過程にある障害であることを患者とその家族に再認識してもらうこと、医療従事者は安易な手術の回避と装具の細かい工夫を義肢装具士と常に相談することである[5]。創傷治療では、積極的に手術的療法を施行している報告も見られる[6]が、創傷を治すことのみに主眼を置くのではなく、除圧と擦れ予防を備えた適切なドレッシングやフットウェアと患者自身への細かい指導が重要であり、骨露出や骨髄炎症例を除き、まず保存的治療を試みるべきである[4,5]。さらに、手術をせざるを得ない場合は、将来の矯正手術の妨げにならないように小児整形外科医との連携も必要となる[4,6,7]。

IV 代表症例

【症例】
30歳、女性

現症：右足底前荷重部外側（内反足）と左足底前荷重部内側（外反足、扁平足）の皮膚潰瘍（5カ月間未治癒）。右足は感染（化膿性リンパ管炎）を伴っていた（図2-a）。

既往歴：5歳時、脊髄脂肪腫の摘出術を受けた。14歳頃より左足から感覚が鈍くなり両側に及んだ（左＞右）。膀胱直腸障害と無機能腎があり、妊娠中であった。

診断：二分脊椎症のL5以下の麻痺。

治療：感染部のドレナージが効くように胼胝をけずり創部をできる限り開放とし（図2-b）、毎日石鹸でよく洗うように指導した。また、創部にはスクロードパスタ®を使用し創部周囲を底上げするようなドレッシングと、特殊靴内の中敷きの一部を除去することにより、歩行時に創部にかかる圧迫と擦れをなくした（図2-c）。さらに、感覚のないことが創形成を助長させ、かつ、悪化させる要因であることを患者自身に納得するまで説明した。

術後経過：その後、創は徐々に縮小し、約1

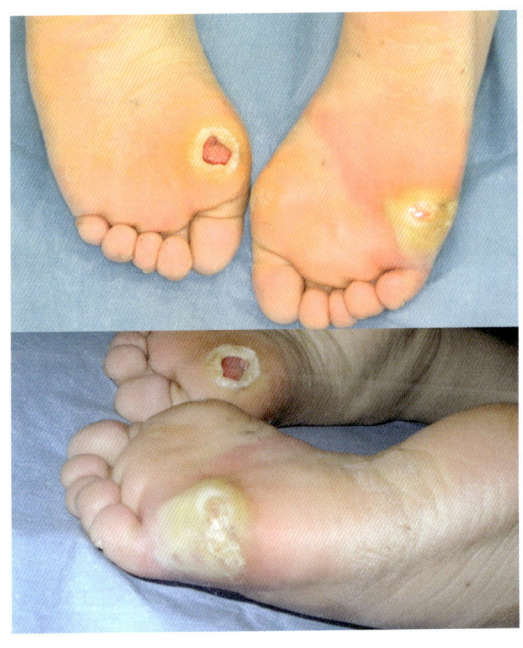

(b) 胼胝を削ることで潰瘍が露呈した。

(a) 初診時所見
右足底前荷重部外側（内反足）と左足底前荷重部内側（外反足、扁平足）に皮膚潰瘍を認める。右足底の胼胝から化膿性リンパ管炎を呈している。

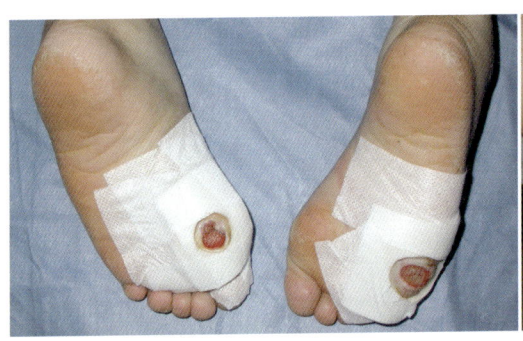

創部周囲を底上げしている。

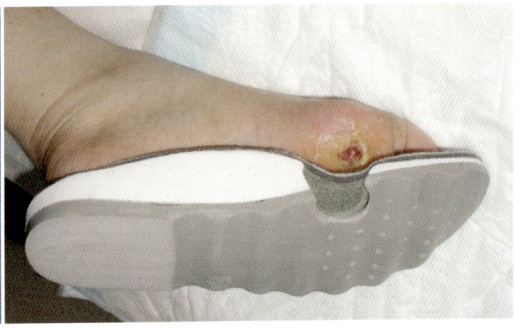

足底板の一部を除去した。

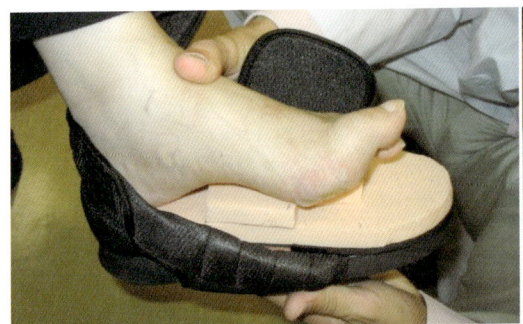

ロッカーソールの治療用サンダル装着の様子。

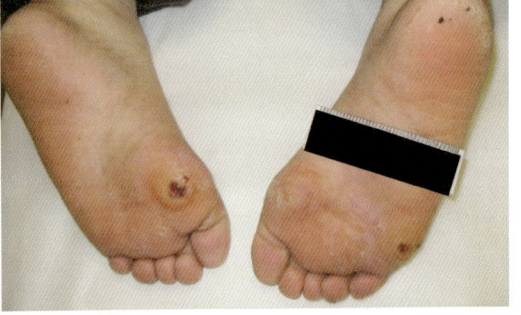

約1カ月でほぼ治癒したが、まだ胼胝を有している。

(c) 治療経過

図2　症例：30歳、女性、二分脊椎症

第4章　その他の下肢潰瘍

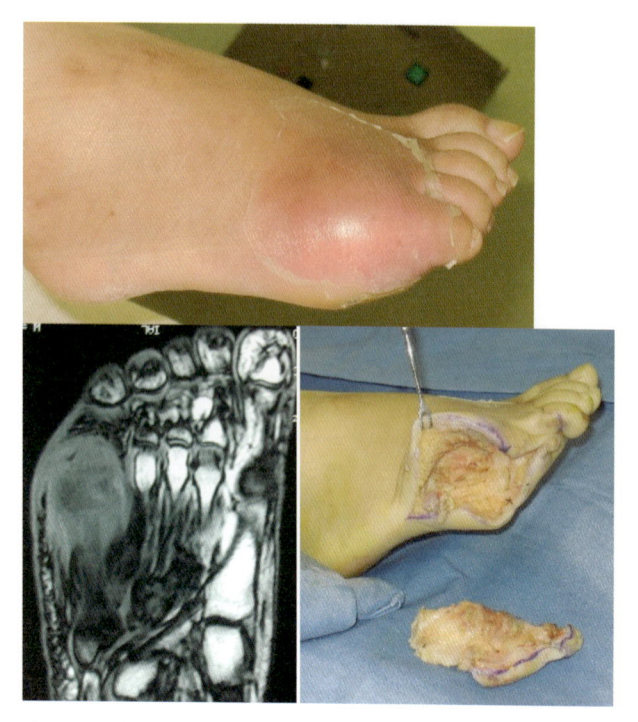

右足：足底胼胝から感染し腫脹している．MRI像では，骨髄炎を呈しているのがわかる．第5趾切断を余儀なくされた．

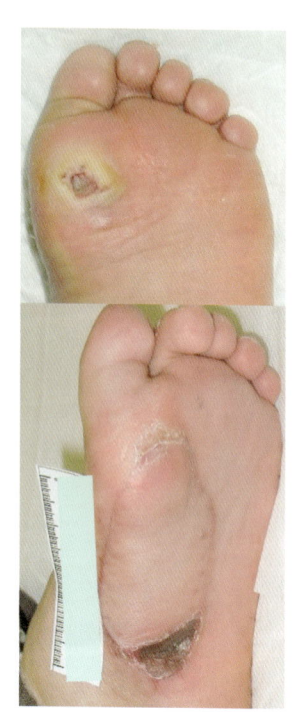

左足：足底の胼胝内潰瘍と周囲の感染を伴っている．内側足底動脈穿通枝皮弁で修復した．

(d) 3年後の再発

図2 つづき

カ月で治癒した（図2-c）．

　出産し，創治癒から3年後，育児のため自身の足への注意不足となり，両側とも前回と同じ部位に再発した．右側は第5趾中足骨の骨髄炎を併発していたため第5趾趾列切断術，左側は骨と腱の露出を認めたため，内側足底動脈穿通枝皮弁術[8]を施行して創を閉鎖した（図2-d）．以後，時々擦れによる小潰瘍を繰り返しながら外来通院し定期的にフットウェアのチェックをしている．

■ 文献

1) 渡辺偉二：褥瘡，脊柱・下肢の変形について．二分脊椎のライフサポート，石堂哲郎編，pp130-136，文光堂，東京，2001
2) Shurtleff DB : Decubitus formation and skin breakdown. Myelodysplasias and exstrophies; Significance, prevention, and treatment. edited by Shurtleff DB pp299-311, Grune & Stratton, New York, 1986
3) Yanagida H, Fujii T, Takashima A, et al : The incidence of foot deformity in Japanese school-age patients with spina bifida. Spina bifida, edited by Matsumoto S. et al. pp357-358, Springer, Tokyo 1999
4) 寺師浩人，北野育郎，辻　依子ほか：二分脊椎患者の足部褥瘡．日本褥瘡学会誌7：195-198，2005
5) 寺師浩人：7．二分脊椎症患者の褥瘡予防．褥瘡チーム医療ハンドブック4章．褥瘡の予防．（宮地良樹ほか編），pp88-90，文光堂，東京，2007
6) 鳥山和宏，鳥居修平，猪田邦雄：二分脊椎に合併した足底部潰瘍の治療．形成外科41：329-336，1998
7) 亀下喜久男：二分脊椎の足変形の治療．日整会誌61：1159-1173，1987
8) 辻　依子，寺師浩人，北野育郎ほか：順行性Distally based perforator medial plantar flapによる前足部荷重部の再建．日形会誌26：742-745，2006

第4章　その他の下肢潰瘍

4　Blue toe syndrome

新須磨病院形成外科／創傷治療センター　辻　依子

I　Blue toe syndrome とは

　突然生じる足趾の冷感、疼痛、網状斑を主徴とする疾患である。大動脈など大血管壁に存在する粥状硬化巣や動脈瘤の壁在血栓から微小塞栓（コレステロール結晶）が飛散し、足趾の小血管を塞栓し、発症する。小血管に閉塞した微小塞栓に対する異物反応が起こり、炎症細胞が浸潤するとともに血管内膜の増殖などにより血管内腔は徐々に閉塞していく。腎動脈、腸間膜動脈などの内臓動脈にも塞栓を来たすため各種臓器障害を生じ、総称してコレステロール結晶塞栓症（Cholesterol Crystal Embolization：CCE）という。微小塞栓飛散の原因として、大血管手術や EVT（endovascular therapy）などの血管内操作による機械的損傷あるいは動脈瘤に対するワーファリン、ヘパリンなどによる抗凝固療法があげられる。また、誘因なく発生する特発性のものもある。

II　病　態

皮膚症状

　早期に足趾、足底にかけて livedo 様紅斑（網状斑）、冷感、疼痛が出現し、進行するにつれて紫斑、blue toes を呈し、さらに足趾の潰瘍・壊死を生じる（図1）。これらの症状は末梢動脈性疾患（PAD）の症状に類似しているが、足背、後脛骨動脈の拍動を触知できる点で鑑別

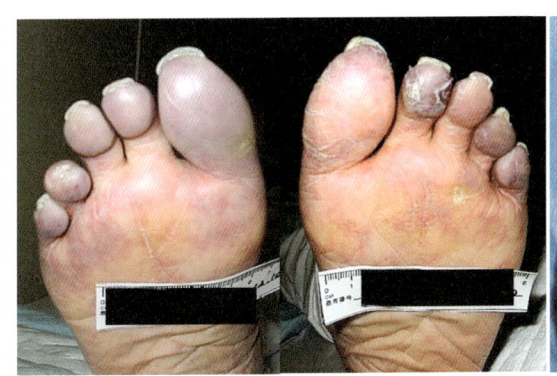

（a）発症時
網状斑および左第2趾に潰瘍を認める。

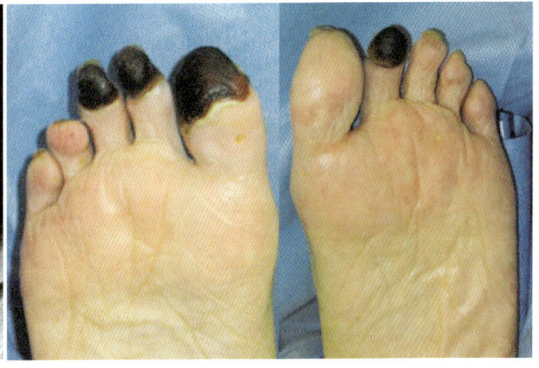

（b）発生から6カ月後
Blue toe および網状斑は消失し、壊死範囲が明瞭化している。

図1　下肢血管バイパス術後に発症した blue toe syndrome の1例

可能である。微小塞栓の飛散が停止すれば、網状斑、チアノーゼは軽快し、壊死・潰瘍範囲の境界が明瞭化してくる。

その他の症状

コレステロール結晶の塞栓部位によりさまざまな臓器障害を認める。障害されやすい臓器として皮膚以外に、腎臓、消化管などがあげられ、腎障害は50〜80％と頻度が高く、腎障害を来した患者の約28〜61％に透析療法が必要になると報告[1]されている。

検査所見

炎症反応の上昇、好酸球増多、BUN・クレアチニンの上昇を認めることが多い。

画像所見

胸腹部〜骨盤までの造影CT、血管造影検査で大動脈の壁在血栓の不整や大動脈瘤を認める。

III 診　断

特徴的な皮膚所見、発症機転および腎機能障害の併発などの臨床症状やBUN、クレアチニン上昇、好酸球の上昇などの検査所見、大動脈の画像所見からblue toe syndromeの診断は可能である（表）。確定診断のためには皮膚、筋生検を行い、血管内のコレステロール結晶の塞栓を証明する必要があるとの報告が多いが、生検による局所の侵襲により、創悪化や壊死範囲拡大を招く危険性があり、著者はblue toe syndromeの診断に生検を行うことは禁忌と考えている[2]。

表　診断

皮膚所見	Livedo様紅斑（網状斑）、チアノーゼ
発症機転	血管的操作の既往、抗凝固療法の有無
臨床検査所見	BUN、クレアチニン、好酸球の上昇
画像所見	エコー、造影CT、MRIなどで大動脈の粥状硬化巣や動脈瘤の壁在血栓

IV 治　療

まずblue toe syndromeの原因について検索し、抗凝固剤を使用している場合は中止する。網状斑、チアノーゼが強く出現していたり、足部の疼痛の訴えが強かったりする場合、コレステロール結晶による塞栓あるいは血管炎が進行している時期であるため、たとえ足趾壊死、潰瘍を認めてもデブリードマンなどの侵襲的な処置は行わない。足趾の皮膚病変に対して、創部感染を防ぐためシャワー等でよく洗浄し、スルファジアジン銀（ゲーベン®クリーム）を潰瘍部に塗布する。

WBC、CRPが高く好酸球増多を認める場合は、血管炎が活発化しているため、副腎皮質ホルモン（ステロイド）を使用する。使用量、使用期間についてはさまざまな報告がある[3]が、著者は0.5mg/kg体重から開始し、網状斑、チアノーゼの状態や、検査所見を参考にしながら、5mgずつ漸減していく。足趾に潰瘍・壊死を認める場合は副腎皮質ホルモン使用量が5〜10mg/日で安定し、足趾壊死範囲の境界が明瞭化した時点で、断端形成術を施行する。壊死範囲が小さい場合は自然脱落も望める。著者の施設では、blue toe syndrome発症から断端形成術が可能となるまで3〜12カ月（平均6カ月）かかった。

その他の治療として、Prostaglandin製剤などの血管拡張剤やLDL吸着療法が有効であるとの報告も認める[4]。

V 予　後

Blue toe syndromeは多臓器疾患により死亡率が60〜80％と言われていたが、早期発見、早期診断により死亡率が12.5％まで低下したと報告されている[5]。

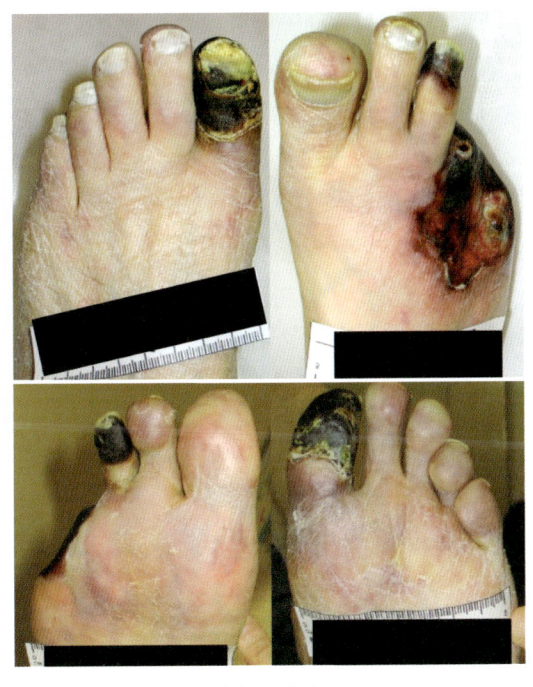

(a) 入院時

(b) 血管造影検査後

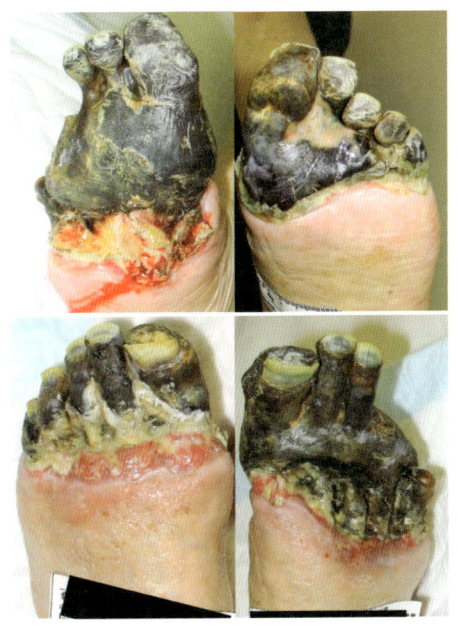

(c) 血管造影検査後6カ月
壊死範囲が明瞭化している。

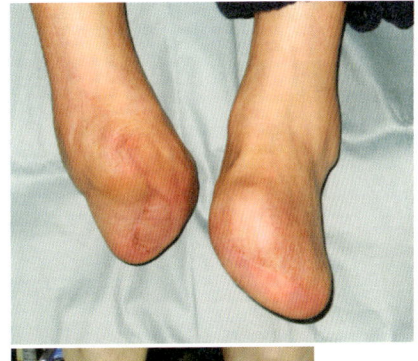

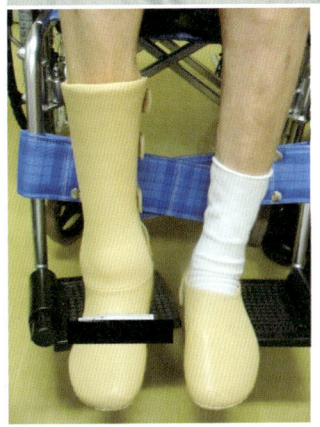

(d) 右はショパール切断、左はTMAを施行している。装具を使用し、屋内歩行可能である。

図2 症例：79歳、男性、糖尿病

第4章 その他の下肢潰瘍

皮膚症状が最も早期から出現するため、足趾潰瘍や皮膚の変色を主訴に来院し、blue toe syndrome を疑う場合は、全身的な精査も行う。カテーテル検査やカテーテル治療、抗凝固療法を施行する時は、blue toe syndrome の発症を念頭に置く必要がある。

Ⅵ　代表症例

【症例】
79歳、男性、糖尿病

現病歴：両足の皮膚変色、潰瘍を認め blue toe syndrome と診断され近医に入院した。血管拡張剤の点滴、LDL 吸着療法施行し、初診から4カ月後に右第4、5趾を切断したが潰瘍拡大したため、当院を受診した。

両足の足背、後脛骨動脈の拍動はともに触知可能であり、ABI は右 1.13、左 1.05 であった。

検査所見：CRP 6.31mg/dl、WBC 15400/μl、BUN 30mg/dl、クレアチニン 1.1mg/dl、好酸球 24.3％

画像所見：血管造影検査で腹部大動脈の壁不整

経過：当院に入院後も両足のチアノーゼが強くなり、壊死の拡大を認めた。徐々に壊死範囲の境界が明瞭化してきたため発症より1年後に右足ショパール切断、左足 transmetatarsal amputation（TMA）を施行した。現在、装具を使用し、屋内歩行可能である（図2）。

文献

1) 鈴木　越：Blue toe syndrome（コレステロール塞栓症）. 呼と循 51：77-81, 2003
2) 辻　依子：足趾潰瘍を伴う Blue toe Syndrome の治療経験. 形成外科 52, in press, 2009
3) Yücel AE, Kart-Köseoglu H, Demirhan B, et al：Cholesterol crystal embolization mimicking vasculitis; Success with corticosteroid and cyclophosphamide therapy in two cases. Rheumatol Int 26：454-460, 2006
4) 千葉　覚, 吉田弘之, 伊藤伊一郎：LDL 吸着療法が著効を示した Blue Toe Syndrome の1例. 日血外会誌 4：565-569, 1995
5) 大西泰彦：コレステロール結晶塞栓症. 皮膚臨床 42：1552〜1555, 2000

第5章
下肢の創傷に対する治療

第5章　下肢の創傷に対する治療

1　Wound bed preparation

埼玉医科大学形成外科　市岡　滋

はじめに

ここでは個々のサイトカイン、レセプター、酵素、分子機構などの詳細を省き、創傷治癒についての最低限のプロセスと細胞、物質名のみ概説する。

I　創傷治癒過程のアウトライン

1　出血凝固期

皮膚に損傷が生じると出血が起こり、凝固した血液が創をとりあえず一時的に閉鎖する。いわば外敵侵入に対する応急処置である。この時期が出血凝固期である（図1-①②）。血液凝固で働いた血小板はつぎに必要な要員を呼び寄せるための信号を発する。信号は血小板由来成長因子（Platelet Derived Growth Factor：PDGF）などのサイトカインである。動員される主な要員は白血球などの炎症性細胞、線維芽細胞、新生血管である。

2　炎症期

引き続き炎症性細胞が働き壊死組織などガレキの山や細菌など修復に邪魔なものを掃除・退治する。武器の一つはタンパクを分解する酵素でMatrix Metalloproteinase（MMP）と総称される一群のプロテアーゼである。この時期を炎症期と呼ぶ（図1-③）。

3　増殖期

掃除・退治が進むうちに本格的修復作業が始まる。線維芽細胞が集結し分裂増殖して自身の周囲に細胞外マトリックス（Extracellular Matrix：ECM）を作って欠損を埋める。代表的なECMはコラーゲン、エラスチン、フィブロネクチン、ヒアルロン酸といったもので比較的よく耳にする物質である。これらが皮膚の張り、弾力性、保湿などを担う成分として多くの化粧品にも含まれる。

ここで動員された細胞が働くためにきわめて重要な現象が起こる。それは細胞に酸素や栄養を与えるための補給路を確保することすなわち血管新生である。創傷治癒を促進する薬の多くはこの血管新生を多く速やかに起こすことをターゲットにしている。種々細胞と血管からなる組織が肉芽組織である（図1-④）。

血行の良い肉芽組織が形成されると創縁が収縮することと表皮細胞が遊走することで創が閉鎖する（図1-⑤）。ここまでの段階が増殖期である。遊走した表皮とその下の結合組織（もともとの肉芽組織）を瘢痕組織と呼ぶ。

4　成熟期

ここまでで創は治癒したことになるが、その後、活発であった細胞の活動が落ち着くステージに入る。これが成熟期で、受傷後（手術後）1〜2カ月は赤く盛り上がっていた瘢痕の赤みや膨隆が軽減して目立たなくなっていくプロセスである。増殖期から成熟期にうまく移行せず

126

①真皮を越える欠損で壊死組織が残っている。

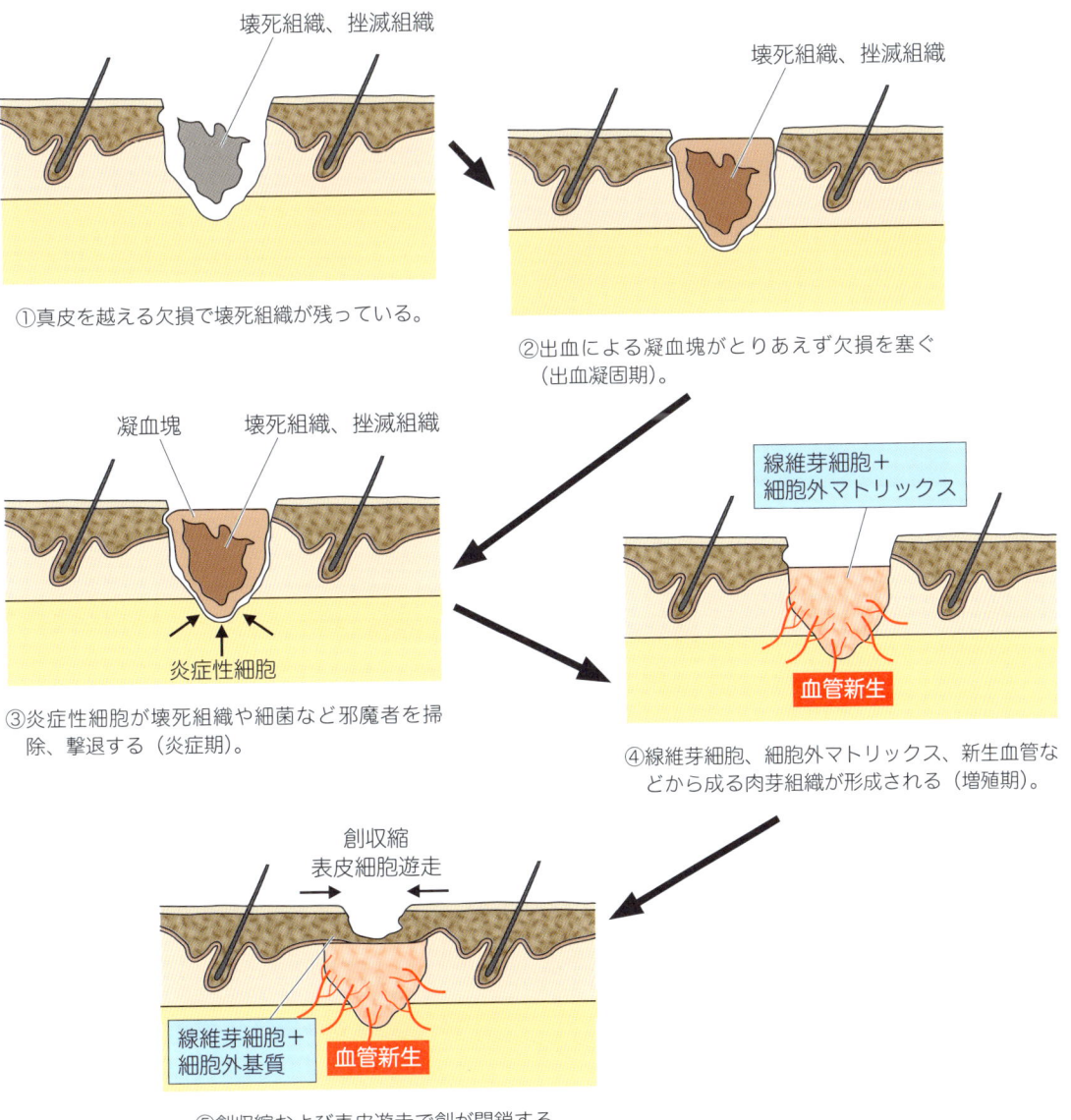

②出血による凝血塊がとりあえず欠損を塞ぐ（出血凝固期）。

③炎症性細胞が壊死組織や細菌など邪魔者を掃除、撃退する（炎症期）。

④線維芽細胞、細胞外マトリックス、新生血管などから成る肉芽組織が形成される（増殖期）。

⑤創収縮および表皮遊走で創が閉鎖する。

図1　創傷治癒過程の模式図

長期に渡って目立つ傷跡が肥厚性瘢痕で（図2-a）、さらに元の創傷を超えてまで細胞活動が持続・拡大して腫瘍のように増大してしまうのがケロイドである（図2-b）。

II　Wound bed preparation とは

　新鮮な外傷、手術縫合創、採皮創など上記の創傷治癒機転が自然と働いて治癒が期待できる創傷を急性創傷（acute wound）と言う。これに対して何らかの原因で創傷治癒過程が進行せ

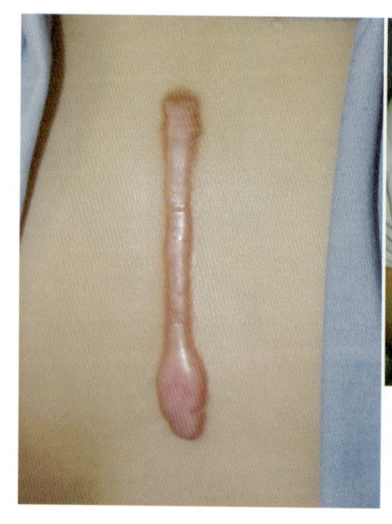

(a) 肥厚性瘢痕
外傷、手術などの誘因があり、受傷部を超えずに隆起する。

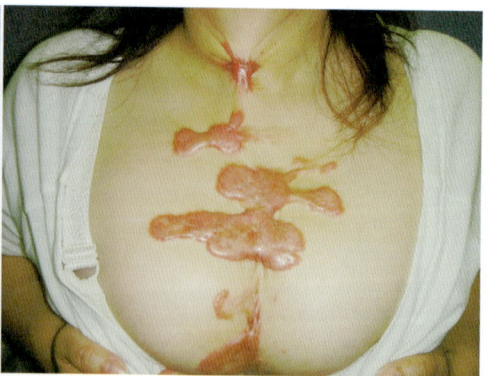

(b) ケロイド
はっきりした誘因がなくても発症する。受傷部を超えて周囲の正常皮膚に浸潤・拡大しながら腫瘍性に増大する。

図2　成熟期に移行しない病態

ず治りにくくなった創傷を慢性創傷（chronic wound）または難治性潰瘍と呼ぶ。本書で扱う糖尿病や血行障害による下肢の創傷は慢性創傷の代表的なものである。

慢性創傷・難治性潰瘍では停滞している創傷治癒過程がうまく動くように創傷の状態を整える必要がある。そのためのマネージメントを wound bed preparation と呼ぶ[1]。

創の状態を整えるとはどういうことか。それは創傷治癒を妨げる局所の因子を除くことである。その因子として重要なのは（1）壊死組織・不活性化組織（Tissue non viable or deficient）、（2）感染・炎症（Infection or Inflammation）、（3）湿潤のアンバランス（Moisture imbalance）（4）進まない創辺縁または皮下ポケット（Edge of wound-non advancing or undermined）である。頭文字を合わせて TIME と呼ぶ。

III　なぜ創傷治癒の妨げになるのか

前記の要素がいかに創傷治癒を阻害するのか解説する。

1 壊死組織・不活性化組織：T（Tissue non viable or deficient）

生体が壊死組織を排除しようとするのが炎症期というプロセスであるが、壊死が残存してしまうと蛋白分解酵素などをさらに産生して何とか除去しようとする。この煽りでECM、サイトカイン、細胞レセプターなど必要なものも破壊されてしまい炎症期が長引き、つぎのステップに移れなくなってしまう。また壊死組織の存在は創収縮や上皮伸展の物理的な障害になり、細菌感染の温床ともなり創傷治癒の妨げになる。

② 感染・炎症
：I（Infection or Inflammation）

　創傷に細菌が侵入し感染が成立すると生体はこれに対抗しなければならず、創傷治癒活動が阻害される。このように有害な刺激を受けた時に生体が起こす局所組織反応が炎症である。例えば菌に反撃するため集まった白血球は血管を塞いでしまい創傷治癒に必要な補給路が断たれ、新たな壊死が誘発される可能性がある。

③ 湿潤のアンバランス
：M（Moisture imbalance）

　乾燥状態で水分補給のない所では創傷治癒に必要な多くの細胞が活動できない。また上皮が伸展する際も適度に潤った環境が有利である。このように治癒に適した適度な潤いを保持した創傷治癒を湿潤環境創傷治癒（moist wound healing）と呼ぶ。

　急性創傷で湿潤環境を作るためには創からの滲出液をその場に保持するのがよい。急性創傷の滲出液には治癒を促進する善玉サイトカインなど有益物質も含まれる。これに対して慢性創傷・難治性潰瘍の滲出液は炎症を惹き起こす悪玉サイトカインや蛋白分解酵素など治癒を妨げる物質に富み有害となる。また感染や炎症により液量が過剰になり周囲皮膚の浸軟などの障害をもたらす。

④ 進まない創辺縁または皮下ポケット
：E（Edge of wound-non advancing or undermined）

　創傷が治癒しない状況が長期にわたると創辺縁皮膚の伸展がストップしてしまうことがある。この進まない創縁を病的創縁とも呼ぶ。これは細胞の老化（senescence）が原因とされる。老化とは創傷治癒過程で細胞が増殖のサイクルを何度も繰り返すことで増殖するポテンシャルを使い果たしてしまった状態と説明されている。成長因子や他のシグナルに細胞が反応しなくなる。細胞外マトリックス（ECM）やMMPなどのタンパク分解酵素の異常を伴う。正常なアポトーシス（apoptosis）も障害されるため老化細胞はなかなか除去されない。

IV　Wound bed preparationの実際

　Wound bed preparationはこれらの阻害因子を除去・是正することで具体的には、後述する。
（1）壊死組織・不活性化組織に対して
　壊死組織や有害物を人為的に除去してやるのがよいことは明らかである。その行為がデブリードマンである。参照 ▶5章②
（2）細菌感染に対して
　これは古来から創傷治療における最大の関心事である。参照 ▶5章③
（3）湿潤のアンバランスに対して
　さまざまな創傷被覆材やその他の方法で適度な湿潤環境を目指す。参照 ▶5章⑥
（4）進まない創辺縁または皮下ポケットに対して
　デブリードマン、植皮や皮弁形成などの外科治療、種々薬剤・生体材料、補助療法などさまざまな手を尽くして対処する。

文献

1) Schultz GS, Sibbald RG, Falanga V, et al : Wound bed preparation ; A systematic approach to wound management. Wound Repair Regen 11 : S1-S28, 2003

第5章　下肢の創傷に対する治療

2　デブリードマン

埼玉医科大学形成外科　市岡　滋

はじめに

　虚血や外力で皮膚・軟部組織が壊死して創傷ができる。この壊死組織が付着したままでは治癒が阻害されることを前章で解説した。生体はこの壊死組織を除去しようと働く。この時期が創傷治癒過程の炎症期である。しかし壊死組織の量が多かったり硬く付着している場合は生体の反応だけでは対処しきれず人為的に除去する必要がある。その医療行為がデブリードマンである。

I　デブリードマンの種類

1　外科的デブリードマン（Surgical debridement）

　メス、ハサミ、ピンセットなどを使って壊死組織を外科的に切除する。出血するまで切り取るのが効果的であるが止血に難渋することもあり、ベッドサイドなどで行う際は壊死組織を多少残してもあまり出血しないように可及的デブリードマンに留める。根治的に壊死組織を切除する場合は止血のため電気メスを準備し、可能であれば手術室で行う。手技の実際は後述する。

　重症下肢虚血で創傷治癒に必要な血流が不足している部分に外科的デブリードマンを行うと創傷治癒に向かわず新たな壊死を招く危険がある。虚血肢が疑われる壊死に対しては経皮酸素分圧や皮膚灌流圧などにより微小循環血流を評価する必要がある。

2　自己融解デブリードマン（Autolytic debridement）

　これは生体にもともと備わっている壊死組織を溶かそうとする作用であるが、ハイドロジェル（グラニュゲル®、イントラサイトジェル®）は壊死組織を湿らせ柔らかく（浸軟）するのでこの作用を促進する。効能・効果には記載されていないが、経験的にはスルファジアジン銀（ゲーベン®クリーム）も浸軟作用が強く、抗菌作用も持つのでこの目的に適する。

3　化学的デブリードマン（Chemical or Enzymatic debridement）

　壊死組織を分解する薬を塗る方法である。わが国ではタンパク分解酵素であるブロメライン（ブロメライン®軟膏）が用いられる。

4　物理的デブリードマン（Mechanical debridement）

　洗浄や足浴などで物理的に壊死組織、膿、細菌など有害物を除去する。

5　生物学的デブリードマン（Biological debridement）

　医療用の無菌ウジ（maggot：ハエ幼虫）を使って壊死組織や膿を食べさせて創を浄化する方法である。 参照 ➡第5章5

II デブリードマンの実際

症例を示しながらデブリードマンの実際を示す。

1 神経原性潰瘍に対するデブリードマン

糖尿病による典型的な神経原性潰瘍は足底の胼胝腫から発生する潰瘍である（図1-a, b）。角質を除去することで足底にかかる圧を減ずることができ、下に隠れた潰瘍も露になり適切に評価できるようになる（図1-d）。角質の除去によりはじめて潰瘍が発見されることもある。患者は角質除去により傷つけられたと勘違いする可能性があるので事前に説明しておく必要がある。

手技としてはメスかカミソリで潰瘍周辺の過剰角質を水平方向に少しずつ削り取る。鑷子で把持してtensionをかけると削りやすい（図1-c）。

2 虚血壊死に対する外科的デブリードマン

足外側部の壊死を例に全身麻酔または腰椎麻酔下に手術室で行う根治的な外科的デブリードマンの実際の手順を解説する。

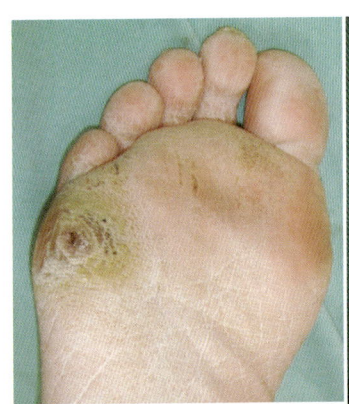

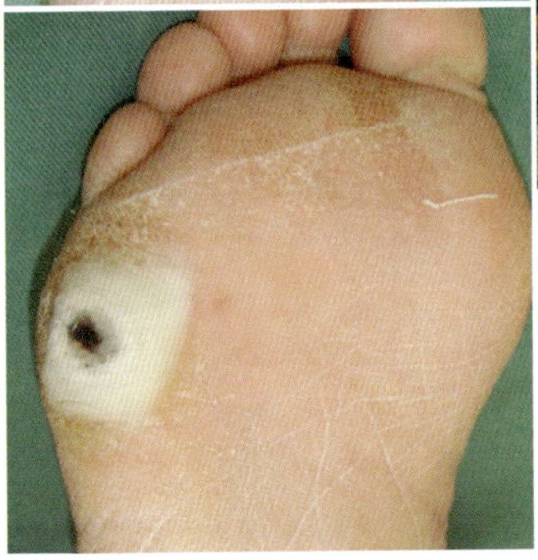

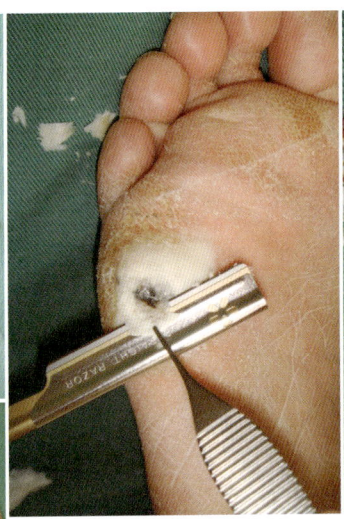

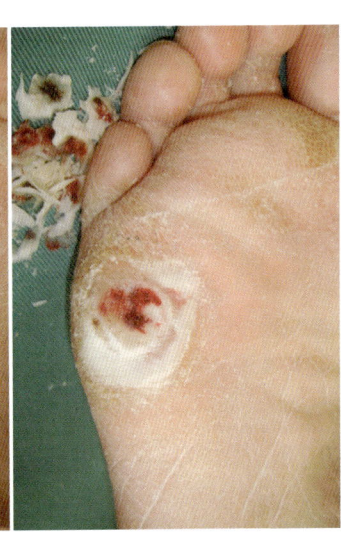

(a) 足底の胼胝腫。黒色の出血点があり深部は潰瘍になっていると思われる（black heel）が角質層に隠れて観察できない。
(b) 角質を削除しやすいようにスピール膏で浸軟させた。
(c) 角質層の削除。カミソリで過剰角質を水平方向に少しずつ削り取る。鑷子で把持してtensionをかけると削りやすい。
(d) 角質層切除後。足底にかかる圧を減少させ潰瘍も観察しやすくなる。

図1 症例1：神経原性潰瘍に対するデブリードマン

①壊死組織辺縁の健常皮膚に切開のデザインをする（図2-a）。健常皮膚からの出血は止まりにくいので電気メスやバイポーラといった止血装置の準備がない状況（ベッドサイドなど）では壊死組織内で切開した方がよい。
②メスで皮膚を切開し（図2-b）、断面からの出血を確認できるまで切除を進める（図2-c）。皮膚色が正常であっても皮下が広範に壊死となっていることがしばしばある。黒色の皮膚壊死は氷山の一角であることを念頭に置き壊死した軟部組織をすべて除去する（図2-d）。
③血行障害・骨髄炎により壊死した骨を腐骨と呼ぶ。腐骨も完全に除去する。リウエル骨鉗子で皮質を挟んでかじり取るようにすると腐骨は柔らかく、グシャッと潰れるような感触を受ける。健常の骨に達すると硬くパリンと割れる感触となるのでその部位まで骨を除去する（図2-e）。
④壊死組織の切除を進めるとところどころで腱を横切ることになる。糖尿病性足病変では感染は腱に沿って上行する傾向があるので、腱をコッヘルでつかんで引っぱり出し、できる限り中枢部で切離する（図2-f）。
⑤壊死組織の切除後に生理食塩水を使って充分に創を洗浄する（図2-g）。

III 壊死組織の温存と autoamputation

種々の理由で積極的デブリードマンが行えない場合は壊死組織が害を及ぼさないように温存するしかない。その際には感染を防ぎつつ壊死部分を乾燥させてミイラ化して温存する手段がよい。

除菌・保清のため毎日足を洗浄したうえで白糖ポビドンヨードまたはヨウ素カデキソマーを塗布する。これらの外用剤は抗菌力と滲出液を吸収して壊死周囲を乾燥傾向に誘導する効果を期待して用いる。理想的には壊死部分が自然脱落してその下の皮膚が治癒しているという経過を目指す。このような自然脱落をautoamputationと呼ぶ。

症例3は足趾壊死に対して白糖ポビドンヨードを使ってミイラ化させautoamputationに至った例である（図3）。

ヨウ素系の外用剤で疼痛を訴える患者にはスルファジアジン銀を使う場合がある。乾燥させる効果はなくむしろ浸潤作用を有するが毎回よく洗浄しながら抗菌作用を期待して使っている。

症例4は手指の虚血性壊死の例である。スルファジアジン銀を使用しつつ壊死を温存してautoamputationに導くことができた。脱落後の断端皮膚は治癒している（図4）。

Autoamputationは極度の虚血肢においては困難で、ある程度の創傷治癒能力が必要である。英文成書[1]には経皮酸素分圧25mmHg程度の値がautoamputaionは可能であるが、外科的デブリードマン後の治癒は危うい血流レベルであると記載されている。

参考文献

1) Edmonds ME, Foster AVM, Sanders LJ : stage 5 : The necrotic foot. A Practical Manual of Diabetic Foot Care. pp141-172, Blackwell Publishing Ltd, Massachusetts, 2004

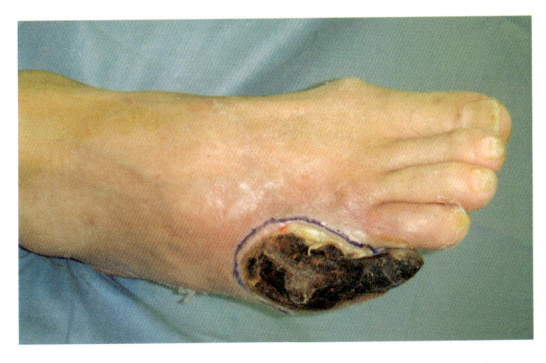

(a) 壊死組織辺縁の健常皮膚に切開のデザインをする。

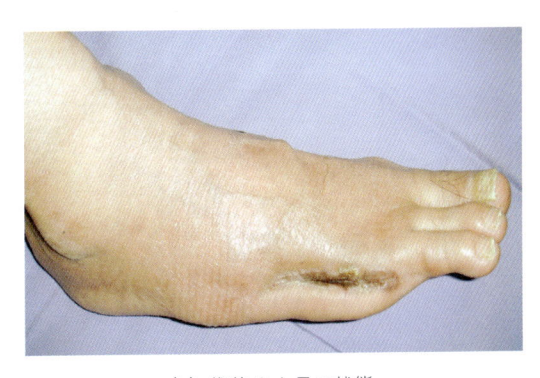

(h) 術後3カ月の状態。

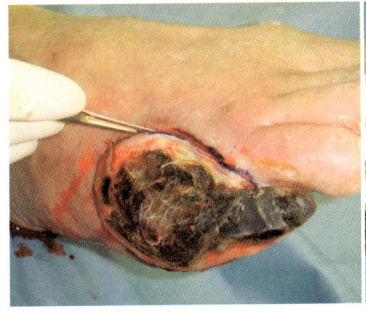

(b) メスで皮膚を切開する。

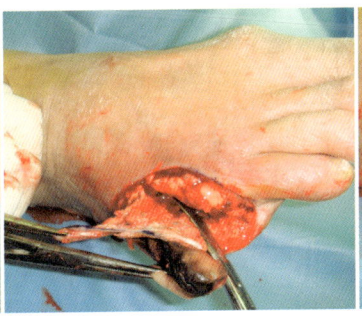

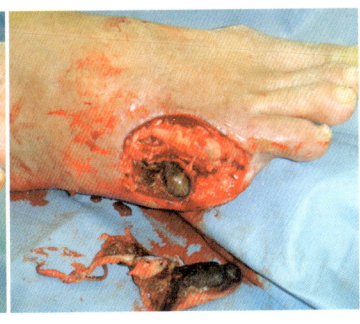

(c) 切断端から出血を確認できるまで切除する。

(d) 壊死した軟部組織が除去され腐骨が露出した状態。

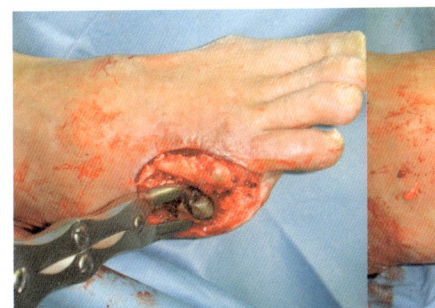

(e) 健常の骨に至るまでリウエル骨鉗子で腐骨を除去する。

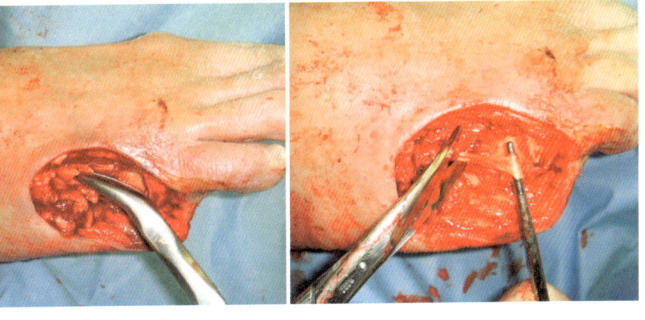

(f) 腱は引っぱり出してなるべく中枢部で切る。

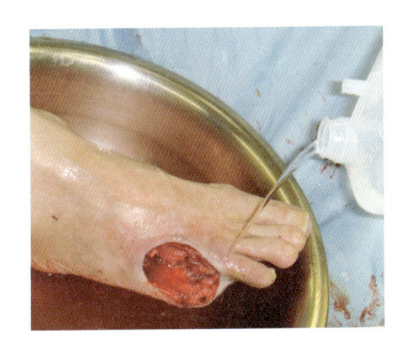

(g) 生理食塩水で充分に洗浄する。

図2 症例2：虚血壊死に対する外科的デブリードマン

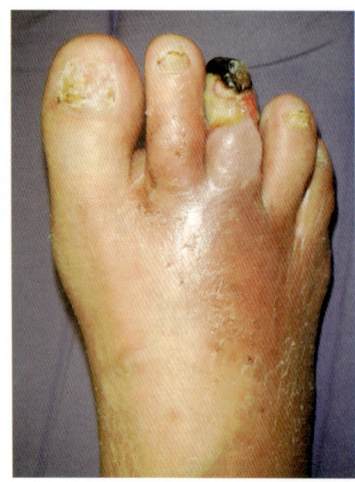

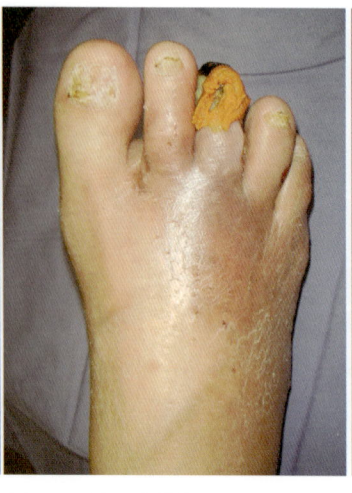

(a) 足趾の乾燥した壊死。　(b) 足浴後に抗菌作用と乾燥作用を期待して白糖ポビドンヨードを使った。　(c) 壊死部分は自然脱落した。

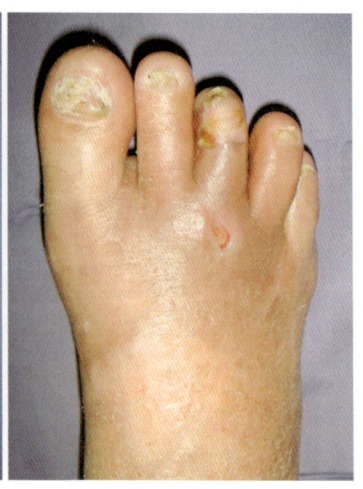

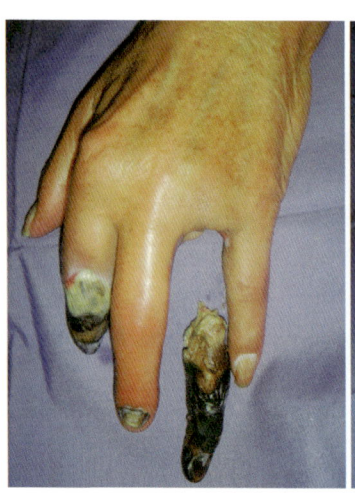

図3　症例3：Autoamputaionの例

(a) 手洗浄の後スルファジアジン銀を使用しautoamputationに導くことができた。　(b) 脱落後の断端皮膚は治癒している。

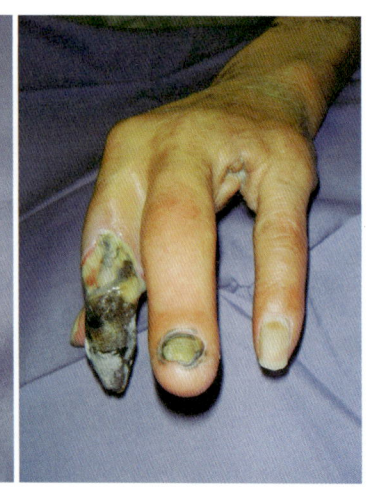

図4　症例4：手指のautoamputationの例

第5章　下肢の創傷に対する治療

3　感染に対する治療

埼玉医科大学形成外科　市岡　滋

はじめに

　創傷は生体を外界から防御する最前線バリアー（皮膚や粘膜）の破綻でこれにより細菌感染のリスクを招く。創感染が起こると創傷が治りにくくなるだけでなく、ひどい場合は細菌がさらに深部や血液中まで侵入して全身の感染（敗血症）となり命にかかわることもあり得る。

I　概念：感染とは

　微生物は住みかを求めて生体（宿主）に侵入しようとし、微生物が本来居ない部位に侵入された宿主はその微生物を排除しようと試みる。しかしその排除が働かないかまたは追いつかなくなると微生物が住みつく。この状態をcolonizationと呼び、生態学的には寄生ともいう。その後、宿主の栄養や機能を利用しながら安定した増殖を行い、宿主に何らかの症状・病気を起こす。この一連の過程全体を感染と呼ぶが、何らかの症状・病気が起こった時に特に感染と呼ぶ場合もある。創傷治癒学・創傷ケアの領域では後者の立場をとる。

II　創傷と細菌の関係

　創傷に対する細菌の関わり方（存在のしかた）は次の4つに分類される[1]。

① Wound contamination
② Wound colonization
③ Critical colonization
④ Wound infection

　Contaminationは「汚染」、colonizationは「定着」「生息」「保菌」「コロニー形成」などと日本語訳されることもあるが、創傷治癒の領域ではinfection（感染）以外はそのまま英語を使うことがほとんどである。

Wound contamination
　分裂増殖しない細菌が創傷に存在しているだけで生体が排除しようとする力の方が強く増殖まではできない状況である。

Wound colonization
　増殖能をもつ細菌が創に付着しているが、創（宿主）に害を及ぼさない状況で、宿主が細菌を排除する力と細菌の強さの関係が釣り合っている状態といえる。

Critical colonization
　細菌数が多くなり創傷治癒に障害を及ぼし始める状態で、前述のcolonizationの状態から細菌の力が勝りはじめinfectionに移行しそうな状況と考えればよい。

　Critical colonizationのコンセプトはSibbaldらが抗菌剤入り創傷被覆材（nanocrystalline silver dressing）を慢性創傷に適用する研究[1]のなかで提唱したとされる。この研究において感染兆候のない創傷でも銀（抗菌剤）入り被覆材を使用することで創傷治癒促進効果が多くの患者でみられた。これらの症例では深い組織の生検による細菌量に変化はなかったが、スワブによる創傷表面の細菌は減少していた。

Wound infection

さらに細菌の勢力が拡大して創傷の内部・深部に侵入して増殖し、創（宿主）に実害・症状（創傷治癒阻害）を及ぼす状況である。創傷の組織を生検して組織1gあたりの細菌量が 1.0×10^6 colony-forming units（CPU）以上の場合に創傷治癒速度が遅延するという研究結果がある[3]。組織内の細菌量が 10^5 CPU/g より多くなると分層植皮術が失敗するという研究[4]もあり、これに類似する。しかし、感染が成立するかどうかは細菌の量だけでなく細菌の毒性と宿主の抵抗力も関与するので単純ではない。

III　創傷における感染の診断

創表面を拭った培養では contamination や colonization の場合も検出されてしまうので創感染とは診断できない。それでは創感染はどのように診断すればよいか？　というと、感染の診断は臨床所見により行う。感染には局所の疼痛、熱感、発赤、腫脹、膿といった炎症所見が伴う。感染のない良性肉芽組織は血行が良く鮮紅色を呈し、表面は平坦、顆粒状で滲出液は少ない（図1）。これに対し、感染を伴う不良肉芽は淡いピンク色を呈し浮腫状で、過剰肉芽のためところどころ隆起する。排膿や滲出液も多く膿苔（slough）が付着する[5]（図2）。疼痛、創の拡大・新たな破綻、悪臭といった兆候が「組織1g当たり 10^5 CFU/g 以上」と高い相関を示すことが報告されている[6]。

IV　骨髄炎を伴う下肢潰瘍

潰瘍底をゾンデや鑷子などで探って骨を触れる場合は骨髄炎の合併を考える。足趾の腫脹、発赤（ソーセージ様変形 sausage toe）も趾骨の骨髄炎を疑わせる所見である（図3）。単純レントゲン写真では骨皮質の消失、骨破壊・断片化、骨吸収像（透過性増大）などをみる（図4、5）。

MRIにおいてはT1強調画像で低信号、STIR画像で高信号を呈する場合は骨髄炎を疑う。骨髄炎の初期にはMRIのみに変化が現れ、単純X線写真では異常所見のないことがあるので注意する（図6）。

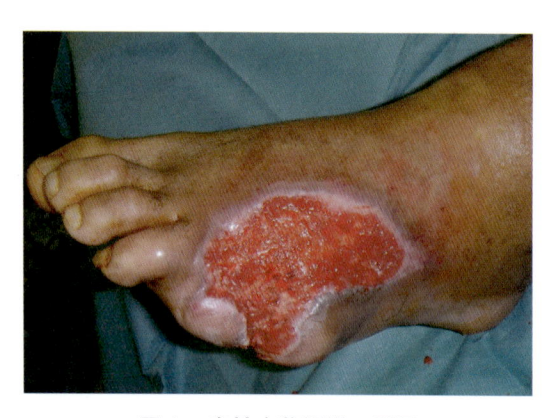

図1　良性肉芽組織の所見
血行がよく鮮紅色を呈し、表面は平坦、顆粒状で浸出液は少ない。

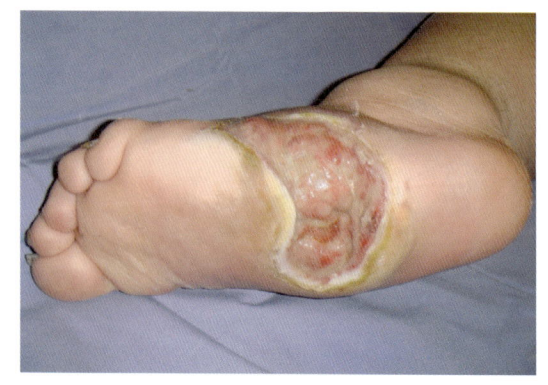

図2　不良肉芽組織の所見
淡いピンク色を呈し浮腫状で、過剰肉芽のため所々隆起する。排膿や浸出液も多く膿苔（slough）が付着する。

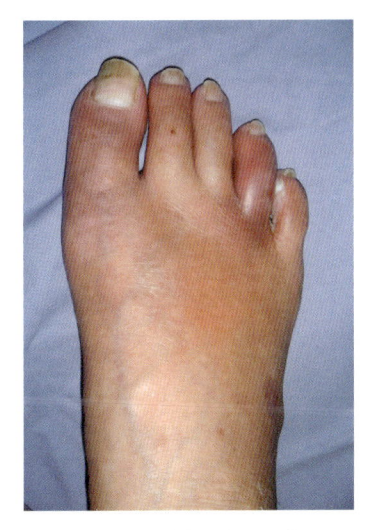

図3　骨髄炎を疑う所見
第4趾の腫脹、発赤（ソーセージ様変形）は、骨髄炎を疑わせる。

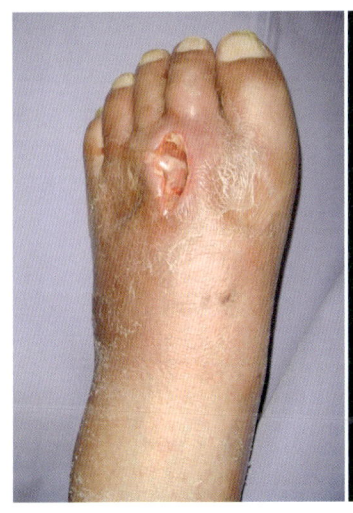

（a）臨床所見。発赤、腫脹があり足背から排膿を見る。

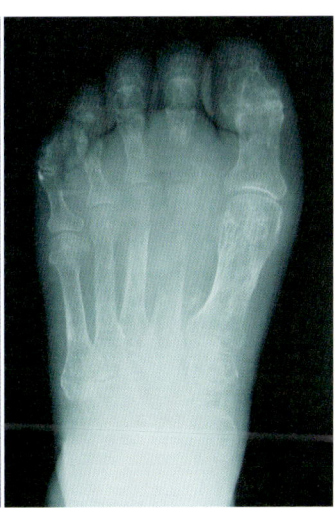

（b）単純X線写真で、第2基節骨に骨皮質の消失・骨破壊があり、骨髄炎と診断される。

図4　骨髄炎の所見1

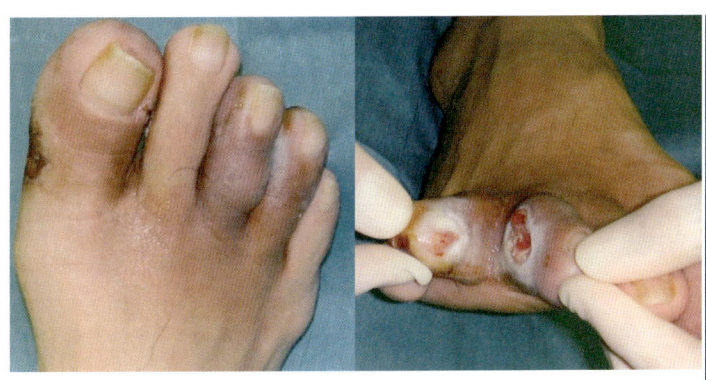

（a）第3、4趾が腫脹、変色している。第3、4趾間に潰瘍があり骨に通じている。

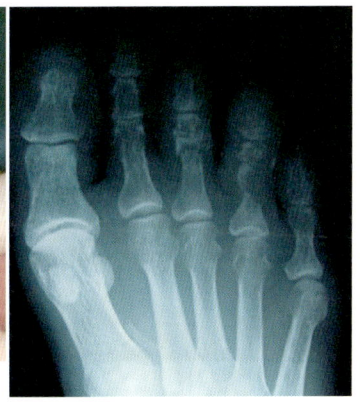

（b）単純X線写真で第3、4趾に骨破壊・断片化が見られ、骨髄炎と診断される。

図5　骨髄炎の所見2

V　感染治療の原則

　創傷の感染対策で最も重要なのは、増殖するための陣地や物資をはじめから与えないことである。次に、できる限り菌を創傷内から追い出すこと。さらに、菌を殺傷すること。これは医療行為としてはそれぞれ、(1) デブリードマン、(2) 創洗浄、(3) 消毒剤・抗菌剤の利用、である。

デブリードマン

　細菌が増殖するのは壊死組織や異物といった

(a) 足尖部から排膿があり骨に達する瘻孔がある。

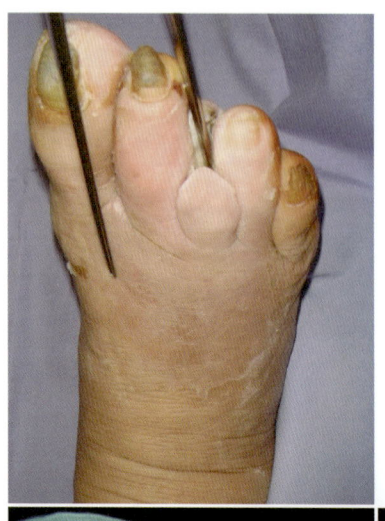

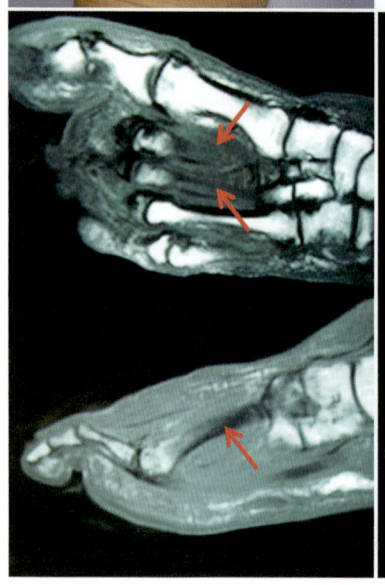

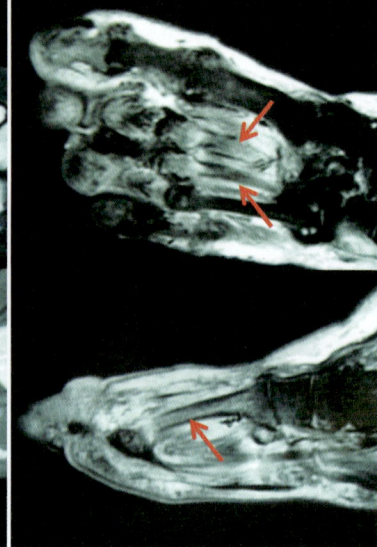

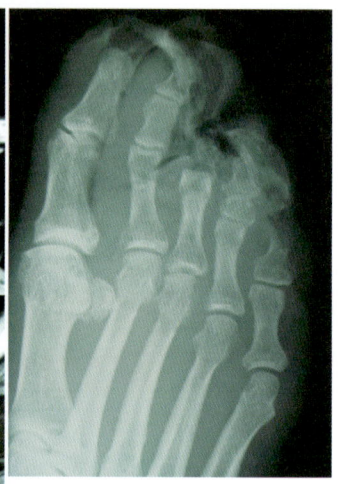

(d) 単純 X 線写真では中足骨の異常所見がはっきりしない。

(b) MRI T1 強調画像において 第2、3中足骨が低信号を呈する（→）。上の写真で第1、4中足骨が白く映っているのに対し第2、3中足骨は黒く映っている。

(c) STIR 画像において第2、3中足骨が高信号を呈する（→）。上の写真で第1、4中足骨が黒く映っているのに対し第2、3中足骨は白っぽく映っている。

図6　MRIで骨髄炎が疑われる症例

増殖に適した場所や栄養があることが最大の原因である。その温床を除去することをデブリードマンと言う。 参照 ▶5章②

創洗浄

　創洗浄は洗浄液により物理的に創表面から細菌や有害物を除去することを目的とする。創を傷つけず、有害物を除去できる適切な洗浄圧で、できる限り多量の洗浄液を使って洗浄する。

　洗浄液の種類は生理食塩水が勧められているが、多量に使用した方がよいこととコスト面から考慮すると、水道水によるシャワーが妥当で

ある。

多くの施設で下肢潰瘍には足浴（foot soak）が行われている。微温湯に10〜15分足を浸す。しかし、糖尿病性足病変では腱に沿って感染が上行する傾向があるため創傷を有する足には足浴は禁忌であるという考えもあり、議論の分かれるところである。

消毒剤・抗菌剤の利用

細菌を殺傷するために用いる。10％ポビドンヨード液、0.05％クロルヘキシジン液といった液体のもの、白糖・ポビドンヨード、ヨウ素・カデキソマー、スルファジン銀といった薬剤系、およびヨードホルムガーゼのような材料系のものがある。これらは殺菌作用と同時に正常細胞にも毒性を持つため創傷治療には使用するべきではないという見解があり混乱している。このことは後に考察する。

深部に及ぶ感染徴候、蜂巣炎、敗血症による発熱など全身的感染症状があるときは抗菌剤の全身投与の適応となる。

VI 感染のある下肢潰瘍治療の実際

1 皮下膿瘍

症例1のように皮膚に発赤・腫脹があり、触診上限局した膿の貯留が明らかな場合は、局所麻酔下に切開排膿を行う。

【症例1】
55歳、男性、糖尿病性足病変

切開排膿後創洗浄、白糖・ポビドンヨードの塗布を繰り返すことにより完治した（図7）。

2 広範な感染

【症例2】
62歳、女性、糖尿病性足病変

主訴：他病院で足感染に起因する敗血症と診断され膝下切断を宣告されたが、救肢を望んで著者の施設を受診した。

現症：足全体に発赤、腫脹が著明で趾部から

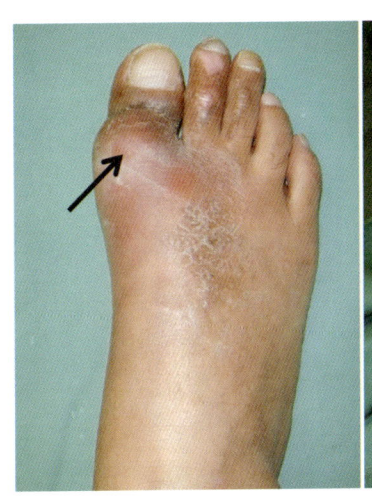

(a) 第1趾基部に発赤・腫脹があり（→）、触診上、膿貯留が疑われた。
(b) 局所麻酔下に切開排膿した。
(c) 足浴による創洗浄、白糖・ポビドンヨードの塗布を繰り返すことにより完治した。

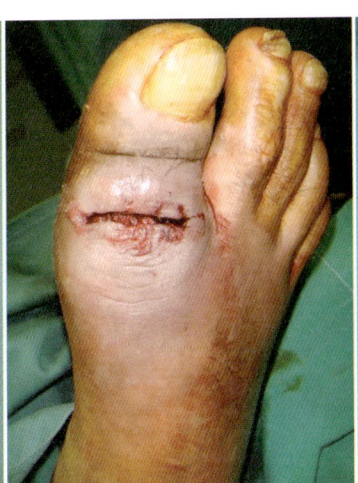

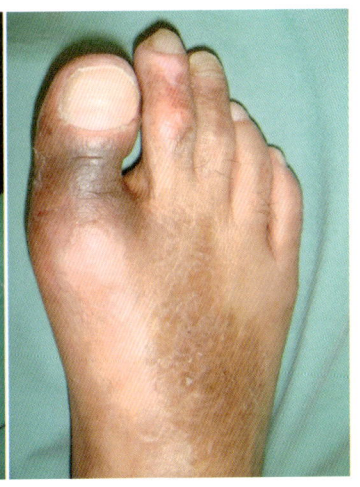

図7 症例1：皮下膿瘍を有する例

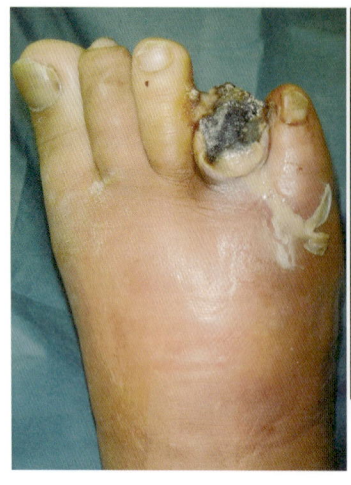

(a) 足全体に発赤、腫脹が著明で趾部から排膿している。

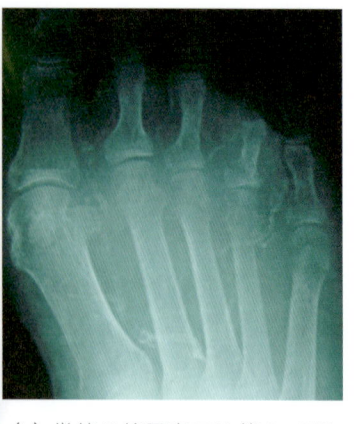

(b) 単純X線写真では第4、5趾骨から中足骨骨頭に皮質の消失、透過性の増大が見られ骨髄炎の所見と考えられた。

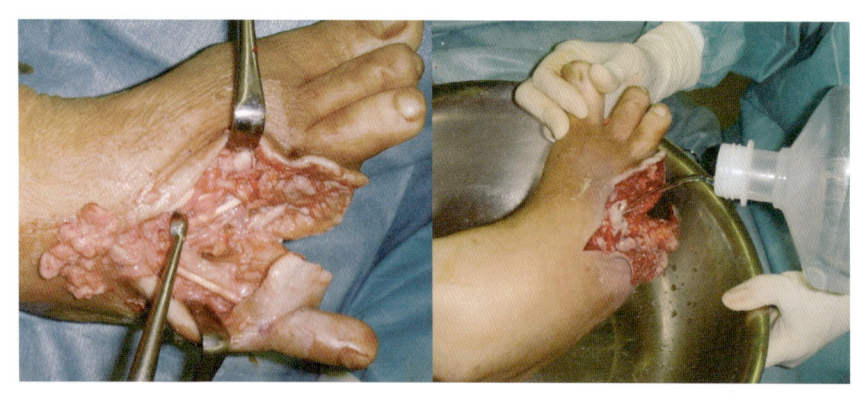

(c) 皮膚を切開し、膿を排出し、壊死して感染巣となった皮下組織を鋭匙で十分に掻爬・除去した。骨髄炎となった趾骨・中足骨の一部も除去し、生理食塩水で洗浄した。

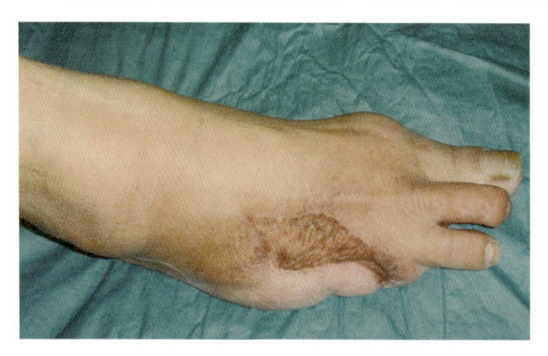

(d) 保存治療に続き、植皮により完治した。

図8 症例2：足の広範囲に及ぶ感染例

排膿しており（図8-a）、高熱を発して炎症反応も高度（CRP 20）であった。単純X線写真では第4、5趾骨から中足骨骨頭に皮質の消失、透過性の増大が見られ骨髄炎の所見と考えられた（図8-b）。

治療：足背腫脹部の皮膚を切開し、膿を排出し、壊死して感染巣となった皮下組織を鋭匙で十分に掻爬・除去した。骨髄炎となった趾骨・中足骨の一部も除去し、生理食塩水で洗浄した（図8-c）。

術後：毎日創を浄化し、白糖・ポビドンヨードによる抗菌療法を行った。感染が制御された時期からはbFGF製剤、創傷被覆材を使って肉芽組織を誘導し、最終的に分層植皮術により創を閉鎖した（図8-d）。

文献

1) Schultz GS, Sibbald RG, Falanga V, et al : Wound bed preparation : A systematic approach to wound management. Wound Repair Regen 11 : S1-S28, 2003
2) Sibbald RG, Browne AC, Coutts P, et al : Screening evaluation of an ionized nanocrystalline silver dressing in chronicwound care. Ost Wound Mgt; 47 : 38-43, 2001
3) White RJ, Cutting KF : Critical colonization; The concept under scrutiny. Ost Wound Mgt; 52 : 50-56, 2006
4) Browne AC, Vearncombe M, Sibbald RG : High bacterial load in asymptomatic diabetic patients with neurotrophic ulcers retards wound healing after application of Dermagraft. Ost Wound Mgt; 47 : 44-49, 2001
5) Robson MC, Krizek TJ : Predicting skin graft survival. J Trauma; 13 : 213-217, 1973
6) Cutting KF, Harding KGH : Criteria for identifying wound infection.J Wound Care; 3 : 198-201, 1994
7) Gardner SE, Frantz RA, Doebbeling BN : The validity of the clinical signs and symptoms used to identify localized chronic wound infection. Wound Rep Reg; 9 : 178-186, 2001

「消毒」について

埼玉医科大学形成外科　市岡　滋

　感染やcritical colonizationの概念の推移に伴って考えねばならないのは創傷に対する消毒の問題である。消毒剤は特異的に細菌だけを殺すわけでなく同時に防御や修復に必要な細胞も殺す。敵も味方も区別しない無差別爆撃になるので創傷には消毒剤を使うべきではない—という知識はかなり普及した。感染の恐れがないような浄化された創傷には消毒剤は使わないというのはほぼコンセンサスの得られた話である。しかし問題は感染創や感染しそうな創にも消毒剤を使ってはいけないのかということである。

　褥瘡を例にとると1994年にアメリカのAHCPR（Agency for Health Care Policy and Research：医療政策研究機関）が出した褥瘡治療のガイドラインでは感染があっても消毒剤を用いてはならず、生理食塩水で洗浄するよう記載されている。本邦ではこの消毒禁止のコンセプトは、10年以上前からETナース、WOCナース（皮膚・排泄ケア認定看護師）を中心としたエキスパートにより導入され始めた。しかし著者は以前から自身の臨床経験や考察に基づいて消毒剤やヨードホルムガーゼなどを一切拒否するやり方には納得できない立場である。

　最近になって消毒剤拒否の傾向はやわらぎ、2005年日本褥瘡学会の「褥瘡局所治療ガイドライン」には「洗浄のみで充分、しかし明らかな感染を認め滲出液や膿苔多いときは洗浄前に消毒を行ってもよい」と記載されている。結論としてはcritical colonizationの概念も確立しつつある現在、感染創や感染しそうな創には消毒剤やヨードホルムガーゼをうまく利用するべきと考える。

　消毒剤も1日1回創面に塗布する形のものではなく、ヨウ素・カデキソマーや白糖・ポビドンヨードといった持続的に抗菌力が作用する消毒剤入り薬剤や抗菌性創傷被覆材を積極的に使用することを勧める。

第5章　下肢の創傷に対する治療

4　足の部分切断

神戸大学形成外科　寺師浩人

はじめに

20世紀の前半までは、足の部分切断術は主として戦傷者などの外傷患者のための手術であった（図1）。1929年のFleming Aによるpenicillinの発見以来、感染症に対する救命率が向上し、1946年のMcKittrickの報告[1]では、糖尿病患者の足の切断において抗生物質投与を加味し救命率を挙げている。これ以降、足の部分切断が糖尿病患者の手術方法として確立していく。

足の末梢（主として足底）保持による正常な平衡感覚をできる限り残す意義は大きく、最近の透析施設での統計では、足趾切断と踵温存で退院時ほぼ自力歩行が可能だが、膝下切断で50％、膝上切断で0％の退院時歩行可能者の割合となっている[2]。糖尿病やPADの予後や心疾患の合併などを考慮すると、将来の歩行が生命予後に関わる影響は大きい。また、サイム（Syme）足関節離断術以遠の部分切断（図2）では、残存する自身の足感覚で歩行することにより正常に近い平衡感覚での歩行を可能にする。さらに自身の足感覚が保たれることは車いすへの移乗時にも有利である。また、寝たきり患者であったとしても、ベッド上のリハビリテーションや将来の褥瘡予防にも有効と考えてよい。

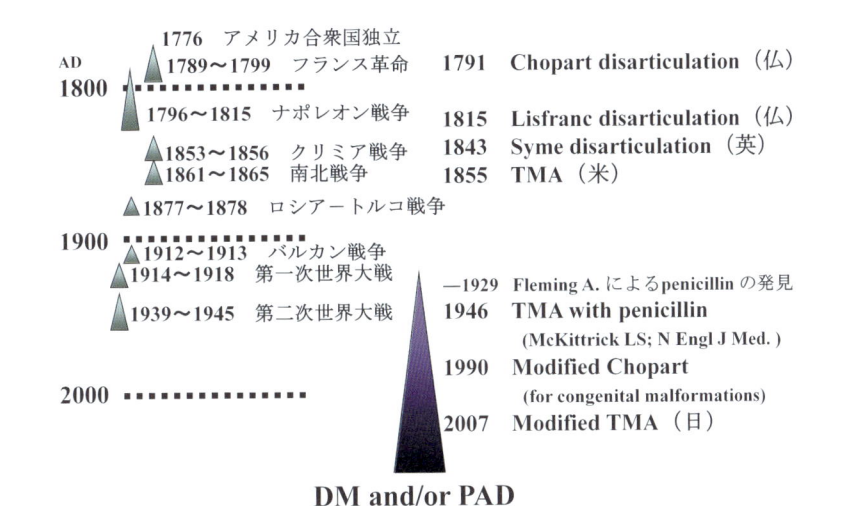

```
AD    1776    アメリカ合衆国独立
      1789〜1799  フランス革命           1791  Chopart disarticulation（仏）
1800
      1796〜1815  ナポレオン戦争         1815  Lisfranc disarticulation（仏）
      1853〜1856  クリミア戦争           1843  Syme disarticulation（英）
      1861〜1865  南北戦争               1855  TMA（米）
      1877〜1878  ロシア-トルコ戦争
1900
      1912〜1913  バルカン戦争
      1914〜1918  第一次世界大戦         －1929  Fleming A.によるpenicillinの発見
      1939〜1945  第二次世界大戦         1946  TMA with penicillin
                                                 (McKittrick LS; N Engl J Med.)
                                         1990  Modified Chopart
2000                                             (for congenital malformations)
                                         2007  Modified TMA（日）

            DM and/or PAD
```

図1　足の部分切断術の歴史と時代背景

図2　足の部分切断部位

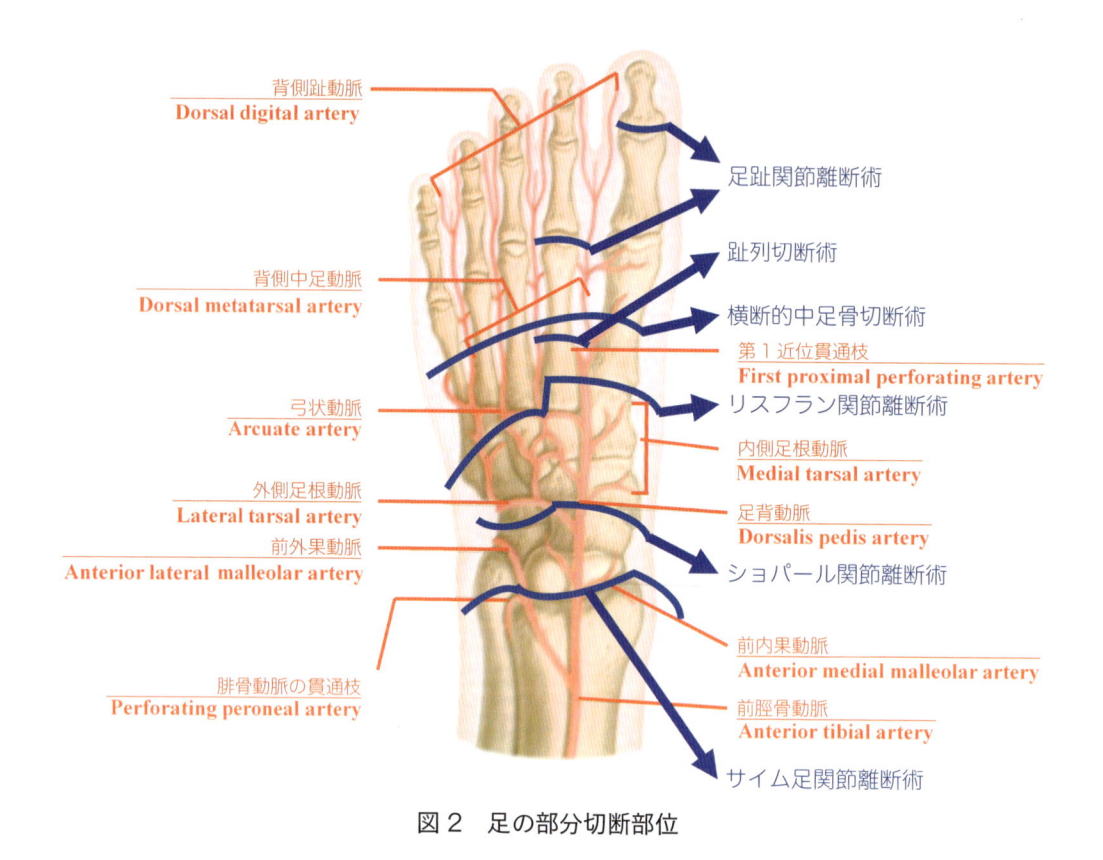

I　切断レベルの決定

重症下肢虚血の場合

　重症下肢虚血（CLI）での血流評価のない壊死部や壊疽のデブリードマンは禁忌である（参照▶第1章③、第5章②）。正しい血流評価と創傷部分に至る治癒機転の働くまでの何らかの末梢血行再建術は必須である。末梢血行再建術が施行された後にさらに血流動態を評価して手術に臨むことが大原則である。創傷に至るまでの充分なる血流が確保されたならば、境界がはっきりした後に切断術などのデブリードマンを施行する。足趾における最大長を残す切断は **autoamputation** である。これはある種の創傷治癒機転が働いた結果である。

感染肢の場合

　血流障害のない糖尿病性足潰瘍や末梢血行再建術後の CLI の場合には、腱や腱膜に沿い細菌が上行し感染が拡大する傾向にあるため、通常の歩行運動や足浴、マッサージには注意を要する[3]。感染がある場合には緊急手術が時に必要となり、壊死と感染巣をデブリードマンした後は開放創とすることを原則とし[4]、wound bed preparation の後に創を閉鎖する。

II　部分切断術と関節離断術

　部分切断術選択の原則は、まず横断的切断術よりも趾列切断術のような縦断的切断術を考慮することである。つまり、足長が短くなるよりは足幅が狭くなる手術を選択するようにするこ

とである。定型的な部分切断術・離断術を示す（図2）。

1 足趾切断術と離断術

遠位趾節骨切断術の場合は、壊死骨を切断し、縫合するもしくは開放創のみでもよい（図3）が、将来的に爪の変形を伴いやすく（先端が巻いてくる）、フットケアの一部であるネイルケアが予防的処置として重要となる。遠位趾節骨離断術の場合は、長（母）趾伸筋と長（母）趾屈筋を引っぱり出して切断する必要がある。残る趾節骨の遠位端の両側の踝部分をトリミングし軟骨成分は取り除いた方がよい。こ こまでの切断や離断では、将来的に残存趾の変形や偏位を生じることは少ない（図4）。

さらに基節骨までの切断を要する場合は、第1趾の切断においては種子骨とその周囲の線維性組織の摘出も必要となる。種子骨は、歩行時長母趾屈筋と短母趾屈筋をスムースに動かすためのレバーのような役目を持っているが、これを切断した際近位へ移動し歩行には不要となり、むしろ創傷治癒を妨げる。また、中足－趾節（MTP）関節離断術後には将来的に隣接趾の変形を来しやすくなる（図5）。特に、第1趾離断術後の他趾の内側不安定による変形と外傷などによる危険性が増すことになるため、長期

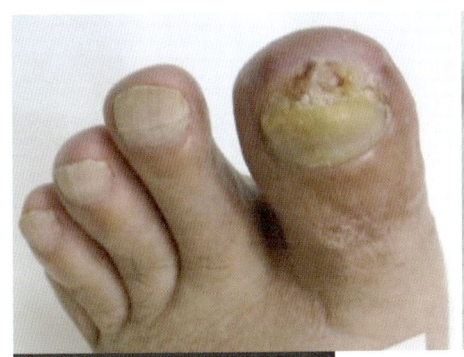

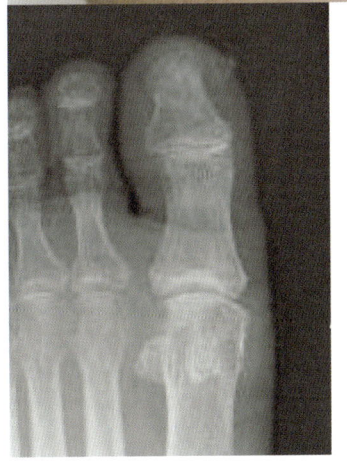

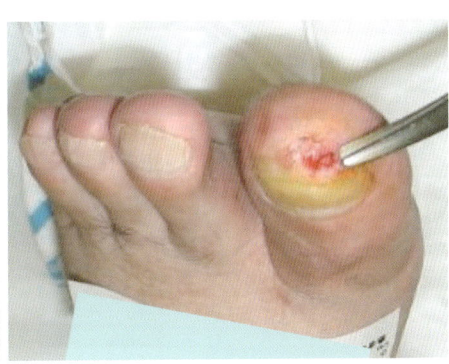

(b) 壊死骨が除去された状態を示す。

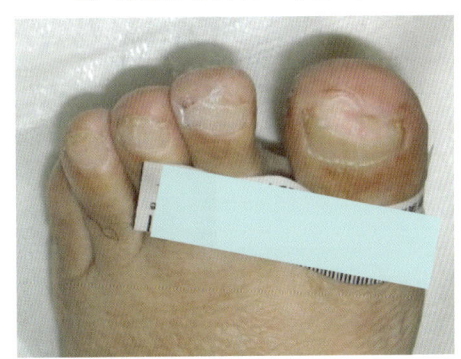

(c) 開放療法にて自然治癒した。

(a) 第1趾末梢の潰瘍内に壊死骨が露出している。X線写真では末節骨先端の壊死を認める。

図3 遠位趾節骨切断症例

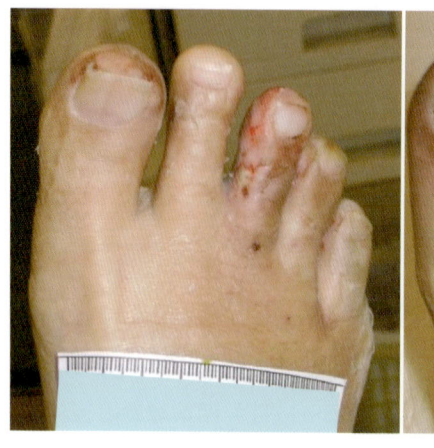

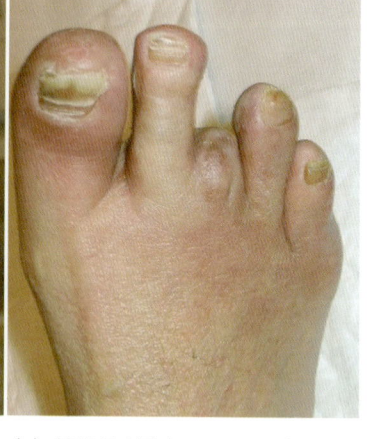

(a) 右第3趾の潰瘍を示す。　(b) 基節骨が残存していれば、隣接趾への影響は少ない。

図4　趾節骨切断症例

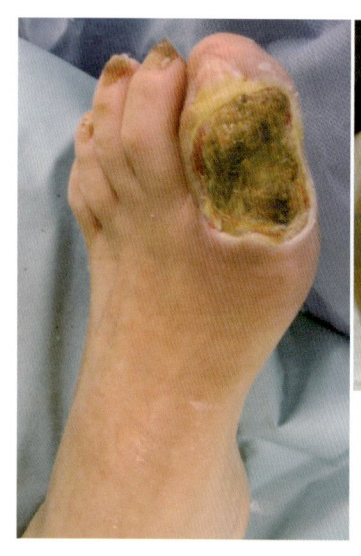

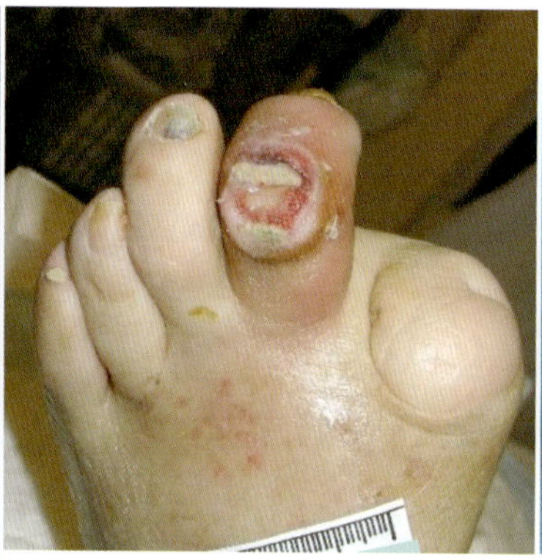

(a) 左第1趾内側壊疽の症例である。

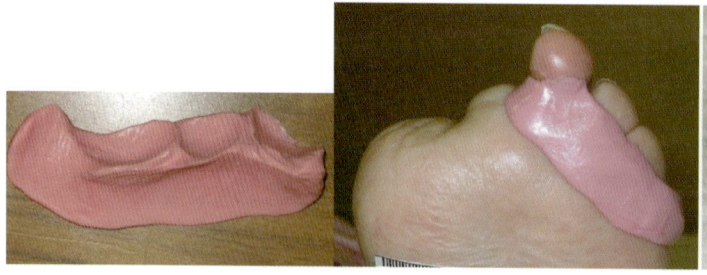

(b) 第1趾の中足−趾節関節離断術後に第2趾のClaw toe変形を来たし、背側に潰瘍を形成した。

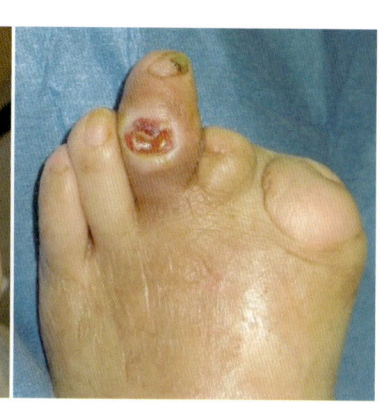

(c) 第2趾切断後に同様に第3趾の変形を来たした。

(d) シリコン性のフットウェアを装着して第3趾を保護した。

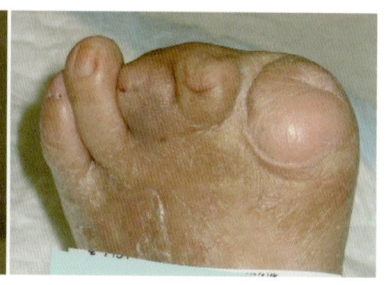

(e) 結果的には第3趾も切断を余儀なくされた。

図5　中足―趾節（MTP）関節離断術症例

経過観察と適したフットウェア作製は重要である[5)6)]。また、離断術の際、中足骨遠位端の関節軟骨はヤスリ等を使い削り、かつ平滑にしておくとよい。第3趾と第4趾の切断の場合は、術後にフリーとなった残存趾が偏位してくる可能性が高く横軸アーチが崩れ胼胝や創傷の原因となりやすい（図6）ため、この際にもシリコン性の簡易な toe separator が有用である（図6、7）。

② 趾列切断術

第2趾の中足—趾節（MTP）関節離断は術後に母趾の外側サポートがなくなるため母趾外反変形が起こりやすい。その変形防止のためには、中足骨の骨幹部近位部で切断し第1と第3中足骨を寄せ幅を狭くする趾列切断術が有効である（図8）。しかし、中間多趾列切断の場合には趾間を寄せることが困難となるため、toe separator で予防できないような蟹挟み型はむしろ外側趾を切断して揃えた方がよい。一方、母趾の趾列切断の場合には、他趾列切断よりも再発率が高くなるため適したフットウェアは必需品であるが、最初から Transmetatarsal amputation (TMA) を進める教科書もある[7)]。しかし、他趾の創傷がない時に全趾を失う精神的苦痛が大きいことは充分に認識されなければならない。歩行距離の短い症例の場合にはまず患趾のみの切断が妥当と考える。第5趾切断の場合には、腓骨筋の付着部である5趾中足骨近位端を残らなければ内反変形は必発であるから注意を要する（図9）。中足骨の切断端は底面と外側面を短く斜めに切断し角張らないようにヤスリで丸くけずる（図9）。また、皮膚が不足していればwound bed preparation 後に分層植皮片で被覆するのがよい（図10）。

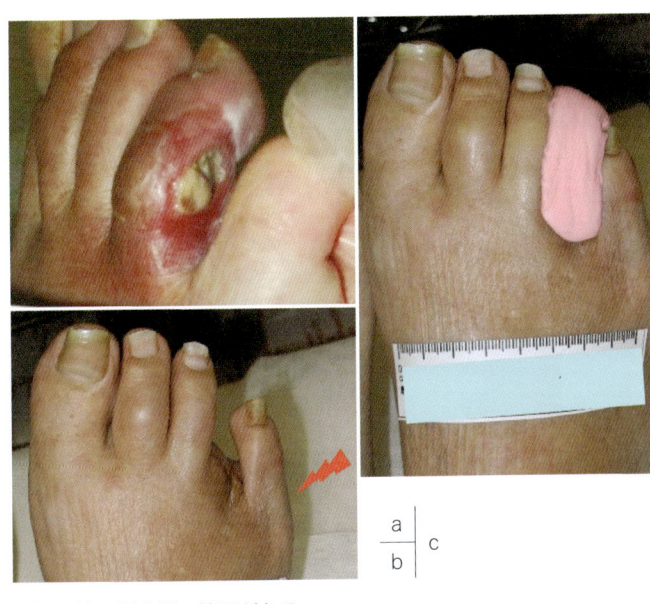

(a) 右第4趾外側の壊死がある。
(b) 基節骨も切断されたため、第5趾の変形が必発である。矢印部分への負担がかかる。
(c) 第5趾潰瘍予防のためシリコン性の toe separator を装着している。

図6　第4趾切断症例とフットウェア

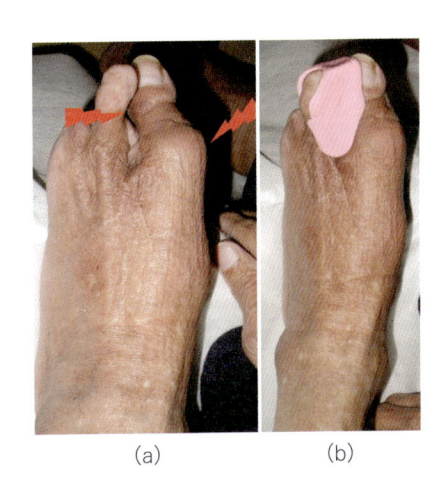

(a) 隣接趾同士の圧迫や外反母趾変形となりやすい状態。
(b) 第1趾潰瘍予防のためシリコン性の toe separator を装着している。

図7　第2趾切断症例とフットウェア

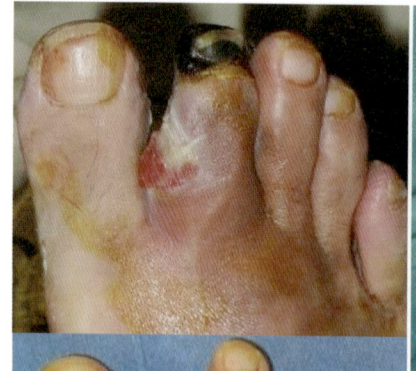

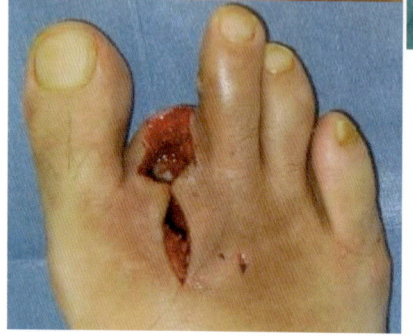

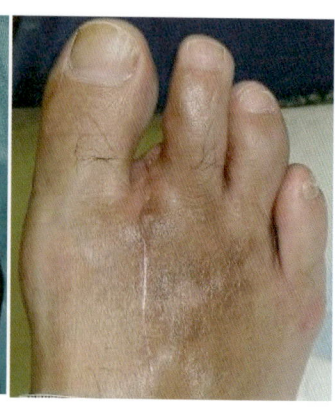

(a) 第2趾感染が central plantar space へ波及している。Ray amputaion 後に開放創とした。

(b) Wound bed preparation 後に第1趾と第3趾の中足骨を寄せるように縫合した。

(c) 趾間を狭くすることで残存趾の偏位を予防する。

図8 趾列切断術が有効であった例

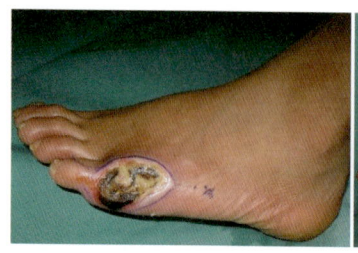

(a) 第5趾中足骨遠位端部の壊疽。

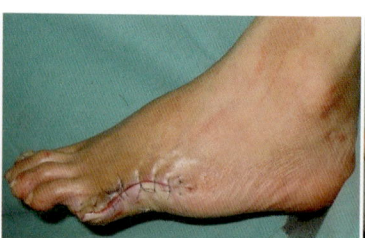

(b) 第5趾を切断した。

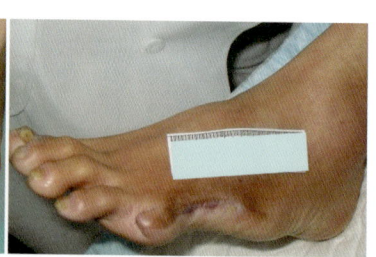

(c) 術後6カ月の状態を示す。

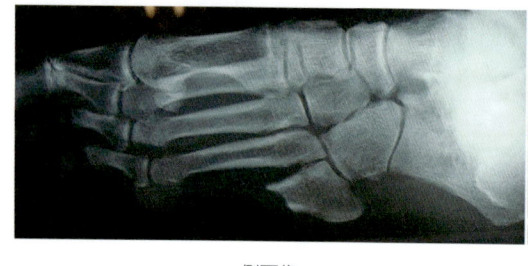

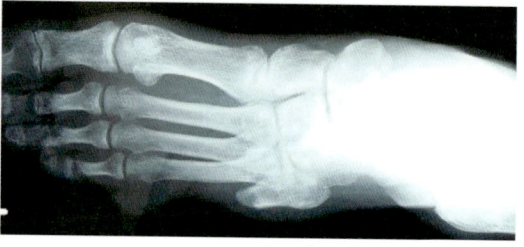

側面像　　　　　　　　　　　正面像

(d) 術後3カ月のX線写真。足底方向へ斜めに切断されている。正面像では外側方向へ斜めに切断されているのがわかる。これ以上近位での切断になれば腓骨筋付着部が影響される。

図9 第5趾切断症例

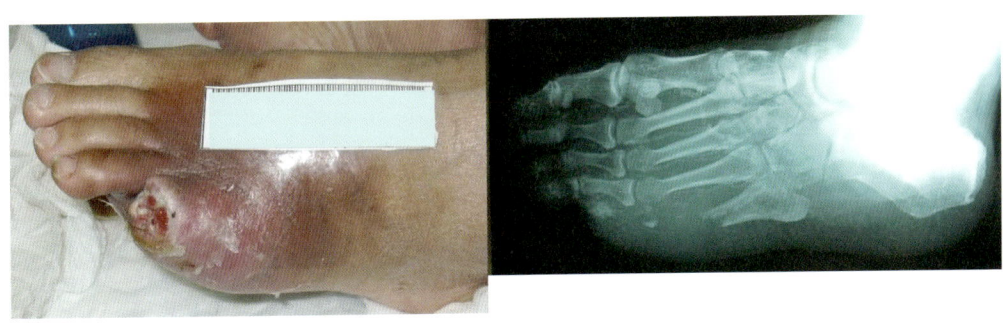

(a) 第5趾感染が第4趾と足背に波及している。X線写真像では、第5趾の骨は溶解している。

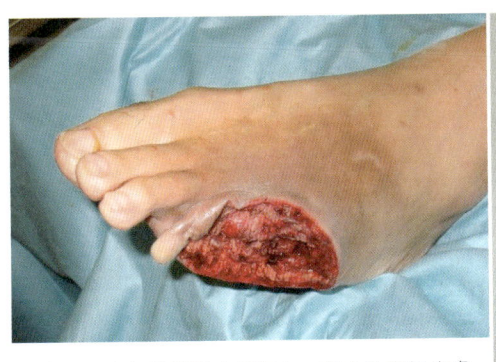

c | d
(c) 外側趾を切断し、第4趾内側皮膚は利用できた。その他は開放創とした。Wound bed preparation後に分層植皮で被覆した。
(d) 治癒後1年の状態を示す。隣接趾の変形はない。

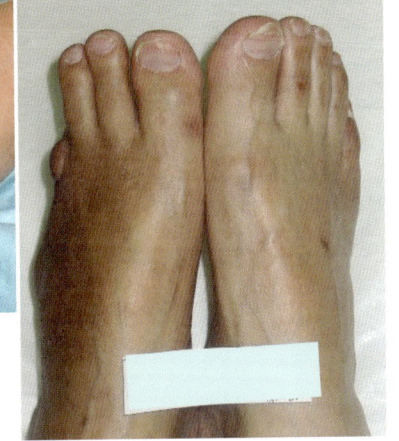

図10　第4趾、第5趾切断症例

③ Transmetatarsal Amputation (TMA)

　TMAの適応は、壊死、感染がすべての中足骨遠位端に及ぶか2つ以上の内側中足骨が切断を余儀なくされる場合である。典型的な手術であるが、中足骨の長さの分だけ切断レベルに幅がある。長く残せれば残せるほど機能は高い（縦アーチが残る）が治癒率は低くなるジレンマに悩まされる。切断端はなるべくなら足底皮膚で被覆する方がよい（図11）。古典的な手術方法では、足底皮膚以外をすべて同じレベルで切断しているが、実際には末梢循環障害のある症例がほとんどであるため、骨膜を含んだ中足骨間の軟部組織を腱組織以外は残し、足背と足底間のarterial-arterial connection[8) 9) 10)]をできる限り残すmodified TMA[9) 10)]が推奨される（図12、13）。特に、末梢血行再建術後に最も血流障害を起こしやすい末端の血流を遮断させないようにしなければならない。足底の一部に感染巣があれば、その部分のみ切除するT-shaped closureなどの細かい工夫が手術成績を左右する（図13）。術後の歩行速度は遅くなるが正常歩行に近い機能を保持できる（図14）。

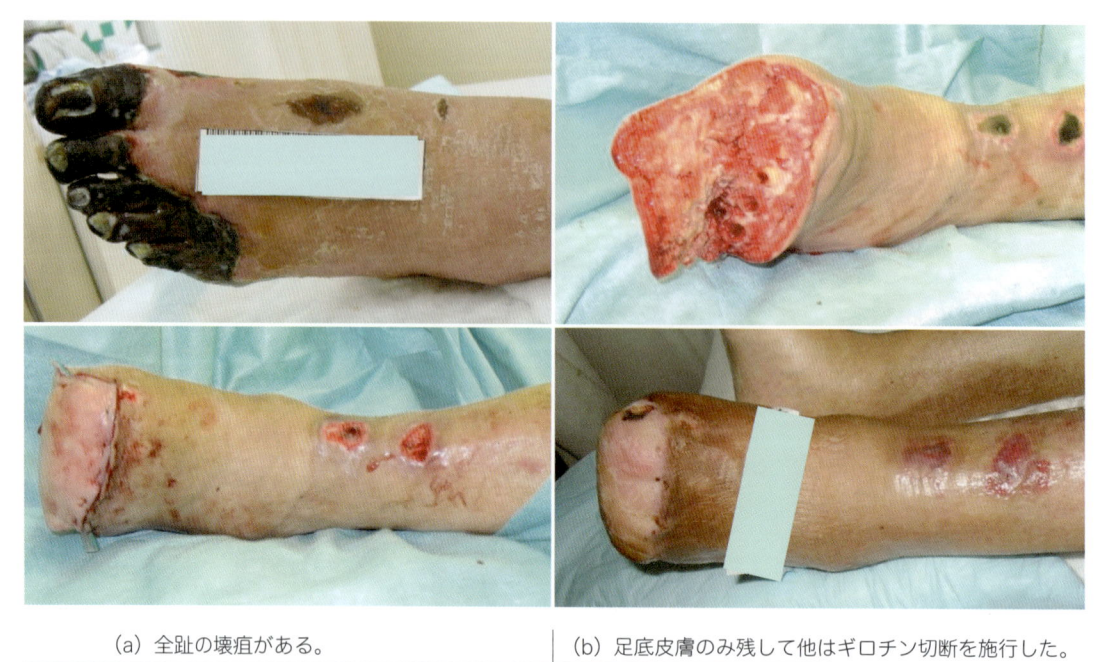

(a) 全趾の壊疽がある。
(b) 足底皮膚のみ残して他はギロチン切断を施行した。
(c) 足底皮膚で切断端を被覆している。
(d) 治癒後3カ月の状態を示す。

図11 古典的な transmetatarsal amputaion 症例

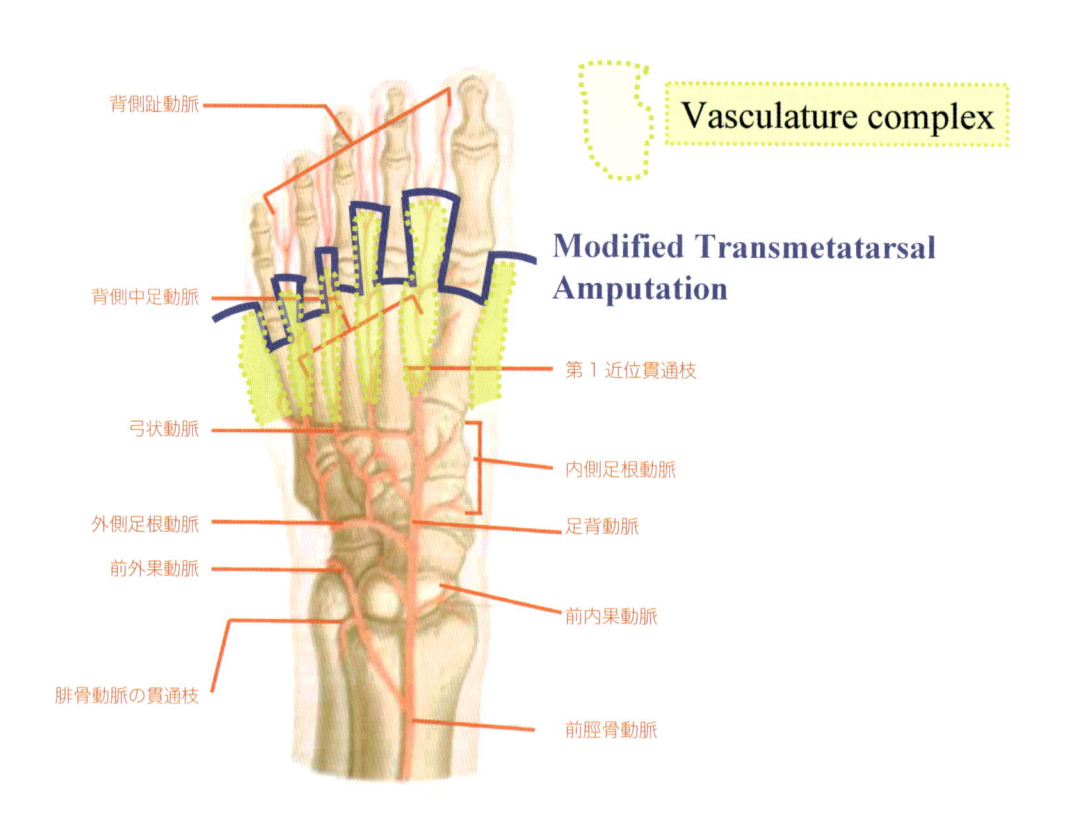

図12 Modified transmetatarsal amputation の手術方法（青線）

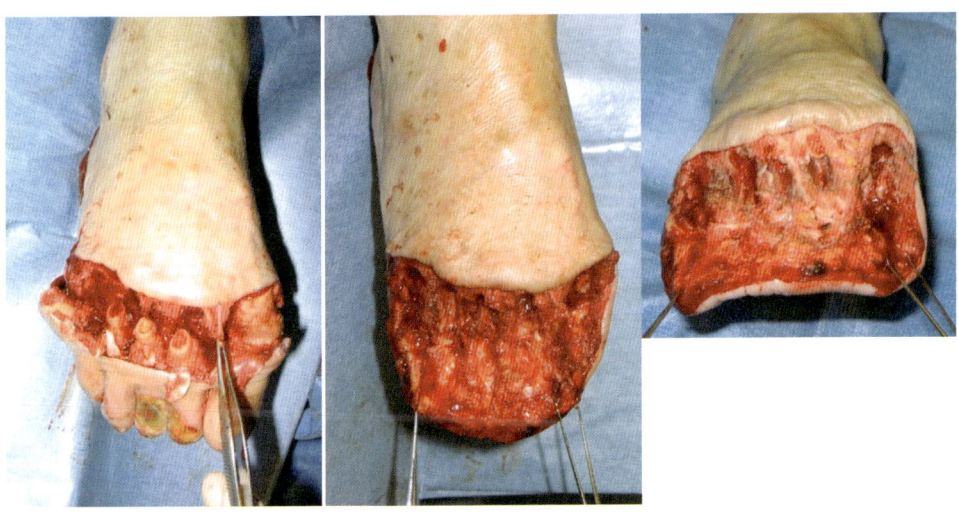

(a) 全趾潰瘍に対して骨のみを切断している。

(b) 足底と足背間の arterial-arterial connection を含んだ軟部組織が残っている。

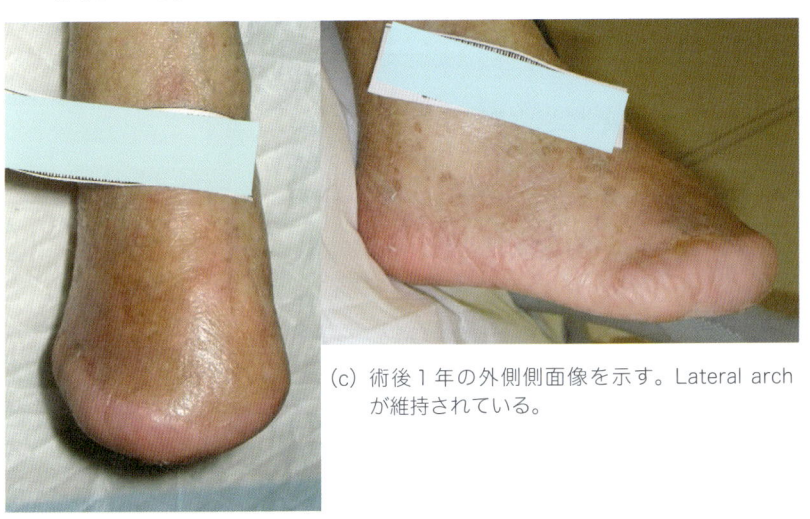

(c) 術後1年の外側側面像を示す。Lateral arch が維持されている。

図 13　Modified transmetatarsal amputation 症例 1

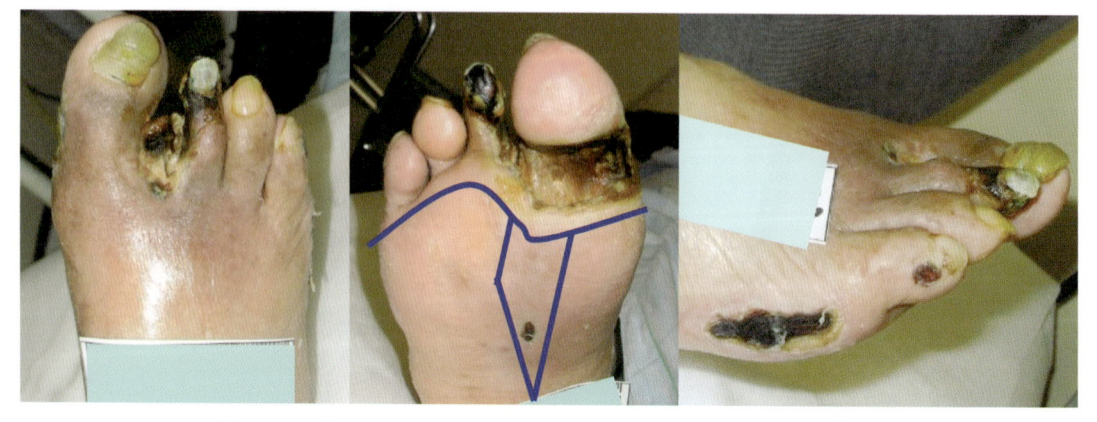

(a) 土踏まずまで感染が波及した痕が残っている。青線はデザインを示す。

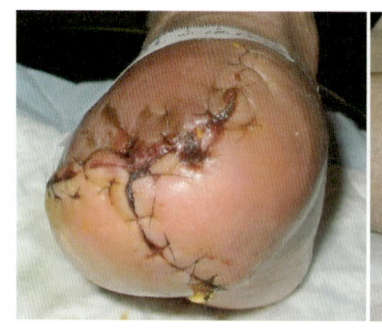

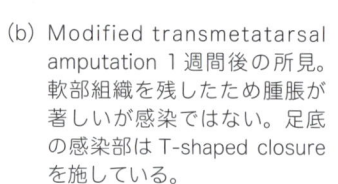

(b) Modified transmetatarsal amputation 1週間後の所見。軟部組織を残したため腫脹が著しいが感染ではない。足底の感染部はT-shaped closureを施している。

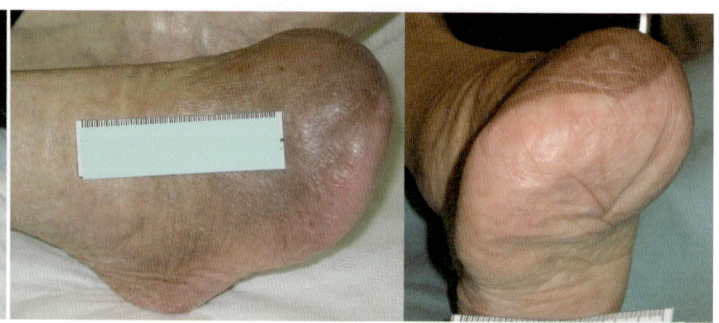

(c) 術後11カ月を示す。前足部は足背皮膚で被覆されているが、残した軟部組織がクッションの役割を果たしている。足底に潰瘍などの病変の再発を認めない。

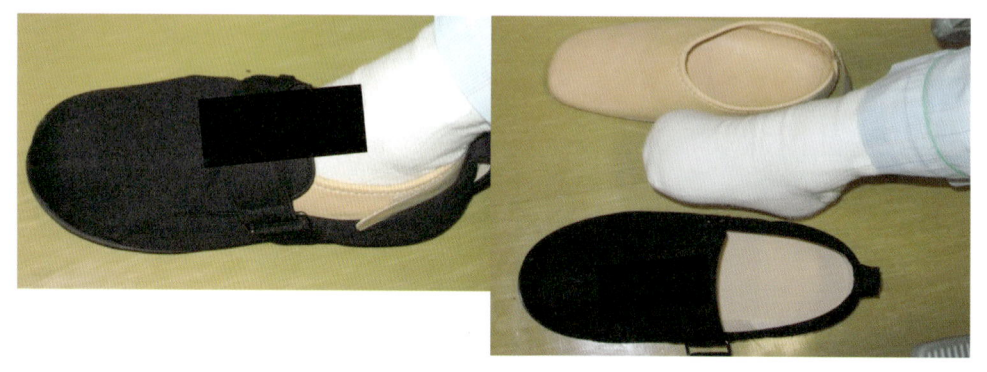

(d) 装具を装着している状態を示す。靴が脱げないように革性のシューズを装着して靴を履くようにしている。

図14 Modified transmetatarsal amputation 症例2

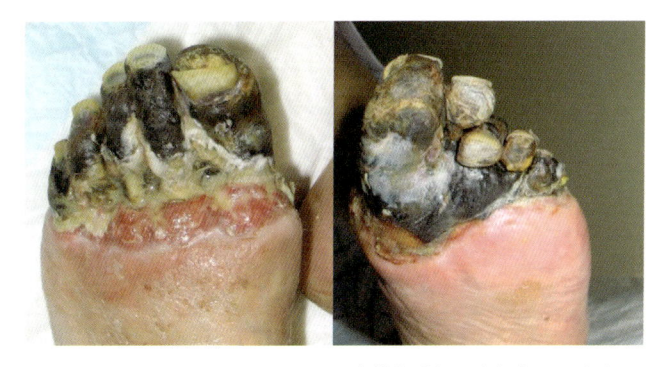

(a) 全趾と足背遠位まで壊疽がある。足底前荷重部は遠位半分が壊疽である。

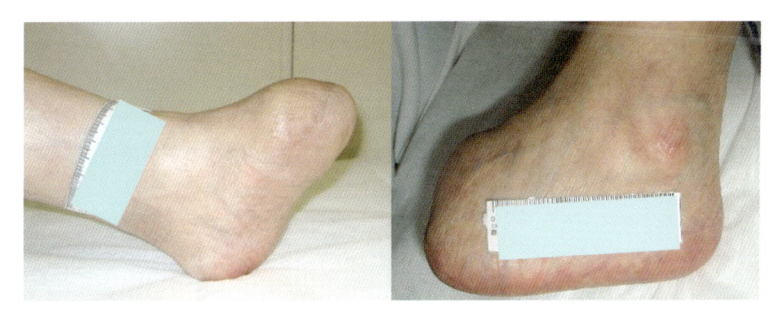

(b) リスフラン離断術後1年の内側側面像と外側側面像。Lateral arch はあまりない。

図15 Blue toe syndrome 症例

④ リスフラン（Lifranc）関節離断術

名称は関節離断術であるが、短腓骨筋の付着部である第5中足骨近位端を残す。離断するのは残った第1、3、4中足骨であるが、症例によっては第1中足骨の近位端を残すことができれば長腓骨筋と前脛骨筋の機能が維持されやすく、さらに第2中足骨を残すことで足根横軸アーチが保持される。また、尖足予防のため3〜4週間の足関節背屈固定が推奨される。中足骨がほとんどないため歩行機能はTMAに比べて低下する（図15）。

⑤ ショパール（Chopart）関節離断術

距骨と楔状骨、踵骨と立方骨の間での関節離断であるため、距骨と踵骨のみが残される。距骨には筋肉の付着はないため足関節の背屈機能が失われないように前脛骨筋の再固定が推奨される。しかし、内反変形傾向にあるため、歩行する場合には、足関節の固定まで含めたロッカーソールの靴用装具が必要である（図16）。

⑥ サイム（Syme）関節離断術

感染巣が heel pad に近く、リスフラン関節離断術やショパール関節離断術が困難である可能性が高い時に適応がある。感染が heel pad に及ぶか足関節を超える場合にはすでにその適応にはならない。足関節で離断して脛骨遠位端と外踝を切断し smoothing するが、heel pad が残されるので足の部分切断術の最近位となる（図17）。踵部の血流と知覚保持のため、後脛骨動脈と神経を残す必要がある。偏位を来しやすいショパール関節離断術よりもサイム関節離断術を推奨する向きもある。

(a) 右第1趾壊疽が足背全域に近く及んでいる。

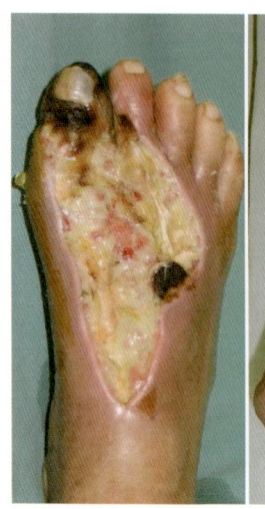

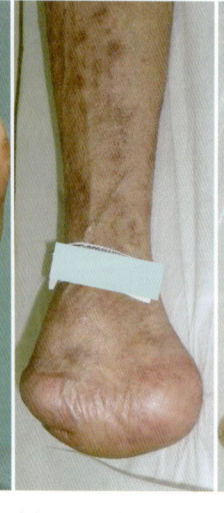

(b) ショパール切断術後約1年6カ月の状態。足関節のADLはほぼ失われている。

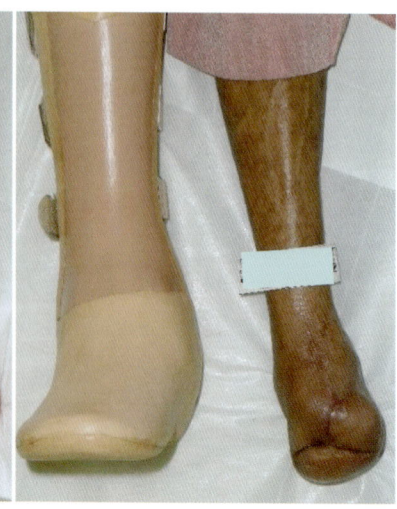

(c) 内反変形のため特殊装具を装着している。

図16　ショパール切断術症例

文献

1) McKittrick LS : Recent advances in the case of the surgical complications of diabetes mellitus. New Eng J Med 235 : 929-932, 1946
2) 星野純一, 原　茂子, 高市憲明：閉塞性動脈硬化症（ASO）への治療法と四肢機能. 透析会誌 41：50-53, 2008
3) 寺師浩人, 辻　依子, 北野育郎：病態よりみた難治性下腿潰瘍の診断と治療：感染性下腿潰瘍とは. 形成外科 49：181-192, 2006
4) 寺師浩人：第3章　フットケア治療の実際　3. 形成外科のフットケアを知る（1）足潰瘍のデブリードマンのコツと注意点. フットケア最前線, 河野茂夫ほか編, pp200-203, メディカルレビュー社,

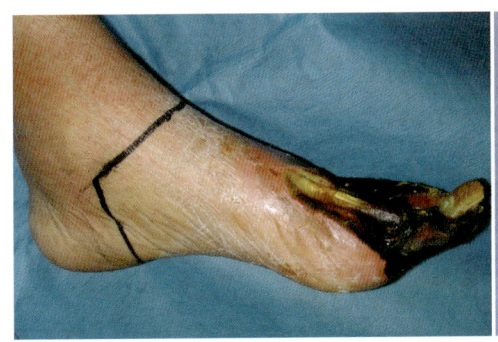

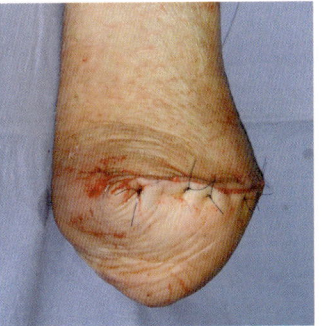

(a) 皮切のデザイン。　　(b) 術直後の状態。

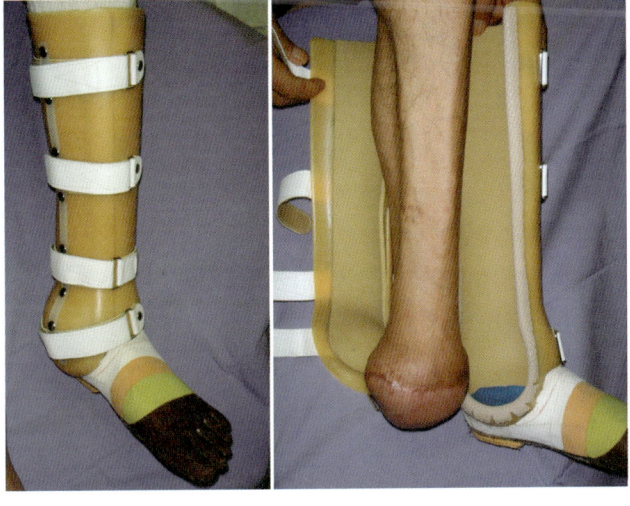

(c) 装具により歩行可能である。

図 17　サイム切断術症例

東京，2008
5) Reiber GE, Smith DG, Wallace C, et al : Effect of therapeutic footwear on foot reulceration in patients with diabetes. JAMA 15 : 2552–2558, 2002
6) Paola LD, Clerici G, Faglia E, et al : Ulcer recurrence following first ray amputation in diabetic patients. Diabetes Care 26 : 1874–1878, 2003
7) Bowker JH, San Giovanni TP : Amputations and disarticulations. Foot and Ankle Disorders. edited by Myerson MS, p466–503, WB Saunders, Philadelphia, 2000
8) Attinger CE, Evans KK, Bulan E, et al : Angiosomes of the foot and ankle and clinical implications for limb salvage; Reconstruction, incision, and revascularization. Plast Reconstr Surg 117 : S261–S293, 2006
9) 寺師浩人, 辻　依子 : IV　重症虚血肢の治療, 6. 形成外科医の立場から. 重症虚血肢診療の実践〜集学的治療によるアプローチ, 南都伸介編, pp136–143, 南江堂, 東京, 2008
10) 寺師浩人 : 18. 下肢大切断のタイミングと適応, 予後, 問題点. 透析患者の末梢動脈病変とフットケア〜早期発見と治療戦略〜, 小林修三編, pp142–151, 医薬ジャーナル社, 東京, 2008

第5章　下肢の創傷に対する治療

5　マゴット治療の実際

日本医科大学大学院器官機能病態内科学　髙木　元・宮本正章・水野杏一

はじめに

近年増加している糖尿病や閉塞性動脈硬化症などにより発症する末梢動脈疾患は、下肢壊疽・潰瘍の有病率も増加させていると考えられる。特に抗生剤が無効な多剤耐性菌の感染や膝下の虚血が合併すると、標準的治療法では治癒困難な慢性創傷を生じ、難治性のため最終的に患肢の大切断に至る場合が多い。一度でも治療に携わった方はご存知のように、この難治性の慢性創傷治療に対する外科的デブリードマンをはじめとする潰瘍の処置は大変に手間と時間を要し、また死亡率も高いため、各医療機関では対応に大変苦労しているのが実際と考える。特に感染の管理は初期治療として肝要なのは言うまでもなく、切断の是非を決定づける創傷加療に常に付随する最大の問題点である。

患者や医療関係者の負担を少しでも軽減するための、より簡便で有効性の高い治療法の確立が切望されている。このような治療法が限定され、かつ早急な治療が望まれる中で、一つの選択肢として古代から知られている昆虫を使用した生物学的デブリードマンが再度注目されている。これは経験的に確立された治療法であるが、最近医療用無菌ウジの調整が可能となり、さらに抗生剤使用の副作用の軽減などを目的として、マゴットセラピー（Maggot Debridement Therapy）の有効性に期待が寄せられている。本稿では、マゴットによるデブリードマン治療について紹介する。

I　マゴットセラピーとは

ハエは、双翅目に属する昆虫であり全世界に約100,000種以上、日本だけでも60程度の科と、そこに属する3,000種近いハエが存在する。現在世界中で医療使用されているマゴットは、ほとんどがクロバエ科に属するヒロズキンバエであり、現在われわれが繁殖・無菌化しているマゴットもわが国に元来生息しているヒロズキンバエを無菌化・繁殖したものである。

文献上最も古い報告は1931年Baerによる[1]もので、慢性骨髄炎に対して使用された。1940年代以降[2]は、抗生剤の発明、外科手術の進歩により創傷治療が劇的に進歩したため、ウジを使用したデブリードマン治療は施行されなくなった。ところが1960年代、戦争による時代背景とともにウジ治療は戦場で人命救助のために使用され1970年代になるとウジ治療はMaggot Debridement Therapyまたは、biodebridement, biosurgery（"世界最小の外科医"とも言われている）として広く認知されるようになり、さまざまな施設で実施されるようになってきた[3]。

有効性のメカニズムは、以下の3点である。
1) 壊死組織除去効果（debridement effect）
2) 殺菌効果（antimicrobial effect）
3) 健康肉芽増生効果（wound healing effect）

壊死組織除去効果

まず蛋白融解酵素を分泌し壊死組織を溶かし、次にそれを再び吸い上げることで創部の壊

死組織を除去する。この蛋白分解酵素は健全な組織を融解することはなく、壊死組織だけが選択的に取り除かれることになる。幼虫には菌はないが体に細かな凹凸があり、創面を這い回ることで組織を刺激し、分泌酵素がより浸透しやすくしている。

殺菌効果

幼虫の分泌液の中にはさまざまな抗菌作用を示す物質が含まれており、この物質がMRSAなどの抗生剤耐性菌を含むさまざまな病原菌に対する殺菌作用を持つことが報告されている。また幼虫はこのような抗菌ペプチドを分泌するだけではなく、さまざまな病原菌を含んだ創融解液を吸い上げ、自身の消化管内で殺菌を行う。さらにはウジの分泌液により創面がアルカリ化されることも、病原菌の増殖抑制に関係していると考えられている。

健康肉芽増生効果

マゴットセラピーを行った創面は壊死組織が取り除かれ殺菌されるだけではなく、その表面に上皮化の土台となる肉芽組織がすみやかに増生してくることが報告されている。以前は創部を動き回る幼虫の機械的な刺激により肉芽組織の増生が促進されると考えられていたが、最近の研究では幼虫の分泌液に含まれる尿素、炭酸水素アンモニウム、アラトインの他、EGFやIL-6などのサイトカインによる血管新生作用、線維芽細胞刺激作用が明らかになってきた。

II マゴットセラピーの実際

われわれは、日本医科大学付属病院倫理委員会承認を得、当初シドニー大学Westmed病院より輸入したマゴットを使用して本治療を行った。創部局所治療に使用するsilver sulfadizineなどの軟膏類は医療用ウジに悪影響を及ぼすため、使用前日には中止する。一方、点滴や内服の抗生剤の使用に関しては、マゴットセラピーに対する影響はほとんどなく、必要な症例では継続使用すべきである。

マゴット治療では通常、最も食欲旺盛なマゴットの成長期に治療期間を一致させるため、生後4〜5日以内を使用する（図1）。患部に留置する際は、1mm程度の大きさであるが、終了

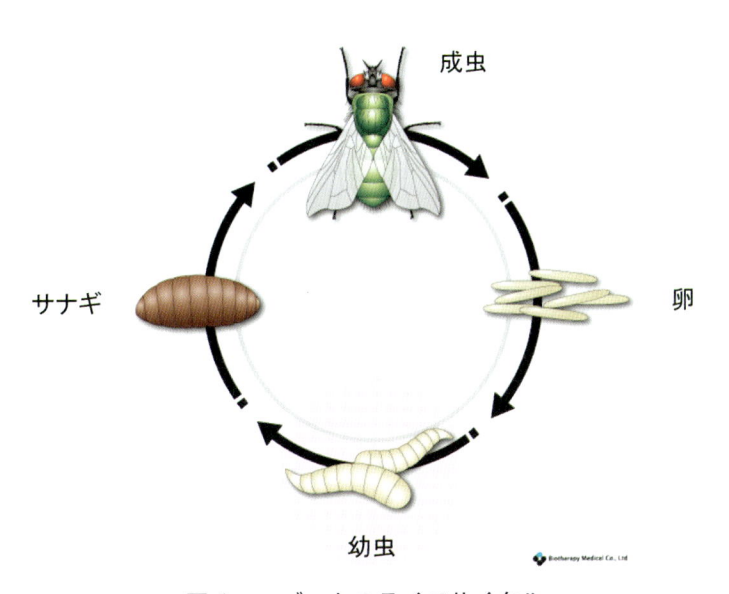

図1 マゴットのライフサイクル
無菌処理された卵よりふ化した幼虫を治療に使用する。

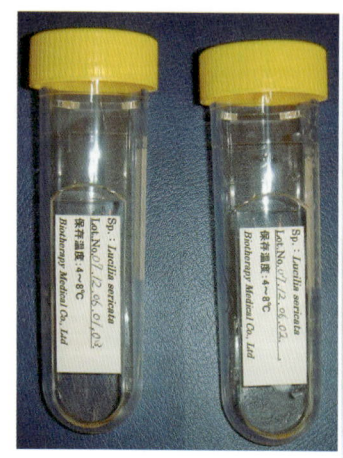

(a) マゴット

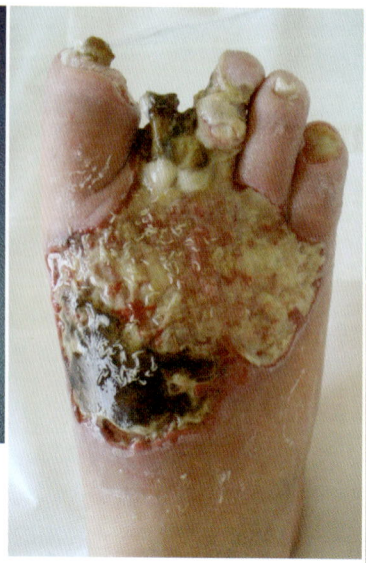

(b) 患部への装着

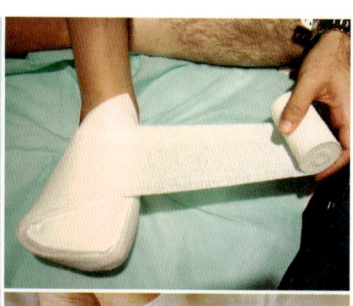

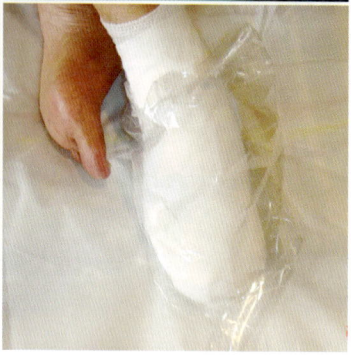

(c) 包帯固定後、ビニールで保護する。

図2　マゴットセラピーの実際

時には10倍の1cmを超えることも多い。マゴットを創部に付着させた後、ガーゼで周囲を保護したうえ、メッシュバックとビニールで創部を保護する（図2）。これを1クールとし、必要に応じ治療を繰り返す。

マゴットセラピーの問題点

まず疼痛があげられる。通常マゴット留置翌日より機械的な刺激により疼痛が強くなることが多いが、マゴットを除去すれば疼痛はすぐに改善する。マゴットセラピー施行前より疼痛が強く、鎮痛剤、睡眠剤を使用している症例では原則として硬膜外麻酔を併用して治療を行っている。一方で糖尿病性潰瘍・壊疽症例では、糖尿病性神経症の存在のため疼痛を感じない症例も多い。

また、38℃を超える発熱を惹起する症例も存在し、われわれはマゴットの分泌するサイトカインによる副作用と考えており、現在これらのメカニズムの解析を行っている。

さらに、われわれは経験していないが（1％未満の割合と言われている）、創面からの出血も報告されている。出血性素因を有する場合や創部に血管壁が露出している場合には注意が必要である。

III　マゴットセラピーの効果

適応疾患

糖尿病性潰瘍・壊疽、下腿潰瘍（虚血性疾患・うっ血性疾患・神経疾患など）、褥瘡（床ずれ）、難治性感染創（MRSA、MDRP感染など）、その他の難治性創傷（術後創、外傷、火傷）などの各種疾患に対する有用性が報告されている。

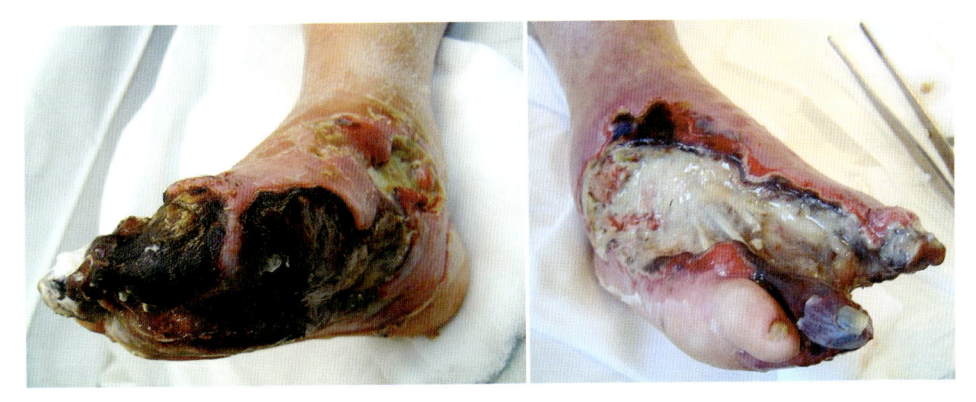

足底部　　　　　　　　　　　足背部
(a) 入院時

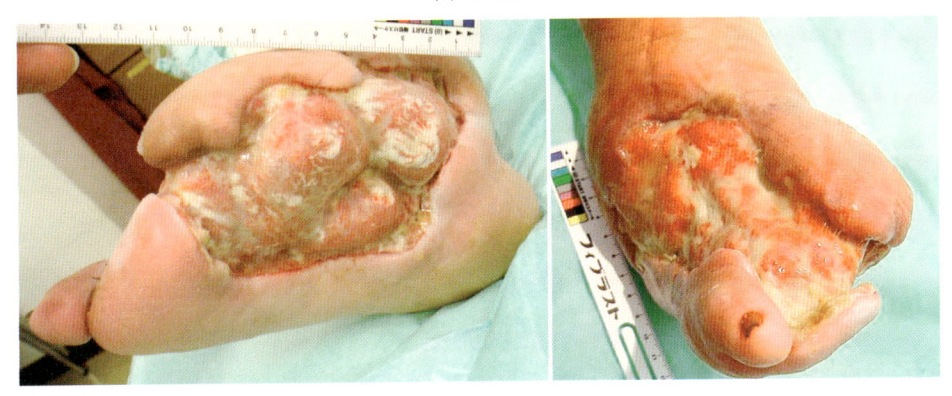

足底部　　　　　　　　　　　足背部
(b) マゴット治療後
マゴット治療＋カテーテル血管形成術に加え、自家皮膚移植を行った。

図3　症例：65歳、女性、糖尿病、ASO

【症例】
65歳、女性、糖尿病を合併した閉塞性動脈硬化症

　耐性菌感染に加え、高度の下肢虚血を合併しており、マゴットセラピーだけでは完治が難しいと考え、カテーテルインターベンションなどを併用し完治した（図3）。このように複合した要因を解決することが大切である。

文献

1) Robinson W : Progress of maggot therapy in the United States and Canada in the treatment of suppurative diseases. Am J Surg 29 : 67-71, 1935
2) BAER WS : The treatment of chronic osteomyelitis with the maggot. J Bone Joint Surg 13 : 438-475, 1931
3) Horn KL, Cobb AH, Gates GA. Maggot therapy for subacute mastoiditis. Arch Otolaryngol 102 : 377-379, 1976

医療用無菌ウジの購入

日本医科大学大学院器官機能病態内科学　高木　元

　現在、日本国内でも医療用無菌ウジの購入が可能である。
　　　　　　株式会社バイオセラピーメディカル http://www.btmcl.com
　各医療機関の倫理委員会承認があれば、疼痛や出血を避ける新しい手段を盛り込んだ丁寧な治療指導を得ながら（マゴットセラピーシステム）、MDT加療を全国で行うことができる。本治療は、2007年経済産業省異分野連携新事業分野開拓計画に認定され、さらに同年、東京都ベンチャー大賞最高賞の大賞を受賞し注目されている。

第5章 下肢の創傷に対する治療

6 外用剤と創傷被覆材の使い方、陰圧閉鎖療法

東北大学形成外科 館 正弘

はじめに

本稿では慢性皮膚潰瘍の状態にある創部に対する局所治療法について述べる。壊死組織がある場合や、感染がある場合の局所治療については別項に譲る。すべての創傷治療と同じように自然治癒能力を優先し「必要最低限の加療」が大原則であるが、下肢の損傷では血流不全や糖尿病などのマイナス因子が多いため特別な配慮を必要とすることも多い。

外用剤か創傷被覆材か

外用剤と創傷被覆材はともに創部に接触させて効果を発揮させるために使用されるので、本質的に区別することに意味はない。創傷被覆材は本邦の保険制度では3週間に使用が制限されているのに対して、薬剤では長期間の使用が可能である。

I 被覆材について

被覆材の満たすべき条件として次にあげることが要求される。
1) 創傷治癒にとって最適な湿潤環境を供給できること
2) 患者にとって快適であり、貼付中あるいは交換時の疼痛が少ないもの

これらの条件を満足させるものとして発達してきた素材がハイドロコロイドを代表とする、湿潤環境を維持する被覆材である(表1)。また最近では創の滲出液の状況に応じて最適な湿潤環境が得られるように、被覆材が細分化されている。代表的な被覆材について解説する。

ポリウレタンフィルム

酸素や水蒸気は透過するが、細菌などは通過できない構造になっている。透明で視認性に優れる点が利点である。また接着剤がついてお

表1 創傷被覆材の種類

特徴	使用材料	代表的な製品
湿潤環境を維持	ハイドロコロイド	デュオアクティブ® CGF、テガソープ™ ハイドロコロイドドレッシング、コンフィール®-アルカスドレッシング
湿潤環境を維持・止血作用	アルギン酸塩ドレッシング	アルゴダーム®、カルトスタット®、クラビオ®AG、ソーブサン
滲出液の吸収性が高い	ポリウレタンフォーム、ハイドロポリマー、ハイドロファイバー®	ハイドロサイト®、アクアセル®、ティエール®
保護、二次ドレッシング	ポリウレタンフィルム	オプサイト®ウンド、テガダーム™ トランスペアレントドレッシング、パーミエイド®S
抗菌作用を持つ	カルボキシルメチルセルロース銀	アクアセルAg®

り、二次ドレッシング材を必要としない。創面の水分を吸収する能力は持っていないため、滲出液の少ない創部や二次ドレッシング材として使用する。

アルギン酸塩ドレッシング

海草から抽出したアルギン酸塩を線維状にして不織布とした製品である。自重の15倍に近い水分を吸収し、ゲル化する。止血作用がある点が特筆するべき特徴である。生食で浸すとカルシウムイオンとナトリウムイオンが置換され、創部から容易に剥離できる。欠点は、二次ドレッシングが必要なこと、辺縁部が乾燥して痂皮状になることがある点である。

ハイドロコロイド

親水性コロイドと外層の防水層からなり、創部からの水分を吸収してゲルを形成する。薄いものから厚いものまでさまざまな材形があり、メーカーによって組成に多少の差がある。厚みがあるために、酸素や水分の透過性は少なく、閉鎖性ドレッシングに近い性質を持っている。乾燥した壊死組織に水分を与え自己融解を起こす。欠点として厚いシートタイプでは創面の観察が困難である点が挙げられる。乾燥した壊死組織がある創や滲出液の比較的少ない創に適応がある。

高吸収性の被覆材

ポリウレタンフォーム材・ハイドロポリマー・ハイドロファイバーなどが、水分吸収力が最も高い被覆材である。ポリウレタンフォームは多孔体の中に水分を吸収する。またこの材料は内面に非固着性のポリウレタンがあるため、創部への固着はほとんどない。ハイドロポリマー吸収パッドは滲出液を吸収して膨大する。ハイドロファイバーは線維に吸水してゲル化する。ハイドロファイバーは二次ドレッシングが必要となる。滲出液の多い創に適応がある。足底部では靴に収めるためにこのような高吸収性の素材が適応となることが多い。

【症例1】
48歳、男性、ハイドロファイバードレッシングを使用した例

足底部加重部の糖尿病性足潰瘍。潰瘍周辺の角化部を削り、ハイドロファイバーを貼付した。二次ドレッシング材としてポリウレタンフィルムを貼付した。このような吸水性の高い被覆材を用いることによりドレッシング材を薄くすることができる（図1）。

抗菌性創傷被覆材

ハイドロファイバーに銀イオンを含有する抗菌性を持つ被覆材が本邦で利用できる。銀含有被覆材の糖尿病性足潰瘍を含む慢性皮膚潰瘍に対するランダム化臨床試験が行われ、4週間での有意な創部減少率が得られている[1]。これらの被覆材は抗菌作用を持つが殺菌的作用よりも、静菌作用を期待して使用することが多い。

人工真皮、組織工学的製品など

肉芽組織を誘導するために人工真皮や培養真皮移植、幹細胞移植、線維芽細胞・表皮細胞培養シート移植なども検討されている。

II 外用剤

皮膚欠損創に適応のある軟膏の種類は多い。軟膏剤は薬効成分と基剤からなるが、全体の99％を占める基剤に着目して軟膏を選択するべきである。足部の創で靴を履きながら治療する場合にはかさばらないという点からも創傷被覆材の方が使いやすい。軟膏を使用する場合には創を乾燥させないように厚めに塗り、さらにフィルムを使用することで乾燥を防止する。創を保護する、あるいは保湿が必要な場合には油脂性基剤や水分含有率の低い乳剤性基剤を使用する。あるいは積極的に水分を供給したい場合には水含有率の高い乳剤性基剤やゲル基剤の軟膏剤を選択する。一方、創の滲出液が多い場合には水溶性基剤の軟膏剤を使用する（表2）。

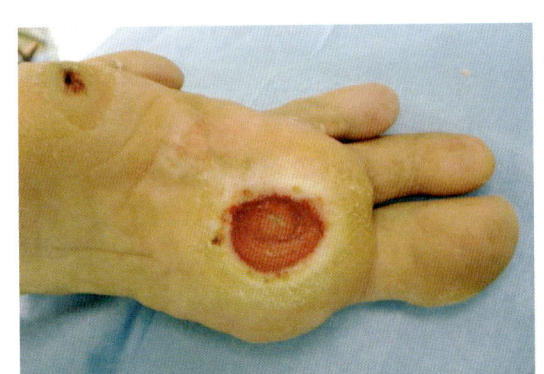

(a) 第1中足骨頭部の潰瘍　足変形が高度である。
(b) ハイドロファイバーとポリウレタンフィルムを使用した。
側面から見てかさばっていない。

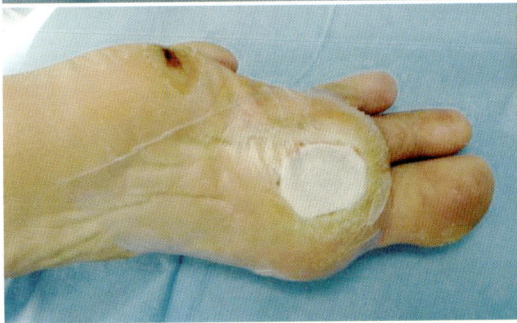

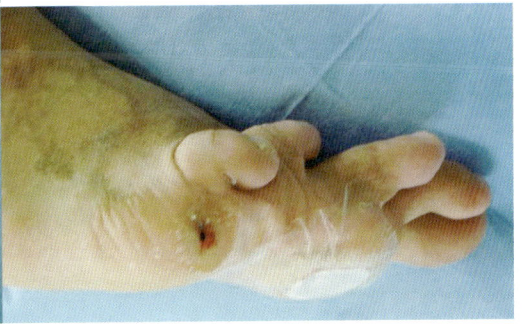

図1　症例1：ハイドロファイバードレッシングを使用した例

表2　外用剤の軟膏基剤による分類

分類	基剤の種類		代表的な製品
油脂性基剤	白色ワセリン、プラスチベース、植物油、豚脂、ろう		アズノール®軟膏、プロスタンディン®軟膏、亜鉛華軟膏
乳剤性基剤	水中油型	親水軟膏、バニシングクリーム	オルセノン®軟膏、ゲーベン®クリーム
	油中水型	吸水軟膏、コールドクリーム、親水ワセリン、ラノリン	リフラップ®軟膏、ソルコセリル®軟膏
水溶性基剤	マクロゴール軟膏		アクトシン®軟膏、ブロメライン®軟膏、カデックス®軟膏、ユーパスタ®
懸濁性基剤	ハイドロゲル基剤		ソフレットゲル®

第5章　下肢の創傷に対する治療

Ⅲ 陰圧閉鎖療法

創面を陰圧にして管理する陰圧閉鎖療法（Negative Pressure Therapy）は、創面全体を閉鎖環境に置き、創面を持続的あるいは間歇的な陰圧で管理する方法である。V.A.C.® Therapy（ケー・シー・アイ社製）システムを用いるのが最も安全であり利便性がよいが、平成20年現在、医療機器としてわが国では認可が得られていない。そこで本邦では被覆材やチューブを直接創内に固定する方法や、パウチを用いるなどの方法が行われている[2)3)]。吸引圧は125mmHg（16.7kPa）が基本となるが、疼痛のある場合や出血の危険のある場合、周辺皮膚が脆弱な場合には75mmHgとする。陰圧閉鎖療法では創縁には互いに引き寄せられるような力が加わるが、糸による縫合とは異なり、創縁全体に均等に圧がかかるため、組織が破壊されることは少ない。比較的欠損容積の大きな創部やポケットを形成した創部に適応があり、静脈性潰瘍や足底部潰瘍などの浅い潰瘍には使用することは少ない。海外でもArmstrongら[4)]は糖尿病性足潰瘍に対する切断手術後に陰圧閉鎖療法と通常の創処置方法のランダム化臨床試験を行っており、その場合有意に陰圧閉鎖療法の有用性を示している。われわれも足趾切断後に創が哆開した例や、下腿大切断後やリスフラン切断後に非常に有用であった症例を経験している（図2～4）。一方、感染を伴い腱に沿って膿瘍が広がるような症例では壊死組織を伴い、粘調な膿を含むことが多い。スポンジが目詰まりすることも多いため、適応は慎重にした方が安全である[5)]。

【症例2】
74歳、女性、足趾切断後に創部哆開を生じた例に陰圧閉鎖療法を行った例

糖尿病性足壊疽に対し足趾切断術を行ったが2週間後に創部哆開を生じた。適宜デブリードマンを行いながら陰圧閉鎖療法を行い、4週間後に治癒が得られた（図2）。

【症例3】
65歳、男性、膝下切断術後に創部哆開を生じた例

末梢動脈疾患（PAD）を合併した糖尿病性足潰瘍に対し膝下切断を行ったが創哆開を生じた。陰圧閉鎖療法を行い1ヵ月で創部は著明に縮小した。その後、分層植皮手術を行った。植皮の固定も陰圧閉鎖療法で行った。植皮後5ヵ月の状態を示す（図3）。

【症例4】
58歳、男性、リスフラン切断後に創哆開を生じた例

PADに対しリスフラン切断を行ったが、創哆開を生じた。陰圧閉鎖療法によって6週間で治癒した（図4）。

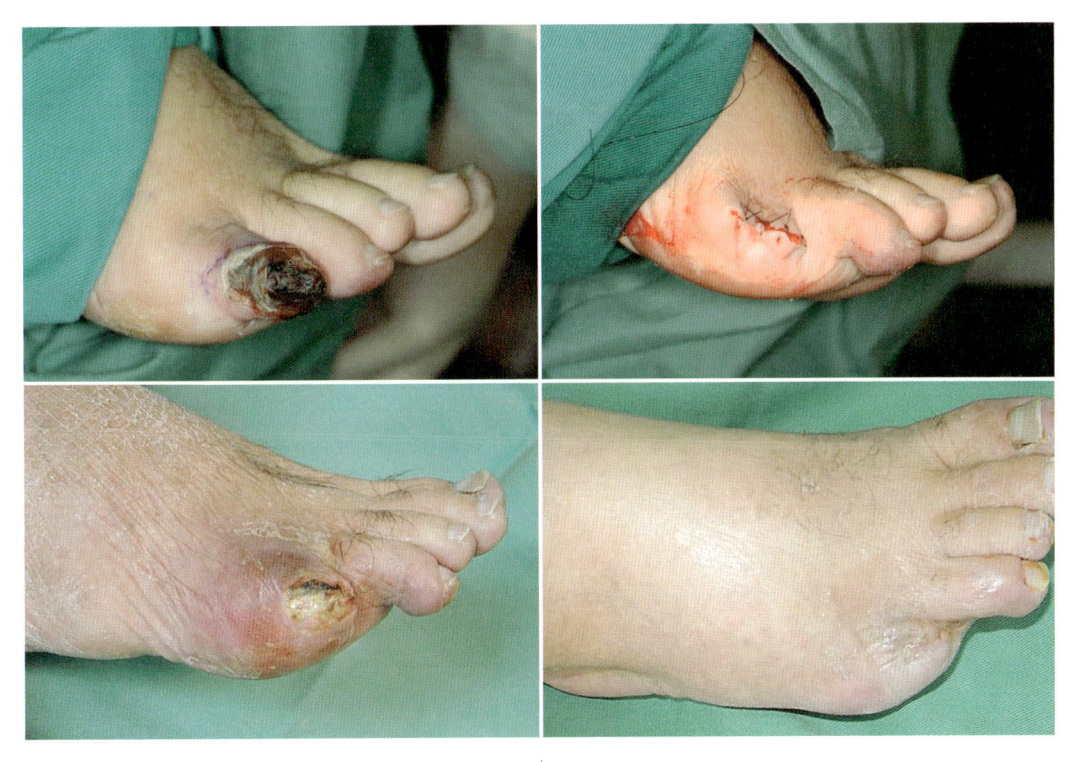

(a) 第5趾の壊死。　　　　　　　　　　　(b) 切除後、基節部で縫合した状態。
(c) 創が哆開し、骨膜が露出している。　　(d) 陰圧閉鎖療法後4週間目の状態。

図2　症例2：足趾切断後に創部哆開を生じた例に陰圧閉鎖療法を行った例

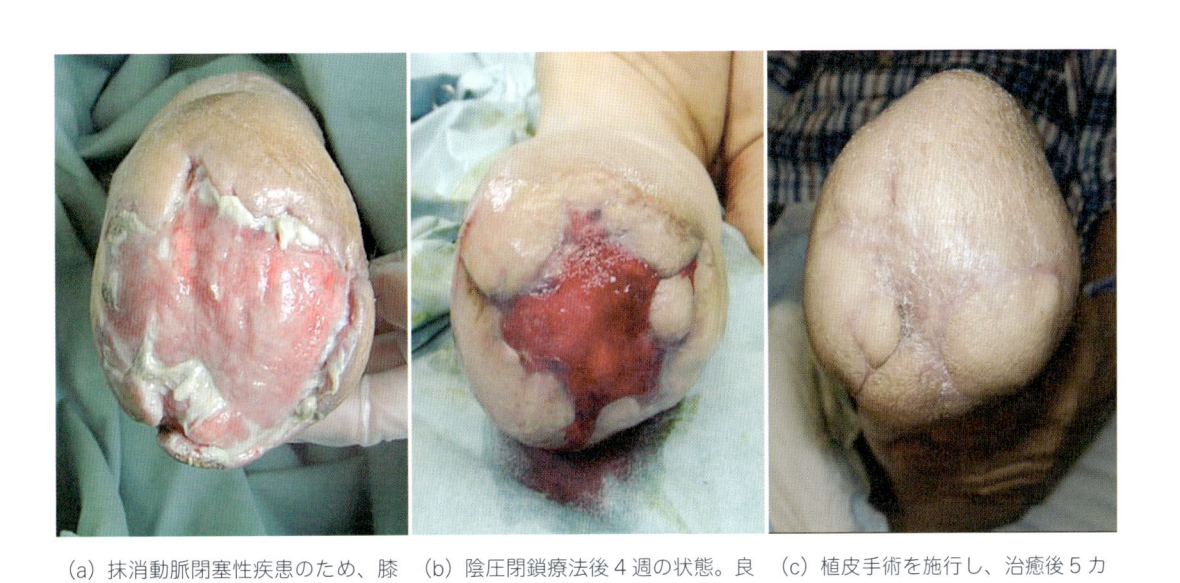

(a) 抹消動脈閉塞性疾患のため、膝下切断が行われたが、創が感染・哆開した。
(b) 陰圧閉鎖療法後4週の状態。良好な肉芽形成と創の収縮が得られている。
(c) 植皮手術を施行し、治癒後5カ月の状態。

図3　症例3：膝下切断術後に創部哆開を生じた例

第5章　下肢の創傷に対する治療　165

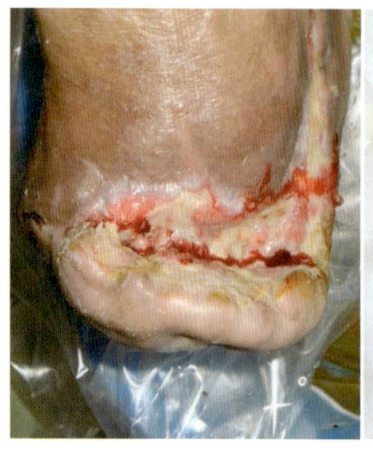

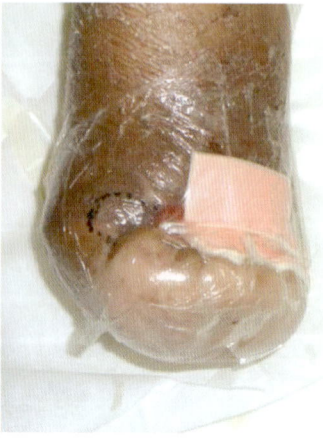

(a) 抹消動脈閉塞性疾患のためリスフラン切断を行ったが、創哆開を生じた。
(b) ハイドロサイトと吸引チューブを用いて陰圧閉鎖療法を行っているところ。
(c) 陰圧閉鎖療法後6週目の状態。足底側の皮膚が回りこむように収縮している。

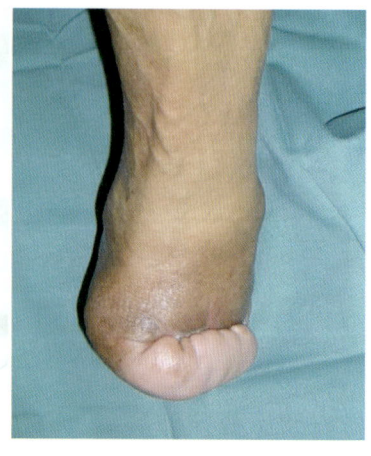

図4 症例4：リスフラン切断後に創部哆開を生じた例

文献

1) Meaume S, Vallet D, Morere MN, et al : Evaluation of a silver-releasing hydroalginate dressing in chronic wounds with signs of local infection. J Wound Care 14 : 411-419, 2005
2) Tachi M, Hirabayashi S, Yonehara Y, et al : Topical negative pressure using a drainage pouch without foam dressing for the treatment of undermined pressure ulcers. Ann Plast Surg 53 : 338-342, 2004
3) 柳 英之，寺師浩人，田原真也：Vacuum-Assisted Closure による開胸術後縦隔炎2症例の治療経験. 日形会誌 23 : 246-249, 2003
4) Armstrong DG, Lavery LA; Diabetic Foot Study Consortium.: Negative pressure wound therapy after partial diabetic foot amputation; A multicentre, randomised controlled trial. Lancet 366 : 1704-1710, 2005
5) Moues CM, Vos MC, van den Bemd GJ, et al : Bacterial load in relation to vacuum-assisted closure wound therapy; A prospective randomized trial. Wound Repair Regen 12 : 11-17, 2004

第5章 下肢の創傷に対する治療

7 高気圧酸素療法：Hyperbaric Oxygen Therapy（HBOT）

杏林大学医学部形成外科　大浦紀彦
東京医科歯科大学医学部付属病院高気圧治療部　柳下和慶

はじめに

重症下肢虚血（CLI）に対する治療の第1選択は、bypass術や経皮経管的血管形成術（PTA）などの血行再建術である。

しかし、実際の診療においては、前足部・足趾などの虚血症例や、人工血管が閉塞した症例など、血行再建術が適応とならないものも多い。これらの血行再建の適応外のCLI症例においては、酸素を組織に供給することが不可能となり、いかなる局所治療にも抵抗性となる。その結果、切断に至る症例を経験する。

高気圧酸素療法（Hyperbaric Oxygen Therapy、以下HBOT）は、このような血行再建の非適応症例に対しても、虚血組織に酸素を供給することができ、虚血部位・末梢側の温存に貢献する。本稿では、HBOTの原理・効果、フットケア領域における適応、そして現状について解説する。

I　高気圧酸素療法とは

HBOTは大気圧よりも高い気圧環境下で、純酸素または高濃度酸素を吸入し、動脈の血漿内の溶解型酸素濃度を上昇させ、血液の酸素運搬能力を高めることによって低酸素状態にある末梢組織の改善を図る特殊な酸素療法である[1]。

歴史

歴史的には、1775年にPriestleyがOxygenの分離に成功し、19世紀になってからヨーロッパで移動型の手術室に酸素加圧装置を取り付けたHBOが開発されて広まった[2]。1877年のフランスの外科医Fontainの移動型HBO手術室が有名である。1960年にBoeremaら[3]は、赤血球（Hb）を除去した血液を使用して、HBOによって3ATAに加圧させた豚を15分間生存させることができたと報告した。この報告以降、HBOTが広く認識され、さまざまな疾患に臨床応用されるようになった。

原理

気体と液体が接触した場合、Henryの法則に基づき両者のガス分圧は平衡を保たれ、圧に比例して液体に気体が溶解する。HBOTはこの物理特性を利用し、血漿内に溶解する酸素量を増加させることによって治療効果を獲得するものである。

Hbと結合する酸素量は加圧しても変化しない[1]。100％酸素下で2ATA（2気圧）に加圧すると、血漿内に物理的に溶解する酸素濃度が、通常大気での酸素濃度21％、1ATA（1気圧）と比較して約14倍に上昇し、血液全体の酸素含量は約22％に増加する。末梢組織における酸素分圧も約150mmHgに上昇する[2]。

本法と創傷治癒

HBOTが虚血に陥った創傷の治癒を加速するという報告は多数存在する[4～11]。

HBOTとgrowth factorとの相乗効果につい

ても報告されている。Zhao ら[10]は、HBO 環境下での創傷治癒を PDGF と TGF-β と buffer とを家兎の虚血耳を使って比較した。その結果、growth factor を使用した群が HBOT 単独よりも約 2 倍の肉芽形成を認めたと報告した。

また HBO 暴露が PDGF の受容体産生を増加させる[12]。また、HBOT は、コンパートメント症候群における組織の浮腫軽減効果、筋壊死部位の縮小効果を持つ[13)14]。

高濃度酸素下において、好中球、マクロファージによる殺菌・貪食作用の亢進、殺菌効果・免疫能強化、線維芽細胞によるコラーゲン産生・架橋構造の亢進も報告されている[1]。

II　高気圧酸素療法の適応

① 一般的な適応

減圧症や空気塞栓症や一酸化炭素中毒など救急医学領域では、多くの疾患に適応がある。

下肢疾患に関する適応症例としては、ガス壊疽・嫌気性細菌感染症、慢性骨髄炎、抹消動脈疾患（PAD）、糖尿病性潰瘍などがある。

ガス壊疽

HBO 下では過剰の酸素および活性酸素が産生される。生体組織では活性酸素（superoxide）は、SOD（Superoxide dismutase）によって細胞障害性が軽減されるが、嫌気性菌、特に clostridum 属（SOD やカタラーゼを持たない）に対しては抗菌的に作用する。

骨髄炎

慢性骨髄炎においては、低酸素環境、微小循環障害が障害されている。

家兎骨髄炎モデルでは、酸素分圧が感染側で 23mmHg、健側で 45mmHg であった。このモデルに対して 2ATA 100% O_2 暴露すると、酸素分圧が感染側で 104mmHg まで上昇を認めた[15]。

糖尿病性潰瘍

HBOT は、糖尿病性壊疽の患者の大切断を減少させる[16]。HBOT は Wagner 分類 I〜III の糖尿病性潰瘍に対して、面積比で非 HBO 群と比較して 2 倍の治癒率を示した[17]。

② 当施設での CLI に対する本法の適応

当施設の高気圧酸素治療室は、第 1 種 chamber（後述）であり、1 名しか収容できないため、症例を限定する必要がある。そこで、ガス壊疽、CLI を対象に HBOT を施行している。

CLI 治療において留意する点は、無計画（安易）にデブリードマンをしないことである。デブリードマンや minor amputation がきっかけとなって、壊死や感染が上行性に進行することをしばしば経験する。特に皮膚灌流圧（SPP）が 30mmHg 以下の創傷は、創傷治癒が期待できないと考えられている[18]。そのため、血行再建ができない症例では、壊死が進行する可能性があっても、感染制御のためデブリードマンを行うか、より高位での大切断を施行することしか治療方法がなかった。

このような症例に対して、当施設では、切断術やデブリードマンの前に HBOT を施行し、外科的治療がきっかけとなって進行する壊疽の抑制を試み、高位での切断・大切断の回避などの効果を得ている。

当施設での適応は、具体的には、血行再建の適応のない、SPP が 30mmHg 以下の症例である。

III　高気圧酸素療法の実際

① 装置

実際の治療において、患者を収容し高気圧下に酸素を吸入できる装置が必要で、わが国では患

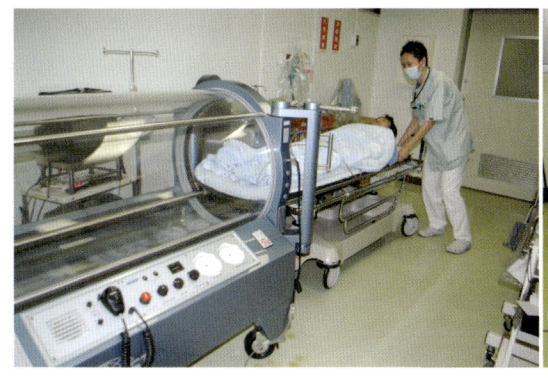

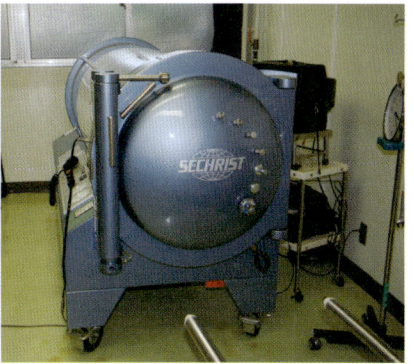

図1 第1種 monoplace chamber
1名収容。SECHREST 2800 J
（杏林大学医学部 高気圧酸素治療室）

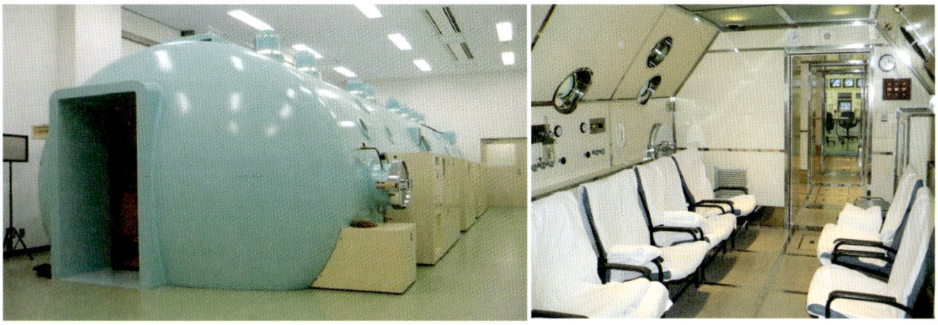

図2 第2種 multiplace chamber
16名収容が可能。中村鐵鋼所製
（東京医科歯科大学 高気圧酸素治療室）

者を1名収容する第1種、Monoplace chamber、通常酸素加圧（図1）と2名以上収容する第2種、multiplace chamber、空気加圧（図2）がある。

2名以上の収容が可能な第2種であれば、対象を広くHBOTを施行することが可能であるが、当院では、1名用の第1種HBOはSECHREST 2800 J®であるため、1日にHBOTを施行できる人数が3名（2.5時間/名）までと限られる。そのため、当院では、HBOの治療対象を厳選している。

2 プロトコール

「どのくらいの圧で、どのくらいの頻度が慢性の虚血創傷に必要か」という系統的な研究はまだなされていない[10]。しかし1種においては、2ATA、100%O_2、60分という日本高気圧環境・潜水医学会が規定するプロトコールが、有効性および安全性の観点からも推奨されている。

3 合併症および禁忌

視覚障害や難聴、嘔気、痙攣、幻暈などの中枢神経性、酸素中毒が0.002～0.3%報告されて

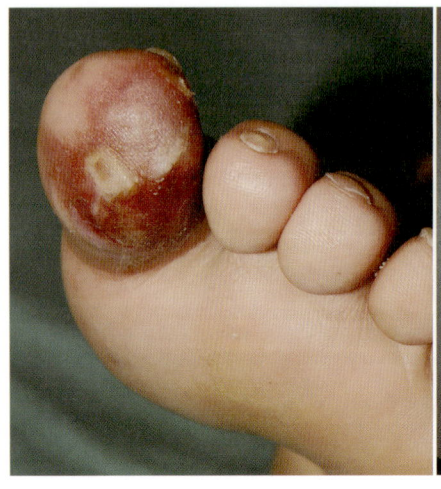

(a) 嵌入爪からの爪周囲炎第1趾への血流障害、第1趾足底全体のびらんを認める。SPP 28mmHg

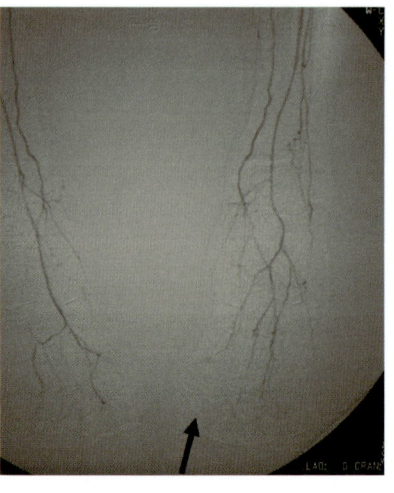

(b) 血管造影所見
左第1趾（矢印）への血流が途絶している。

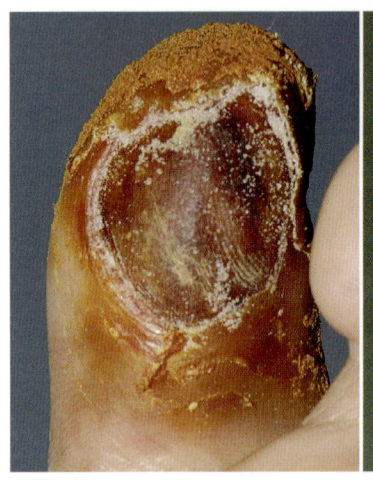

(c) HBO 11回目 施行直後の状態
感染の制御のため、カデックス軟膏®処置を施行している。壊死部は乾燥し、境界域での感染が制御され、境界が明瞭化されつつある。

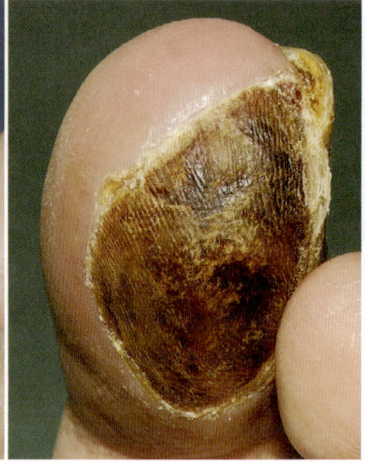

(d) HBO 施行後3週間の状態
境界は明瞭化された。

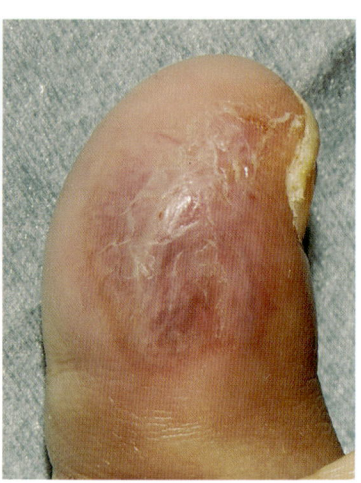

(e) 4カ月後の状態
完全な上皮化を認める。

図3 症例：44歳、女性、Ⅰ型糖尿病、CKD（慢性腎不全）、人工透析、PAD

いる。患者が高気圧状態に暴露されるため、気胸、COPD、心肺機能障害を有する患者では絶対禁忌である。耳管閉塞、閉所恐怖症を有する患者も相対的禁忌である。

④ 安全管理に関する事項

　高濃度酸素を取り扱った治療であるので、マッチ、ライター、使い捨てカイロなどの火気は厳禁である。あらかじめリストに基づいてチェックを行い、治療用衣服に着替えてHBOTを施行する。わが国では1992年と1996年に、使い捨てカイロ、白金カイロによる爆発事故が報告されている[19]。

Ⅳ　代表症例

【症例】
44歳、女性、Ⅰ型糖尿病
　慢性腎臓病にて透析を施行している。
　左第1趾の嵌入爪から感染、炎症が波及した。第1趾の切断目的に紹介された。
　血管造影では第1趾への血管は描出されない。第1趾でのSPPは28mmHgであった。
　HBOTを11回施行後、壊死部と健常部の境界が明瞭となった。毎日、感染のコントロール目的に洗浄と抗菌剤塗布（カデックス軟膏®）を施行し、外来で治療を行い4カ月後に治癒した（図3）。

おわりに

　糖尿病を合併したPAD症例が多い米国では、2003年よりMedicare社が、糖尿病性足病変に対するHBOを、保険上で承認するようになった。それ以降、米国各地に、HBOを完備したwound healing centerができるようになり、HBOTは米国では脚光を浴びている。
　それと比較してわが国では、診療報酬点数が、救急的なもの（発症から7日まで）：6000点/日、非救急的なもの：200点/日とあり、下肢難治性潰瘍は、非救急的なものに含まれる。
　HBOの設備があり、虚血肢や糖尿病性壊疽に対して効果があることがわかっていても人件費・手間・管理等から稼働していない施設も多い。HBOを用いれば救肢できるケースが、社会的な背景から救肢できないという現状がここにある。
　PAD、CLIが増加傾向にある近年、HBOTによって一つでも多くの救肢を行うためにも、HBOTの診療報酬点数を再考すべき時期に来ていると言えよう。

文献

1) 徳永　昭, 森山雄吉, 田尻　孝ほか：日常診療の指針；創傷治癒と高気圧酸素療法. 外科治療 90：343-344, 2004
2) Jain KK : The history of hyperbaric medicine. Textbook of Hyperbaric Medicine (4th ed), edited by Jain KK Hogrefe & Huber Cambridge, 2004
3) Boerema I, Meyne NG, Brummelkamp WH, et al : Life without blood. Ned Tijdschr Geneeskd 104：949-954, 1960
4) Hunt TK, Pai MP : The effect of varying ambient oxygen tensions on wound metabolism and collagen synthesis. Surg Gynecol Obstet; 135：561-567, 1972
5) Gibson JJ, Angeles AP, Hunt TK : Increased oxygen tension potentiates angiogenesis. Surg Forum 48：696-699, 1997
6) Hammarlund C : The physiological effects of hyperbaric oxygen. Hyperbaric Medical Practice, edited by Kindwall EP, pp17-32, Best Publishing Co. Pheonix, AZ, 1994
7) Faglia E, Favales F, Aldeghi A, et al : Adjunctive systemic hyperbaric oxygen therapy in treatment of severe prevalently ischemic diabetic foot ulcer; A randomized study. Diabetes Care 19：1338-1343, 1996
8) Kalani M, Jorneskog G, Naderi N, et al : Hyperbaric oxygen (HBO) therapy in treatment of diabetic foot ulcers; Longterm follow-up. J Diabetes Compl 16：153-158, 2002
9) Tompach PC, Lew D, Stoll JL. Cell response to hyperbaric oxygen treatment. Int J Oral Maxillofac Surg 26：82-86. 1997
10) Zhao LL, Davidson JD, Wee SC, et al : Effect of hyperbaric oxygen and growth factors on rabbit ear ischemic ulcers. Arch Surg 129：1043-1049, 1994
11) Davidson J, Mustone T : Oxygen in wound healing; More than a nutrient. Wound Repair Regen 9：175-177, 2001
12) Bonomo SR, Davidson JD, Yu Y, et al : Hyperbaric oxygen as a signal transducer; Upregulation of platelet derived growth factor-beta receptor in the presence of HBO_2 and PDGF. Undersea Hyperb Med 25：211-216, 1998
13) Bird AD, Telfer AB : Effect of hyperbaric oxygen on limb circulation. Lancet 13：355-356, 1965
14) Skyhar MJ, Hargens AR, Strauss MB, et al : Hyperbaric oxygen reduces edema and necrosis of skeletal muscle in compartment syndromes associated with hemorrhagic hypotension. J Bone Joint Surg Am 68：1218-1224, 1986
15) Niinikoski AJ, Hunt TK : Oxygen tension in healing bone. Surg Gynecol Obstet 134：746-750 1972
16) Faglia E, Favales F, Aldeghi A, et al : Adjunctive systemic hyperbaric oxygen therapy in treatment of severe prevalently ischemic diabetic foot ulcer; A randomized study. Diabetes Care 19：1338-1343, 1996
17) Kessler L, Bilbault P, Ortéga F, et al : Hyperbaric oxygenation accelerates the healing rate of nonischemic chronic diabetic foot ulcers; A prospective randomized study. Diabetes Care 26：2378-2382, 2003
18) Castronuovo JJJr, Adera HM, Smiell JM, et al : Skin perfusion pressure measurement is valuable in the diagnosis of critical limb ischemia. J Vasc Surg 26：629-637, 1997
19) 駒宮功額：高気圧酸素治療用装置の事故. 高気圧酸素治療入門第4版　徳永　昭編, pp185-188, 日本高気圧環境医学会, 東京, 2005

第5章　下肢の創傷に対する治療

8　糖尿病性壊疽の再建手術

かじクリニック　梶　彰吾

はじめに

糖尿病を主因とする足部壊疽は、糖尿病合併症の一つであるが、その臨床像は多彩でしばしば治療に難渋する。本稿では、足部の再建術につき私見を述べるが、特に植皮や局所皮弁による再建が困難と考えられる症例への血管柄付き組織移植による再建を主とする。

I　再建方法

糖尿病性足部壊疽の再建法として、次のものをあげる。保存的治療では治癒が困難、もしくは長期の治療期間を要すると考えられる症例に対して、以下の方法がある。
- 植皮術：デブリードマン後、腱や骨などの深部組織の露出がない症例
- 局所皮弁術：深部組織が露出するも皮膚欠損が小範囲である場合
- 関節固定術を併用した修復術：皮膚欠損が比較的小範囲で、関節部位であるが関節の破壊を伴っている症例
- 血管柄付き組織移植術：皮膚および軟部組織欠損が広範囲で深部組織の露出がある症例

II　糖尿病性壊疽再建の注意点

足部血流の検査

ドップラ血流計で足背動脈、後脛骨動脈のドップラ音を確認する。不明瞭な場合には血管造影を施行する。

デブリードマン

感染などで損傷された組織の切除を行うが、主要血管の損傷に注意しないとデブリードマン後に組織壊死が進行することがある。再建前に2～3回のデブリードマンが必要なこともある。

血糖値、CRP値

血糖値は内科的にコントロールされていることが最善ではあるが、壊疽を修復することにより血糖をコントロールすることも考慮しておく。血管柄付き組織移植術による再建を施行した37症例においては、血糖値は入院時93～498（平均282）mg/dl、再建前92～245（平均145）mg/dl。CRP値は入院時0.6～41.4（平均14.8）、術前0.1～14.8（平均2.4）であった。

III　血管柄付き組織移植術における注意点

- 血管吻合時、動脈硬化のため縫合糸が血管壁を通過しにくいことがある。
- 将来、透析が必要となることがあるので前腕皮弁採取は避ける。
- 健側の足部からの組織採取は原則的に禁忌とする。
- ドップラ検査、血管造影で高度の閉塞性動脈硬化症を認めた場合には、血管外科、循環器科に紹介し血流改善の対策を講じる。

IV　血管柄付き組織移植の種類と適応

　移植される組織は、皮弁、筋弁、筋膜弁などがあり術者の好みや習熟度によるが、私は下記を原則に行ってきた。
- 足背部、前足部、足底部の比較的広範な再建には、前外側大腿皮弁移植（21例）
- より薄い再建が必要な足背の再建には浅側頭筋膜弁移植（4例）
- 皮膚欠損は少ないが、軟部組織欠損が大きい例には薄筋弁移植（8例）
- 広範な欠損には、広背筋弁や腹直筋弁移植（2例）

V　結果、予後、成績不良例

　本法を行ったのは37例で、34例が生着し3例が壊死となった。年齢は41～86歳（平均60.3歳）、男性27例、女性10例であった。移植前のデブリードマンについては、即時再建が16例、2週間程度の待機後が15例、2回のデブリードマン施行は6例であった。吻合血管は、足背動静脈26例、前脛骨動静脈7例、後脛骨動静脈2例、腓骨動静脈1例であった。また壊死の原因は3例ともに吻合動脈のスパスムによる疎血であった。また移植は成功したものの感染のコントロールができず下腿切断となったものが2例あった。

　術後経過観察は、2～17年である。移植された組織上への潰瘍再発が3例あり、患肢の他の部位での潰瘍出現が2例であった。また再建足の血流は、移植床血管として1本の主要動脈が使われたものの長期予後においても良好に保たれており足部の壊死を生ずる例を見なかった。

VI　代表症例

【症例1】
56歳、女性、右足底潰瘍、左第1趾変形
　高度の両足MTP関節の破壊を伴っている。関節固定術を併用し、潰瘍修復と第1趾の矯正術を施行した。術後約2年で特に問題なく歩行可能である（図1）。

【症例2】
54歳、男性、両足趾屈側の皮膚壊死
　植皮術にて修復した（図2）。

【症例3】
58歳、男性、右足底潰瘍
　皮弁形成術にて修復した（図3）。

【症例4】
49歳、男性、左前足部の壊疽
　入院時血糖330mg/dlで1回のデブリードマン後、前外側大腿皮弁移植を施行した。皮弁は足背動静脈と吻合した。再建時の血糖は109mg/dlであった。術後6年で特に問題なく歩行している（図4）。

【症例5】
68歳、男性、左中足部から前足部の壊疽
　入院時、血糖値193mg/dlで1回のデブリードマン後、前外側大腿皮弁で再建した。皮弁は、足背動静脈と吻合した。再建時の血糖値は107mg/dlであった。術後2年で特に問題なく歩行している（図5）。

【症例6】
86歳、女性、左足底の壊疽
　（右下肢は下腿切断されていたが義足装着し歩行可能であった）。入院時の血糖値は133mg/dlで、デブリードマンと同時に前外側大腿皮弁で再建した。皮弁は後脛骨動静脈と吻合した。術後3年で特に問題なく歩行している（図6）。

(a) 術前

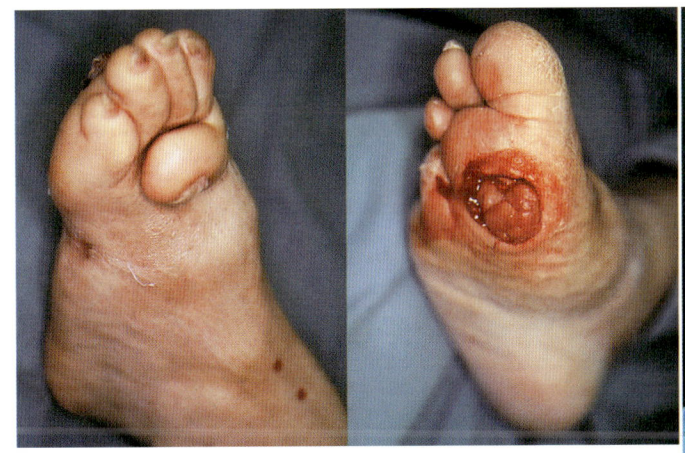

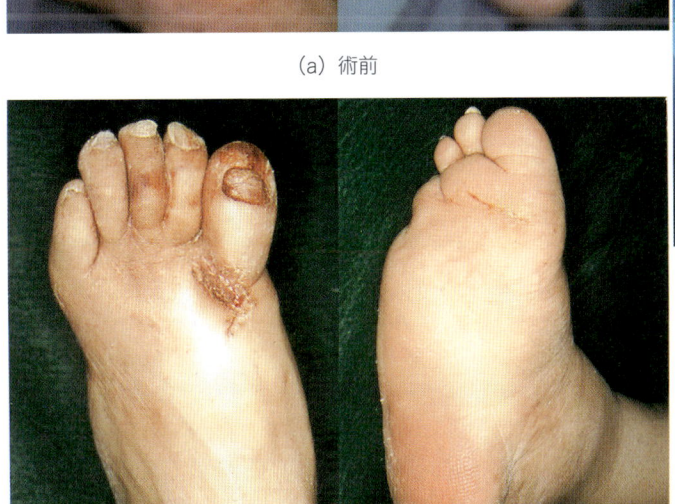

(b) 術前のX線所見では、両足ともにMTP関節の破壊が見られた。

(c) 関節固定術を併用し再建した。術後2年の状態。

図1　症例1：56歳、女性、右足底潰瘍、左第1趾変形

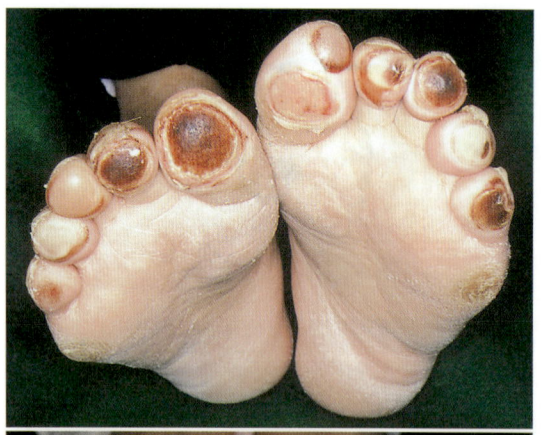

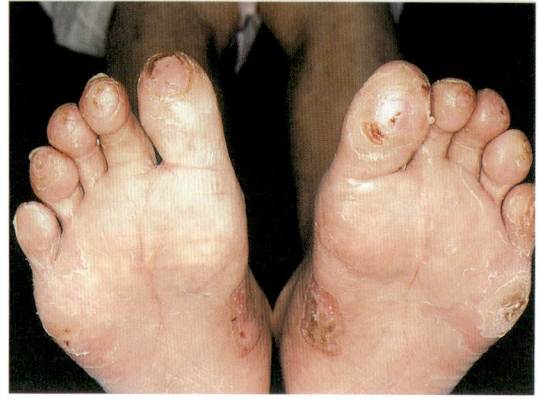

(a) 術前

(b) 植皮術を施行し治癒した。術後6カ月の状態。

図2　症例2：54歳、男性、両足趾の皮膚壊死

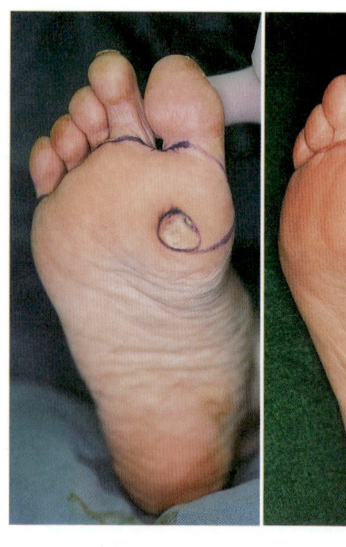

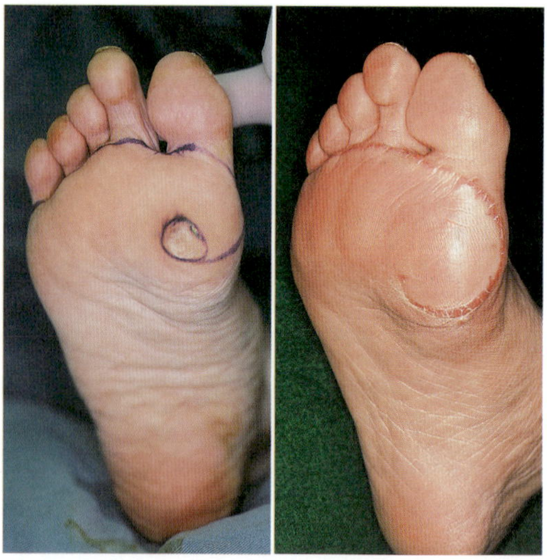

(a) 術前　　(b) 術後4カ月の状態
　　　　　　　皮弁形成術により再建
　　　　　　　した。

図3　症例3：58歳、男性、右足底潰瘍

【症例7】

57歳、男性、左足前外側部の壊疽

　入院時の血糖値は386mg/dlで1度のデブリードマン後、浅頭筋膜弁で再建した。皮弁は足背動静脈と吻合、筋膜上に植皮した。術後8年で特に問題なく歩行している（図7）。

【症例8】

66歳、女性、右中足部の壊疽

　入院時の血糖値200mg/dlで2回のデブリードマン後に、薄筋弁移植で再建（後脛骨動静脈と吻合、筋弁上に植皮）した。術後12年で特に問題なく歩行している（図8）。

【症例9】

47歳、男性、左下腿から足部の壊疽

　入院時の血糖値は303mg/dlで、2回のデブリードマン後に広背筋弁移植で再建した。皮弁は前脛骨動静脈と吻合、筋弁上に植皮した。術後1年で足関節に装具を装着しているが歩行可能である（図9）。

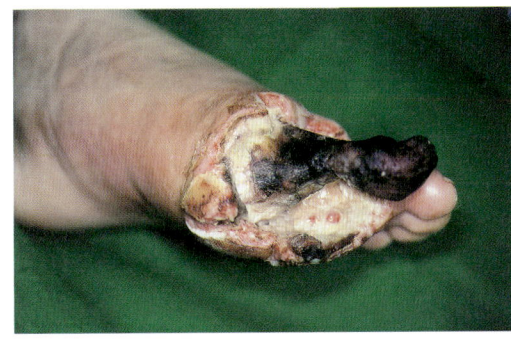

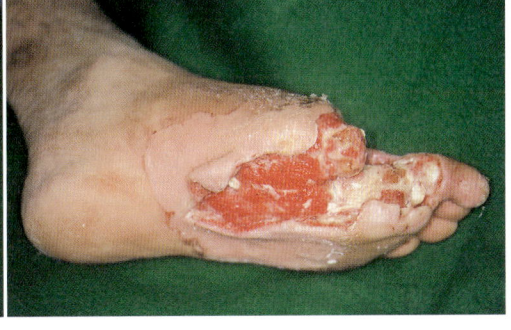

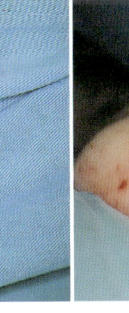

(a) 術前
(b) 一度のデブリードマンを行った後。再建前の状態。
(c) 前外側大腿皮弁を採取した。 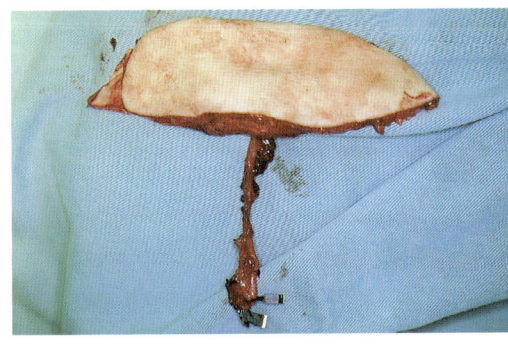 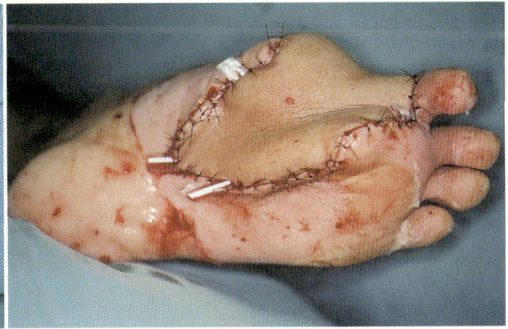
(d) 皮弁移植直後の状態。
(e, f) 術後6年の状態。 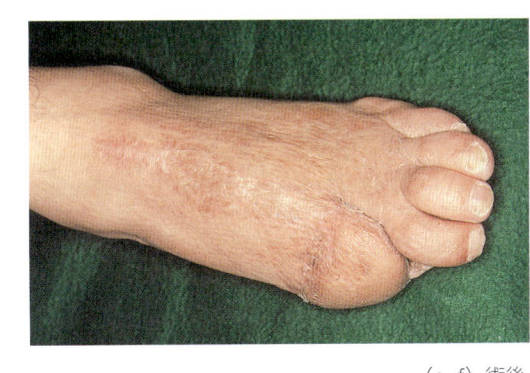 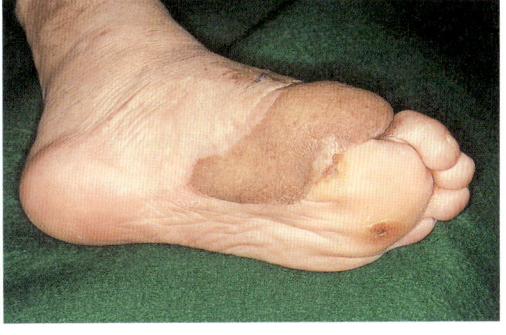

図4 症例4：49歳、男性、左足壊疽

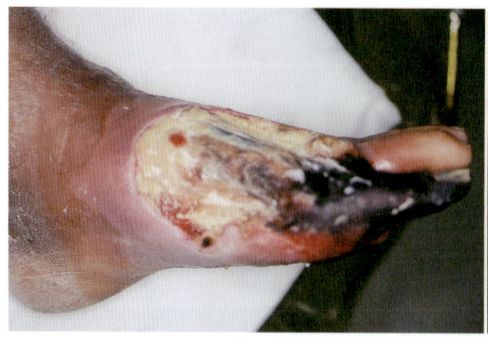

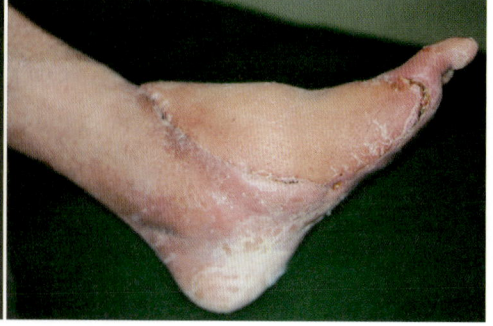

（a）術前　　　　　　　　　　　　（b）前外側大腿皮弁にて再建後2年の状態。

図5　症例5：68歳、男性、左足壊疽

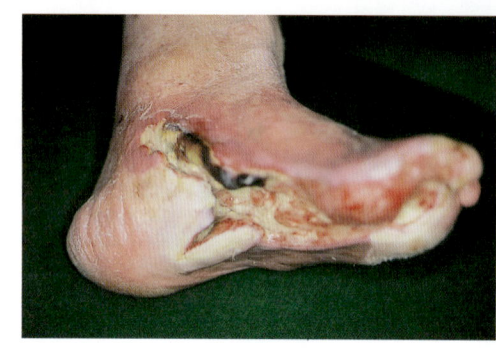

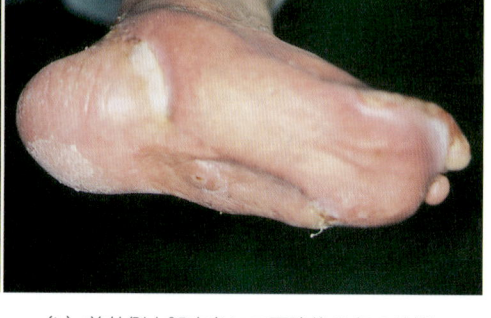

（a）術前　　　　　　　　　　　　（b）前外側大腿皮弁にて再建後3年の状態。

図6　症例6：86歳、女性、左足底の壊疽

Ⅶ　考　察

　糖尿病性足部壊疽の37例に血管柄付き組織移植を行い良好な結果を得ている。再建に当たり、厳密な血糖コントロールは必要ないと考えており、150～200mg/dl程度で行われた。しかしながら経験上、距腓関節や足根間関節に重篤な感染を伴う例では救済が困難であった。移植の際には、主要血管を犠牲にしており現在問題ないものの注意深いfollowが必要であると考える。最近では、下肢末梢へのバイパス術による血行再建後に組織移植を行い良好な結果を得る報告があり、今後は重篤な末梢動脈疾患（PAD）を合併した糖尿病性足壊疽再建のさらなる発展が期待される。また予防として、糖尿病性壊疽の最大原因とされる神経障害に対する対策が必要であると考える。

　糖尿病性足部壊疽の再建に際し、可能な限り足部の組織温存を図り、歩行ならしめることが重要である。

（本稿における症例の内容は、1991年より2007年までに松江赤十字病院形成外科において著者が経験したものである。）

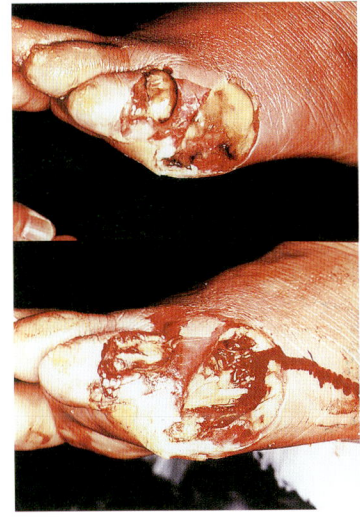

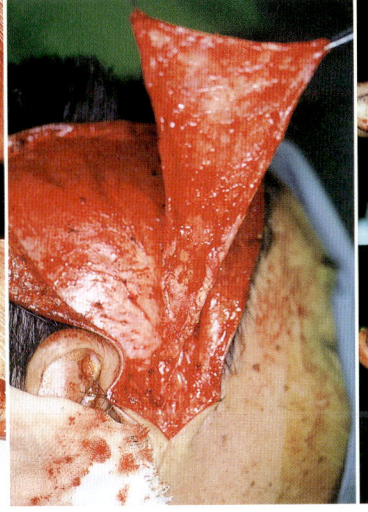

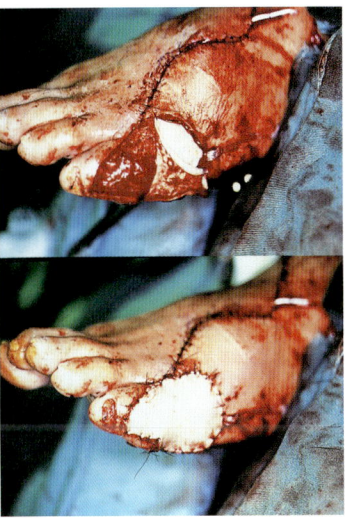

(a) 術前、デブリードマン後。　(b) 右側頭筋膜弁を採取した。　(c) 筋膜弁移植し、筋膜上に植皮。

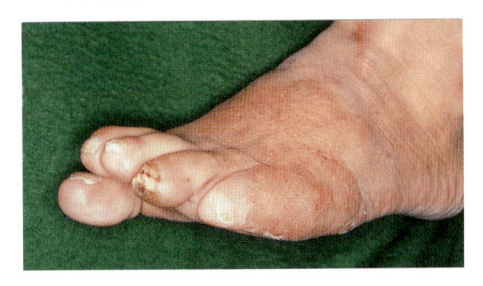

(d) 再建後8年の状態。

図7　症例7：57歳、男性、左足前外側部の壊疽

文献

1) Banis JC, Richardson JD, Derr JW : Microsurgical adjuncts in salvage of the ischemic and diabetes lower extremity. Clin Plast Surg 19 : 881-893, 1992
2) 梶 彰吾, 梶ひろみ, 大石正雄：特集 Free Flap 移植後の unfavorable result と対策；糖尿病患者における unfavorable result と対策. 形成外科 45 : 1109-1115, 2002
3) 梶ひろみ, 梶 彰吾, 松永芳章ほか：Free Flap による糖尿病性足部潰瘍の再建. 形成外科 37 : 427-436, 1994
4) 梶ひろみ, 梶 彰吾, 伊木秀郎ほか：重篤な深部感染を伴った非虚血性 Diabetic Foot の薄筋弁移植による再建. 日本マイクロ会誌, 14 : 267-276, 2001
5) Karp NS, Kasabian AK, Siebert JW, et al : Microvasucular free flap salvage of the diabetic foot ; A 5-year experience. Plast Reconst Surg 94 : 834-840, 1994
6) Lai CS, Lin SD, Yang CC, et al : Limb salvage of infected diabetic foot ulcers with microsurgical free-muscle transfer. Ann Plast Surg, 26 : 212-220, 1991
7) 田中嘉雄, 成　耆徹, 小田敦司ほか：顕微鏡下遠位血行再建術（distal arterial reconstruction）によって救済した糖尿病性足病変の経験. 形成外科 48 : 601-610, 2005
8) ASOを合併した糖尿病患者に生じた足部潰瘍に対する遊離肩甲皮弁による再建. 日形会誌 25 : 329-333, 2005

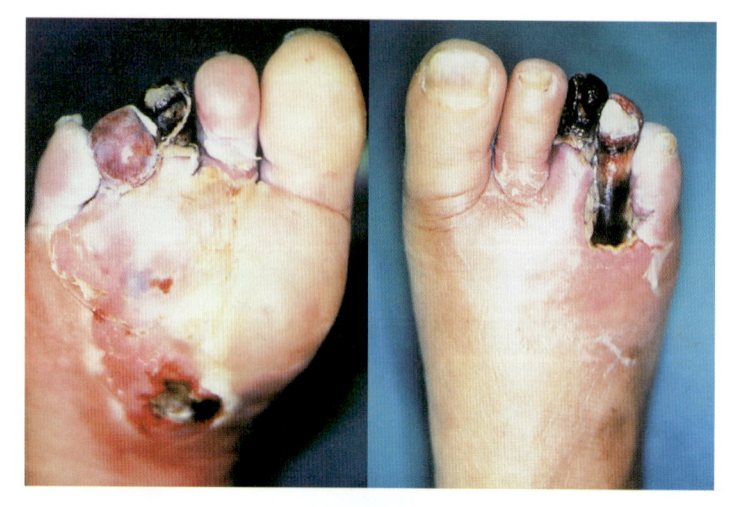

(a) 術前

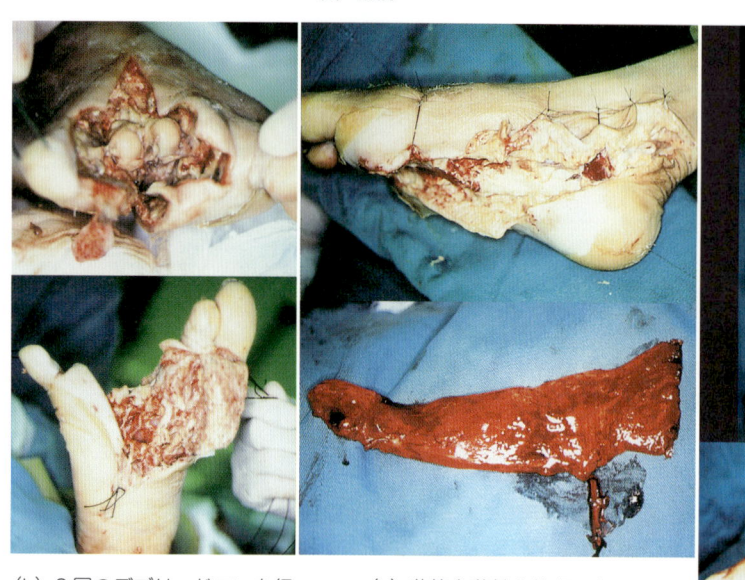

(b) 2回のデブリードマンを行い再建前の状態。

(c) 薄筋弁移植を施行した。

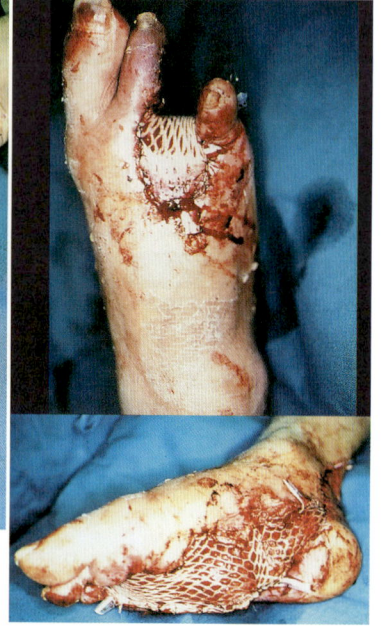

(d) 薄筋弁上に網状植皮を行った。

(e) 術後12年の状態

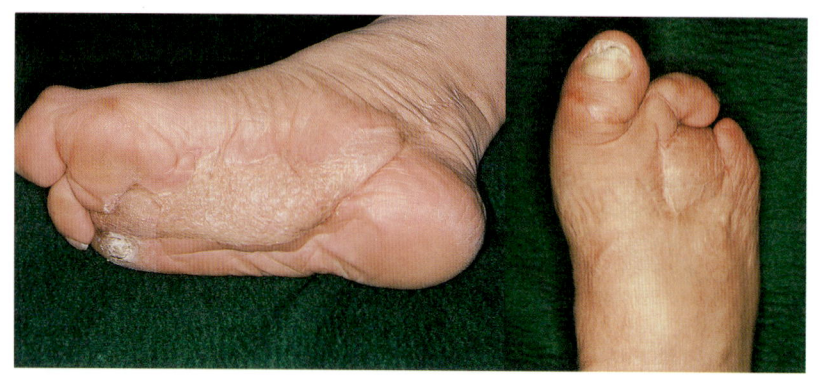

図8 症例8：66歳、女性、右中足部の壊疽

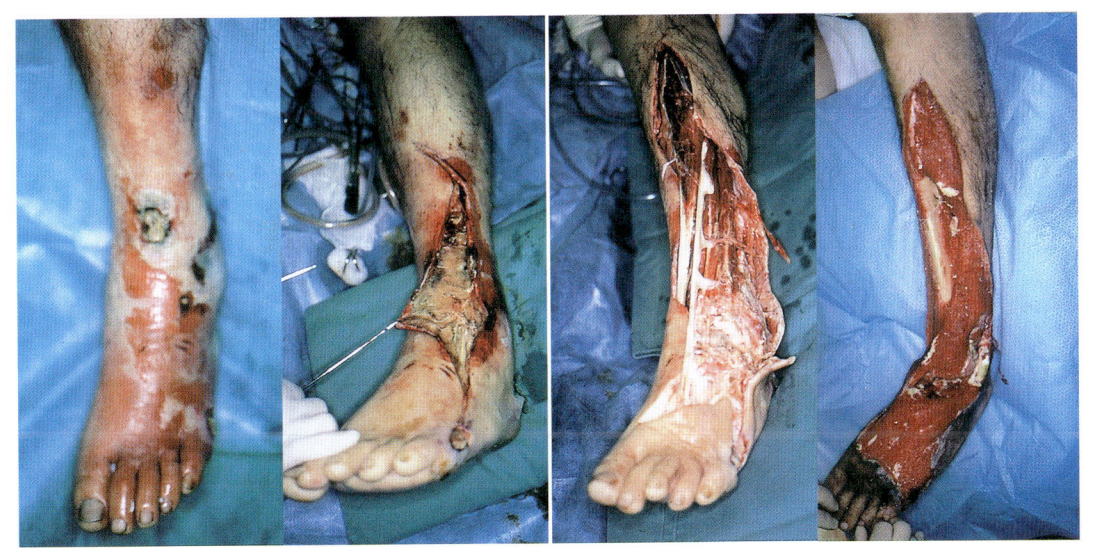

(a) 術前

(b) 2回のデブリードマンを行い、再建前の状態。

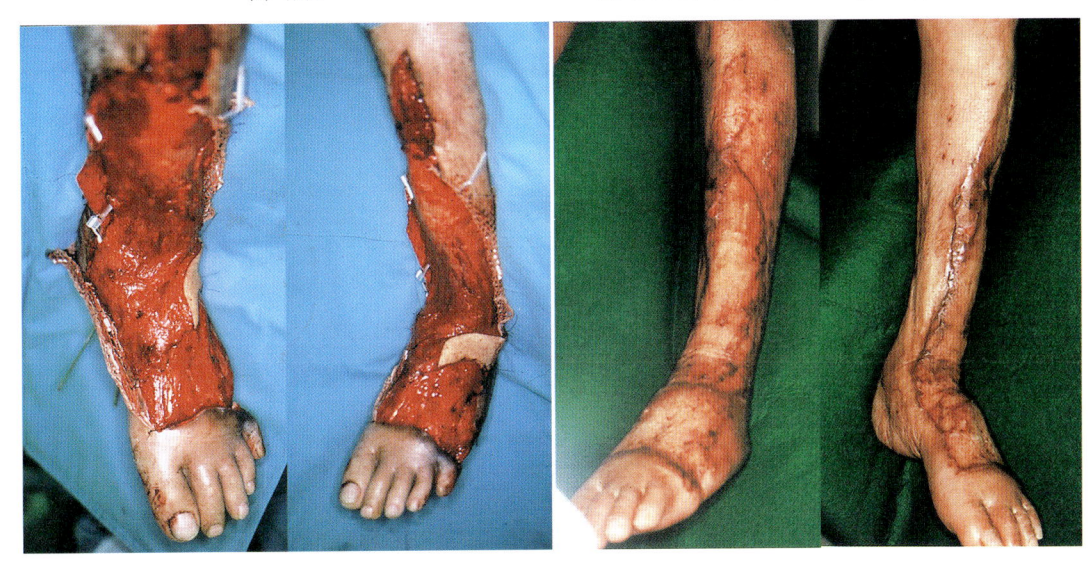

(c) 広背筋皮弁を挙上し移植、筋弁上に植皮を行った。

(d) 術後1年の状態。

図9 症例9：47歳、男性、左下腿から足部の壊疽

第6章
下肢の大切断

第6章 下肢の大切断

1 適応と手術法

埼玉医科大学国際医療センター形成外科　横川秀樹

はじめに

大切断は、ADLの低下、精神的ショックをもたらすのみならず、生命予後も極めて不良である。食生活の欧米化、高齢化社会の到来により、わが国でも重症下肢虚血（CLI）は増加の一途をたどっている。一方、血行再建術や再生医療といった集学的治療の発達により、これまで大切断を余儀なくされていた症例でも救肢を図れるようになってきた。しかしながら壊死の進行や感染をコントロールできず、大切断を免れないことも多々あり、時には敗血症の危険から緊急手術を要する。

本稿では、著者のこれまでの経験から得た工夫をまじえながら、当科における切断術の術式を述べる。

I 診断と治療

1 大切断の適応

一番の適応は、感染のコントロールがつかず、敗血症の危険性があるときである。ただし、壊死組織の充分なデブリードマンでよいのか、大切断をせざるを得ないのかを、全身状態、臨床経過、壊死組織の部位、局所の血流などから的確に判断する必要がある。

また、壊死の進行や感染が治まっていても、疼痛が著しく、そのままでは社会復帰が困難な際にも大切断を考慮する。硬膜外ブロックや、麻薬を用いてもコントロールできない疼痛もあり、患肢温存に固執してADLの低下を招くより、切断、リハビリテーションにより社会復帰をはかる方が望ましいこともある。

2 切断部位の決定

下腿切断術

膝関節を残すことの重要性は言うまでもない。虚血肢の下腿切断では、膝下9〜12cm程度での切断が望ましい。予定前方皮弁、後方皮弁の中央部先端の血流をSPP、$TcPO_2$で評価する。SPP値、$TcPO_2$値が40mmHgあれば断端が治癒する可能性が高いが[1,2]、30mmHg未満であれば、大腿切断が安全である。

大腿切断術

下腿切断部位ではSPPや$TcPO_2$値から創治癒が見込めないか、膝関節付近まで潰瘍がある際に適応となる。ただし、膝関節の屈曲拘縮が強く、かつ今後歩行の可能性がないときは、下腿切断可能な症例でも大腿切断の適応としている。断端が寝具などでこすれて潰瘍を再発する危険性が高いからである。

大腿前面、後面の遠位1/3、近位1/3でSPP、$TcPO_2$値を測定し、切断部位を決定する。

II 手術方法

1 下腿切断術

①デザイン

　下腿では、前方の皮膚に比べて後方の皮膚の血流が良好である。そのため、虚血肢に対する下腿切断では、後方皮弁を長くとるデザインを用いることが多い（図1-a）。しかし、前方皮弁と後方皮弁の長さが著しく異なるため、皮弁の縫合後に両側にdog earを生じたり、後方皮弁があたかも餃子の皮のごとくしわになったりすることがある（図1-b）。

　自験例では断端に新たに壊死が生じる際、後方皮弁に生じることが多く、これは断端の限られた血流がdog earやしわで阻害されるからではないかと考えている。そのため、当科では後方皮弁を長く取りつつも前方皮弁との長さの差がなるべく少なくなるようなデザインを行っている（図1-c）。

②消毒、ドレーピング

　創部のガーゼや包帯を外さずそのままイソジンドレープで広く被覆し、潰瘍面が術野に露出しないようにする（図2-a）。術中に急遽大腿切断に変更となる可能性も考え、鼠径部まで消毒し、ドレーピングを行う。ターニケットは使用しない。

③前方皮弁の作成

　前方皮弁のデザインに沿って皮切を加え、伸筋群と腓骨筋群からなる前方筋群を電気メスで切断していく。皮膚血流温存のため、皮膚と筋膜の間がはがれないよう注意する。骨間膜の前面で前脛骨動静脈、深腓骨神経を同定し、動静脈は断端よりやや近位で二重結紮、切断する。神経は断端神経腫の形成を可及的に予防するため、愛護的に断端より十分に引き出し、結紮後メスで切断する。浅腓骨神経も同様に処理する。

　脛骨前面の骨膜をラスパトリウムなどで骨切り線まで剥離し、前方皮弁を挙上する。骨膜が骨に強固に付着している部分は、電気メスで剥離する。

④脛骨、腓骨の切断

　骨切り線の脛骨後面の骨膜を最小限剥離し、筋鈎を挿入して周囲の軟部組織をボーンソーからガードする。腓骨の骨切り線は脛骨と同じ高さ、もしくは1cm程度近位とし、同様に腓骨周囲の骨膜も剥離して筋鈎を挿入する。骨ぎりぎりで剥離を進めないと出血するので注意する。生食をかけながらボーンソーで切断する。

⑤後方筋群深層、神経血管束の切断

　後方皮弁にも皮切を延長し、足を下方に折り曲げると後方筋群が展開される（図2-b）。後脛骨筋、長母指屈筋、長指屈筋からなる後方筋群深層を脛骨断端より3cm程度遠位で切断する。後脛骨動静脈および脛骨神経、腓骨動静脈を結紮、切断する。

⑥後方皮弁の作成

　この時点でまだ切断されていないのは腓腹筋、ヒラメ筋、皮下組織である。足を水平方向に牽引し、切断部位に張力をかけつつ、側方から皮下組織、筋肉を電気メスで切断してゆく（図2-c）。大、小伏在静脈、伏在神経、腓腹神経は結紮、切断する。筋肉が皮膚よりわずかに短く、かつやや斜めになるようにする（図2-d）。

⑦縫合

　骨やすりで脛骨、腓骨の断端を削り、なめらかにする。特に脛骨前面は露出しやすいため、やや斜めに削り、十分に角を落とす。著者らは、骨やすりの代わりに、ボーンソーを水平に持って回転数を落として先端を軽く骨断端に当て、角を削っている。少し時間を短縮することができる。

　洗浄、止血後、後方筋群深層と、前方皮弁の骨膜の脛骨に近い部分とを縫合し、脛骨断端を

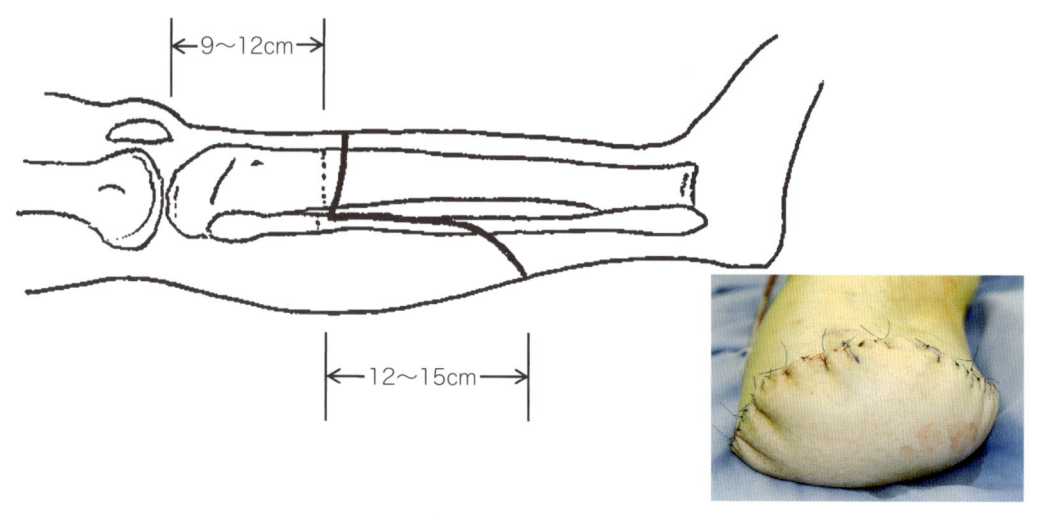

(a) 虚血肢における下腿切断術の通常のデザイン
膝下9～12cmでの切断となる。

(b) 術直後の断端
後方皮弁にしわがよりやすい。

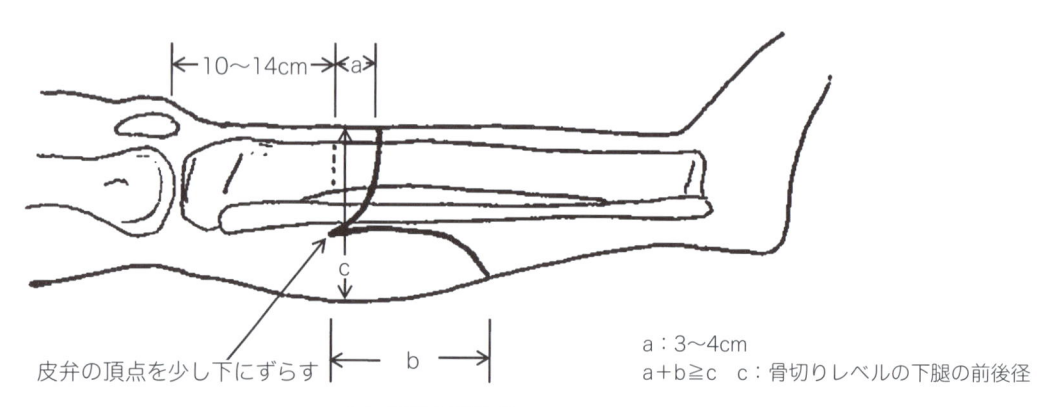

a：3～4cm
a＋b≧c　c：骨切りレベルの下腿の前後径

皮弁の頂点を少し下にずらす

(c) 当科のデザイン
皮弁の頂点を少し下にずらすことにより、前方皮弁と後方皮弁の長さの差を少なくしている。
後方皮弁の長さが少し短くなるため、断端を長くできる。

図1　CLIにおける下腿切断術のデザイン

被覆する。吸引ドレーン留置後、後方皮弁の筋膜と、前方皮弁の筋膜、骨膜を縫合する。最後に皮膚を縫合する際、3-0ナイロンなどでマットレス縫合されることが多いが、創縁が軽く合う程度の強さで締める。術後断端は腫脹するため、締めすぎると血流障害を引き起こす。

大切断などの手術では、雑に縫合されがちであるが、われわれはこういった治癒しづらい創こそ創縁をきっちり合わせて縫合する必要があると考えている。最近では4-0のモノフィラメント吸収糸で真皮縫合を行い、皮膚を5-0ナイロンで結節縫合している（図2-e）。

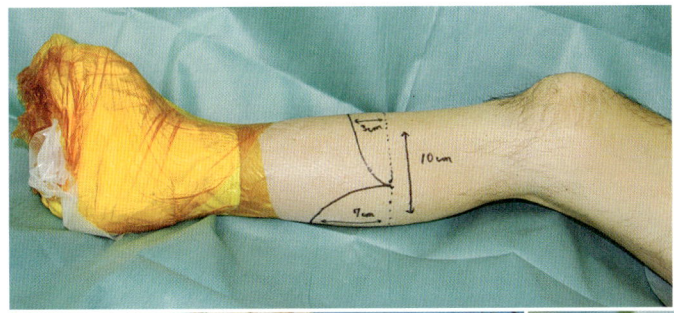

(a) 術前のデザインと消毒
ガーゼ、包帯ごとイソジンドレープで被覆する。

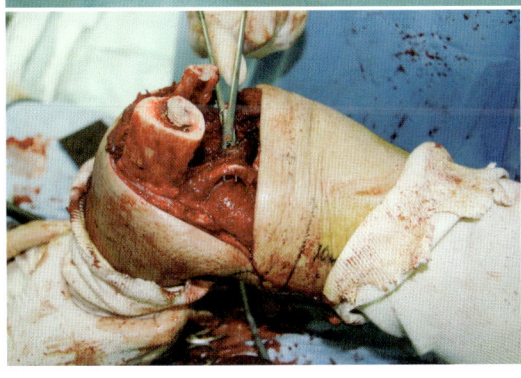

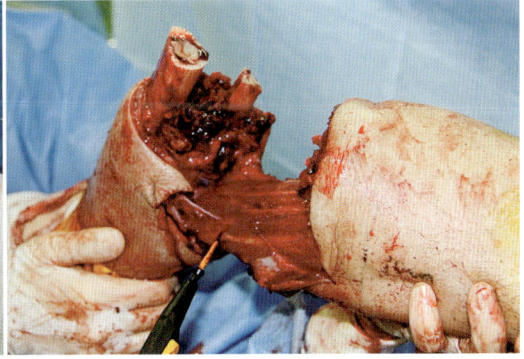

(b) 後方筋群を展開し、後方筋群深層を切断する。

(c) 側方から皮下組織、筋肉を電気メスで切断する。

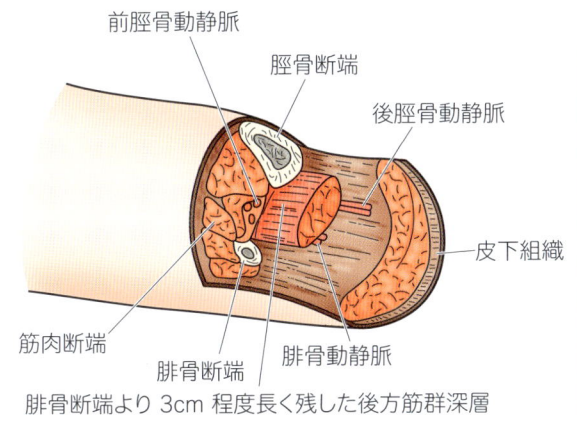

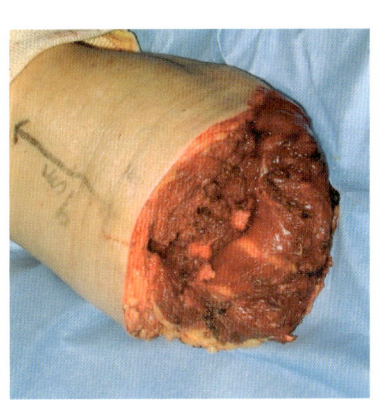

前脛骨動静脈
脛骨断端
後脛骨動静脈
皮下組織
筋肉断端
脛骨断端
腓骨動静脈
腓骨断端より3cm程度長く残した後方筋群深層

(d) 切断時の状態

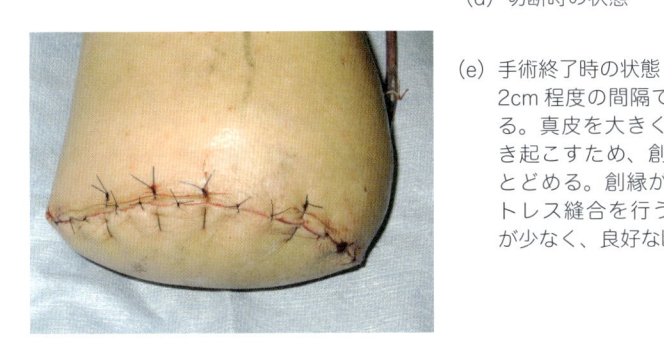

(e) 手術終了時の状態
2cm程度の間隔で真皮縫合を行っている。真皮を大きく拾うと血流障害を引き起こすため、創縁を少し拾う程度にとどめる。創縁が合わない部分はマットレス縫合を行う。Dog earや、しわが少なく、良好な断端である。

図2 下腿切断術の実際

② 大腿切断術

大腿切断術の適応となる症例では、壊死や感染が重篤であることが多く、全身状態も不良である。時として、救命のためにDICの状態で切断を余儀なくされることもある。そのため、なるべく断端の血流を阻害せず、短時間で手術を終わらせたい。

①デザイン

予定骨切りレベルに近位端をもつ、同じ長さの前方皮弁と後方皮弁をデザインする（フィッシュマウス）（図3）。

②消毒、ドレーピング

下腿切断と同様である。ターニケットは使用しない。

③前方皮弁の作成

皮切後、大腿四頭筋を皮弁と同様にフィッシュマウスになるように斜めに切断する。やはり皮膚と筋膜の間がはがれないよう、注意する。大腿管で大腿動静脈を同定し、結紮、切断する。伏在神経も結紮、切断する。

④大腿骨の切断

大腿骨の骨切り線まで前面の骨膜を剥離する。後面の骨膜も筋鈎が入る程度に剥離する。筋鈎で周囲の軟部組織を保護しつつ、ボーンソーで大腿骨を切断する。

⑤後方皮弁の作成

前方皮弁と同様に、内転筋群とハムストリングをフィッシュマウスになるよう斜めに切断する。ハムストリング直下の坐骨神経は愛護的に十分引き出し、結紮、切断する。大腿深動脈も結紮、切断する。

⑥縫合

大腿骨の断端を滑らかにする。洗浄、止血後、吸引ドレーンを留置し、前方筋群の筋膜と内転筋群、ハムストリングの筋膜を縫合する。虚血肢であり、かつ手術時間を短縮するため、基本的には筋固定術は行わない。ただし、義足作成予定の症例では、大内転筋を大腿骨断端外側に縫着している。

下腿切断術と同様、皮膚血流を損なわないよう、縫合する。

③ 術後

ドレーンは2、3日で抜去する。断端は包帯で柔らかく包むソフトドレッシングとする。最初はなるべく緩く巻き、断端の具合を見ながら徐々に弾性包帯で圧迫をかけ、断端の形状を整えてゆく。術翌日からリハビリテーションを開始する。3週間後に抜糸する。

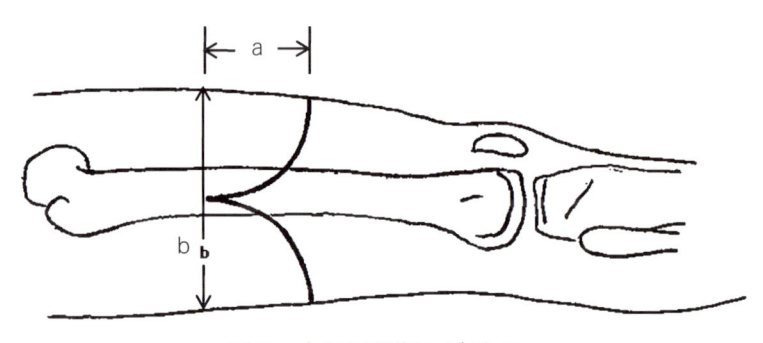

図3　大腿切断術のデザイン

a≧1/2×b　b：骨切りレベルの大腿の前後径前方皮弁と後方皮弁の長さは等しい。

文献

1) Castronuovo JJJr, Adera HM, Smiell JM, et al : Skin perfusion pressure measurement is valuable in the diagnosis of critical limb ischemia. J Vasc Surg 26 : 629-637, 1997
2) Cina C, Katsamouris A, Megerman J, et al : Utility of transcutaneous oxygen tension measurements in peripheral arterial occlusive disease. J Vasc Surg 1 : 362-371, 1984

第6章 下肢の大切断

2 義肢、リハビリテーション

兵庫県立総合リハビリテーションセンター整形外科・リハビリテーション科　陳　隆明

I　概　念

　下肢切断者のリハビリテーション（以下リハ）アプローチとは、歩行機能の再獲得に向けたアプローチである。義肢は下肢切断者における失われた機能を補完するものである。従って、義肢は切断レベルに応じて適切な処方がなされなければならない。今日では下肢切断者のリハを取り巻く環境は激変しており、まずこれらの動向の把握が重要である。

　第1は「リハ対象人口の高齢化」であり、リハは当然困難を伴うものとなる。日本国内の主な報告をまとめると[1]、全下肢切断原因の60％以上は末梢循環障害であり、その原因のほとんどが末梢動脈疾患（PAD）と糖尿病である。切断時年令も60歳以上が大半である。

　第2は、近年の義肢テクノロジーの著しい進歩である。これらの進歩は切断者の機能予後獲得の大きな武器となる。しかし、残念ながら重症虚血肢の治療に従事している医療従事者の大半は十分な義肢の知識を有していないのが現状である。

　第3は、各診療科の枠を越えた集学的治療の重要性である。今日では血行再建治療の選択肢が広がったことの反面、下肢切断を最終的に余儀なくされた患者にとって切断時期が延期されるといった可能性をはらんでいる。下肢切断のリハという観点から見れば、期待通りの機能予後獲得に至らないケースが出てくるであろうことが予測される。以上のような事柄を踏まえて、下肢切断者のリハを実践していく必要がある。

II　診断と治療

　切断レベルによってリハの成功率や機能予後に影響する因子が大きく異なる。下肢切断者の機能予後を左右する最重要因子は「膝関節温存の有無」である。ここでは膝関節を温存された場合（下腿切断）とそうでない場合（大腿切断）に分けて、それぞれの治療方針について言及する。

下腿切断

　高齢者であってもリハの成功率は高く、一般的には66～76％と言われている。ただし、この数値はリハ専門施設での成績であり、一般市中病院ではリハ成功率は47％と報告されている[2]。また、ある報告では末梢循環障害に起因した下肢切断者440人中、12％が自宅周辺での義足歩行が自立し、わずかに5％がいわゆる自立であった[3]。

　下腿切断者の義足歩行に要するエネルギー消費は一般的には大きくなく、健常者と比べ16～33％の増加にすぎない。末梢循環障害に起因した場合であっても、その増加は62％であり、体力的には大きな問題とはならない。したがって、歩行補助具を使用する上肢機能に問題なく、膝関節屈曲拘縮を回避できれば、自立歩行は十分に可能性がある。

大腿切断

　この場合は大きく様相が変化する。高齢者の

リハの成功率は専門施設であっても50％程度であり、一般市中病院ではわずか14％である[2]。大腿切断者の義足歩行に要するエネルギー消費は健常者と比べて大きく56～75％の増大となる。末梢循環障害に起因した場合は、その増加はじつに120％である。したがって、高齢大腿切断者が義足歩行を獲得するためには十分な体力を有していることが重要である。どれほどの体力が必要かについてのガイドラインを示した報告は極めて少ない[4]。50％ VO2max（約5Mets）以上の体力を有していることが一つの目安である。この値は、高齢者が独立して日常生活を行ううえで必要な最小限度の酸素消費量18ml/kg/minにほぼ匹敵する[5]。

さらに、機能予後を予測するための因子として重要な項目は、非切断下肢での片脚起立能力、股関節屈曲拘縮の有無、上肢機能である。義足歩行を阻害する因子として、Steinberg[6]や丸野[7]が示した基準が参考となる。Steinbergは、痴呆、重度の神経内科疾患、うっ血性心不全、重度の閉塞性肺疾患、切断側股関節の高度な屈曲拘縮をあげている。丸野は、知的低下、重度の中枢性障害、心疾患、呼吸器疾患（動脈血酸素分圧60以下）、膝・股関節の30°以上の屈曲拘縮をあげており、心機能に関してはNYHAクラス4では義足を断念し、クラス3では慎重に判断すべきとしている。

III　方　法

ここでは切断レベルに応じた義足処方の原則とリハにおける留意点について述べる。

1 下腿切断

処方の実際
●PTBソケット

原則的にはPTB（Patellar Tendon Bearing transtibial Prosthesis）式ソケットで良いと考える。PTBソケットは、軟性内ソケット付全面接触式プラスチックソケットからなり、体重支持部と非支持部が存在する。自己懸垂作用を有しないため膝カフが必要である。懸垂作用が不充分なため、ソケットと断端の間でピストン運動が生じ、皮膚のトラブルを生じることがある。膝カフを装着することによる大腿四頭筋の萎縮を生じることが欠点である。自己懸垂作用を持つものとして、PTS（Prothese Tibiale a Emboitage Supracondylien）ソケットがある。デザインが大腿骨内外顆部を包み込み、膝蓋骨を完全に覆い、適合面を広くして安定性をもたせている。側方安定性がPTB式に比べて優れており、短断端例にはしばしば有効であり、必要に応じて大腿コルセットとの組合せも有効である（図1）。KBM（Kondylen Bettung Munster）ソケットもPTS同様に側壁を高くし、内外果を包み込み、自己懸垂性を有しているが、膝蓋骨が完全に露出している点が異なる。PTB、PTS、KBMのソケットの形状をまとめた（図2）。

●TSBソケット

近年普及しているのがIcerossに代表されるシリコンライナーなど各種ゲルライナーを用いた全面接触式（Total Surface Bearing transtibial prosthesis, TSB）ソケットである。TSBソケットはPTBソケットと異なり、体重支持を断端表面全体で分散させて行うものである。通常は内ソケットとして柔軟性と伸縮性に富んだ筒状のライナーを使用する。断端末より転がすように装着（ロールオン）することにより（図3-a）、断端皮膚とライナーが密着し懸垂作用を発揮する。ライナーと義足ソケットの接合（懸垂）方法は、ピン懸垂と吸着式がある。通常ピンを用いる（ピン懸垂）ことが多い。ライナーの端末についたキャッチピンを義足ソケットに設けられた接合部に差し込むことで、義足の懸垂をする。ピンを義足ソケットに設けられた差込口に挿入することにより機械的にロック

され（図3-b）、ピンを差し込んだ後は、ボタンを押すことによって容易にロックが解除される仕組みである。

ただし、その適応は慎重に判断すべきである。切断者自身が断端の保清や装着を適切に行えるかどうかのチェックが必要である。ピン懸垂の場合、ライナーロックアダプタースペースが必要なため、長断端には禁忌である。吸着式では、Iceross シールイン・ライナーは短断端の場合適応外となる。注意を要する症例は、未成熟断端、周径変動のある断端、骨ばった断端などである。

● 足部

軽量な足部が良いと考える。近年では各種エネルギー蓄積型足部が開発されており、低活動者であっても選択肢の一つである。単軸足は、日本の生活様式を考えた場合、なお捨てきれない選択肢である。

断端マネージメントの実際

切断術後の断端のマネージメントは、断端を成熟させ、義足装着に適した断端を早期に獲得する過程であり、いわばリハ過程において最重要な部分である。一般的には rigid dressing 法は好ましい術直後の断端マネージメントであると考えられている（図4）が、その実施には医師やスタッフの経験が重要視されており、専門病院以外では困難である。したがって、今日においても soft dressing 法（図5）が術後断端マネージメントの主要な方法である。Soft dressing 法の問題点として、その手技に熟練を要することや断端の成熟遅延によるリハビリ期間の長期

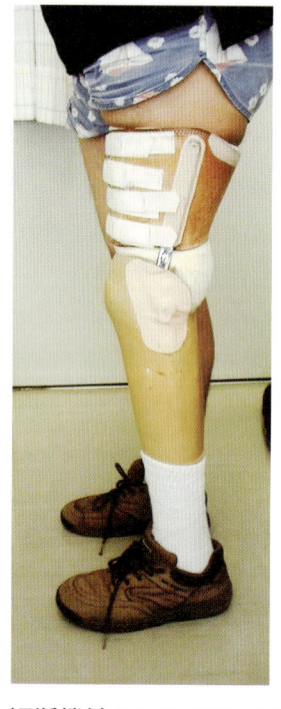

図1　短断端対にして PTS ソケットと大腿コルセットを併用

PTB　　PTS　　KBM

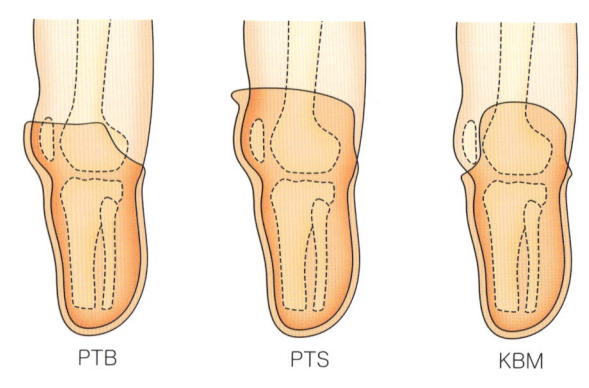

図2　それぞれのソケットの形状

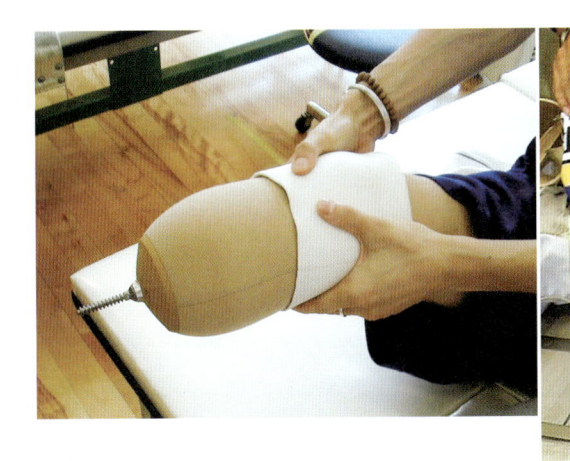

a | b
(a) ライナーをロールオンしているところ
(b) ピンを挿入口へ差し込むところ

図3 TSBソケットの装着

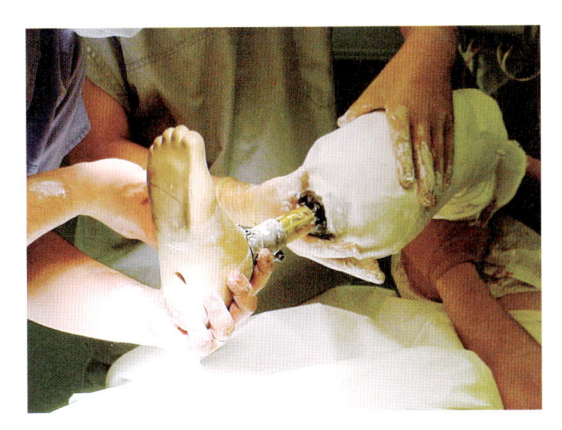

図4 術直後に rigid dressing を行っているところ

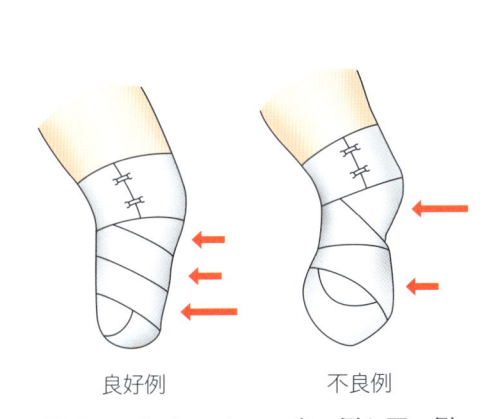

図5 soft dressing の良い例と悪い例

化があげられる。したがって、soft dressing 法に代わる新たな断端のマネージメントの戦略が必要となる。近年では、術後の断端マネージメントにシリコンライナーが応用され、有効であると報告されている[8)9)]。今後の断端マネージメントの新たな傾向と考えられる。

シリコンライナーを使用した術後の断端マネージメントについては、現在までのところスタンダードな方法はなく、各施設が独自に工夫して行っている。ここでは、当センターにおける方法[10)]を以下の代表例の項で簡単に紹介する。下腿切断術後に、術創が閉鎖してからシリコンライナーを装着し（術創が閉鎖しないうちから装着する施設もある）、圧迫療法を行う。従来の soft dressing 法の代わりである。装着時間は徐々に増加していくようにする。約2週間

経過した時点で、ギプスソケットを用いた訓練用義足を作製し、起立歩行訓練を開始する。6週間後には、いわゆる仮義足を作製して積極的な歩行訓練を行う。順調に経過すれば約8週間のリハプログラムである。当センターでは血行障害性下腿切断者のリハビリ期間は平均約70日である。

② 大腿切断

処方の実際

●ソケット

吸着式ソケットが第1選択である。四辺形ソケットは前後径が狭く、内外径が広く、前壁はスカルパの三角を押さえ、後壁には坐骨受けがある。坐骨支持タイプのソケットであり、最も普及している。会陰部痛や坐骨結節部痛、スカルパ三角部の圧迫感、さらに、股外転筋不全を生じ、側方動揺性を来たしやすい。坐骨収納ソケットは内外径が狭く、前後径が広く、坐骨結節と恥骨枝の一部がソケット内に入り込んだ格好をしている（骨ロック）ため外転筋不全を来たしにくく、側方の安定性に優れている。ソケットデザインは切断者個々のニーズにあわせて判断する。差込式ソケットは短断端で吸着不可の場合や上肢機能に問題があって装着できない場合に考慮すべきである。シリコンに代表されるゲルライナー式の場合は下腿切断同様に、ピン懸垂と吸着式がある。処方上の留意点は同じである。

●膝継手

身体条件が良く自立歩行が十分に見込める場合は、遊脚相制御を優先したものを考慮してもよい。ただし、高齢切断者の場合は、立脚相制御（荷重ブレーキ、多軸機構、場合によりコンピュータ制御）を重視したものを選択することが無難である。軽量な固定膝は、高齢者など体力虚弱例や安全に歩くことを最優先する場合には良い選択肢である。

●足部

軽量な足部が良いと考える。近年では各種エネルギー蓄積型足部が開発されており、低活動者であっても選択肢のひとつである。単軸足は、日本の生活様式を考えた場合なお捨てきれない選択肢である。

リハにおける留意点

高齢大腿切断者のリハの成功率は一般市中病院では極めて低く、専門病院にリハの適応評価、あるいは適応があればリハを委ねるべきである。実用的歩行が可能と判断された場合には、積極的に義足装着歩行訓練を行う。この場合、重要なポイントは「膝の安定性の確保」である。すなわち立脚相制御に優れた膝継手を選択する。今日では、立脚相制御重視の膝継手と言ってもある程度の範囲の速度にも対応が可能であり、歩行能力の獲得に問題ない。さらに、コンピュータ制御膝継手も使用可能であり、高価であることが欠点ではあるが、考慮されてもよい。実用的歩行が困難と判断された場合には、当初より無理をせず、移動手段として車いすを考慮する。可能であれば、適切な歩行補助具を用いて、短距離の歩行を目指してみる価値はある。今日では電動三輪車や乗用車が一般的に普及しているため、玄関から車までの移動ができることの意義は大きい。

IV　義足装着訓練の実際

義足の適合評価
処方医師、義肢装具士、理学療法士が責任を持ってチームで行う。ソケットの適合チェック、義足の長さやアライメント（静的・動的）のチェックが重要である。

義足装着・歩行訓練

●ソケットの装着訓練
ソケットデザインに応じて、断端を正しくソケットに収納する動作を指導する。患者がソケットを毎回正確に装着できるようになるには時間を要するため、初期の段階では必ず訓練スタッフによる援助を行う。高齢者が義足を断念する理由の一つとして、ソケットの装着困難があることを銘記する。

●平行棒内での訓練
義足への体重荷重、義足での立脚時における膝の安定性の確保、体重心の移動訓練、前後へのステップ訓練、交互膝屈曲訓練を経た後に歩行訓練へ移行する。この過程が最重要であり、充分に行う必要がある。この段階が不十分なまま、早期に歩行補助具を使用させての平行棒外歩行訓練に移行すべきではない。

●平行棒外での訓練
必要に応じて歩行補助具を選択して使用する。平地での歩行能力の獲得を目指す。

異常歩行の評価と修正
膝や股関節の屈曲拘縮や筋力低下など患者側の要因、ソケットの適合不良や義足アライメントの調整不良など義足の不具合による要因、さらには訓練不足による要因を考慮する必要がある。異常歩行は初期の段階で見出し、改善する。放置しておくと習慣となり、後に修正することは困難である。

日常動作訓練
義足装着下での床からの起き上がり、段差を越える訓練、階段や坂道、不整地での歩行訓練を行う。

V　代表症例

【症例1】
75歳、男性、下腿切断

下腿切断術後に、術創が閉鎖してからシリコンライナーを装着し圧迫療法を行う（図6-a）。装着時間は徐々に増加していくようにする。約2週間経過した時点で、ギプスソケットを用いた訓練用義足を作製し、起立歩行訓練を開始する（図6-b）。そして6週間後には、いわゆる仮義足を作製して積極的な歩行訓練を行う（図6-c）。順調に経過すれば約8週間のリハプログラムである。

【症例2】
70歳、女性、大腿切断

心肺系のフィットネスが50% VO2max（5Mets）以上であり、片脚起立が安定しており、義足歩行障害因子を有さない。当初よりリハゴールを自立歩行と設定した。義足処方は、吸着式四辺形ソケット、OttoBock3R60膝継手（多軸膝）、単軸足部である。歩行に際し杖などの歩行補助具を必要とせず（図7）、家事も普通に行っている。

【症例3】
70歳、女性、股離断

心肺系のフィットネスが実用歩行に耐えられないと判断し、車椅子での自立した生活を促進するために、機能維持のみを目的とした義足歩行訓練を実施した。義足処方は、カナダ式ソケット、固定膝、単軸足部である。最終的には監視下で約80mの歩行が可能となる。在宅での生活は、自宅改造のうえ（図8）車椅子中心であるが、身の回りのことは全て自立している。

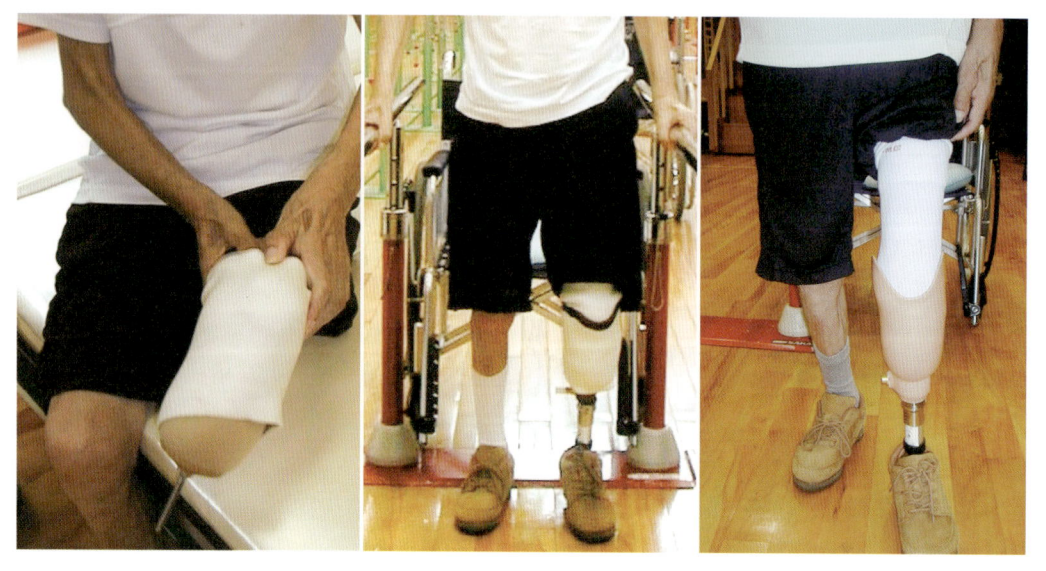

(a) シリコンライナーによる圧迫療法　(b) ギプスソケットによる立位訓練　(c) 仮義足による立位・歩行訓練

図6　症例1：75歳、男性、下腿切断

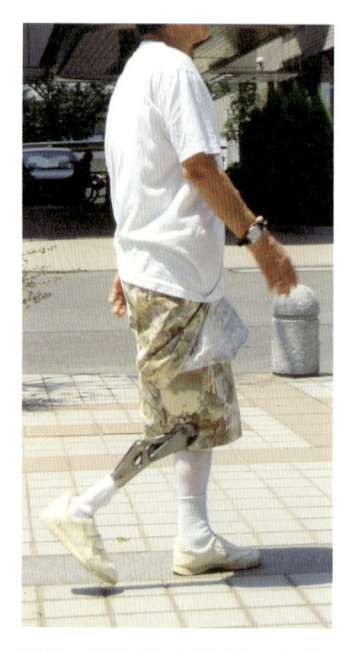

図7　症例2：70歳、女性、大腿切断

3R60膝継手を用いた独歩

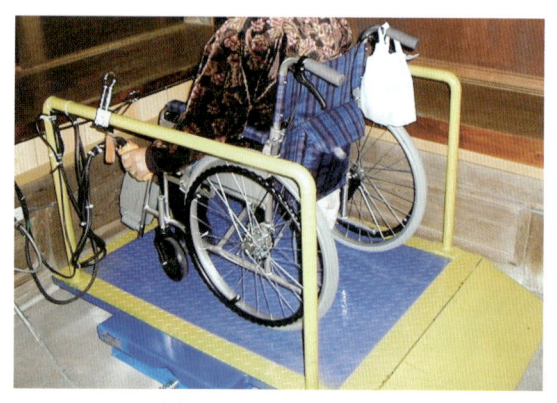

(a) 土間にリフターを設置

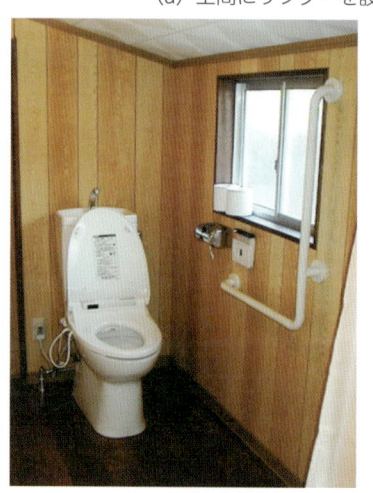

(b) トイレを改修

図8　症例3の自宅改造

文献

1) 陳　隆明：高齢下肢切断者のリハビリテーション. Monthly Book Medical Rehabilitation No16, 陳　隆明編, pp1-7, 全日病出版会, 東京, 2002
2) Fletcher DD, Andrews KL, Butters MA, et al : Rehabilitation of the geriatric vascular amputee patient; A population-based study. Arch Phys Med Rehabil 82 : 776-779, 2001
3) Houghton AD, Taylor PR, Thurlow R, et al : Success rates for rehabilitation of vascular amputees; Implications for preoperative assessment and amputation level. Br J Surg 79 : 753-755, 1992
4) Chin T, Sawamura S, Shiba R : Effect of physical fitness on prosthetic ambulation in elderly amputees. Am J Phys Med Rehabil; 85 : 992-996, 2006
5) Morey MC, Pieper CF, J Cornoni-Huntley : Is there a threshold between peak oxygen uptake and self-reported physical functioning in older adults? Med Sci Sports Exerc; 30 : 1223-1229, 1998
6) Steinberg FU, Sunwoo I, Roettger RF : Prosthetic rehabilitation of geriatric amputee patients : A follow-up study. Arch Phys Med Rehabil; 66 : 742-745, 1985
7) 丸野紀子, 三上真弘：高齢下肢切断者のリハビリテーション―リスク管理―. Monthly Book MEDICAL REHABILITATION. No.16, 陳　隆明　編, pp24-30, 全日病出版会, 東京 2002
8) Vigier S, Casillas JM, Dulieu V, et al : Healing of open stump wounds after vascular below knee amputation; Plaster cast socket with silicon sleeve versus elastic compression. Arch Phys med Rehabil 80, 1327-1330, 1999
9) Jahannesson A, Larsson GU, Oberg T : From major amputation to prosthetic outcome; A prospective study of 190 patients in a defined population. Prosthet Orthot Int 28 : 9-21, 2004
10) 陳　隆明, 近藤潤侍, 幸野秀志：下腿切断者に対するシリコンライナーを用いた創治癒後断端マネジメントの経験；本法による病院関連携の提案. 臨床リハ　17 : 405-409, 2008

第7章
人工透析と下肢潰瘍

第7章　人工透析と下肢潰瘍

1 本邦における人工透析医療の現状と未来

湘南鎌倉総合病院透析／腎臓内科　小林修三

はじめに

腎機能（糸球体ろ過機能）が約10%以下に廃絶した場合、何らかの形で腎代替医療（Renal Replacement Therapy：RRT）が必要である。RRTは血液透析（Hemodialysis：HD）と腹膜透析（Peritoneal Dialysis：PD）、移植から成り立つ。わが国では、移植を別とすると慢性維持透析患者のうち3.6%がPDである故、事実上人工透析医療というのは血液透析（HD）が主体となっている。

I　わが国における透析医療の現状

2007年12月31日現在、わが国には275,119人の透析患者が存在する。うち、3.4%（9314人）が腹膜透析である。施設も4,050施設にのぼる。日本透析医学会では毎年12月31日現在の現況を調査しているので、本稿ではその報告に沿って概説する。

近年の透析医療の進歩は目覚しいものがあり、最長の透析患者は39年と発表されている。10年以上の透析患者が全透析患者の約25%存在するという事実がわが国の透析医療が「世界に冠たる」と形容される所以となっている。実際、国際比較を見ても、北米の粗死亡率は21.7%、ヨーロッパ15.6%に対してわが国は9.4%ときわめて低い数字となっている。死亡の原因は心不全、感染症、脳血管障害、悪性腫瘍、心筋梗塞の順になっているが、原因不明の心不全の中に、多くの発見されない心筋梗塞が潜んでいると考えられている。いずれにせよ40%の透析患者が心臓脳血管の諸問題で死亡していることが重要なポイントである。

II　年次推移

直線的に年々増加している（図1）。前年度より10,646人増加し、人口10万人あたり透析患者は215.3人となっている。国民約500人に1人が透析患者である。透析歴で見ると、最長透析患者は39年であり、5年未満、5～10年、10～15年、15～20年、20～25年、25年以上で区分するとそれぞれ、49.5%、25.0%、12.2%、6.2%、3.6%、3.5%となっている。

導入となった原疾患の推移は1998年以降糖尿病がトップであり42%を占めている（図2）。糖尿病の増加抑制による腎不全対策が急務である。これに対して、慢性糸球体腎炎は年々減少傾向にあり24.0%と減少した。また、わずかながらではあるが増加しているのは高血圧による腎硬化症で10.0%となっている。

III　導入患者の高齢化

1年間に新たに導入された患者数は36,909人であり、前年度比1.0%増加である。男性23,528人、女性12,755人と男性が多い。しかし、75歳以降の導入患者では女性が男性より多くなる。年末患者の総数で見ても、男性

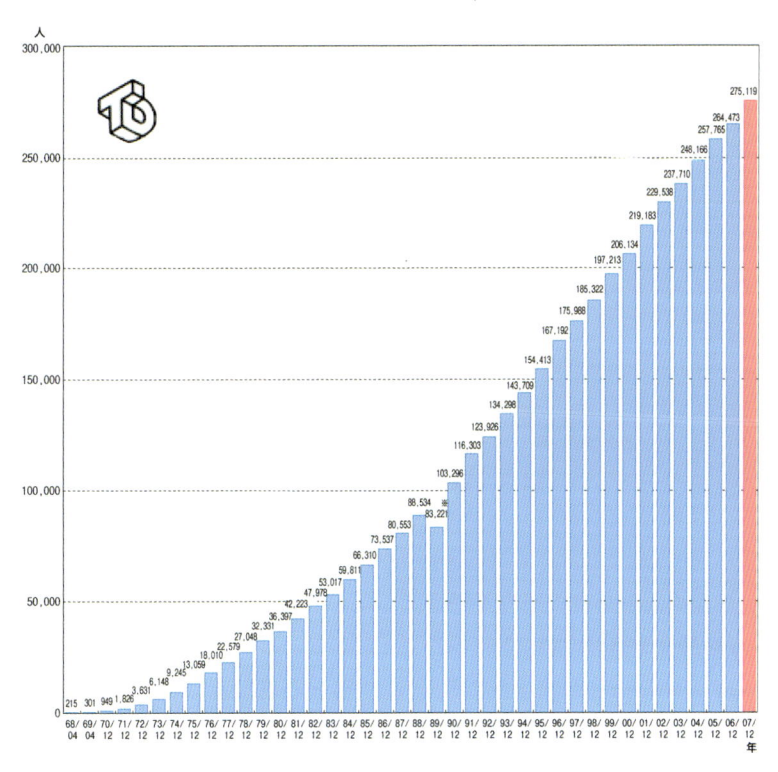

図1　慢性透析患者数の推移

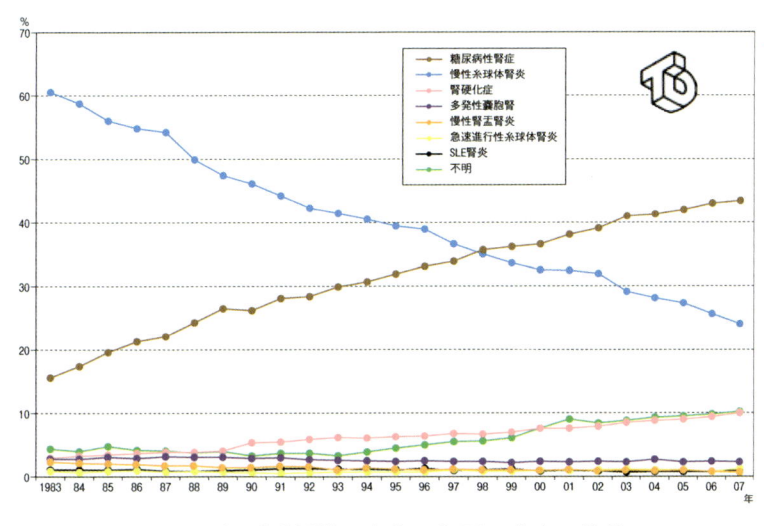

図2　年別透析導入患者の主要原疾患の推移

161,509人、女性101,645人とやはり男性が多い。

年齢についても高齢化が進み、透析全患者の平均年齢は66.8歳、男性65.8歳、女性68.6歳であり、女性の平均年齢が高くなっている。

95歳以上296人を含み、90歳以上が2,333

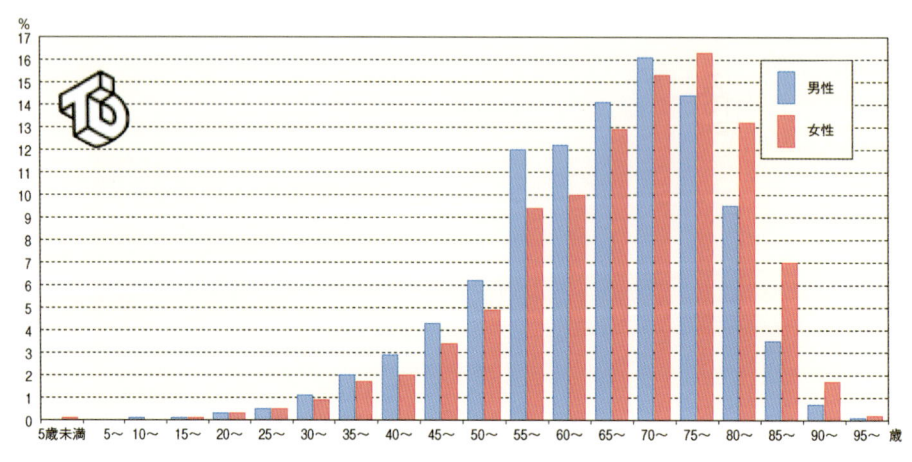

図3　導入患者の年齢と性別

人となっている。昨年導入の患者の平均年齢は64.4歳であるから高齢化が年々進んでいることがわかる（図3）。

Ⅳ　死亡原因

年間25,237人が亡くなっている。ICD—10コードに応じた死亡原因として見ると、男性では感染症19.1％、心不全22.5％、悪性腫瘍10.0％、女性では心不全26.6％、感染症18.6％、悪性腫瘍7.1％の順になっている。全体の死亡原因の1位は心不全であり、24.0％を占める。第2位は感染症18.9％、第3位脳血管障害9.0％、第4位悪性腫瘍9.2％、第5位心筋梗塞4.4％となっている。大きく見ると、心不全を含めて脳・心血管障害が全体の40.7％となっている。いかに心血管障害が多いかがわかる。しかしながら、幸いなことに、脳血管障害と心筋梗塞は2001年以降連続して4年間減少してきている。冠動脈はじめとする血管石灰化が多いにもかかわらず、カテーテルインターベンションや手術による積極的な治療が功を奏しているようである。同時に、透析医に心血管障害についての理解と関心が深まっているようである。一方、感染症が2003年以降年々増加しているのが特徴である。おそらく、末梢動脈疾患から足壊疽、そして敗血症から死という転機をとった患者が含まれていると思われる。年次別死亡原因の推移を示した（表）。

表　死亡原因の年次別推移（数字は％）　　（2007年）

	95	96	97	98	99	2000	01	02	03	04	05	07年
心不全	25.4	24.1	23.9	24.1	24.3	23.2	25.5	25.1	25.0	25.1	25.8	24.0
感染症	13.8	14.6	14.9	15.0	16.3	16.6	16.3	15.9	18.5	18.8	19.2	18.9
脳血管障害	13.5	12.9	12.6	12.1	11.3	11.3	11.6	11.2	10.7	10.6	9.8	9.0
悪性腫瘍	7.2	7.7	8.1	7.7	7.6	8.3	8.5	8.5	8.5	9.0	9.0	9.2
心筋梗塞	7.5	7.4	8.4	7.9	7.4	7.0	7.4	7.4	6.2	5.4	5.1	4.4

V 粗死亡率と生存率の推移

この10年間粗死亡率は9.2～9.7％で推移している。最新の粗死亡率は9.4％であった。しかし、高齢化に伴い粗死亡率は増加する可能性があろう。生存率は1年87.4％、5年59.7％、10年36.3％、20年18.3％となっている。すなわち、導入後初期1～2年の死亡を免れれば幸い5年10年と長期生存は普通のこととなっている（図4）。

VI 世界との比較

現在世界には約150万人の透析患者が存在すると言われている。米国では39万人と推定される。これらを考えると、わが国の透析患者がいかに多いかがわかるが、これは他国では経済的理由からRRTを受けるべき患者であっても透析治療の恩恵に預かれない患者が多く存在することを意味している。

DOPPS (Dialysis Outcomes and Practice Pattern Study) では前向き観察研究[2]で、1996年から2001年に7カ国（フランス、ドイツ、イタリア、日本、スペイン、英国、米国）308施設が参加、さらに2002年から12カ国（オーストラリア、カナダ、ベルギーなど）に拡大し、治療予後や診療状況を各国で比較した[1]。たとえば、末梢動脈疾患の有病率はヨーロッパで22.5％、日本で11.5％、米国で26.1％と報告されている。冠動脈疾患はそれぞれの地域で、29.4％、19.2％、49.8％となっていて、わが国では透析患者の心血管障害は多いとはいえ米国に比べれば低い。死亡率では北米21.7％、ヨーロッパ15.6％に対してわが国は6.6％ときわめて低い数字となっていることなども判明した。

VII 透析医療の未来

人工透析といっても、健常人の腎は溶質のろ過だけではなく、その後に尿細管での再吸収の過程があり、またエリスロポエチンも産生されている。Naの再吸収排泄による調整から血圧に大きく関与している。次世代型人工腎というのは実に多くの機能を併せ持つべき装置でなくてはならない。また、通常の1回4時間、週3回では社会活動に制限が加わる。この点

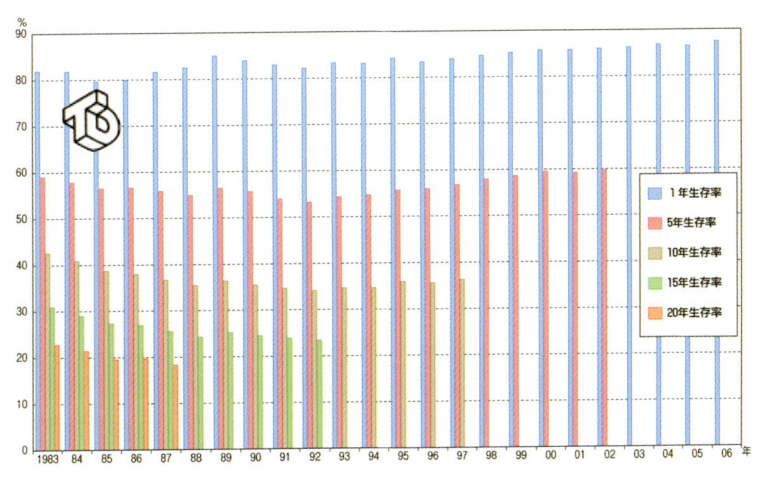

図4 導入後1年・5年・10年・15年・20年生存率の推移

wearable artificial kidney は携帯可能な小型の装置として期待されるが実用には今なお時間を要する。

しかし、装置の心臓部であるダイアライザーは実に高機能となり、分子量1万から数万におよぶ中高分子がろ過される。尿毒症の原因となる物質は今なお不明であるが、β2ミクログロビン（分子量11600）が極めて重要なターゲットとなる悪玉と考えられている。したがって、最近のダイアライザーはこれらの物質除去性能が優れていると言えよう。エリスロポエチンも長時間作用型の出現により数週間に一度の投与ですむ時代になりつつある。

これらの進歩により長期間生存可能となり、ますますQOLの充実が叫ばれる。この点、足の切断は最も切実な問題となって来ている。透析患者にとって本書の企画もこうした点からも重要な道しるべとなろう。

文献

1) 図説わが国の慢性透析療法の現況（2007年12月31日現在）．日本透析医学会　http://www.jsdt.or.jp/
2) Goodkin DA. Association of comorbid conditions and mortality in hemodialysis patients in Europa, Japan, and the United States; The Dialysis Outcomes and Practice Patterns Study (DOPPS). J Am Soc Nephrol 14 : 3270-3277, 2003;

第7章 人工透析と下肢潰瘍

2 透析患者の周術期輸液管理

湘南鎌倉総合病院透析／腎臓内科　大竹剛靖・小林修三

はじめに

　手術が考慮されるほどの重症下腿潰瘍・壊死を有する透析患者では、栄養状態が良好なまま手術となる症例はほとんどない。栄養不良は創傷治癒を妨げる大きな問題であり、かつ、敗血症などの周術期重症感染症を引き起こし、患者の生命予後に直接関わる大きな要因である。一方で、透析患者では一般的に尿量減少を伴っているため、輸液スペースが限られている。透析患者の周術期輸液管理としては、特にこの相反する2つ、①限られた輸液量のなかで、②最大限の栄養管理を行う、ことを実践していく必要がある。

　また、腎からの薬物排泄障害や薬物の透析性などの点から、透析患者では非腎不全患者と比較し抗生物質投与法が異なる。本稿では、透析患者の輸液管理と抗生物質投与について実践的立場から解説する。

透析患者の輸液管理

1 ドライウエイトの設定確認

　透析患者の周術期管理では、まずドライウエイトの設定[1]に問題がないか確認する必要がある。下肢創傷に対して手術を施行された透析患者の死因として、心不全を中心とした心血管障害によるものが非常に多い事実[2]と、経口摂取不良や痛み、感染などに伴う消耗により術前か

らドライウエイトは日々変化し減少しつつあることを理解し、ドライウエイト設定への細かな配慮が必要である。食事摂取量減少に伴う体重減少がありながら、漫然とドライウエイトを変更しないでおくことは、そのぶん水分貯留を招くため注意が必要である。

　下肢切断術後の患者では、切断肢の重量を正確に測定し、そのぶんを差し引いてドライウエイトを再設定する。ドライウエイト設定には心胸比、心エコー、血中 hANP（心房性ナトリウム利尿ペプチド）、浮腫の有無や透析前後の血圧や CRIT-LINE の活用が有用である[1)2)]。

2 水分管理

　週3回の血液透析で体液管理をしている場合、一般的には1回の血液透析当たり50ml/kg程度の除水が行われる。下肢切断に至った透析患者では、心血管系合併症を有する頻度が高いため周術期体重増加は極力抑えるべきである。このためには、in-out balance sheet を作成し厳密に水分出納をチェックする必要がある。透析患者では総水分投与量は1000ml/日から（多くても）1500ml/日以内に設定すべきである。

3 推定エネルギー必要量

　必要エネルギー量は、一般的には Harris-Benedict の計算式から求められる基礎エネルギー支出量（basic energy expenditure：BEE）にストレス係数をかけた修正エネルギー必要量で計算される（表1）。簡便には、BEE は成人では約25kcal/kg 前後で計算してよいとされてい

表1　推定エネルギー必要量（一般的考え方）

基礎エネルギー支出量（basic energy expenditure：BEE）の計算
Harris-Benedict の計算式
　男性　66.47＋(13.75×体重)＋(5×身長)　－(6.76×年齢)
　女性　665.1＋(9.56×体重)＋(1.85×身長)－(4.67×年齢)
　　　　　　　(体重：kg、身長：cm、年齢：歳)
簡便法では BEE は平均 25kcal/kg/day

ストレス係数
　代謝亢進時のエネルギー必要量計算のための修正係数
　　術後（合併症を伴わない）　　1.0
　　長管骨骨折　　　　　　　　　1.15-1.30
　　重篤な感染症　　　　　　　　1.20-1.40
　　多臓器不全　　　　　　　　　1.20-1.40
　　熱傷　　　　　　　　　　　　1.20-2.0

修正エネルギー必要量（kcal/day）＝BEE×ストレス係数

る。Harris-Benedict の計算式は透析患者を対象として作成されたものではないため、直接この式を透析患者に適用するには問題があるが、「手術や感染症などストレスが加わった状態ではストレス係数をかけて必要エネルギー量を修正する」考え方は参考になる。50kg の患者で重篤な感染症を伴った下肢切断の場合、ストレス係数 1.2～1.4 で計算すると必要エネルギー量は 1,500～1,750kcal/日と計算される。

4 アミノ酸投与量

アミノ酸は腎不全用アミノ酸製剤（キドミン®やネオアミュー®）が使用される。腎不全では Cal/N 比（窒素カロリー比）を約 300～500 と設定しアミノ酸を投与する。よって1日 1500～1750kcal のエネルギー投与の場合、アミノ酸投与量は 21～42g/日程度（キドミンで 300～600ml）となる。

5 電解質管理

電解質としては、過剰に蓄積しないようにカリウム、リン、マグネシウム投与は制限し、主にナトリウムとクロールを投与する。Na は1日あたり 50～90mEq を投与する。

6 ビタミン、微量元素管理

経口摂取不能で高カロリー輸液を行う場合、ビタミン B_1 欠乏は乳酸の蓄積から重篤な代謝性アシドーシスを惹起する可能性があるため、ビタミン B_1 を含む高カロリー輸液用総合ビタミン剤を加える必要がある。これら高カロリー輸液用総合ビタミン剤では、ビタミンK（1日所要量約 60μg）を含むもの（オーツカ MV2 号®やソービタ3号®）と含まないもの（MVI キット®や MVI12 キット®）がある。特に抗生物質を長期間投与している患者では、ビタミンK欠乏からプロトロンビン時間の延長、出血傾向を生じやすくなるため、ビタミンKを含む総合ビタミン剤あるいはビタミンK製剤（ケイツーN®など）で適宜補充する必要がある。微量元素（Zn, Cu, Se など）は創傷治癒や細胞性免疫維持、酸化ストレスに対する防御機能な

表2 透析患者での高カロリー輸液処方例

	処方例1	処方例2	処方例3
ハイカリック®RF*	750ml	1000ml	1000ml
キドミン®	300ml	400ml	600ml
水溶性ビタミン	1V	1V	1V
脂溶性ビタミン	1V	1V	1V
微量元素（エレメンミック®など）	1ml	1ml	1ml
総液量	1050ml	1400ml	1600ml
ブドウ糖	375g	500g	500g
総遊離アミノ酸	21.6g	28.8g	43.2g
総窒素	3g	4g	6g
非蛋白カロリー（kcal）	1500	2000	2000
Cal/N	500	500	333
Na^+ （mEq）	38.1	50.8	51.2
K^+ （mEq）	0	0	0
Ca^{2+} （mEq）	4.5	6	6
Zn （μmol）	15	20	20
週2～3回の20％脂肪乳剤投与を併用			

*熱源投与として70％ブドウ糖液350mlあるいは50％ブドウ糖液500mlを用いる場合もある。この場合、別にNaClの補充が必要となる。

どに関与し、長期静脈栄養患者では一定量を補充していく必要がある[3]。

7 透析患者への輸液処方例

最近では、腎不全用の中心静脈栄養輸液製剤（ハイカリック®RF）が使用可能で、腎不全用アミノ酸輸液製剤や微量元素と組み合わせることで、総水分量や電解質、アミノ酸を腎不全病態に合わせて投与できるようになっている（表2）。短期間の経口摂取中止ですぐに食事摂取が可能な場合には中心静脈栄養輸液でなく、Kを含まない末梢輸液製剤中心で周術期の輸液管理をする場合もある。このような場合あるいは術前術後に経口摂取が充分できない場合には、周術期の栄養補給を少しでも改善するため、透析中経静脈栄養（intradialytic parenteral nutrition：IDPN）を併用することが勧められる。

実際には血液透析ごとに50％ブドウ糖液200ml、キドミン200ml、20％脂肪乳剤100mlの点滴補充を行うようにする。脂肪製剤は急速投与を避け、時間をかけて持続投与するよう注意する。

8 感染合併症例での周術期抗生物質投与

透析患者での一般的抗生物質投与量を示す（表3）[4)5)]。糖尿病性壊疽で広範な感染を伴う場合や動脈不全性潰瘍で敗血症を伴う場合には、カルバペネム系抗生物質が第1選択薬として推奨されている[5]。透析患者の創部感染にはMRSA感染も高頻度に認められ、この際にはVCM（バンコマイシン®）が使用されるが、透析患者では高い血中濃度が遷延するためTDM（therapeutic drug monitoring）*を行い投与量設計を行う。初回1g点滴の後は、ピーク

表3 透析患者への抗生物質投与法

薬剤	一般名	商品名	透析患者半減期（hr）	透析患者投与量
カルバペネム系				
MEPM	メロペネム	メロペン	6〜8	連日 0.5g あるいは HD 毎 1g
IPM/CS	イミペネム	チエナム	4〜6	連日 0.25g あるいは HD 毎 0.5g
グリコペプチド系				
VCM	バンコマイシン	バンコマイシン	200〜250	初回 1g、以後は TDM で調整
TEIC	テイコプラニン	タゴシット	62〜230	初日 800mg、2日目、3日目は 400mg、以後は5日毎 400mg
セフェム系				
CEZ	セファゾリン	セファメジンα	40〜70	1日1回 1g、HD 日は HD 後
CTM	セフォタキシム	パンスポリン	2.7〜13	1日1回 1g、HD 日は HD 後
FMOX	フロモキセフ	フルマリン	17.4〜24	1日1回 1g、HD 日は HD 後
CPZ	セフォペラゾン	セフォビッド	3.7〜12	2〜4g/日、健常者と同じ
CAZ	セフタジジム	モダシン	13〜25	HD 毎 HD 後に 1g
CTRX	セフトリアキソン	セフィローム	12〜24	1日1回 1g
CFPM	セフェピム	マキシピーム	18	1日1回 1g、HD 日は HD 後
アミノグリコシド系				
ABK	アルベカシン	ハベカシン	48	初回 150mg、以後 HD 毎 100mg
GM	ゲンタマイシン	ゲンタシン	20〜60	初回 40mg、以後 20mg を 24〜48 時間毎
フルオロキノロン系				
LVFX	レボフロキサシン	クラビット	76	4日まで1日1回 100mg、以後 100mg 隔日
CPFX	シプロフロキサシン	シプロキサン	6〜9	12 時間毎 200mg 点滴
ペニシリン系				
ABPC	アモキシシリン	ビクシリン	5〜20	500mg を 12 時間毎
PIPC	ピペラシリン	ペントシリン	3.3〜5.1	8 時間毎に 2g
ABPC/SBT	アンピシリン・スルバクタム	ユナシン S	13.4〜17.4	1日1回 1.5g、HD 日は HD 後
マクロライド系				
EM	エリスロマイシン	エリスロシン	5〜6	50〜75％に減量して投与
CAM	クラリスロマイシン	クラリス	22	50〜75％に減量して投与
その他				
CLDM	クリンダマイシン	ダラシン S	3-5	600-1200mg、健常者と同じ

セフェム系抗生物質は、第1世代 CEZ、第2世代 CTM、FMOX、第3世代 CPZ、CAZ、CTRX、第4世代 CFPM をあげた。

値 25〜40μg/ml、トラフ値 10μg/ml 前後にコントロールできるように用量調整を行う。

虚血肢感染を抗生物質で治療する際の重要な問題点として、重篤な血行障害がある状態では、一般的投与量で果たして虚血部位まで抗生物質が有効に到達するのかどうか、があげられる。残念ながら、この点に関する充分なエビデンスは今のところない。

まとめ

創傷治癒には栄養状態の改善と感染症のコントロールが必須である。透析患者の難治性下腿潰瘍・壊死に対する周術期輸液管理としては、制限された水分投与量で栄養的観点までよく配慮した輸液メニューを計画することが大切になる。

---

*TDM（Therapeutic Drug Monitoring）：治療薬物血中濃度モニタリング。薬物の血中濃度をモニタリングし、治療として必要な有効血中濃度が得られているか、又過量投与がないかなどについて評価することを意味する。

文献

1) Koch M, Trapp R, Kulas W, et al : Critical limb ischemia as a main cause of death in patients with end-stage renal disease; A single-centre study. Nephrol Dial Transplant 19 : 2547-2552, 2004
2) 小林修三：第2章導入〜安定期．チームで取り組む新しい透析治療のスタンダード．pp42-51, メディカ出版, 大阪, 2002
3) 寺岡 慧：維持透析患者の補液と栄養管理．維持透析患者の周術期管理 大平整爾編, pp48-56, 鳥居薬品株式会社, 東京, 2007
4) 平田純生：透析患者への投薬ガイドブック；透析と薬物療法〜投与設計へのアプローチ．改訂版, じほう, 東京, 2006
5) 戸塚恭一, 橋本正良監修：日本語版サンフォード感染症治療ガイド2007．ライフサイエンス出版, 東京, 2007

第7章　人工透析と下肢潰瘍

3　LDL アフェレーシス

湘南鎌倉総合病院透析／腎臓内科　小林修三

I　概念

　末梢血管障害に対するLDLアフェレーシス治療（LA）の有効性を証明した無作為比較試験は見当たらない。しかしながら、これまでに有効だとする多くの報告がある。実際、臨床現場でLAを行って確かな効果を経験することは少なからずある。残念なことに、1）有効例が限られる　2）作用機序が必ずしも理解されていない　3）装置が大掛かりで手間がかかる　4）ブラッドアクセスが時に困難である　などの理由で広く普及しているとは言えない。しかし、透析患者の末梢動脈疾患（PAD）の特徴として、足関節以下のより末梢に病変を伴いさらに石灰化が高度である症例が多いことから、血管治療や外科的治療が困難である症例に対して試みる価値の高い治療法である。また、有効例がPADの比較的早期の症例であることからPADを早期に発見し、早期から治療戦略に組み込むことが重要である。
　本稿では早期発見のための臨床診断とLA治療の実際とそのメカニズムを解説する。

II　PADの合併が透析患者に及ぼす影響

　四肢切断の有無がその後の1年内死亡率に及ぼす影響は非糖尿病群で4.65％であり、20.63倍の1年内短期死亡リスクを持つ。糖尿病群では9.07％、3.005倍の1年内短期死亡リスクを持つと言われている[1]。
　また、四肢切断率は日本で0.62人／100人年（2000年透析調査）、米国では4.3人／100人年[1]と非常に多く、いかに深刻な問題であるかは明らかである。また、数字には表れにくいが、下肢切断後の感染、敗血症が死因となっている可能性が高く、わが国の死因に関する統計調査では感染に分類されがちであるが、こうした場合、その元凶はPADであるとも言える。
　したがって、たかが足の問題だけではなく死につながる重要な課題である。このことから、透析患者の死因の第1位である心血管障害にこのPADから生じる感染症を加えるとおそらく50％近くは心血管障害による死ということになる可能性がある。

III　透析患者のPADの特徴

　一般非透析患者に比べて、下肢のより末梢血管に多い。そのために、外科的治療あるいは血管内インターベンションの対象になりにくいことがあげられる。また、石灰化が多いので、いわゆるABI（Ankle-Brachial Pressure Index；足関節／上腕血圧比）での評価基準値0.9未満（PADの可能性がある）があてはめにくいことも重要な事実である。また、透析患者のABIの正常値を求めたところ、1.02〜1.42と非透析患者より、0.1多い値を示した[2]。おそらく、動脈のstiffnessが関係していると考えられる。同様に、SPP[3]も透析患者では40mmHg以上が正常と考えられる。ただし、SPPの場合に

感度を上げて多くの患者をとりあげることを目的とすると、50mmHgをカットオフ値とするのが良いと考えられる。

以上の検討から全透析患者の37.2％にPADが存在すると推定される[4]。また、SPPを50mmHgをカットオフ値として取り上げると、ABIのみで診断をとりこぼした症例の68.4％を拾い上げることができると考えられる。

さらに、TASC（TransAtlantic Inter-Society Consensus）によるガイドライン[5]は、治療効果の判定基準に、勾配12％で時速2.4km/h（日本）の基準を設けているが、透析患者では透析アミロイド症などによる骨関節障害など合併症も多く、この基準は実際的ではない。

Ⅳ　LDL-Aの方法

LDL吸着[6]は1次膜で全血から血漿を分離し、この血漿を2次膜であるLiposorberカラムに通す。LiposorberカラムLA-15™（カネカ社製）は陰性に荷電した硫酸デキストランが固着したビーズが充填されている。このため、LDLをはじめとする陽性に荷電した血漿中の物質を吸着除去する仕組みとなっている。実際にはこのLA-15カラムは2個装着され交互に目詰まりを防止するため、4％NaClを流しカラムに吸着されたLDLを溶出する（図1）。

ブラッドアクセスは透析患者であれば問題ないが、非透析患者ではしばしば困難であり、鎖骨・頚静脈または大腿静脈にカテーテルを留置して行う。あるいは、毎回上腕動脈穿刺で行う。ヘパリンは開始時1,000単位、以後持続で1,000単位/時間を注入しながら行う。

プロトコールは必ずしも決定されているわけではない。週2回を2週間、以後週1回を6週間で合計10回とするのが標準であるが、われわれは週2回を5週間、計10回として行ってきた。ただし、各凝固因子が60〜80％に下がることから、出血傾向を持つ患者では慎重に2〜3カ月かけて10回を行うようにしている。この10回を1クールとして行うが、6カ月後にもう1クール行うなどの繰り返しの効果についても検討する余地がある。事実、われわれの経験でも半年後にもう一度行い、さらに改善を示した症例を経験している。

LA実施に際しての注意点は、生食負荷が1回の治療で300ml程度になることを銘記する必要がある。特に、透析患者では不用意な水負荷は心不全の誘発となりやすい。また、凝固因子が低下することから眼底出血にも注意が必要である。特に、糖尿病の多い透析患者では注意が必要である。ACE阻害剤使用中の患者はLA治療にてショックとなることはあまりに有名である。2週間の中止後に行うべきである。

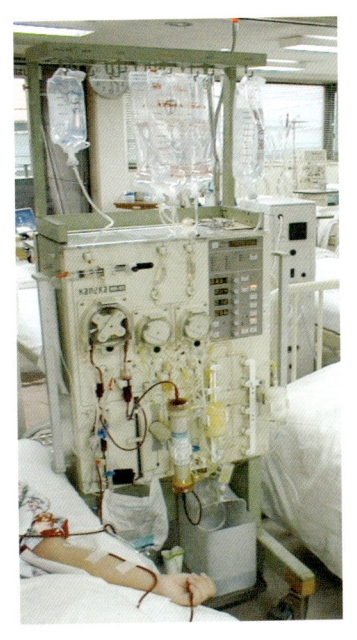

図1　治療風景

治療条件
血液流量　　50〜100ml/分
血漿液量　　15〜30ml/分
血漿処理量　3〜5L
治療時間　　2〜3時間
脱血／返血　上腕静脈

Ⅴ LDLアフェレーシスの効果改善の機序

　LDLを除去することとは無関係にPADを改善することは明らかである。当初、家族性高脂血症に対する開発の経緯からそのように名づけられているが、もはや名称が一般実地医家には混乱を招く。しかし、どのようなメカニズムでPADが改善するのかについては未解決な部分が残っている。

　これまでに、得られた報告では
　1）赤血球変形能改善[7]
　2）NOやbradykinin増加[8]
　3）単球上での接着因子減少[9]
　4）内皮由来血管拡張因子の増加[10]

などが言われてきた。われわれは、血流増加と血管新生につながる因子として、VEGF（vascular endothelial growth factor）とIGF-I（insulin-like growth factor-I）に焦点を当てて検討した[11]。

Ⅵ われわれの検討

　対象は28人の54～82歳の透析患者でFontaine分類Ⅱ度以上のPADを合併する症例である。FontaineⅡ度：9例、Ⅲ度：6例、Ⅳ度：7例、うち糖尿病は12例であった。

　方法はリポソーバLA15™（硫酸デキストラン吸着型、カネカ社製）を用いて血漿処理量3000～3600mlで週2回、合計10回行った。治療前と終了時、終了3カ月後にABIとともに、血清VEGF、IGF-I、血漿フィブリノーゲンなどを測定した。ABIは0.69±0.29から0.79±0.27（有意差なし）、そして終了3カ月後0.85±0.24と有意に増加した。注目すべき点は治療終了3カ月後、低下したLDLコレステロールがすでに元へ戻っている時点で逆にABIはさらに改善した点である。フィブリノーゲンは3カ月後も有意に低下したままであり、VEGFは3カ月後にも有意なさらなる増加を認めている。IGF-Iも3カ月後増加傾向を示していた[11]。

　期間の全体を通して症状の改善も22例中9例で冷感、しびれ、疼痛の改善を認め（40.9％）、歩行距離の2倍以上の改善も11例（50％）に認めた。しかし、まったく変化のない例が5例（22.7％）存在した。潰瘍形成例は7例中1例（14.3％）のみの改善であった。いかに早期に治療を行うかが治療成績を上げる重要なポイントであると言えよう。

Ⅶ LAの抗炎症作用

　家族性高脂血症患者で高度な冠動脈病変をもった患者を2群に分け、1群はスタチン単独、他群はLAを併用し2年後、運動負荷心電図検査にてST—T異常の改善を示したとの報告がある（LAARSスタディー）[12]。

　また、血管内エコーにて冠動脈プラーク退縮効果を示した報告もある[13]。当初、これら改善の機序はLDL低下作用ばかりが考えられていたが、われわれの検討ではこれらに抗炎症作用が加わった可能性を示唆する報告を行った[14,15]。すなわち、16例の患者にLAを10回行い治療開始時に比して終了後、P-selectinは516±153ng/mlから290±52ng/mlに有意に低下したほか、高感度CRPも9.12±2.65mg/Lから5.59±2.45mg/Lに低下した。動脈硬化の発症・進展には血管内皮細胞での障害が血小板の粘着・凝集・活性化をもたらし、内皮細胞あるいは活性化血小板に出現したP-selectinを介して、白血球のrolling、さらには単球の血管壁への浸潤に至ると考えられており、この結果は興味深い。動脈硬化は慢性の炎症との考えからCRPがその程度をあらわす生物学的血中マーカーとされる故、LAがPADのみならず冠状

動脈病変を多く抱える透析患者の全身の動脈硬化をも減弱させる可能性を示唆するものである。LAが透析中全血吸着方式により同時に行うことができれば、さらに、その可能性を進めることができると思われる。

Ⅷ　LAの今後の課題

1）効果のある例とない例の違いは何に由来するか？
2）装置の簡便化
3）透析中の全血吸着など透析と同時に治療できないか？
4）治療を繰り返す必要性はないか、治療間隔はどうするかのプロトコールの確立

などがあげられる。

1）に関して遺伝子変異などが関与する可能性がないか検証する価値はあると思われる。事実LA治療の反応性の差異には結びつくものではないが、最近われわれは透析患者のVEGFのSNPsを検討し3' UTRの936CC-1451CC genotypeが特に男性で有意に透析導入に至る腎不全に関与することを報告した[16]。

3）に関して現在多施設で臨床治験が終了し良好な成績を得ている。

いずれにせよ腎臓病内科医がこのことを検証するため積極的に本治療法を行い症例数を増やして検討する必要がある。あわせて血管外科医にもここに挙げたメカニズムなどの点を理解してもらい、四肢切断の前の早い時期に本治療を試みることを提唱する。

LA治療は、いかに早期に治療を行うかが治療成績を上げる重要なポイントであると言えよう。

Ⅸ　代表症例

【症例】

67歳、男性　糖尿病性腎症から透析に至った透析歴7年の患者

間歇性跛行を訴えABIを求めたが右1.15と正常。MDCTにて右大腿動脈から膝下動脈末梢にかけて多数の狭窄病変を認めた。SPPでは32mmHgであった。PTAに加えてLDLアフェレーシスを行ったところ症状の改善SPPの40mmHgへの改善が得られた。

一部の症例では血管造影にて明らかな側副血行の発達も見られた（図2）。

文献

1) O'Hare A : Lower-extremity peripheral arterial disease among patients with end-stage renal disease. J Am Soc Nephrol 12 : 2838-2847, 2001
2) 岡本好司，岡真知子，真栄里恭子ほか：透析患者における下肢閉塞性動脈硬化症〜無侵襲診断法について．脈管学　46：829-835, 2006
3) Castronuovo JJ, Adera HM Jr., Smiell JM, et al : Skin perfusion pressure measurement is valuable in the diagnosis of critical limb ischemia. J Vasc Surg 26 : 629-637, 1997
4) Okamoto K, Oka M, Maesato K, et al : Peripheral arterial occlusive disease is more prevalent in patients with hemodialysis; Comparison with the findings of multidetector-row computed tomography. Am J Kidney Dis 48 : 269-276, 2006
5) Norgren L, Hiatt WR, Dormandy JA, et al : Inter-society consensus for the management of peripheral arterial disease. Eur J Vasc Endvasc Surg 33 : S1-S70, 2007
6) Kobayashi S; Applications of LDL-apheresis in nephrology. Clin Exp Nephrol 12 : 9-15, 2008
7) Koenig W, Herwig HM, Hehr, R. et al : Blood rheology after LDL apheresis using dextran sulfate cellulose adsrption; A case Report. Angiology 43 : 606-609, 1992
8) Murashima J, Ueki Y, Matsunaga Y, et al : Removal of low-density lipoprotein from plasma by adsorption increase bradykinin and plasma nitric oxide levels in patients with peripheral atherosclerosis. Blood Coag Fibrinol; 9 : 725-

(a) MDCT像

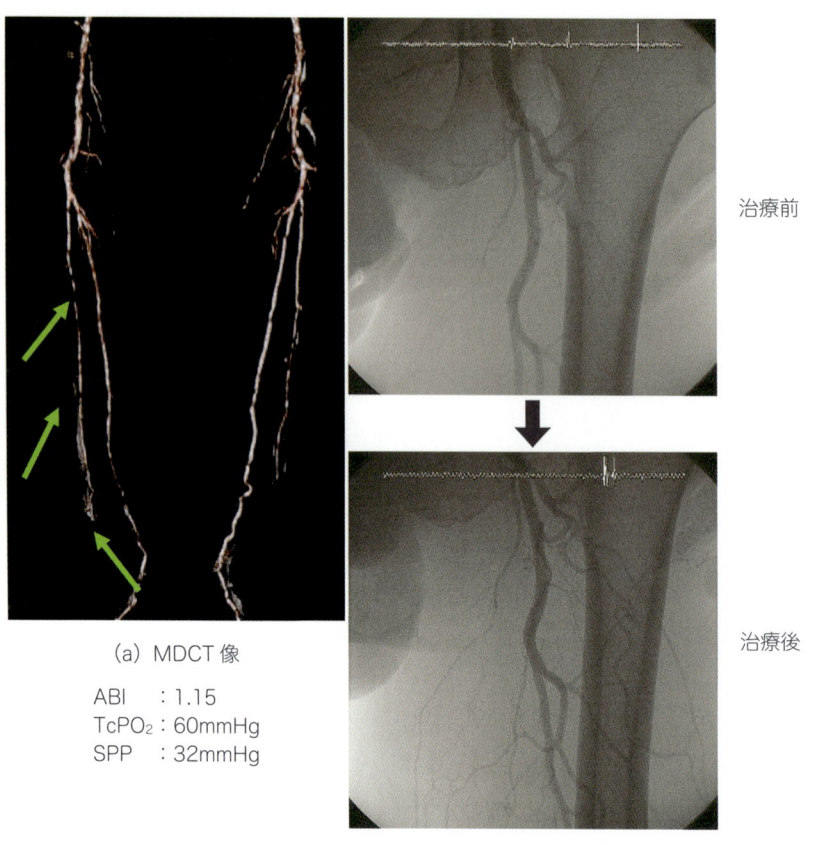

ABI : 1.15
TcPO₂ : 60mmHg
SPP : 32mmHg

(b) 左浅大腿動脈近位部の血管造影所見

治療前

治療後

図2 症例：67歳、男性

History：DM（＋）, AP（＋）, CI（＋）　　HD duration：7 years　　Symptom：claudication

732, 1998
9) Uno H, Ueki Y, Murashima J, et al : Removal of LDL from plasma by adsorption reduces adhesion molecules on mononuclear cells in patients with arteriosclerosis obliterans. Atherosclerosis 116 : 93-102, 1995
10) Tamai O, Matsuoka H, Itabe H, et al : Single LDL apheresis improves endothelium-dependent vasodilatation in hyperchoresterolemic humans. Circulation 95 : 76-82, 1997
11) Kobayashi S, Moriya H, Negishi K, et al : LDL-apheresis up-regulates VEGF and IGF-I in patients with ischemic limb. J Clin Apheresis 18 : 115-119, 2003
12) Kroon AA, Aengevaeren WRM, Tjeerd van der Werf, et al : LDL-apheresis Atherosclerosis Regression Study (LAARS). Effect of aggressive versus conventional lipid lowering treatment on coronary atherosclerosis. Circulation 93 : 1826-1835, 1996
13) Matsuzaki M, Hiramori K, Imaizumi T, et al : Intravenous ultrasound evaluation of coronary plaque regression by low density lipoprotein-apheresis in familial hypercholesterolemia; The low density lipoprotein-apheresis coronary morphology and reserve trial (LACMART) J Am Coll Cardiol; 40 : 220-227, 2002
14) Kobayashi S, Oka M, Moriya H, Maesato K, et al : LDL-apheresis reduces P-selectin, CRP and fibrinogen; Possible important implications for improving atherosclerosis. Ther Apher and Dial 10 : 219-223, 2006
15) Kobayashi S, Moriya H, Maesato K, et al : LDL-apheresis improves peripheral arterial occlusive disease with an implication for anti-inflammatory effects. J Clin Apheresis 20 : 239-243, 2005
16) Doi K, Noiri E, Nakao A, et al : Functional polymorphisms in the vascular endothelial growth factor gene are associated with development of end-stage renal disease in males. J Am Soc Nephrol 17 : 823-830, 2006

第8章
潰瘍治療・予防のためのフットウェア

第8章　潰瘍治療・予防のためのフットウェア

潰瘍治療・予防のためのフットウェア

日本フットケアサービス㈱　大平吉夫

はじめに

　足潰瘍の治療を行ううえで、除圧・免荷は必ず必要な方法であり、有効な療法である。その除圧・免荷を行う方法の1つにフットウェアがある。それらは、予防・治療中・再発防止、があり、それぞれの目的に合ったものを装着しなければ、良い結果を得ることができない。ここでのフットウェアとは、足底装具・医科向け靴・特殊靴のような足部に装着するものから、下肢全体の機能を補う装具も多種類をさす。さらに専用の靴下なども含む。

　フットウェアの選択・処方に当たっては、潰瘍の原因が外的要因によるものか、または内的容因によるものであるかを見極めなければならない。外的要因には、外傷や靴、靴下、下肢装具などといったフットウェアの不適合や間違った使用方法で起こる圧迫やズレが原因によるものがあり、内的要因には、血流不良や神経障害、皮膚病変、筋骨格系の機能低下や不全、不良アライメントなど（骨の不正配列）での歩行、などといったものがあるので、十分考慮しなければならない。

I　フットウェアの目的

　適切なフットウェアの選択やプログラムの実施には、下記の目的がある[1]。

- 足の保護や傷の予防
- 疼痛の軽減
- 治療中の除圧、免荷
- 早期治癒の補助
- 治癒後の再発の防止
- QOL（生活の質）の維持等

II　フットウェアプログラム

　フットウェアプログラムは患者の状態に合わせて選択・処方するために、検査・評価を行い、適合・経過観察を行うことでより良い結果が得られる[1]。

1. 足・歩行分析
2. 下肢の検査
3. 下肢の評価
4. マネージメント
5. 採型
6. フットウェアの処方・製作
7. フットウェアの仮合せ・評価
8. フットウェアの装着・再評価
9. 定期的なフットウェア検診とリペア・再新規製作

① 足・歩行分析

　足の潰瘍治療の早期治癒を考えるうえで、足の機能と歩行を理解することが必要である。人間には、いくつかの足のタイプと歩行パターンがある。

足のタイプ

　標準足（前足部中立、後足部中立位）（図1-

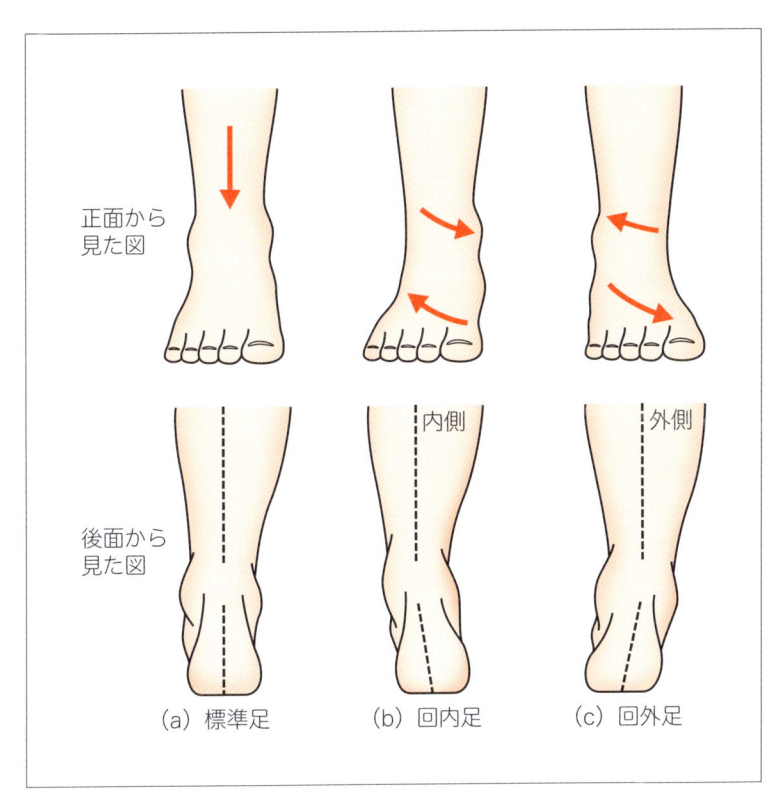

図1 足のタイプ
右足で説明する。

a)・回内足（前足部内反、後足部外反位）（図1-b) 回外足（前足部外反、後足部内反位）（図1-c）が臨床上最も多く見られるが、理論上9種類[2]に分類することが可能である。

歩行パターン（荷重移動）

大きく3種類に分けられ[2]（図2）、標準や内側・外側などに偏った荷重移動が見られる。偏った荷重移動は下肢の各関節可動域や脚長差、神経系疾患などの影響も受ける。これらの基本情報を十分把握し、どのタイプの足で、どのような歩行を行っているのかを見分けることができれば、足底面での荷重移動の見極めができ、圧の加わる部位の推測や把握が可能となり、足底創傷へのアプローチの指標とすることができる。

これらを理解するためには、下肢のバイオメカニクスやパソメカニクスが必要である。ここでのバイオメカニクスとは、関節可動や筋力、神経等の正常な力学のことで、パソメカニクスとは、先天性や後天性が原因で、関節可動域や筋力、神経等が病理な力学のことを言う。患者の現在の下肢の状態と必要な下肢機能の差をより細かく把握し、適切に評価を行うことができる。また患者教育や歩行・足底圧等の再確認を行うには足圧分布計（図3）を使用することも1つの方法である。

2 下肢の検査

- 下肢のバイオメカニクス検査（関節可動域・筋力等）
- 主訴病歴
- 各足病変

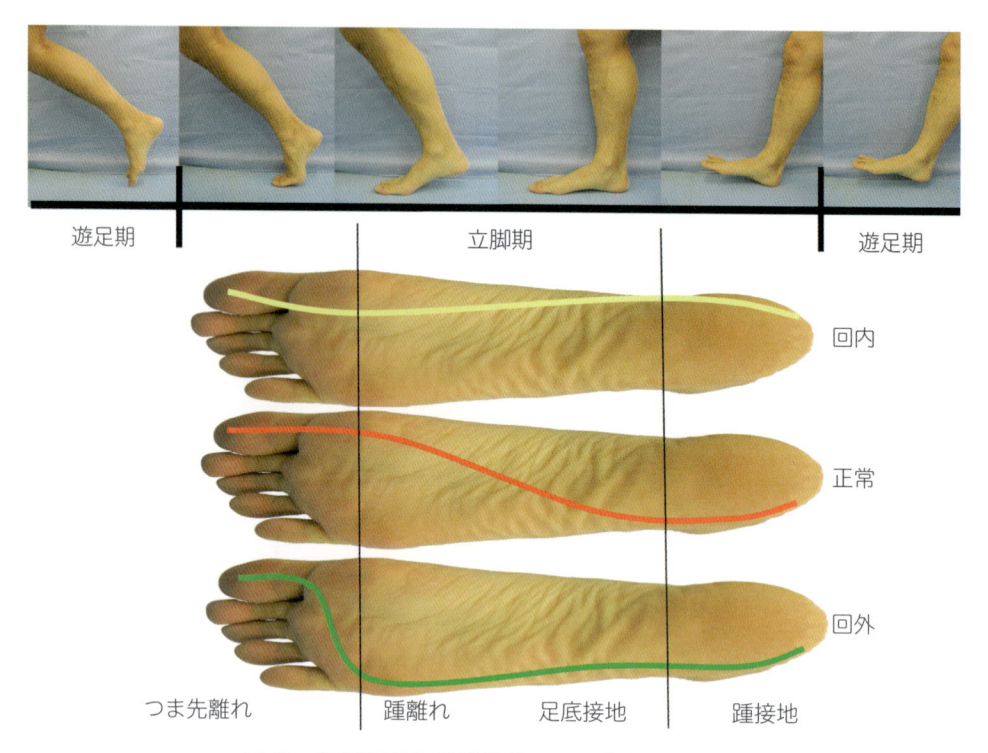

図2 歩行周期と荷重移動による歩行パターン

立脚期において足底面の荷重移動を把握することにより、フットウェアの製作の指針となる。
(Michaud TC : Chapter 1-4. Foot Orthoses and Other Forms of Conservative Foot Care. Williams & Wilkins, Maryland, 1993 より引用改変)

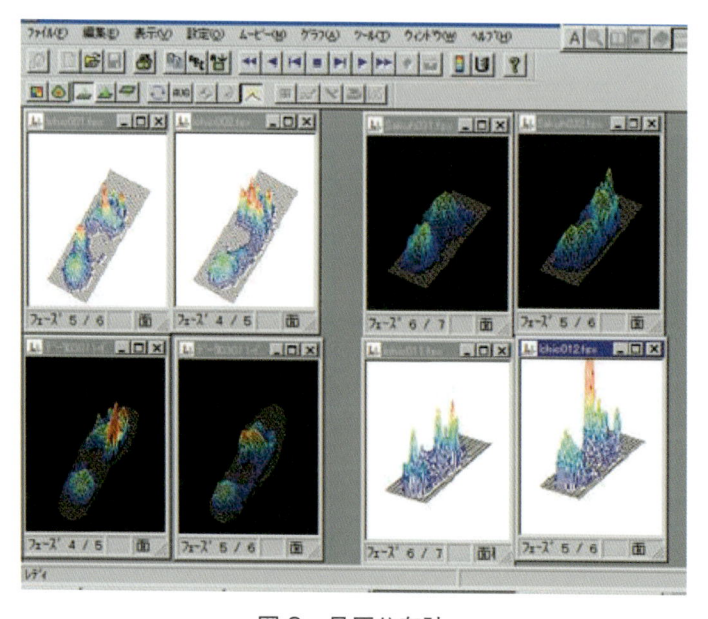

図3 足圧分布計

Fースキャンデータ（ニッタ株式会社提供）による。足底圧が色や形（3D）で見ることができる。患者教育などに使用する。

- 皮膚病変
- 神経障害
- 血流
- その他フットウェア製作に必要な検査

③ 下肢の評価

各検査をもとに下記の下肢の評価を行うことができる。

- 下肢全体の機能
- 患者教育の指標
- 歩行パターンによる重心可動の把握
- 歩行時における骨・関節・筋の動きの予測
- 下肢機能改善の有無の把握
- リハビリテーション医師やコメディカルとの連携及び情報提供と共有
- 適切な装具処方（タイプ・材料選択）の指標

④ マネージメント

フットウェアプログラムを施行するうえでフットウェアの重要性と必要性を十分に理解させることが必要である。足リスクやフットウェアの正しい理解が適切な装着や装着時間の拡大に繋がりフットウェアの効果が現れる。さらに継続的な使用により効果が持続される。

患者は視覚障害、四肢の機能障害、神経障害、年齢やコンプライアンスなどの多くの問題も持っており、使用目的・ライフスタイル・日常生活パターンなどに合わせた適切なマネージメントを行うことで、フットウェアの目的が達成されやすくなり、リスクの少ない歩行生活を行うことができ、QOL（生活の質）の維持やモチベーションの向上などさまざまな効果を得ることができる[4]。

⑤ 採型

フットウェアの採型は検査、評価、フットウェアのタイプに応じて、非加重（図4-a）、座位での半加重（図4-b）、立位での全加重といった方法を用いる。ポジションや関節角度などに注意して石膏ギブスや採型専用スポンジを使用して行う[1) 3)]。

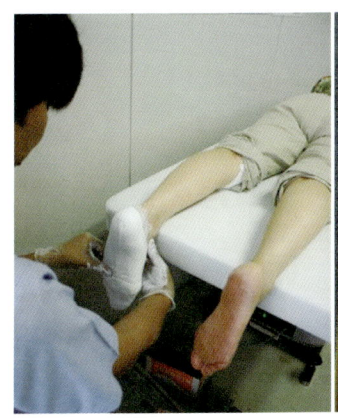

（a）非加重での採型
腹臥位での足底装具の採型

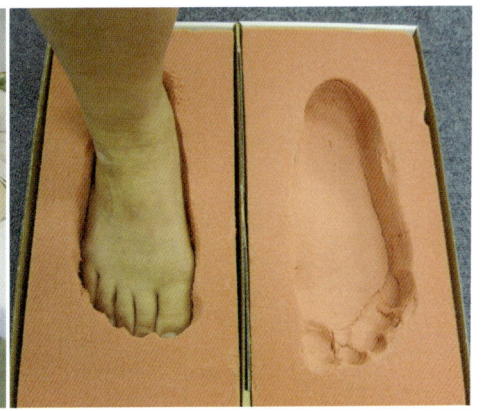

（b）座位での半加重採型
足型専用フォームでの足底装具の採型

図4　採型

6 フットウェアの処方・製作

医師の診断をもとに足の検査・評価したのち、採型を行いフットウェアの製作を行う。免荷・除圧のみに用いる衝撃吸収剤（PPT・プラスタゾート）（図5）のみのフラットなものから、個々の足部形状やアライメントを考慮した足底装具（図6）もある。靴は、切断や変形などがあり規格が合わない足に合わせて製作した靴型装具（図7）と軽度の足変形や皮膚病変、神経障害等に用いることが可能な規格の医科向け靴（図8）がある。また下腿部を覆うことにより足底部の免荷・除圧を行うことのできる免荷短下肢装具（CROWブーツ）（図9）、PTB免荷装具（図10）、下肢全体を覆うことで免荷・除圧を可能にする坐骨支持式長下肢装具がある。これらの専用のフットウェアを製作するには、臨床経験と技術が必要になる[4]。

予防のフットウェア

糖尿病を伴う外反母趾や槌趾などの足趾の変形・神経障害といった足の病変などや閉塞性動脈硬化症などの血流障害等がある患者には、早期からの自身に合った靴と専用の足底装具の装着が必要である。なぜなら、足長・足幅が合わない靴を履くことで足部の機能異常（関節・筋）・骨アライメント異常を生み、胼胝・鶏眼を発症させ、傷を誘発させる恐れがあるからである。傷、潰瘍、慢性創傷になる前に、自身に合った靴＝問題が発生しにくい靴（図11）を装着し、さらに足底装具の装着を行うことで、靴だけではできない、足部の骨アライメントの補正や足底圧の分散ができるようになる。また同様の室内履きや専用靴下を履くことにより、問題が発生させる機会を少なくすることができる。

治療中のフットウェア

治療中に使用するフットウェアは、治療と併用することで立位時（歩行も含む）や臥位での患部にかかる圧の免荷・除圧を行い、創傷の早期治癒に貢献する[5]。それにより外来通院やリハビリテーションに早期に移行でき、ADL・QOLの確保・患者のモチベーション維持・治癒後の円滑なリハビリテーションへの移項などといったさまざまな効果も得ることができる（表、図12）。

治癒後のフットウェア

～切断回避から部分切断用～（マイナー切断）

治癒後のフットウェアの最大の目的は、再発予防である。創傷は治癒しているが、創傷になりやすい足は変わることはない。必ず足の状態に合わせた、足底圧の分散を目的とした機能的

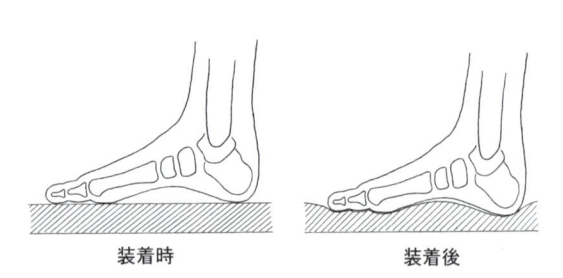

装着時　　　装着後

図5　PPT　プラスタゾート

PPTとは路面や体幹からの衝撃を分散吸収する衝撃吸収材である。プラスタゾートは、足部形状に沿って変形し除圧免荷を行う為に開発された専用の素材。

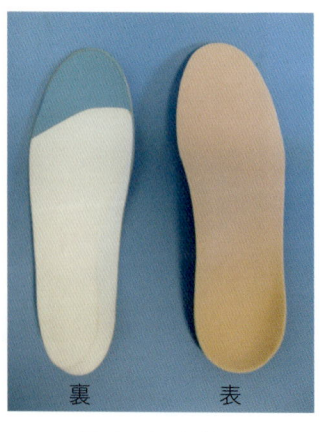

裏　　表

図6　足底装具

除圧・免荷を目的とした素材を使用した専用の足底装具

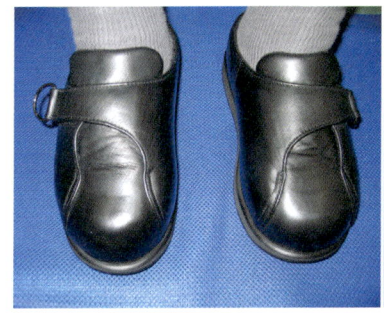

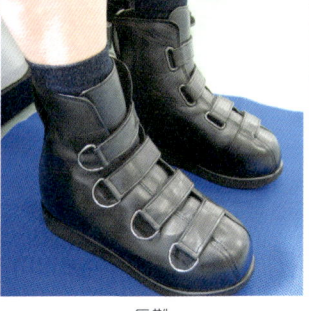

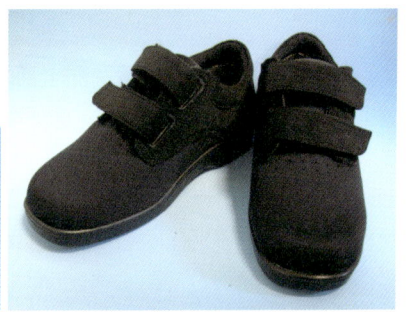

短靴　　図7　靴型装具　　長靴

オーダーメイドの靴で個々の患者の疾患と目的に応じて製作する。靴内部には専用の足底装具が入る。

図8　医科向け靴

足長・足幅の選択が可能。免荷・除圧専用足底装具が挿入できる靴の深さがある。

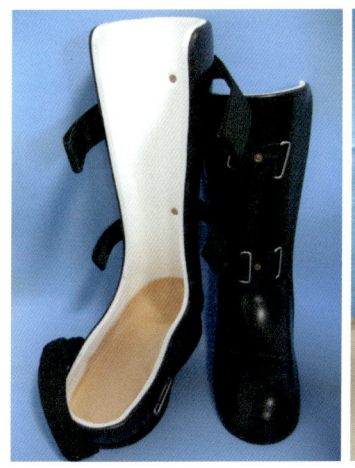

図9　免荷短下肢装具

CROW (Charcot Restraint Orthotic Walker) ブーツ。
装具内側に全面に専用素材を張り、下腿部を全面接触させることで、大幅な足部などの免荷を可能にした短下肢装具。

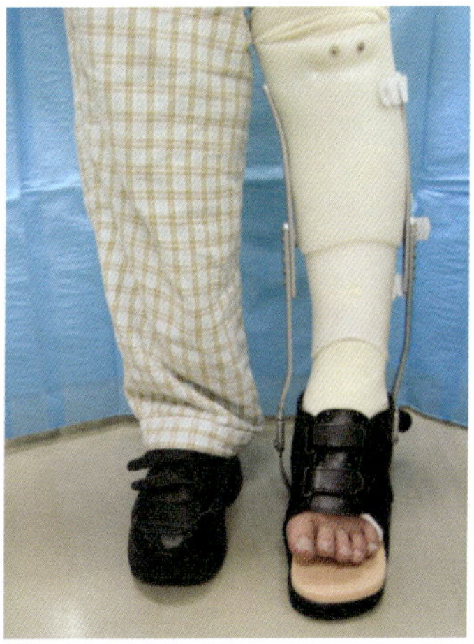

図10　PTB免荷装具

膝蓋靱帯で加重を受けることで足部の免荷を行う装具。血流障害などには注意が必要である。

① アッパー足趾の関節部分に縫い目がない
② 通気性がある素材
③ 適切なトゥボックスの高さ
④ 足幅（ウイズ）
⑤ 足長（レングス）
⑥ 深い靴（インソールを挿入できる）
⑦ 硬めのヒール
⑧ ロッカーソール

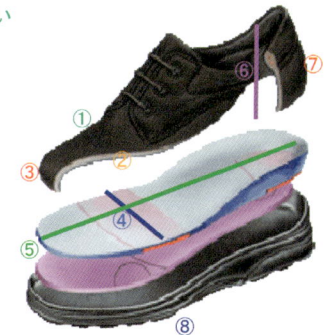

図11　自分自身の足に合った靴＝傷ができにくい靴

この8項目をクリアする靴を選択することで、傷の発症や再発のリスクを低下させることができる。

表 傷の部位に対する免荷方法の有効性

潰瘍の部位	カスタム トータルコンタクトキャスト	クローブーツ（CROW）	PTB免荷装具	カスタマイズ サンダルロッカータイプ	サンダルローカットハイカット	サンダル踵免荷タイプ	既製ウォーカー
足趾背部	◎	◎		●	●		
足趾底部	◎	◎	●	●	●		●
中足骨頭底部	◎	◎	●	●	●		●
中足骨頭内側	◎	◎	●	●	●		●
中足骨頭外側	◎	◎	●		●		●
踵部	◎	◎	◎			●	●

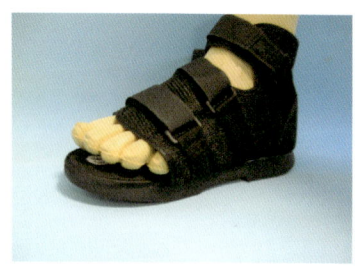

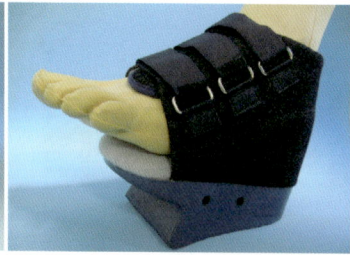

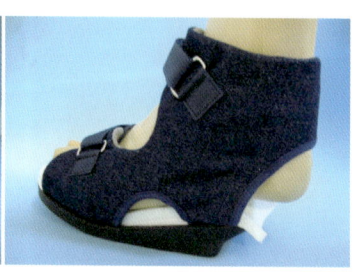

◎有効　●傷の部位や大きさ・深さにより有効‥別途除圧材を用いる

（a）スタンダードタイプ　　（b）前足部免荷タイプ　　（c）踵免荷タイプ

図12　除圧サンダル

治療中の足部に使用することで、足趾の踏み返しの制限や部分の除圧・免荷をする。サンダル型で、カスタマイズして装着するが可能である。

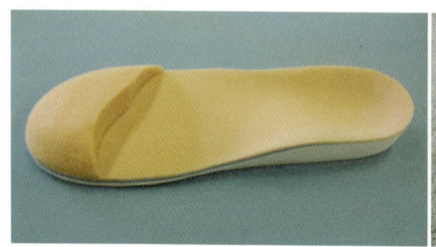

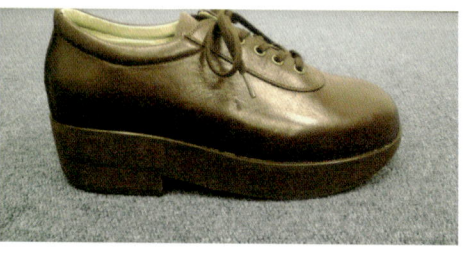

（a）フィラー付き足底装具
足趾の欠損部位を補う免荷・除圧専用足底装具。

（b）ロッカーソール
足部の部分切断や神経障害などにより足趾の変形を伴った症例で、関節や傷など局所にかかる圧を分散させるための靴底の加工方法。

図13　治療後のフットウェア

なフットウェア（靴・足底装具）で保護する必要がある。マイナー切断を行って治癒した患者の場合は残存機能と疾患に合わせて、フィラー付足底装具（図13-a）や靴中・靴底の加工（図13-b）など切断の部位や状態に応じてさまざまな細工が必要となる[5]。

7 フットウェアの仮合わせ・評価

処方通りに製作されているかを確認するため仮装着を行い（図14）、各フットウェアのチェックポイントにそって適合状態を見る。その後、患者の状態や製作目的に合わせてのスタティック（静止時）やダイナミック（歩行時）での適合を見る必要がある。

8 フットウェアの装着・再評価

仮合わせ後のチェックポイントに従い、フットウェアを完成させて装着を行い、再度スタティックやダイナミックでの再評価を行う。

9 定期的なフットウェア検診とリペア・再新規製作

適切なフットウェアは、ものを処方・製作し装着後も必ず定期的なフォローアップを行わなければならない。足底装具は、衝撃吸収剤や形状保持に使用している材質などの劣化や磨耗・変形等により除圧・免荷の効果が減少する。それにより再発率が高くなるので定期的に修理、交換を行う必要がある[4]。靴型装具にいたっては、使用場所や方法・頻度により、破損や磨耗が早くなる。特にヒール部分やソール部分などの主要な部分が磨耗や変形することで、足・下肢のアライメントが崩れ、歩行時に影響を及ぼし、再発率が高くなるため、早期に補修や再規製作が必要になる。フットウェアの定期点検と同時に下肢・足の状態の再検診を行い、発傷の可能性がある部分や以前の潰瘍部位のチェックを行うことで、傷の早期発見・早期治癒につながる。また継続的なアセスメントやマネージメントが可能となる。

Ⅲ　その他のチェックポイント

足の胼胝・鶏眼

フットウェアの処方・製作するうえで胼胝・鶏眼がチェックポイントとして必ずあげられる。傷ができる可能性の高い足ということは周知であるが、足部のアライメント異常や本来、歩行に必要な関節可動域がないなど、下肢の機能不全やフットウェアの不適合によってそれらが発症することは、あまり知られていないようである。胼胝・鶏眼の発症する部位で、足の機能不全や異常歩行を見極めるサインとなるので、理学療法士等と早期に連携を取り、機能改善を行いながら、フットウェアの装着を行うことがより一層の予防・早期治癒に繋がると思われる（図15）。

下腿三頭筋の短縮・硬縮

下腿三頭筋、腓骨筋群、前脛骨筋などの足関節の底背屈を行っている筋・筋群の機能制限により、前足部への圧が増すことがある。これは足部の底屈筋の短縮や硬縮より歩行時に踵が早く床から離れ、前足部で歩いている時間が長いためと考えられる。また、立脚中期において足部の過回内が足関節の背屈不全や制限の代償として起こり、第1趾に圧が増すこともある[3]。

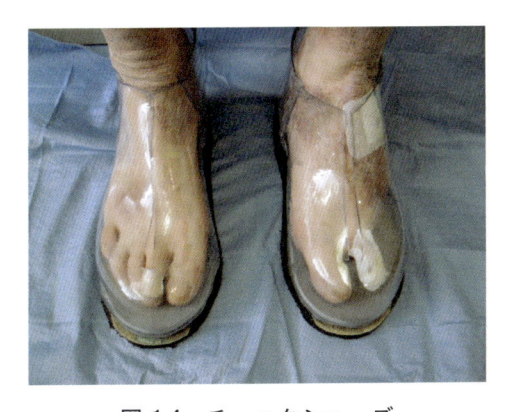

図14　チェックシューズ
透明の専用のプラスチックを使用し、適合状態を見るための仮シューズ。

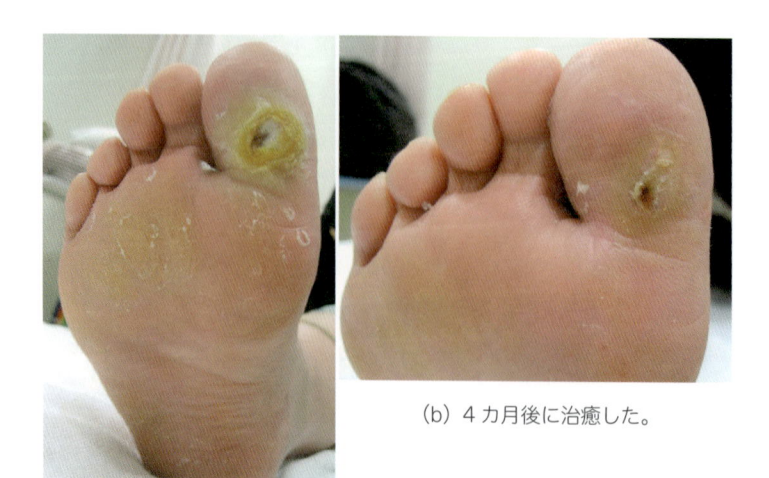

(a) 母趾基節骨底部の胼胝・潰瘍

(b) 4カ月後に治癒した。

図15 装具装着にて潰瘍部の免荷を行い治癒に至った症例
40歳、女性、糖尿病。仕事は立ち仕事が多い。免荷を行って保存療法を行った。

おわりに

　予防や潰瘍の早期治癒は、切断を回避し下肢を救うことに繋がる。その中で適切な患者教育と適切なフットウェアプログラムが必ず必要になる。また、治癒後の歩行を考えると、バイオメカニクスやパソメカニクスなどの直接創傷とは結びつき難い力学も考慮しなければ、それぞれの患者に合ったフットウェアプログラムを実行するのは難しいと考える。今後、足の検診を継続的に行っていくうえで、総合的なフットケアも必要になり、結果的には、傷を作らないためにも自身の足の状態は"ガラスの足"ということを、深く認識させなければならない。そのためにも患者教育は必要不可欠であり、チーム医療と包括的および継続的なサポートが重要になると思われる。

文献

1) 大平吉夫：フットウェア～予防から創傷治癒後．透析患者の末梢動脈疾患とフットケア：早期発見と治療戦略．小林修三編　pp180-187, 医薬ジャーナル社，大阪，2008
2) Michaud TC : Chapter1-5, Foot Orthoses and Other Forms of Conservative Foot Care : Williams & Wilkins, Maryland, 1993
3) Valmassy RL : Clinical biomechanics of the lower extremities, edited by Shanahan J, Mosby. Inc, St.Louis, 1996
4) The Diabetic Foot (5th Ed) : Chapter24 pp534-546 Levin ME, Lawrenve WO', Bowker NJH : Westline Industrial Drive Mosby-year Book, Inc, St.Louis, 1993
5) Sussman C, Bates-Jensen B : Chapter18 pp421-433, Wound Care (2nd Ed). Lippincott Williams & Wilkins, Maryland

第9章
下肢潰瘍治療・チーム医療の update

第 9 章　下肢潰瘍治療・チーム医療の update

1　総論：本邦における創傷治療センターの役目

新須磨病院創傷治療センター　北野育郎

はじめに

現在米国では、糖尿病性足病変に起因した下肢の大切断症例が、年間 8 万例以上にまで達しており大きな社会問題となっている。このため、多くの wound care center が設立され、多診療科にまたがる集学的治療を行うことにより、より良い治療成績をあげていることが報告されている。わが国においても食生活の欧米化と高齢化社会により、生活習慣病を原因とする動脈硬化性疾患が増加しており、なかでも末梢動脈疾患（PAD）に起因した重症下肢虚血（CLI）は今後もよりいっそう増えてくることが予想される。こういった背景から、近い将来日本でも年間数万例が下腿大切断を余儀なくされる事態が考えられ、下肢の難治性潰瘍に対する集学的治療を行う創傷治療センターが今後ますます必要となってくるものと思われる[1]。

I　創傷治療センターの対象疾患

下肢の難治性潰瘍を来たす病態として主なものは、1）末梢動脈疾患に起因した CLI、2）糖尿病性神経障害を基礎に感染、壊死が進行した糖尿病性壊疽、3）静脈疾患によるうっ滞性潰瘍、4）種々の足趾の変形などによる圧迫性潰瘍や褥瘡、5）外傷に起因した潰瘍などがあげられる。下肢の難治性潰瘍の治療の最初は、創傷の原因となっている病態の正確な把握であり、ついでそれぞれに応じた治療が必要となってくる。また、下肢の大切断の原因になるものとしては、CLI と糖尿病性壊疽が特に重要で、しかもこの 2 つは合併していることが多く、創傷の状態に対する正確な診断・評価および迅速かつ効果的な治療が要求される。

II　CLI による創傷ついて

潰瘍・壊死を伴った重症下肢虚血の治療においては、末梢動脈への血管内治療やバイパス手術などの血行再建術を行い、その後に潰瘍、壊死組織のデブリードマンや壊疽趾切断術が必要となる。血行再建術は治癒過程の第 1 段階であり、最終的には血流改善後の創部治療までを含めて考える必要がある。このため重症下肢虚血による創傷治療には、血流改善を図る医師（循環器科、放射線科、血管外科医など）と創傷治療を行う医師（形成外科、皮膚科、整形外科など）との協力が絶対的に不可欠であるといえる。著者の施設では血管外科医と形成外科医が key person となり、チーム医療を行っている。両者に共通した虚血状態の客観的評価は重要で、創傷治療センターでは、重症下肢虚血の評価に皮膚灌流圧（SPP）を用いている。下肢の創傷治癒機転が働くためには、SPP が 40mmHg 以上必要と考えており、血行再建術の end point をこの値まで高めることとしている。その後に血管造影や創部の状態から、切断部位の選択やデブリードマンの最良時期を決定している[1〜6]。

Ⅲ 糖尿病性神経障害による創傷について

糖尿病性神経障害による下腿潰瘍（糖尿病性壊疽）は、重症下肢虚血としばしば合併するが、それぞれ病態は異なる。糖尿病性壊疽による潰瘍はwet necrosisと呼ばれ、第1中足骨の足底部や踵部など主に荷重部に認められることが多い。これに感染が加わり、知覚障害のために創部の状態が悪化してから初めて受診される場合も見受けられる。糖尿病性壊疽の場合、感染のコントロールが最も重要で、創部の虚血が軽度であれば、積極的なデブリードマンを行い、感受性のある抗生剤の全身投与が必要になってくる。また、広範囲な感染が疑われる場合には、X線検査に加えてMRIによる骨髄炎や膿瘍形成の有無などの鑑別も必要になってくる[4)5)]。

Ⅳ 創傷センターでの集学的治療について

創傷治療中は、下肢の安静および創部の非荷重が必要であるが、その後の再発予防にも免荷が重要である。このためには1）血管治療医2）創傷治療医に加え、3）下肢のバイオメカニクスを熟知した義肢装具士の協力が絶対的に必要と言える。また、CLIを有する患者の生命予後は不良であり、動脈硬化性病変に対する全身管理が患者の生命予後へのキーポイントと言える。こういった観点からは、糖尿病内科医の協力は不可欠で、さらに慢性腎不全患者が増加していることを考えると透析医の協力も重要である。ついで、フットケアを担う看護師の役割は予防、再発防止の観点からは大変に重要で、最終的には、足という臓器で横割りにセグメンテーションされた創傷治療センターでなければ、充分な治療効果が挙げられないと言えよう[1)]。

PAD、冠動脈疾患、脳動脈疾患はすべてアテローム性動脈硬化症の発現形態であるから、この3つの疾患が通常、同時に発生することは驚くべきことではない。さらにPADの5年後の転帰をみると死亡率が10～15％で、このうち心血管疾患が原因であることが75％を占める。こういった観点から、著者の施設での下肢難治性潰瘍に対する治療の最終目標は、救肢だけではなく歩行機能の回復、ADLの改善による生存率の上昇に置いている。このため血行再建後の、minor amputationが大変重要になってくる。

Ⅴ 新須磨病院創傷治療センターについて

慢性創傷に対する集学的治療を行うことを目的に、2003年1月より創傷治療センターを開設した。外来治療は血管外科医1名、形成外科医3名がキーパーソンとなり、専任の看護師3名の協力のもとに3診制とし、さらに足専門の義肢・装具士による特殊装具外来も併設した。外来では創傷のアセスメントから簡単なデブリードマン、ドレッシング、除圧などフットケアを中心に行い、血管内治療やバイパス手術、断端形成術などの観血的治療が必要とされる場合には入院とした。

2003年1月から2008年8月までの5年8カ月間で、延べ550例が創傷治療センターでの治療を終了した。これらの内訳は、550例中286例（52.0％）が重症虚血肢の症例で約半数を占め、以下糖尿病性神経障害による潰瘍・壊死18.4％、褥瘡10.5％、静脈鬱滞性潰瘍が7.3％、で、その他11.8％は外傷後の変形、膠原病などに起因した創傷であった。550例中376例が治癒し、全体での治癒率は68.0％、大切断率は6.7％であった。

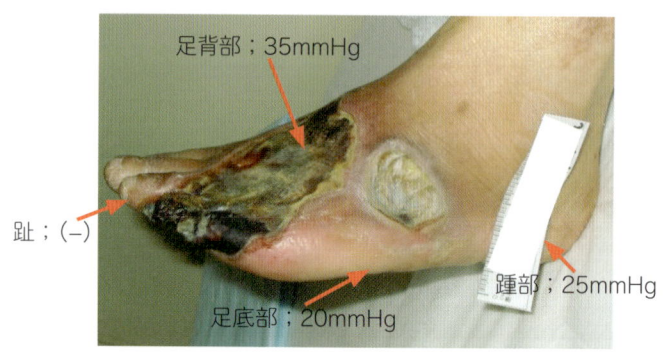

(a) 入院時所見
足背部はリスフラン関節付近まで壊死が広がり、また外側にも潰瘍が認められた。SPPは趾、足背、足底、踵部ともに40mmHg以下であった。

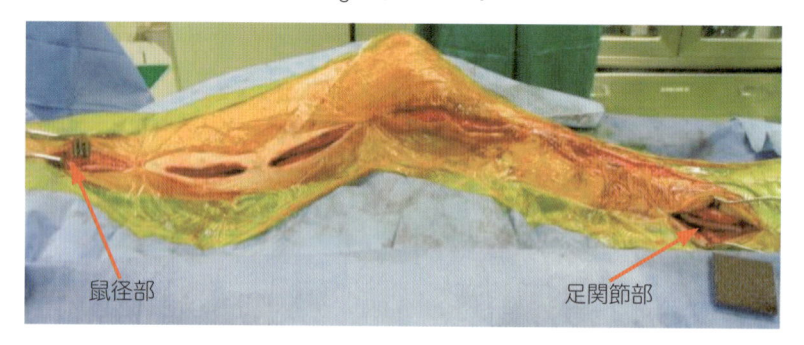

(b) バイパス手術
左大腿—後脛骨動脈バイパス術。大伏在静脈を採取し、Non reversed SVG として用いて施行した。

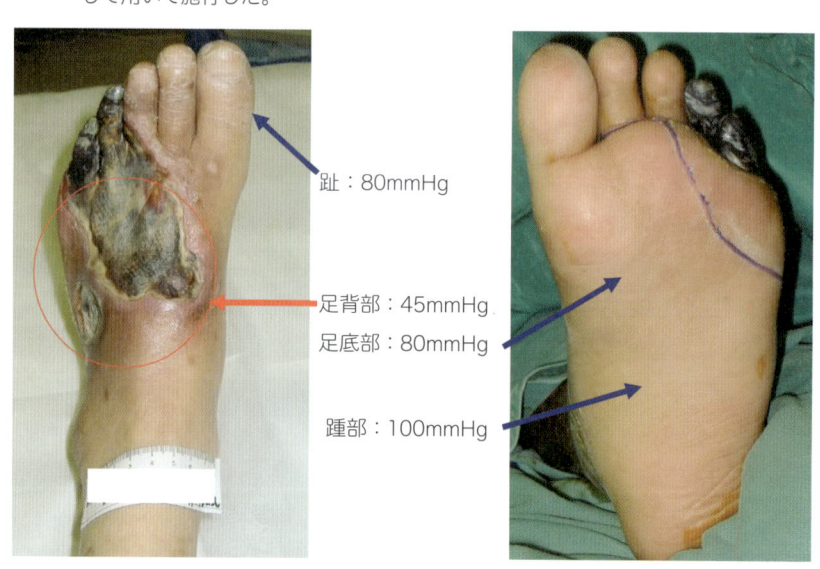

(c) 術後のSPP
足背部のSPPは、足底部に比べて低い。

図 症例：71歳、男性、糖尿病を合併した虚血性潰瘍

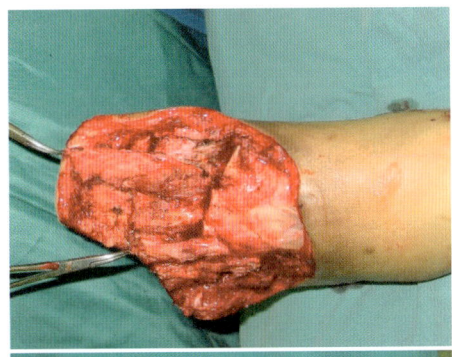

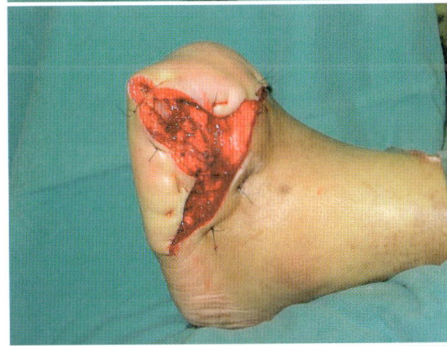

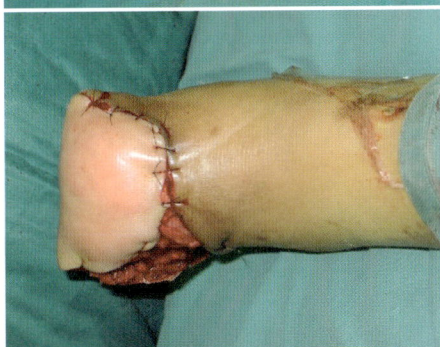

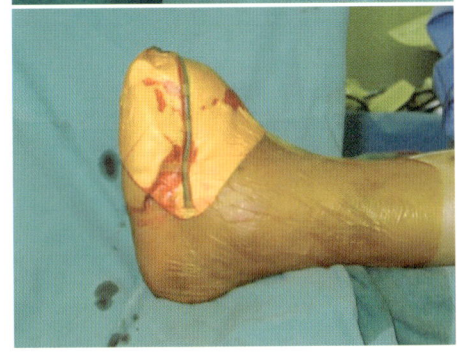

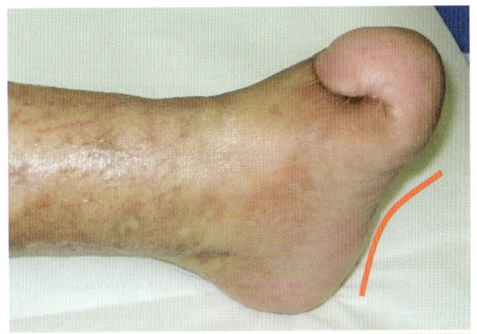

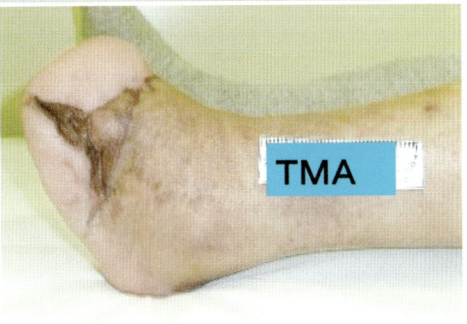

(e) バイパス術後 2 カ月（退院時）の所見
二期的に植皮術を行い、創部は治癒した。足底部のアーチが温存されており、歩行時の踏み返しが可能である。

(d) Transmetatarsal Amputation
血流の良好な足底部の皮膚を残し、中足骨のレヴェルで切断（Transmetatarsal Amputation）した。外側は開放創とし、持続陰圧療法を施行した。

図　つづき

VI 代表症例

【症例】
71歳、男性、糖尿病を合併したCLI

　糖尿病のため近医通院中であったが、左下腿潰瘍が増悪し当院受診となった。入院後の血管造影では、左下腿3分枝以下の閉塞が認められ、足関節部付近より後脛骨動脈が造影、末梢の足底動脈は開存していた。以上より血流改善の目的にて左大腿─後脛骨動脈バイパス術を行った。

　バイパス術後に足底側のSPPは良好となったが、足背動脈への血流が乏しいため、足背部のSPPの上昇は充分ではなかった。このため、足底部の皮膚を用いた中足骨切断術および持続陰圧療法を行い、二期的に植皮術を施行し治癒となった。中足骨レベルでの切断のため、杖なしで歩行が可能で、2年後の現在も創部の再発を認めていない（図）。

文献

1) 北野育郎：日本におけるフットケアセンターでの治療の実際；外科医の立場から．重症虚血肢診療の実践―集学的アプローチ，南都伸介ほか編，pp160-164，南江堂，東京，2008
2) 寺師浩人，北野育郎ほか：重症虚血肢の診断・治療におけるレーザードップPV2000の有用性-Skin Perfusion Pressure測定の意義について．形成外科 48：901-909，2005
3) Castronuovo, J J. Adera, H M. Smiell JM, et al：Skin perfusion pressure measurement is valuable in the diagnosis of critical limb ischemia. J Vasc Surg 26：629-637, 1997
4) 北野育郎：足の難治性潰瘍患者のフットケア．フットケア；基礎的知識から専門的技術まで．日本フットケア学会編，pp123-132，医学書院，東京，2006
5) 北野育郎：創傷のマネージメント．重症虚血肢の診断と治療，横井良明ほか編，pp24-34，メディアルファ，東京，2007
6) Tsuji Y, Terashi H, Kitano I, et al：Importance of skin perfeision. Treatment of CLI. WOUNDS 20：95-100, 2008

第9章 下肢潰瘍治療・チーム医療のupdate

2 末梢血行再建と創傷治療の連携
―虚血性潰瘍に対する循環器内科と形成外科によるチームアプローチの実際―

時計台記念病院形成外科・創傷治療センター
北海道大学大学院医学研究科形成外科
小浦場祥夫

はじめに

　時計台記念病院は2006年4月に開設された新しい病院であるが、外傷から褥瘡まで幅広い創傷を扱う"形成外科・創傷治療センター"と末梢動脈疾患（PAD）に対する末梢血管領域における血管内治療（Endovascular Treatment：EVT）を積極的に行う"循環器センター"を中心とするチーム医療により重症下肢虚血（CLI）治療を行っている。同じ病院内で創傷外科と循環器内科が連携しCLI治療を行う体制はわが国ではまだ少なく、またPADに対するEVTのエビデンス自体が不十分な状態であるため手探りの状態から始まったチームである。チーム体制開設から2年を過ぎ、多くの経験をもとに各種症例に対する治療の流れがほぼ完成しつつある。実際の症例を紹介しながら形成外科と循環器内科のチームアプローチに関して創傷外科医の立場から紹介する。

I 虚血性潰瘍に対する血管内治療と創傷外科の役割

1 初診から治療開始までの流れ

　一般的にCLIは慢性の経過をたどるものと考えられている。しかし、患者が病院を受診あるいは他医から紹介される場合、しばしば自・他覚症状に新たな変化を生じた場合が多い。そのようなケースでは時に急激な経過を生じる場合がある。

　代表的な症例を提示する。

【症例1】
82歳、女性、PAD
現症：患者は以前より足の冷感を自覚していた。1カ月前から右第5趾基部に潰瘍が存在していたが、徐々に黒色壊死となり、他医より紹介されて時計台記念病院形成外科を受診した（図1-a）。
術前の評価：皮膚灌流圧（SPP）を測定したが低値のため測定不能であった。CT-angiography（CTA）では右総腸骨動脈の完全閉塞をはじめ浅大腿動脈から膝下3分枝に到る多数の閉塞・狭窄病変を認めた。
治療方針：治療スケジュールの関係で、2週間後の入院予定とし、循環器内科によるEVTの後に形成外科にて創傷治療を行う計画とした。
治療：初診2週間後の入院時には第5趾全体から足背部に到る虚血を認め（図1-b）、入院3日後には同部は完全に壊死するとともに虚血病変がさらに拡大した（図1-c）。血管病変が広範囲に渡るため複数回のEVTが必要となったが、その間にも壊死は拡大した。血行再建終了時点で足は踵を残しほぼ壊死していたが（図1-d）、SPPは足関節前面で45mmHg、踵で54mmHgあり、ショパール関節での離断を行った（図1-e）。
術後経過：陰圧療法などの通常の創傷治療により切断端には良好な肉芽が増勢し（図1-f, g）、植皮により治癒、大切断は回避できた（図1-h）。

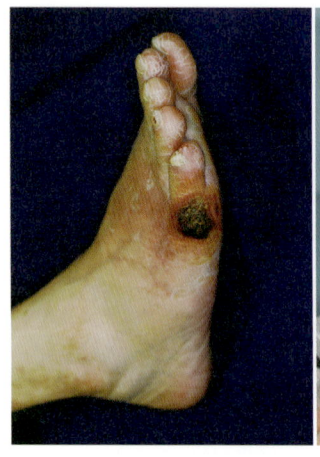

(a) 初診時
SPP は測定不能であったが、限局した壊死組織のみを認める。

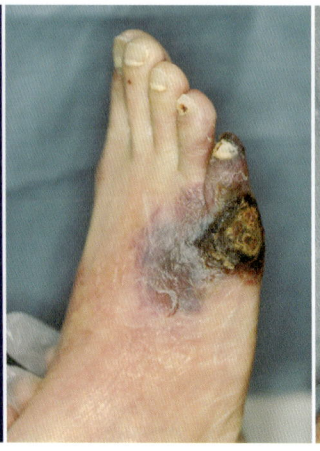

(b) 初診 2 週後、入院時
入院待機中に虚血が増悪している。

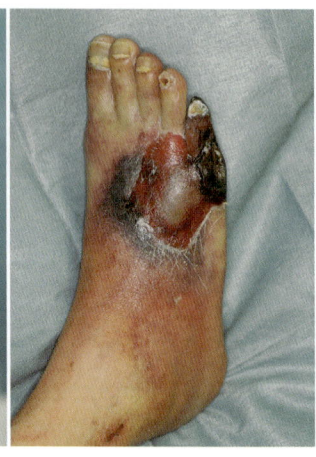

(c) 入院 3 日後
壊死領域は急速に拡大している。

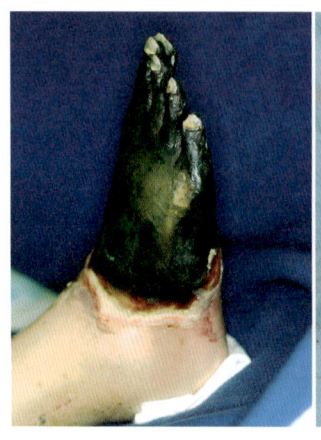

(d) 入院 3 週後、血行再建終了時
踵を残す足の大部分が壊死している。SPP は足関節前面部で 54mmHg、踵部で 45mmHg であった。

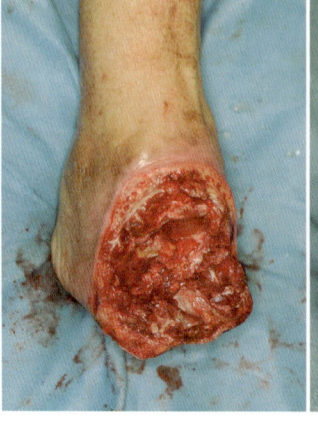

(e) 術中所見
ショパール関節で離断した。

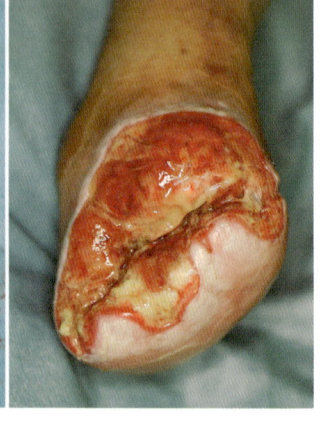

(f) 術後 1 週
壊死の出現はなく、陰圧閉鎖療法により肉芽形成が始まっている。

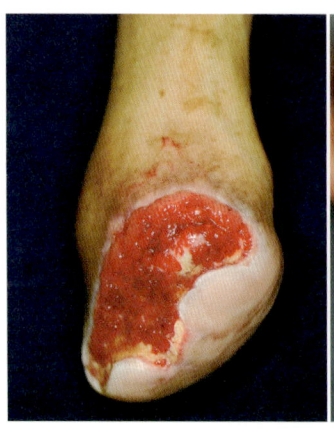

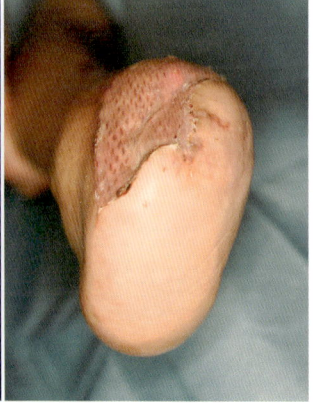

g | h

(g) 術後 4 週
肉芽形成良好で、創は著明に縮小している。

(h) 植皮後 2 週
植皮は良好に生着し、創は治癒した。踵の温存に成功した。

図 1 症例 1：治療待機中に急速に壊疽が進行した虚血性潰瘍

症例1では写真に示すように短期間のうちに虚血・壊死が進行しているが、本症例のように急速な経過を生じる症例は決して少なくない。一方、虚血性の壊死が急速に生じた症例であれば腱・靭帯・関節・骨などが感染にそれほど侵されていないため、早急な血行再建による血流改善で正常な創傷治癒が得られ、創傷外科的治療により救肢が可能となることがわかる。救肢はもとより組織の損失を最小限に抑え、患者のQOLを保つためには、なにより迅速な評価と治療が重要なことを痛感させられた1例である。

これらの経験をもとに、現在は、形成外科・創傷治療センターに下肢の潰瘍・壊死を有する患者が受診した場合、まず足背動脈・後脛骨動脈の触診を行い、虚血が疑われる場合は同日に足関節上腕血圧比（Ankle Brachial Pressure Index：ABI）とSPPの測定を行っている。CLIであることが判明した場合は初診日もしくは翌日に循環器センターへ直接連絡・紹介し、治療方針を立てている。初診科が循環器センターであった場合にも同様で、初診日もしくは翌日に形成外科に連絡が入り、どちらの科が初診であっても時間差なく情報を共有できる体制となっている。

迅速な治療が行われた代表症例を提示する。

【症例2】
71歳、女性、PAD
現症：以前より間欠性跛行が存在していたが、1週間前より第4趾と第5趾に疼痛を伴う小さな潰瘍が出現したため形成外科・創傷治療センターを受診した。
術前の評価：足背部第4・第5趾中足骨間上でSPPが10mmHg、CTAにて浅大腿動脈の閉塞を認めた。
治療方針：初診日に循環器センターを受診した。自覚症状の急性変化を認めるため、EVTを早急に行う予定とした。
治療：初診翌日に入院、バスキュラーラボによる精査の後、初診3日目にEVTを施行した。
術後経過：血行再建後SPPは52mmHgに上昇、通院加療により潰瘍は1カ月で治癒した。

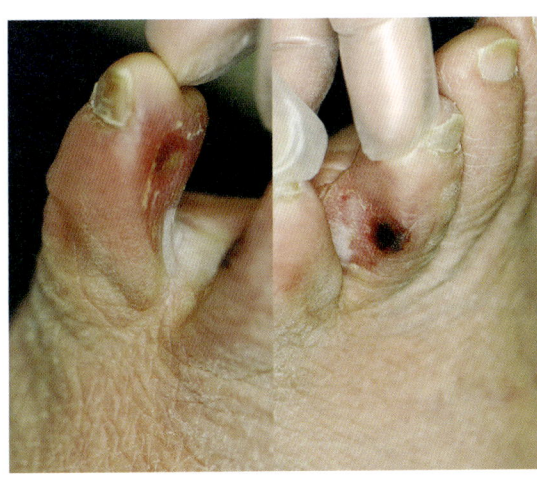

(a) 初診時
第4趾間で相対する、第4趾と第5趾の壊死を伴う小さな潰瘍。SPPは両趾の基部で10mmHgであった。

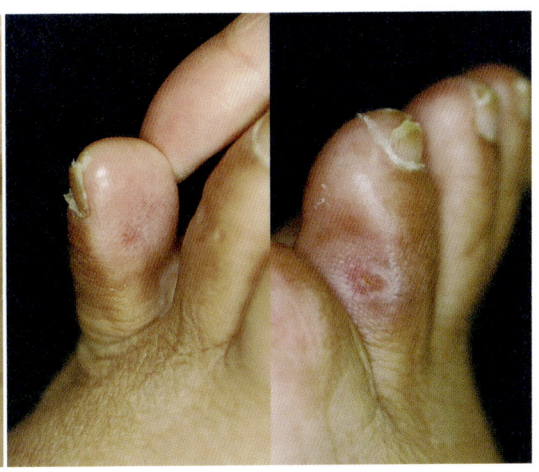

(b) EVT施後1カ月
初診後3日に浅大腿動脈の閉塞に対しEVTを施行した。SPPは52mmHgに上昇し、治癒している。

図2 症例2：迅速な血行再建により治癒した足趾の虚血性潰瘍

治療後2年を経過するが、潰瘍の再発は認めていない（図2）。

症例2のようなケースを漫然と保存的加療のみ行った場合、時に急速に2趾にまたがった壊死が進行することがあり（図3）、救肢できたとしても長期にわたる入院と大きな組織欠損を伴うこととなる。症例1、2の経過からわかるように、どんなに小さな潰瘍であっても血流の評価を怠ってはならない。

以上のように、虚血性潰瘍の治療を早急に行うことで早期に最小限の組織欠損での治癒が得られる。しかし、すべての症例に対し早期にEVTを行うことは現実的には難しいのが実情である。経験的に、経過が慢性の症例の多くは多少の待機は可能である。PAD症例では下肢のみならず全身の動脈硬化性病変を合併していることが多く、バスキュラーラボによる精査は必須で、時に他の血管病変の治療を優先すべき状況が存在する。基本的に局所感染がないか軽度の症例で、経過が慢性かつ最近の虚血症状の増悪がない症例であれば、緊急の血行再建は必要ないであろう。われわれが行っている評価・治療に関するフローチャートを示す（図4）。また、重症の壊疽・感染を伴った症例では血流の改善により感染が拡大する可能性があり、治療のタイミング・順番に注意が必要である。感染を伴う虚血性潰瘍の治療に関しては後述する。

2 治療の流れと創傷外科の役割

血行再建はangiosome[4]を考慮し、潰瘍・壊疽領域を支配する血管に対して行われるのが理想的であるが、膝下病変へのEVTは困難であることが少なくない。このため、通常初回のEVTはまず近位側の治療の容易な血管病変に対して行うことが多く、これにより症例によっては側副路を介して創傷治癒に十分な血流が得られる。循環器センターによるEVT後には必ずSPPの測定を行い、創傷治癒に十分な血流が得られているか評価することが必要である。明らかに虚血が存在する場合は、病変を支配するより末梢の血管の血行再建に関する検討が必要となる。膝下3分枝のEVTに関するエビデンスはまだ不足しているが、大切断の可能性があるCLIに対し救肢のためにあらゆる治療を考慮することはTASC-IIにおける推奨事項となっている[5]。

良好な血行再建が得られた場合でも、再閉塞など経過中に血流が低下する事態は生じ得る。

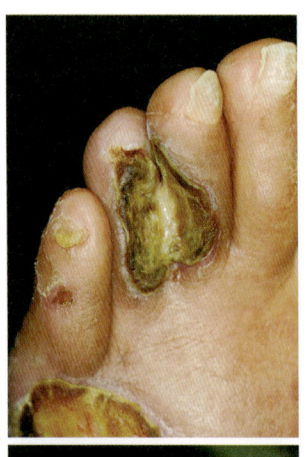

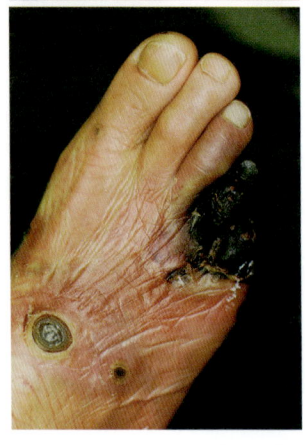

図3 血行再建の遅れにより壊死が進行した2例
他医にて治療されていた2症例。症例2の血行再建が遅れた場合に予想される結果である。

これは潰瘍の臨床所見の経過を評価すること、処置の際に視診・触診による血流のチェックを行うことで発見が可能であり、創傷外科医が日々の診療の中で留意すべき点である。血流低下が疑われた場合にはSPP測定などによる評価を行い、虚血があれば循環器センターに詳細な評価と再EVTの検討を依頼する。血管外科によるバイパスを用いた血行再建では十分な血液量・血圧のある血流が末梢循環不全領域に供給されるが、EVTによる血行再建では広範な病変を有する血管を介した血流であるため開通後の血流が必ずしも十分であるとは限らず、しばしば複数回のEVTを要する。日常の診療におけるさまざまな面から創傷の血流を評価し、血行再建科との連携により状況に応じたEVTを追加し、創傷治癒が得られるよう治療をアレンジすることは、虚血性潰瘍のチーム医療における創傷外科のきわめて重要な役割となる（図4）。

II 感染を伴う虚血性潰瘍の治療

PAD単独で生じた虚血性潰瘍の多くは乾性壊死となり、局所に重症感染を生じることは比較的少ない。一方、コントロールの不十分な糖尿病を合併する虚血性潰瘍の場合、しばしば腱・靭帯などの軟部組織に沿って湿性壊死・感染が拡大し、重症感染を生じる。中等度以上の局所感染を合併する虚血性潰瘍では、基本的に切開排膿・デブリードマンによる感染制御を最優先し、その後、血行再建を考慮する。血管外科による血行再建では人工血管の使用や感染巣近辺へのdistal bypassが必要なため、外科的処置による感染の沈静化を待つのが一般的であ

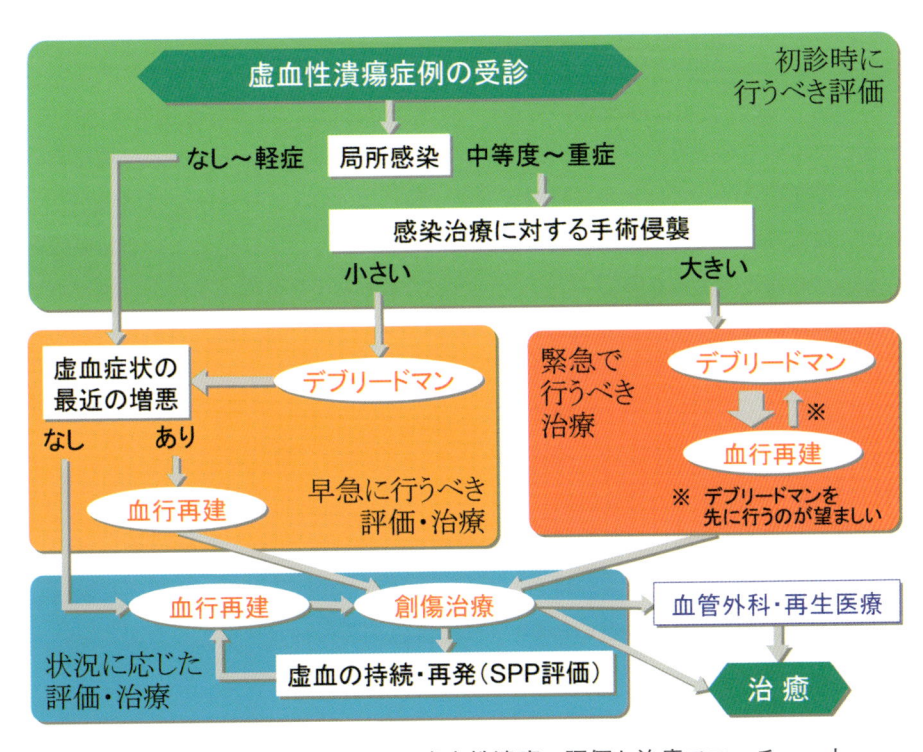

図4　時計台記念病院における虚血性潰瘍の評価と治療フローチャート

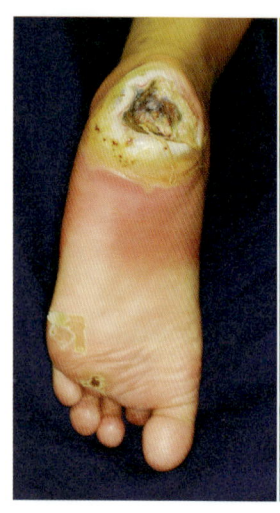

(a) 初診時所見
踵の潰瘍から足底中足部に感染を認め、外側に切開排膿を行った。

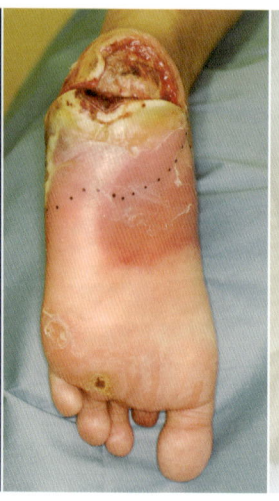

(b) 4日後
切開部は壊疽を生じ、また内側の感染が増悪したため切開排膿を行った。

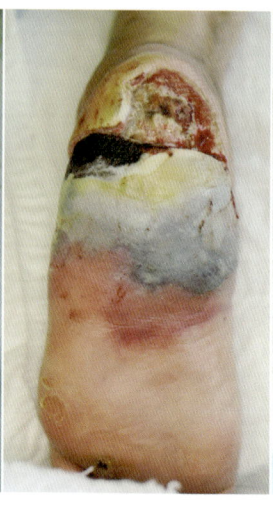

(c) 6日後
足底中足部の感染巣に強い虚血症状が進行している。

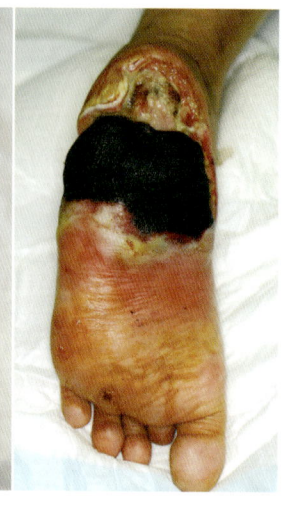

(d) 8日後
足底の感染部は壊死し、さらに感染巣が拡大している。

図5 手術侵襲により急速な壊疽の進行をみた感染CLI症例

る。しかし虚血を伴う感染巣に切開などの外科的侵襲を加えた際の壊死の進行はきわめて早く（図5）、血行再建を待たずに救肢困難となるケースも少なくない。

一方、EVTによる血行再建は局所感染の影響を比較的受けにくいものと思われる。人工物であるステントの使用に関しては十分な検討が必要であるが、血管外科的治療よりも早期に感染症例への適応が可能と考えられる。

感染巣の血流改善は感染の増悪をもたらす可能性が高い。膿の液体成分は炎症・感染により血管から滲出した血漿成分であるため、血流改善は滲出液の増多をもたらし、ドレナージが不十分な深部組織感染では増加した膿が腱などの粗な層を介して拡大する。局所感染が中等度以上の虚血性潰瘍では、創傷外科による外科的感染治療と血行再建の間髪入れぬ連携なくして治療の成功は望めない。われわれが行っている創傷外科とEVTの連携による治療の実際を詳述する（図4）。

① 感染が軽度の場合

潰瘍・壊死組織に細菌感染を認めるが、周囲の健常組織に発赤・熱感・腫脹といった感染徴候がないか、あっても辺縁のごく小範囲の場合、血行再建による急激な感染拡大の可能性は低い。このような症例では感染がない場合の虚血性潰瘍の治療に準じている。血行再建前にデブリードマンを行う場合は、血行再建まで間があかないタイミングで行い、必要最低限に留め、壊死の進行を招かないよう留意する必要がある。

② 感染制御に要する手術侵襲が小さい中等度以上の感染創

壊疽が足趾や足部の小範囲に限局している虚血性潰瘍で病変を中心に周囲に中等度以上の感染徴候を認める場合、多くの症例では壊死組織のみのデブリードマンや小さな切開のみで膿のドレナージが可能となり、感染拡大を抑制でき

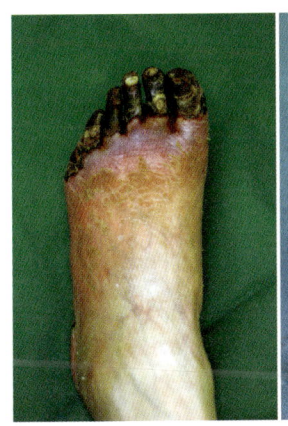

(a) 初診時所見
境界明瞭な足趾の壊死を認めるCLI。

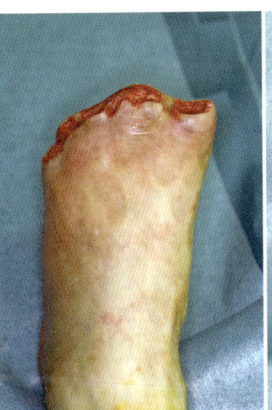

(b) 術中所見
ほぼ壊死組織のみをデブリードマンした。

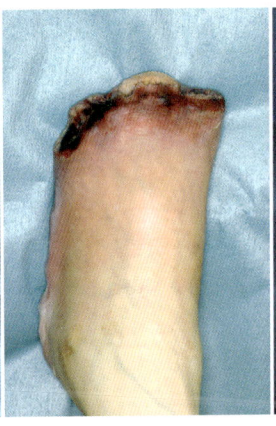

(c) 術後1週
創辺縁に壊死が生じているが、急激な拡大はない。

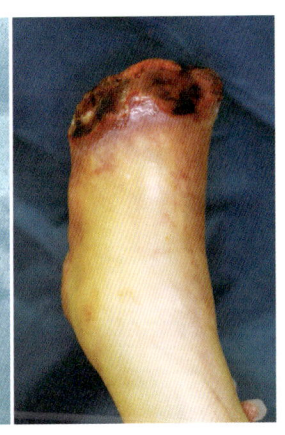

(d) 術後2週
壊死が拡大してくる。

図6 血行再建なく、壊死組織のみをデブリードマンした虚血性潰瘍の経過

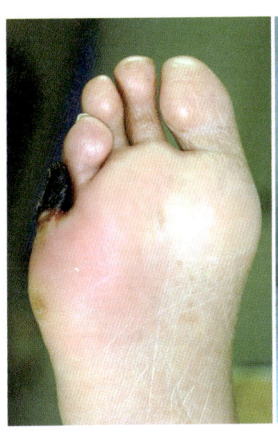

(a) 初診時所見
足背部のSPPは17mmHg、虚血による第5趾の壊疽を認める。
CRPは2.5mg/dl、潰瘍辺縁から少量のにおいのある膿が流出、周囲に軽度の感染徴候があった。

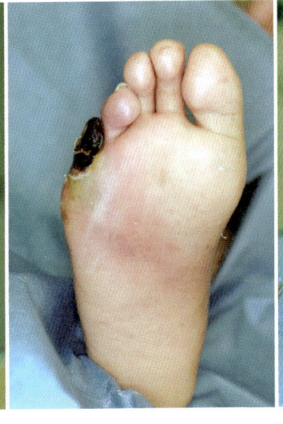

(b) EVT施行後2週
突然第5趾基部の壊死が出現、感染が足底内側へ拡大。CRPは11.2mg/dl。

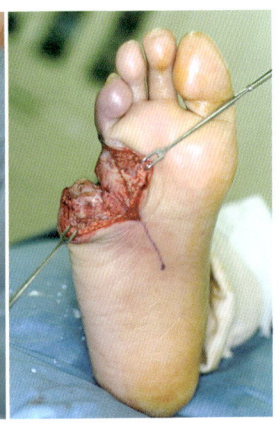

(c) 術中所見
感染は深部組織内で拡大しており、第5趾のデブリードマンに加え、大きな切開が必要となる。

図7 血行再建により感染が拡大した虚血性潰瘍

る。虚血性潰瘍で壊死組織のみのデブリードマンを施行して血行再建を行わなかった場合、壊死の進行は比較的緩徐な場合が多い（図6）。小さな手術侵襲で感染制御が可能な症例であればデブリードマン後に緊急に血行再建を行う必要はなく、1週間前後の早期で行えば十分壊死の進行は防げる（図4）。基本的にはデブリードマンを優先すべきであるが、状況により先に血行再建を行わざるを得ない場合も存在する。このようなケースでは早めにデブリードマンを行わ

ないと感染が拡大する可能性がある（図7）。
代表的な症例を提示する。

【症例3】
61歳、男性、PAD、糖尿病合併

現症：他医にて右第5趾の糖尿病性潰瘍を治療していたが徐々に黒色壊死となり、感染を生じてきたため紹介・受診となった。

術前の評価：SPPは右足背19mmHgと低値、CTAにて浅大腿動脈と前脛骨動脈の閉塞を認めた。CRPは1.3mg/dlで第5趾基部にはやや広い範囲で炎症所見があり、局所感染を併発していた。

治療方針：デブリードマンを優先し、手術侵襲が大きくならなければ1週間以内に血行再建を行えば問題ないと判断した。

治療：初診翌日にデブリードマンを施行した。壊死した足趾の切断のみで十分膿のドレナージが得られる状況であった。術後、創辺縁の一部に小さな壊死を生じたが、壊死の拡大は認められなかった。術後7日と12日にEVTを施行したところ、SPPは65mmHgと改善した。創は徐々に縮小し、血行再建後2週で縫合閉鎖した。

術後経過：縫合創は問題なく治癒し、術後4か月で再発を認めず、何ら支障なく日常生活を過ごしている（図8）。

③ 感染制御に要する手術侵襲が大きな場合

糖尿病性感染に特徴的な軟部組織内で拡大・進展した感染巣の制御には、長い切開や広範なデブリードマンなど侵襲の大きな外科的処置を要する場合が少なくない。正常組織を大きく損傷し、末梢循環を著しく障害する手術侵襲をCLIに対して加えた場合、図3で示したような急激な壊死の進行が避けられない。そのため、これまで多くの症例が救肢困難と判断されて大切断が適応されてきた実態がある。

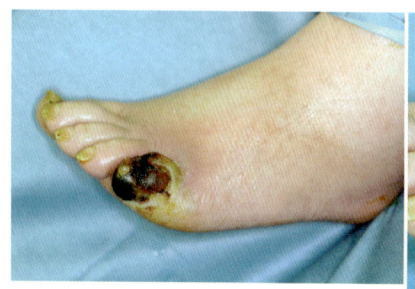

（a）初診時所見
第5趾の壊疽を認め、SPPは足背で19mmHgであった。
辺縁から少量のにおいのある膿の排出を認め、周囲に感染徴候がありCRPは1.3mg/dl。

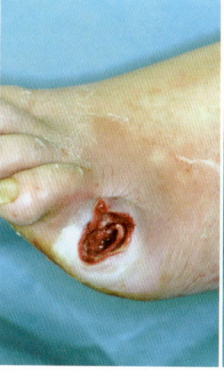

（b）術中所見
壊死組織と感染した腱のみをデブリードマンした。
膿のドレナージはこれで十分なため、切開の延長は行っていない。

（c）術後6日
辺縁の一部に壊死が生じたのみで、壊死の拡大はない。術後7日と12日にEVTを施行し、SPPは65mmHgと上昇した。

（d）術後3週
2回のEVT終了後。感染は沈静化し、潰瘍は収縮しつつある。この後、縫合のみで治癒した。

図8 症例3：感染を生じた第5趾の虚血性潰瘍

重症感染を伴うCLI治療に関して、理論的にはデブリードマンによる感染制御と即時に近いタイミングでの血行再建を併用すれば救肢が可能と考えられる。前述したように血管外科による血行再建よりもEVTの方が感染症例に対して積極的な治療を行いやすいため、われわれは創傷外科による迅速な判断のもと、デブリードマンとEVTを緊急処置としてアレンジしている（図4）。

　本治療を行う際に最も重要となるのは、緊急治療の必要性に関する創傷外科医の的確な判断と過不足ないデブリードマンである。初回デブリードマンでは出血がほとんど見られなくても正常組織に近い外観を呈する組織は残し、壊死組織の切除とドレナージのみしっかりと行う。手術侵襲は少ないに越したことはなく、この際、足部の血行支配を十分に考慮し、不必要に血管を損傷しないよう留意すべきである。

　治療の順番はデブリードマンを先に行うのが基本であるが、緊急の治療となるため先にEVTを行う状況もあり、その場合は引き続き迅速なデブリードマンを行わねばならない。感染の進行により救肢が困難な場合であっても、大切断による感染制御と早期の創傷治癒のためにEVTを含めた同様の治療計画のアレンジが有効である。これらは、創傷外科と血行再建科との密で迅速な連携なくしては成り立たないチーム医療の醍醐味である。

　代表的な症例を提示する。

【症例4】

71歳、男性、PAD、糖尿病合併（人工透析中）

現症：足趾の感染・壊疽の治療のため他院で入院治療していたが、形成外科的治療を目的に当院に紹介された。左第2・3・5趾に壊疽があり、前足部から足底内側に強い感染所見を認めた。

術前評価：SPPは足背で13mmHg、足底で30mmHgと低値で、CTAにより浅大腿動脈90％閉塞、膝下3分枝の閉塞を認めた。CRPは23.0mg/dlと高値で重症感染を併発していた。

治療：初診日に緊急転院とし、翌日に全身麻酔下にデブリードマンを施行した。感染は足底腱膜・屈筋腱群に波及・拡大していた。手術翌日にEVTを施行し、浅大腿動脈狭窄部へのステント留置、前・後脛骨動脈の血管形成を行ったところ足部までの血流が回復した。SPPは足背38mmHg、足底43mmHgへと上昇した。

術後経過：侵襲の大きな外科侵襲を加えたにもかかわらず、即時血行再建により壊死の進行はなく、通常の創傷治療のみで治癒、救肢に成功している（図9）。

まとめ

　創傷外科と循環器内科・放射線科によるEVTとの連携という新たなチームアプローチにより、重症の虚血性潰瘍に対する高度で早期の治療が可能となりつつある。CLI治療に積極的にEVTを行うことに関してはまだ議論が多いが、創傷外科医の立場としては、多くの適応症例に対し早急に創傷治癒が得られる血行再建を望むのみであり、その手段は二の次となる。わが国の末梢血管外科医不足が早急に改善されない以上、EVTによる血行再建はCLI治療の現実的な選択として考慮すべきものと考える。その際、創傷外科の存在がチームアプローチには必須であり、血行再建科の要求を満たせるよう高度な創傷治療の判断力・知識を身につける必要があろう。

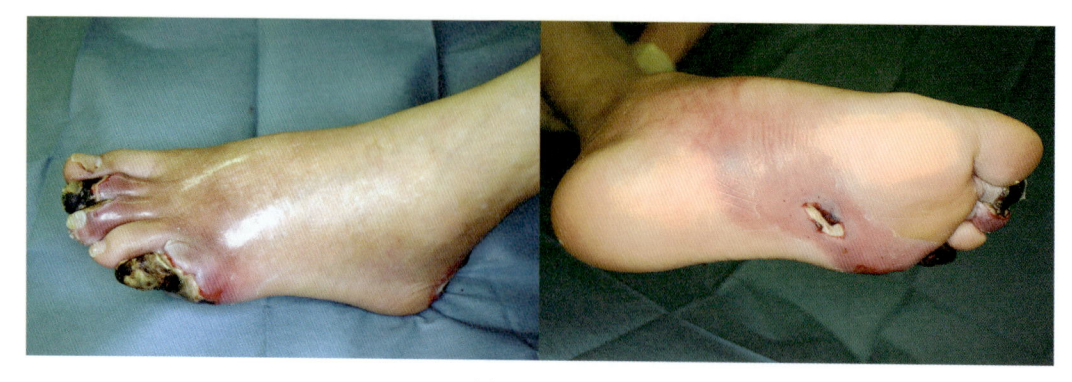

(a) 初診時所見

第2・第3趾の壊疽と前足部の感染を認める。前足部から足底内側に強い感染所見を認め、一部潰瘍を形成し、排膿している。

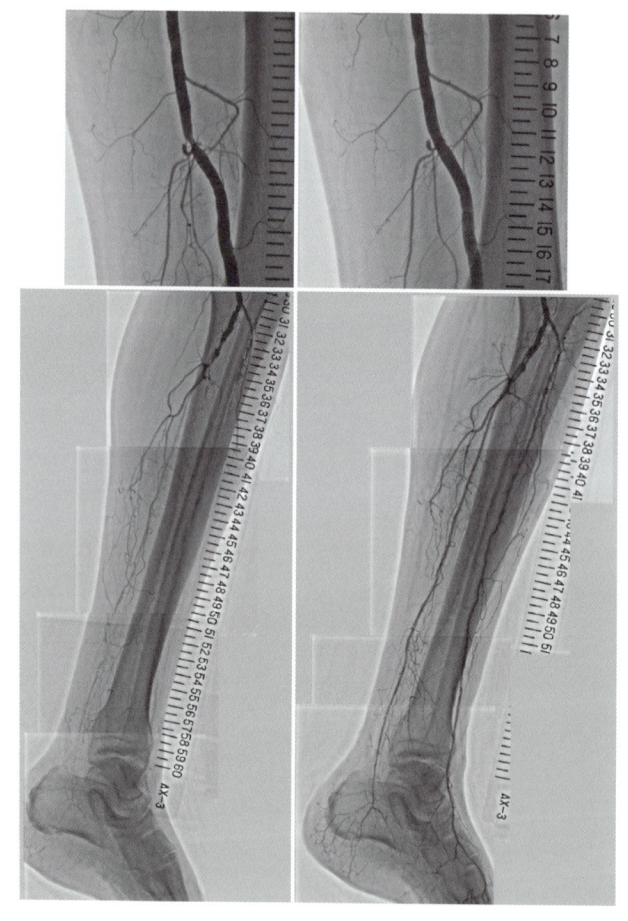

施行前	施行後
浅大腿動脈の狭窄を認める。膝下3分枝は閉塞し、いずれも描出されない。	浅大腿動脈狭窄にはステントを留置した。前脛骨動脈と後脛骨動脈が開通し、足部の血管が良好に描出されている。

(b) EVTの施行

図9 症例4：重症感染を併発した虚血性潰瘍の治療

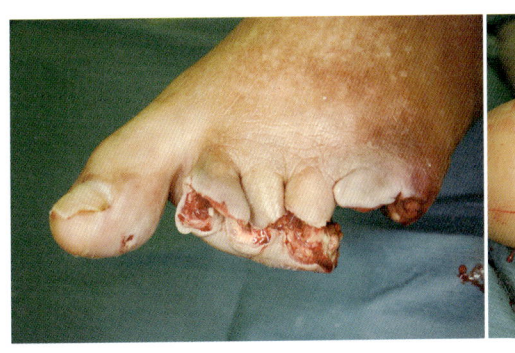

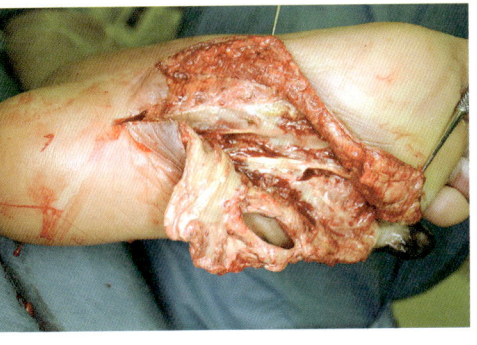

(c) 術中所見
足趾は第1趾を除き切断し、中足骨間は血流保持のために温存している。足底腱膜と屈筋腱群が感染により壊死・融解している。

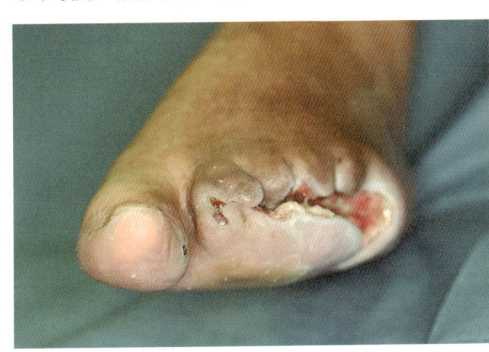

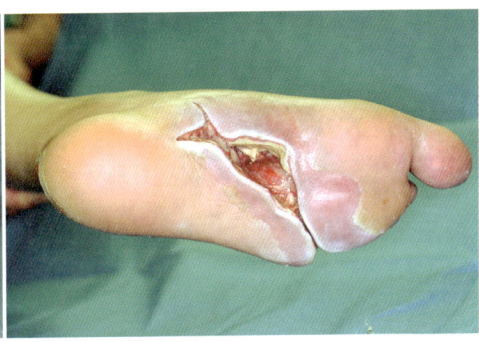

(d) 術後3週
壊死の進行は認められない。

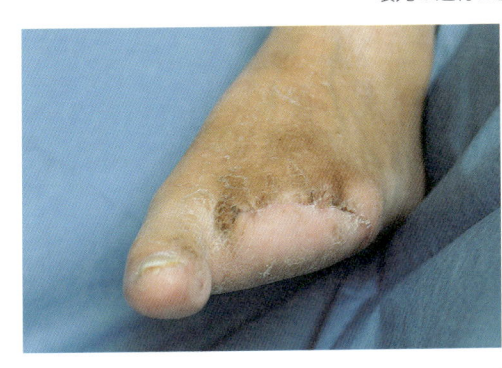

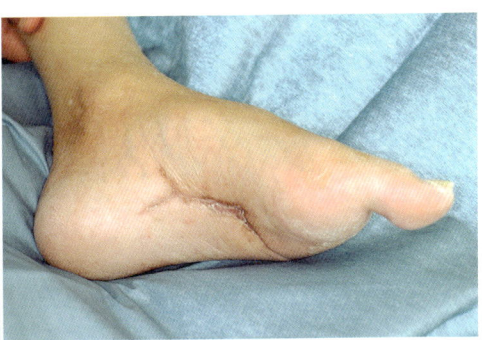

(e) 初回手術後3カ月
創は通常の処置にて問題なく治癒し、救肢に成功した。

図9 つづき

文献

1) Adera HM, James K, Castronuovo JJ Jr, et al : Prediction of amputation wound healing with skin perfusion pressure. J Vasc Surg 21 ; 823-828, 1995
2) 寺師浩人,北野育郎,辻 依子ほか:重症虚血肢の診断・治療におけるレーザードップ PV2000 の有用性;Skin Perfusion Pressure (SPP, 皮膚潅流圧)測定の意義について.形成外科 48 ; 901-909, 2005
3) Yamada T, Ohta T, Ishibashi H, et al : Clinical reliability and utility of skin perfusion pressure measurement in ischemic limbs-comparison with other noninvasive diagnostic methods. J Vasc Surg 47 ; 318-323, 2008
4) Attinger CE, Evans KK, Bulan E, et al : Angiosomes of the foot and ankle and clinical implications for limb salvage; Reconstruction, incisions, and revascularization. Plast Reconstr Surg 117 : S261-S293, 2006
5) Norgren L, Hiatt WR, Dormandy JA, et al : Intersociety consensus for the management of peripheral arterial disease (TASC II). J Vasc Surg 45 ; S5-S67, 2007

第9章 下肢潰瘍治療・チーム医療のupdate

3 創傷ケアセンター方式における院内連携

大分岡病院形成外科・創傷センター　澁谷博美

はじめに

当院の特徴は、慢性創傷の診断と治療そして予防を、一つの施設で行うことができる点にある。そのためにスタッフそれぞれが、「できることを確実に迅速に行う」を目標としている。

2008年1月までに599部位の創傷を治療し、大切断まで至らずに治療できた症例は499部位（83.3％）であった。原因別に分けると糖尿病単独が118部位、末梢動脈疾患（PAD）単独が129部位、糖尿病とPADの合併が241部位であった。また、それぞれの最終的な治癒率は93.2％、77.5％、79.7％である。

症例の約6割はPADを伴っていた。よっておもにPADに伴う足の慢性創傷の治療における院内連携について述べる。

I 治療手順

当院で行っている実際の業務を記述し、それを行うスタッフを後に記す。

1 情報収集

紹介された患者情報の取得に努める。現病歴、合併症、既往歴、薬剤情報、血液検査（特に腎機能）と透析療法の有無などの情報を、前医・家族・患者から聴取する（ソーシャルワーカー）。情報により虚血性の原因であれば上腕・足関節血圧比（以下ABPI）、皮膚灌流圧（以下SPP）、CT angiography（以下CTA）を行う（看護師、形成外科医）。

2 来院時診察・検査

形成外科医と専任看護師3名が毎週水曜日に外来を行っている。2週間ごとに、足専門の技師装具士も参加して、フットケア・フットウェア外来を併設し加療している。

1) 当院で治療を行うこととそのために必要な検査の説明後、同意書を得る（看護師）
2) 患者からの病歴聴取、全身状態、局所状態の診察（看護師、形成外科医）
3) 血液検査として、末梢血、生化学検査、凝固機能検査を行う。糖尿病の時はHbA1Cを、膠原病などが疑われる場合は必要な検査を追加する。滲出液や組織の細菌培養を提出する（臨床検査技師）
4) PADが疑われるときは、ABPI、創周囲のSPPを行う（臨床検査技師）
5) 腎機能が問題なく造影剤の副作用の可能性が低ければ、患者に同意を得たうえでCTAを行う。1時間以内に下肢動脈の画像の構築を放射線技師が行う（形成外科医、看護師、放射線技師）

以上を外来で行う。

糖尿病に伴うPAD患者や透析患者では血管の石灰化が強く、満足なCTAが得られない場合が多い。その場合は以下の検査を追加するが、通常は入院後に行う。

6) 下肢の血管エコー（臨床検査技師）
7) TOF（Time of Flight）法によるMRA（放射線技師）

③ 入院治療決定

前述の結果を踏まえて外来で検討する。血行改善術により末梢の創傷周囲の血流改善が望める場合は、digital subtraction angiography（以下 DSA）検査目的で入院とする。

血管形成術の適応がない場合でも、創部の感染症状が強く全身状態が悪化しているときや栄養状態が不良であるときは、その状態を改善させる目的で入院とする（循環器内科医、形成外科医）。

④ 入院後検査・治療

血行改善術

DSA を行い、同時か後日に経皮経管的血管形成術（percutaneous transluminal angioplasty、以下 PTA）を施行する。下腿の主要分枝がまったく造影されないような PTA が不可能な場合でも、足の足背動脈や足底動脈が造影されている場合は、血管外科によりバイパス術を行う（循環器内科医、血管外科医）。

外科的治療

足の血行評価を臨床的な所見と ABPI と SPP も併用し行う。創や骨髄炎の治療は血流の改善と積極的な外科的な切除が望ましい[1]ため、明らかに血流が増加している場合は積極的に壊死部を切除する。その際には DSA や血管エコーの結果を参考に血流が優位な部位を利用する。血行改善術が不可能な場合、感染により敗血症になる可能性が高い時には大切断を行う。それ以外は、高圧酸素療法や LDL 吸着療法などの治療を行う（形成外科医、臨床工学技士）。

抗生剤投与

周術期は培養結果に応じて、抗生剤を投与する。当院では MRSA の検出率が高く、腎機能も低下した患者が多い。よって、MRSA に効果のある抗生物質の血中濃度を測定し、その結果から薬剤師が抗生剤の投与方法を算出し、臨床状態を踏まえて医師が実際の投与量を決定する（形成外科医、臨床検査技師、薬剤師、看護師）。

高圧酸素療法

ほとんどの患者に高圧酸素療法を5〜10回施行している。高圧酸素療法の効果は、末梢の浮腫の消退と血行改善である[2]（臨床工学技師）。

LDL 吸着療法

血行改善が不可能であった症例に10回行っている（臨床工学技師）。

運動療法

周術期は患部の安静を保つが、高齢者が多く筋力低下を避けるため患部以外の四肢や関節の運動訓練を行う（理学療法士、作業療法士）。

栄養管理

栄養状態が低下している患者が多いため積極的に NST に介入してもらい、食事の必要カロリーや亜鉛欠乏の有無などを調べて補給し、食事指導を行う（消化器外科医師、栄養士、薬剤師、看護師）。

糖尿病管理

基礎疾患として糖尿病を持つ患者が多いため、周術期は積極的にインスリン療法を行う。入院後はターゲス、尿中 C-ペプチド、24 h CCR、眼底検査を施行する。血糖値を 200mg/dl 以下の管理に努める（糖尿病内科医、形成外科医、看護師）。

透析管理

透析患者については除水量と透析回数、降圧剤や腎性貧血に対するエリスロポイエチン製剤の決定をする（腎臓内科医、循環器内科医）。

消化器合併症

治療経過中に抗凝固剤血管拡張剤を内服している場合は消化器症状があれば積極的に内視鏡で潰瘍や粘膜病変の有無を調べる。必要に応じてプロトンポンプ阻害薬などを処方する（消化器外科医）。

足の装具

治療中から、下肢の関節可動域や筋力の低下を調べ、足関節の稼動域や内反の程度、足の状態に応じて足を守る装具を作成する（義肢装具士）。

5 治癒後のフォローアップ

治癒後も外来で定期的に治療する。足の血流の検査も定期的に行って再発を未然に防ぎ、再発しても早期の段階で治療にあたれるように努力している。また、入院中から患者や家族に疾患についての啓蒙を繰り返し行っている。

II 症 例

【症例】
74歳、男性、右第5趾壊疽

右第5趾末節の骨髄炎を認め、急速に壊死拡大した。DSAで下腿から末梢の血管が閉塞、多発狭窄を認めた。大腿動脈から足背動脈へのバイパス術後、局所皮弁で再建した。冠動脈狭窄部も拡張後ステント留置し、装具装着後歩行訓練を開始した（図）。

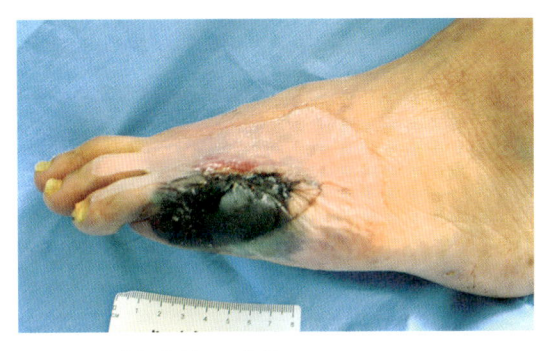

(a) 術前。足背部SPP：15mmHg

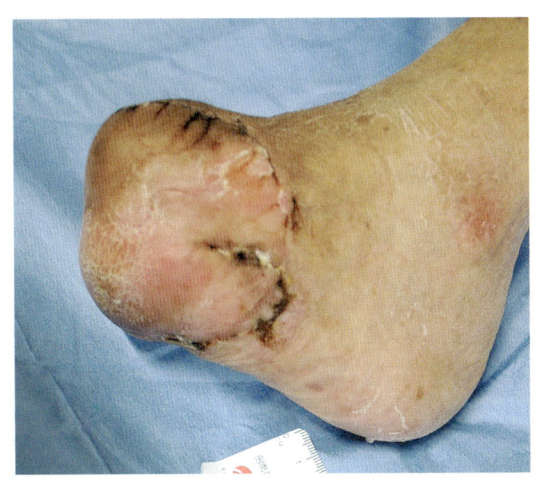

(b) 術後1カ月の状態。足背部SPP：70mmHg

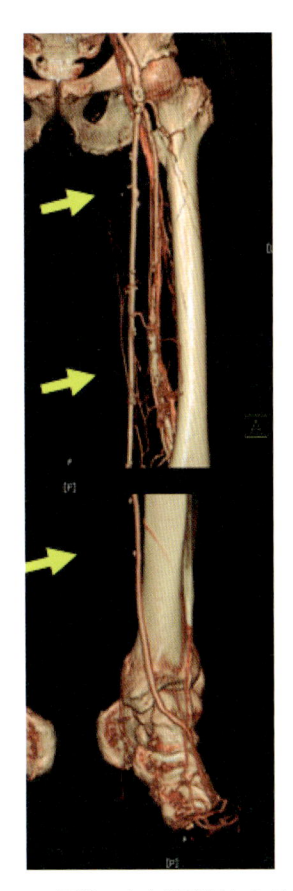

(c) CTA画像。左大腿動脈から足背動脈に大伏在静脈を利用したバイパス術を行った。➡は同側のバイパスに用いた大伏在静脈を示す。

図 症例：74歳、男性、右第5趾壊疽

まとめ

　PADに伴う下肢の慢性創傷は、各科の医師やコメディカルスタッフの協力なしではありえない。当病院では、最初に理事長の指示ですべての必要なスタッフを利用した治療の流れを構築できたことが大きい。血流を改善させてもそのままでは創は治癒せず、逆に感染が悪化することもある。全身状態をしっかり踏まえたうえで、局所状態を的確に判断し治療ができる形成外科医の役割は大変大きいと考える。

文献

1) Peter KH, Susan AB, Reid WW, et al : Osteomyelitis of the foot and toe in adults is a surgical disease; Conservative management worsens lower extremity salvage. Ann Surg 241 : 885-894, 2005
2) Wunderlich RP, Peters EJ, Lavery LA: Systemic hyperbaric oxygen therapy; Lower-extremity wound healing and the diabetic foot. Diabetic Care 23 : 1551-1555, 2000

第9章 下肢潰瘍治療・チーム医療の update

4 地域における病院連携

川崎市立多摩病院形成外科　松崎恭一
菊名記念病院心臓血管センター　宮本　明

I　われわれのチーム医療の始まり

日本透析医学会・統計調査委員会「わが国の慢性透析療法の現況・2007年末」によると、神奈川県の慢性透析患者数は16,500人で、前年に比べ918人増加した。かつては"透析が導入されると余命は短い"と言われたが、現在では30年以上にわたって透析治療が行われるケースも稀ではなく、それとともに重症下肢虚血（CLI）の症例も増えている。このような背景から、今まで放置されていた足の潰瘍に正面から取り組む気運が高まっている。本県においては腎臓内科の医師が中心になって、2006年5月に「末梢循環セミナー（腎不全・糖尿病のリムサルベージを考える会）*」の幹事会が発足し、同年9月に第1回セミナーが開催された。この幹事会での情報交換において、"理想的な創傷治療センターとは"という話題と並行して、"目の前の現実にどう向き合うか"ということが語られた。すなわち腎不全・糖尿病のlimb salvageでは、多職種にわたるチーム医療が要求されるが、一施設でメンバーが揃わない場合にどう対応すべきかである。そして、まずは各施設が得意分野を出し合い、病院横断的に治療を進めるのが現実に即しているのではないかということになった。このような経緯により、同年11月に菊名記念病院から、カテーテル治療後のCLI症例が川崎市立多摩病院に紹介され、地域連携が始まった。

II　われわれの地域

自治体のホームページによると、2008年4月1日現在、川崎市の人口は137万9634人（前月比5193人増）、横浜市は363万5033人（前月比3260人増）で、両市を合わせた人口は500万人をこえる。人口100万人あたりの透析人口は2,153.2人（わが国の慢性透析療法の現況・2007年末）なので、およそ1万人の川崎・横浜市民が透析治療を受けていることになる。そしてその透析患者で、下肢切断率が高いことは広く知られた事実である[1]。このような地域において川崎市立多摩病院は川崎市の北西部に、菊名記念病院は横浜市の東部に位置し、その直線距離は15km、両病院とも最寄りの駅から徒歩5分の圏内にある（図1）。

われわれが行っているCLIの血行再建は、カテーテル・インターベンションなので、菊名記念病院・心臓血管センター・末梢血管外来を中心とした地域の病院連携を紹介する。

---

*末梢循環セミナー幹事会
会長：斎藤 明（東海大学医学部 腎・代謝内科教授）、幹事11名。うち、腎臓内科医が5名から成る。

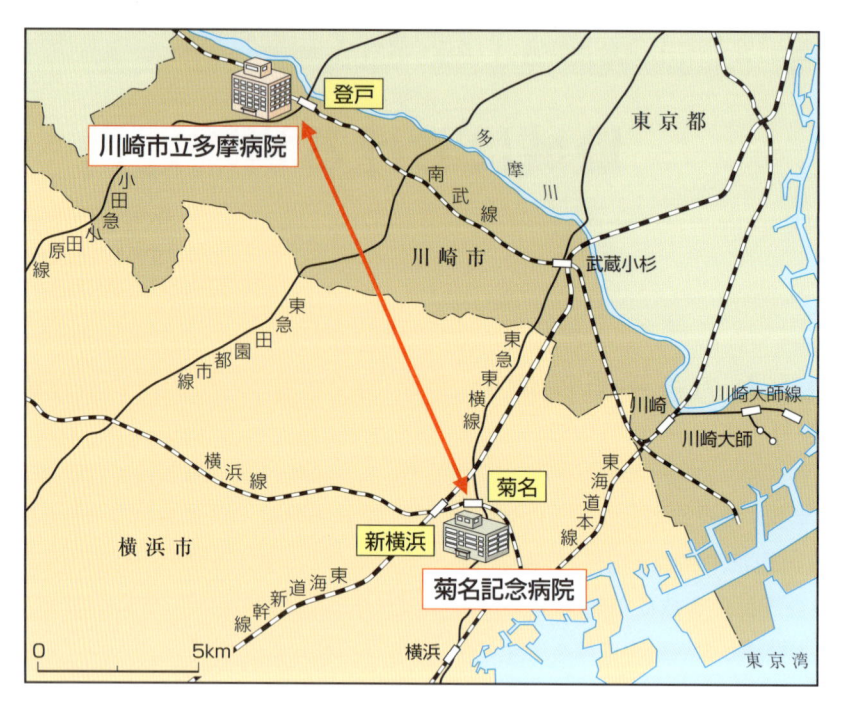

図1　われわれの地域
川崎市立多摩病院は川崎市の北西部に、菊名記念病院は横浜市の東部に位置する。

III　末梢血管外来の流れとその後の治療

　末梢血管外来は完全予約制になっている。川崎市立多摩病院をはじめ地域の各施設からの紹介患者に対し、専任のコーディネーターが循環器科医の診察と検査の予約手続きを行う。

　また、来院方法を確認し、必要に応じて送迎車の手配も行う。初回受診日に、超音波、ABI、SPPの検査が行われ、下肢の血流がスクリーニングされる。その結果に応じて入院後に血管造影とカテーテル治療が行われるが、透析患者では院内の透析ベッドの空き状況を踏まえ、コーディネーターが紹介病院と調整して入院日を決定する。創傷治療が必要な症例では著者に連絡がある。手術治療が必要なケースでは手術日に合わせて透析日時も調整される。

　CLIではカテーテル治療により血流が改善されると、乾燥壊死組織が融解し局所の感染症状が見られる。limb salvageを前提とした手術治療では、足の機能を最大限に温存することが目標になる。そのためデブリードマンを完全に行うことが難しく、いったん創を開放し二期的に創閉鎖を行うことが少なくない。デブリードマン後の肉芽形成が良好でない症例では、カテーテル治療部位の再閉塞が生じていないかを含め、血流の再評価と必要に応じて再カテーテル治療が行われる。その後は治療靴を作製のうえ退院となる。

　退院に際しても、コーディネーターが受け入れ病院との間で、透析日の調整やリハビリテーションの継続に関して確認する。退院後は地域の受け入れ病院や透析クリニックでフットケアが行われ、局所治療が必要な際には川崎市立多摩病院を受診する（図2）。

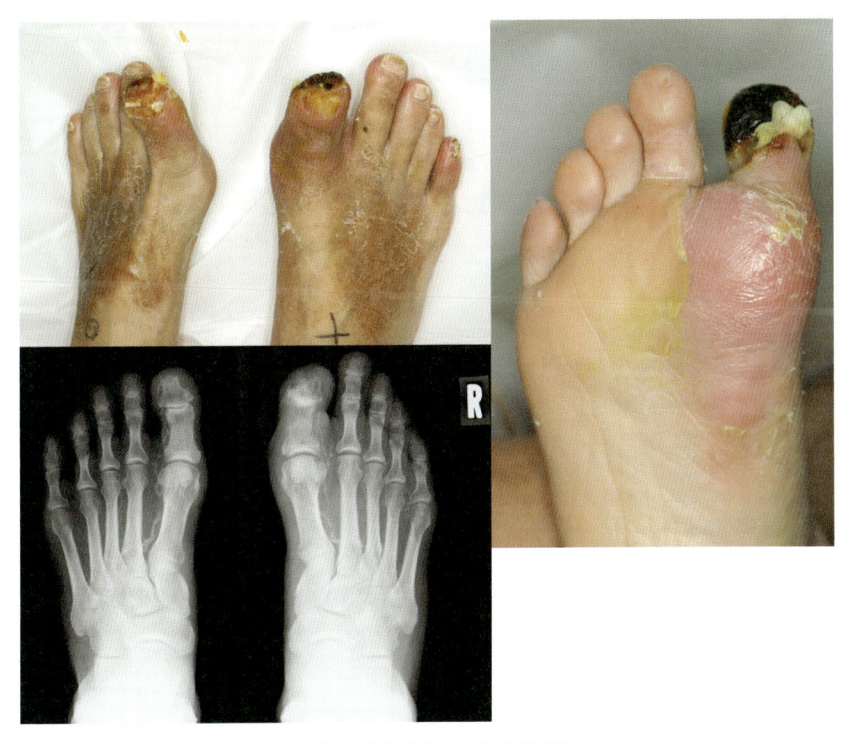

(a) 菊名記念病院での初診時所見
両側第1趾に壊死組織を認める。X線所見では、両側第1趾末節骨の骨融解像と血管壁の石灰化を認める。入院後に行ったカテーテル治療（膝窩動脈の75%狭窄をバルーンで拡張）により右足背のSPPは35mmHgから52mmHgに改善した。術前所見（右）では、右第1趾底側の壊死組織と足部内側コンパートメントの炎症を認める。

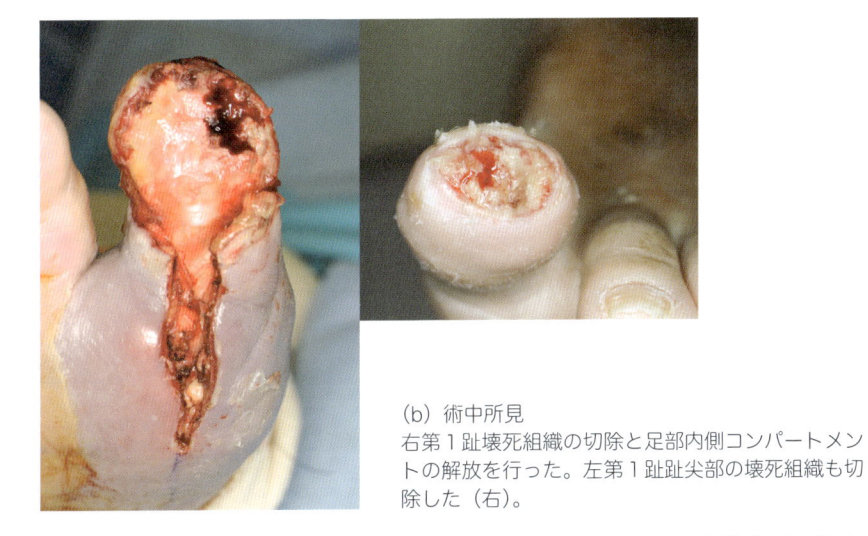

(b) 術中所見
右第1趾壊死組織の切除と足部内側コンパートメントの解放を行った。左第1趾趾尖部の壊死組織も切除した（右）。

図2 症例：55歳、男性、糖尿病性腎症、維持血液透析、閉塞性動脈硬化症
地域連携が深まることにより、再発しても早い段階での対応が可能である。

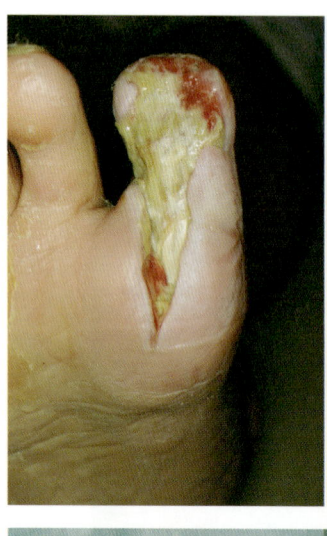

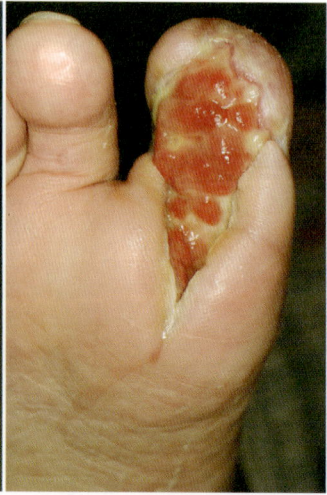

c | d

(c) 術後2週
　薬剤性意識障害によりICU管理になった。全身状態の悪化のため肉芽形成は遷延した。
(d) 術後2カ月
　全身状態の改善とともに肉芽形成が得られたので植皮術を行った。

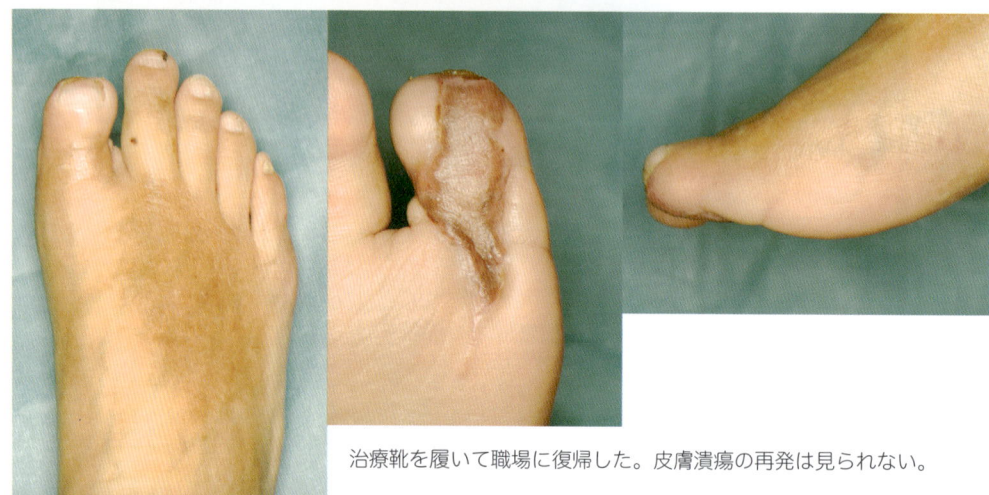

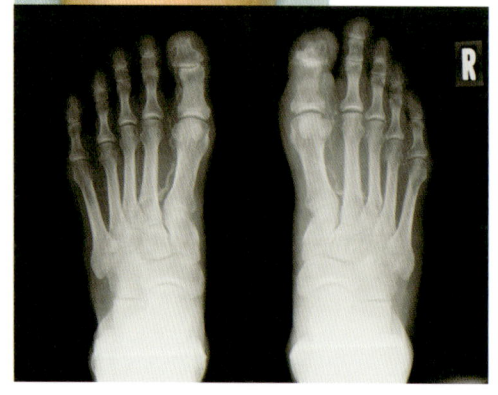

治療靴を履いて職場に復帰した。皮膚潰瘍の再発は見られない。

X線所見では、右第1趾末節骨の骨融解が進行している。

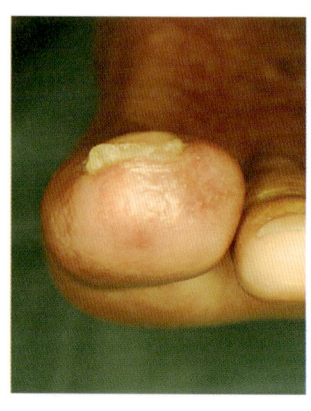

保存的治療で治癒した左第1趾指尖部。皮膚潰瘍の再発は見られない。

(e) 植皮後2カ月

図2　つづき

250

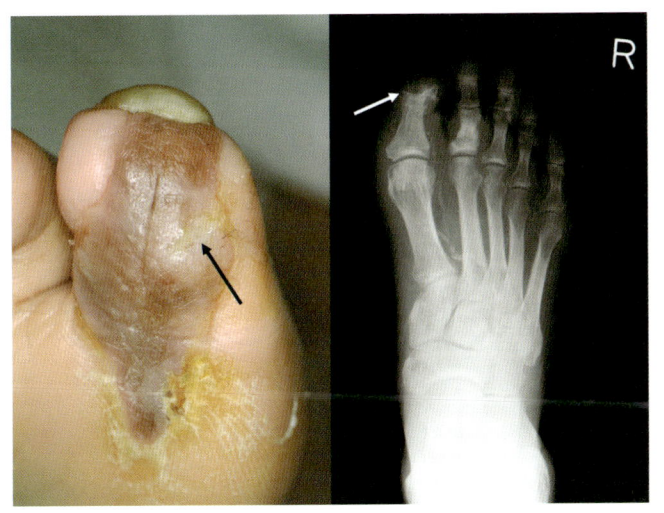

（f）植皮後5カ月
皮膚潰瘍が再発した。かかりつけの透析クリニックから連絡の後、川崎市立多摩病院を受診した。線状潰瘍の下に末節骨を触れた（➡）。X線所見では、右第1趾末節骨の骨融解はさらに進行し、皮膚潰瘍再発部に一致して骨棘を認めた（⇨）。糖尿病性神経障害により痛覚は消失していたため、無麻酔で骨棘と骨突出部を摘出した。

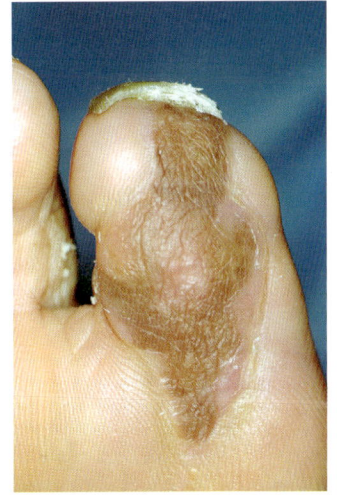

（g）骨突出部摘出後半年
摘出後、皮膚潰瘍は速やかに治癒した。

図2　つづき

Ⅳ　地域でのチーム医療を通じて

　下肢の血行再建は、全国でも限られた数の血管外科医によるバイパス手術によって行われてきた。しかし、ここ数年のカテーテル・デバイスの開発と、何よりもインターベンションを行う医師の"救肢への強い思い"により、多くのCLI患者の血流が改善されるようになった。足の疼痛から解放され、歩行距離が長くなるなど、患者のQOLの向上に大きく貢献している。

　一方、循環器科医や腎臓・透析内科医、代謝内分泌内科医は、日常診療において大切断後の予後の悪さを目の当たりにしている。カテーテル治療が成功して退院したにもかかわらず、"再診時、大切断され義肢を装着して車椅子で来院"という話を今も耳にする。事実、菊名記念病院においても、形成外科との連携前の1年間に、カテーテル治療が成功した（浅大腿動脈から足部の動脈アーチまでストレート・ライン・フローが得られた）にもかかわらず、他院で大切断に至ったケースが32肢中2肢で見られた。しかし連携後の1年間は、カテーテル治療が成功した全肢（33肢）で大切断は回避された。形成外科医がチーム医療に関与する必要性と重要性を示す結果である。

　われわれが2008年度に行ったCLIに対する手術手技の1/3はデブリードマンと植皮術であった（図3）。このように形成外科の基本手技だけで治癒が得られる創傷が少なくないにもかかわらず、limb salvageを考慮した創傷治療を行

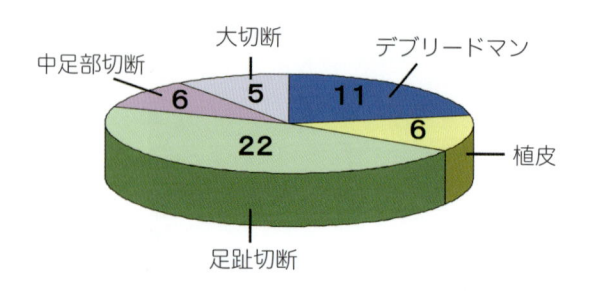

図3 2008年度の手術症例の内訳（50部位）

う医師が不足しているのが現状である。"その後の大切断のためにカテーテル治療を行っているわけではない"と考える循環器科医や血管外科医が、われわれの地域の病院連携に加わり、その輪が広がっている。

　今後間違いなく増え続ける重症虚血肢の治療のため、一人でも多くの医療関係者がこの分野に携わることが期待されている。創傷治療センター、院内での連携、そして本稿で述べた地域における病院連携、いずれのチーム医療にせよ、その体系にこだわることなく、おのおのが可能なスタイルで治療を開始すべきである。なぜならその予後を考えると、残された時間に余裕がない多くの患者が待ち望んでいるからである。

▎文献

1) United States Renal Data System : 2007 Annual Data Report. http://www.usrds.org/adr.htm

第9章 下肢潰瘍治療・チーム医療のupdate

5 フットセンター外来の実際
―京都医療センターにおける糖尿病足病変診療の実際―

京都医療センターWHO糖尿病協力センター　泉　有紀

Ⅰ われわれのチーム医療に対する考え

●糖尿病足病変の予防・治療・再発予防には、発生前、時、後の継続的フォローが重要

　京都医療センターでは、糖尿病足病変および足部に特化した4つの専門外来を有し、包括的な予防と治療に取り組んでいる。まず足病変がない患者を対象に、皮膚科医がフットスクリーニング外来を設け、誘因となり得る軽度皮膚病変の早期発見と積極的治療に努めている。そして切断・潰瘍歴があるなどのハイリスク患者に対しては、フットケア外来にて糖尿病管理と同時に足検診・フットケアを行っている。実際に足病変がある患者に対しては、複数の専門医で構成されるフットセンター外来で対応している。さらに装具や特殊靴が必要な患者に対しては、隔週木曜日に設けられたフットウェア外来で、靴・装具の調整・作成する。このように足病変のない者から、ハイリスク患者、足病変を有する者までに対応した4つの専門外来で診療に臨んでいる。

●糖尿病足病変の診断と治療にはさまざまな専門医の協力が必要

　糖尿病足病変の治療方針を決めるには、複数科医の判断を必要とする例がある。そのため潰瘍・壊疽を有する患者を対象としたフットセンター外来では、糖尿病センター、皮膚科、整形外科、血管外科、循環器科、放射線科の医師が電子カルテを通じて検査結果や治療方針を共有している。また定期的に合同カンファレンスを行い、重症例や難治例に対する意見交換も行う。

●重症感染例や重症虚血肢においては、迅速な診断と治療が必須

　他科診療が必要な際、従来では併診願いを出し、後日受診が一般的であった。しかし重症感染例や重症虚血趾、急性期シャルコー足などでは、より迅速な他科医の診察が必須であるため、フットセンター外来では上記6科それぞれにフットセンター外来枠を設け、初診日に全ての専門医による診察とともに、MRI・CT・エコー等の検査を可能な仕組みを構築している。

●糖尿病足病変診療にはゲートキーパーが必要

　足に関わる疾患は、複数の専門分野にわたるため、患者が受診する科を迷う例も多い。そこでフットセンター外来では、糖尿病センターがゲートキーパーの役割を担い、初診患者の一般診察（足総合）を行った後に担当科へ紹介する方式をとっている。

Ⅱ われわれのチーム医療の特徴

　われわれのチーム医療の特徴は、前述の通り足病変発生前から後までフォローする専門外来体制と、複数専門医の診療・検査を効率的に受けられるフットセンター外来の存在であろう。

　その他では日本では見られない職種の起用がある。当院では、フットセンター外来では米国足病医が予防的フットケアの指導と教育を、フ

ットウェア外来ではオーストリア人整形外科靴マイスターが日本人義肢装具士とともに装具・靴の作成にあたることで、欧米型フットセンターの機能を備えている。

また海外から糖尿病足病変治療のエキスパートを招待し、指導を仰いで当院スタッフの診療技術の研鑽に努めるとともに、WHO糖尿病協力センターとして、アジア太平洋地域の発展途上国に対する診療支援も行っている。

III 症 例

以下に当院システムを代表する症例を示す。
履物による免荷の重要性を呈した例
【症例1】
50歳、男性

糖尿病歴16年、HbA1c 6.3％、BMI 22.7Kg/m²、インスリン療法、神経障害5.07触知不可、光凝固療法後、腎症ⅢA期、閉塞性動脈硬化症なし。

現症：18年前に右第4趾切断、17年前に左第5趾切断、14年前に右第中足骨切断、8年前に右第5趾切断と、糖尿病足壊疽のため両側に小切断を繰り返しており、いまだに複数の足潰瘍を繰り返していた。5年前、潰瘍は治癒したものの、著明な胼胝形成を認め（図1-a）、同部への潰瘍再発が懸念された。

評価：本患者が糖尿病足病変を繰り返す主な要因として以下が考えられた。

1) 切断によってもたらされた変形により、歩行バランスが崩れ、本来はかからない負荷が足部にかかっている
2) 切断による瘢痕組織の形成とAGE（終末糖化産物）のため、MTP、距骨下、足関節などに関節可動域制限が起こり、足底圧分布異常が胼胝・潰瘍の形成を助長している
3) 重度の神経障害によって防御感覚が消失し、局所的な足底圧異常に対応できず、胼胝が潰瘍に進展している
4) 頻繁に入退院を繰り返すことで就労が困難となり、糖尿病および足病変治療に対し悲観的で、さらなる糖尿病管理不良、足病変発生時の受診遅延を招いている

治療方針： 局所異常圧を是正して足病変の頻発を防ぎ、患者のQOLを高める。

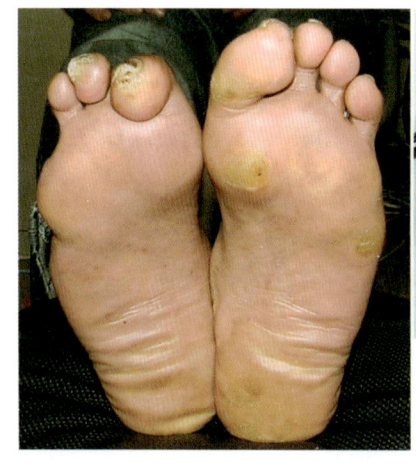

(a) 足趾切断による変形と足底胼胝形成

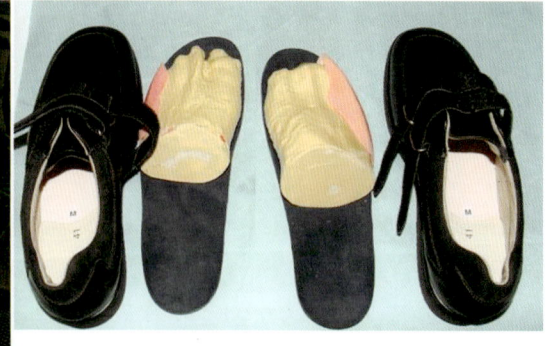

(b) 足底板と糖尿病患者用靴
切断された足趾の部分の中敷にフィラーをつけることで、足の靴内での前すべりを予防する。

図1　症例1：50歳、男性、糖尿病足潰瘍を繰り返す例

治療：局所的な足底圧分布異常を是正するため、中敷および靴型装具を作成した（図1-b）。中敷は局所にかかる圧を分散し、かつ足趾切断部の欠落から足が前すべりしないよう工夫を施したものである。靴は糖尿病患者専用の靴で、内側に縫い目がなく、滲出液や出血などを発見しやすくなっている。また歩行時にMTP関節底面にかかる圧を緩和するよう、爪先は反り返った形状をしている。

経過：装具作成後、本患者は糖尿病管理につとめ、胼胝切除のために皮膚科を定期的に受診している。また装具の磨耗具合を定期的に点検し、必要に応じて調整・作成を行うことで磨耗による局所圧の増加を防いでいる。作成後5年が経過した現在、潰瘍再発・再切断は起こっていない。

診療支援の1例

われわれが行っている糖尿病足病変国際診療支援の一環として、テレビ電話を通じて診療支援を行った症例について述べる。

今回の診療支援には、当院から糖尿病専門医と足病医が、そして米国から米国人足病医が参加した。急性シャルコーは日本やベトナムでは少ないが、欧米のフットセンターでは日常的に見られる症例である。このような稀有な症例に対しては、豊富な症例数を持つ米国足病医の知見を交えつつ、国際医療協力の一端を担っている。

【症例2】

33歳、男性（ベトナムハノイ国立内分泌病院にて治療中）

I型糖尿病歴11年、末梢血流障害なし、重度神経障害あり。HbA1c 8.5％。

現症：左踵底部の慢性潰瘍を2年間治療していたが、外傷歴がないにも関わらず突如、反側の右足関節に腫脹、発赤、熱感、疼痛が始まっ

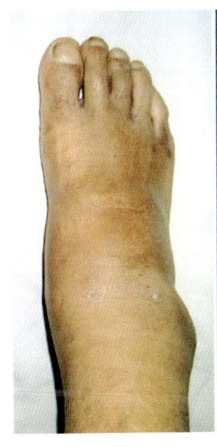

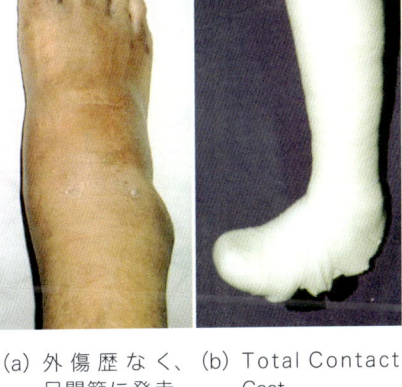

(a) 外傷歴なく、足関節に発赤、腫脹、熱感を認める。
(b) Total Contact Cast
急性期シャルコーや感染を伴わない足底潰瘍に対し、免荷・固定を行う目的で広く欧米で用いられている。

図2　症例2：国際診療支援例

た（図2-a）。左踵底部に感染兆候は認められず、ベトナム支援施設においては急性シャルコーを疑い、ベッド上安静、インスリン強化療法、NSAIDで加療を始めた。しかしながらベトナム人医師に急性シャルコーの治療経験がなかったため、当院に診療支援を依頼した。

治療方針：まずは化膿性関節炎の疑いを完全に排除し、急性シャルコーとしての診断をつけたうえで、骨破壊を防いで骨癒合を促進するtotal contact cast（図2-b）の使用と、定期的なX線検査・皮膚温の測定を治療方針とし、その方法について詳しくテレビ電話を通じて指導した。

おわりに

今後は糖尿病足病変予防に関する保険算定も始まるため、コメディカルを含めたチーム医療をより強化する必要がある。以上が京都医療センターにおける糖尿病足病変診療の実際である。

対談：創傷外科医のめざす足の創傷治療、未来予想図

埼玉医科大学形成外科　市岡　滋
神戸大学形成外科　寺師浩人

課題1：褥瘡の場合、医師の科は問われなかったが、足（下肢）の場合も、それでよいか

　寺師　最近足の潰瘍、壊疽がよく言われて、フットケアはある種"ブーム"なのですが、ブームではなく、足の診断と治療を正確に行わなければならないと私は考えています。

　そこで前置きですが、褥瘡学会について考えてみたいと思います。褥瘡学会はいろいろな職種が一堂に会して1998年にでき、非常にうまくいっているとみていいと思います（図1）。さて、足に関しても、同様にいろいろな職種が集まってやっていかないといけないわけですが、褥瘡学会のようなやり方をそっくりそのままあてはめることができるでしょうか。

　褥瘡の場合は医師の科はどこでも良かった。褥瘡のことがわかっていれば誰でも良かった。看護師さんがちゃんと動いて、マットレスがちゃんとなればいい、ということで良かった。たとえば褥瘡を専門的にみてきたナースは「これからは足だ」と思っているのは事実で、彼らは褥瘡と同じように考えているふしがあります。褥瘡と同じように自分たちが創傷を見ていくのだと。それで足はやっていけるのだと。本当にそれで、すべていいのかと私は疑問に思っています。どうでしょうか。

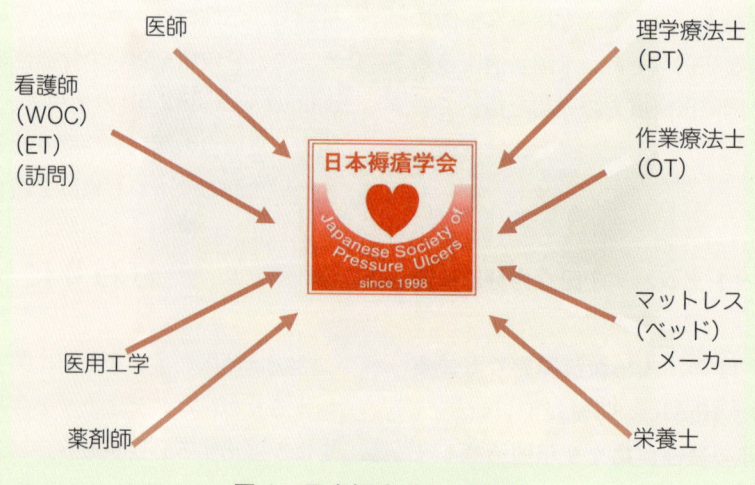

図1　日本褥瘡学会の職種

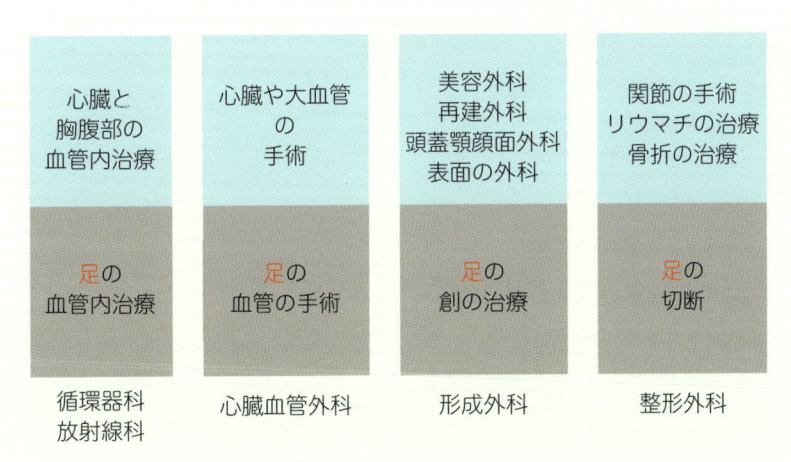

心臓と胸腹部の血管内治療	心臓や大血管の手術	美容外科 再建外科 頭蓋顎顔面外科 表面の外科	関節の手術 リウマチの治療 骨折の治療
足の血管内治療	足の血管の手術	足の創の治療	足の切断
循環器科 放射線科	心臓血管外科	形成外科	整形外科

図2　縦割りのマーケット・セグメンテーション

市岡　そのとおりですね。いま褥瘡が予防のおかげでだんだん減ってきて、次のマーケットというかターゲットが足であることは間違いないのですが、褥瘡よりもはるかに専門性が高く高度なチーム医療が必要になるので、同じようにはいかないと思います。

寺師　そうですね。では足の治療は実際には、現在どういうふうに行われているかという図をここに出しました（図2）。たとえば足の血管の治療に関して、血管内治療、いわゆる循環器内科の先生が心臓などほかの血管内治療をしながら足の血管内治療をしている。日本には血管外科が独立していないことが多いですから、心臓血管外科医が心臓や大血管の手術をしながら足の血管の手術をしている。同様に私たち形成外科医は、美容や再建外科とか頭蓋、顎、顔面の手術をしながら足の治療もしている。整形外科医は関節や骨折やリウマチの治療をしながら足の大切断をするということですが、患者さんは1つの科から外に出ない傾向にあります。本当は1つの科では治療は行えないのに終えてしまう。このように、縦割りのセグメンテーションになっているのがわが国の医療だと考えているのですが…足の治療を考えたときに、実はどう考えてもこれは横割りでしなければならない。たった1つの足の潰瘍や壊疽を治すのに、すべての科の知識が必要であるというのが足の創傷だろう。これは褥瘡とはたぶん違うだろう、横割りのマーケットが絶対的に必要だろうと私は思っています（図3）。

　足の潰瘍の治療の統計が実はあまりないのですが、2002年に国立病院機構が国立病院機構だけの統計をとったのです（表）。その当時、糖尿病の治療を必要とする患者さんが全国に374万人いて、国立病院機構だけで糖尿病をもっていて足に創傷をもつ人は1.6％いました。ということを考えると、いま日本人1億2千万人の中で1.6％の患者さんが糖尿病をもって足に創傷がある、それが6万人以上いるというのがだいたいの目安になると思います。それがどれぐらいかと言えば、東京は1,281万人いますから糖尿病がらみで足に創傷をもつ人が6,400人以上いる。これは莫大な数ですね。糖尿病だけで

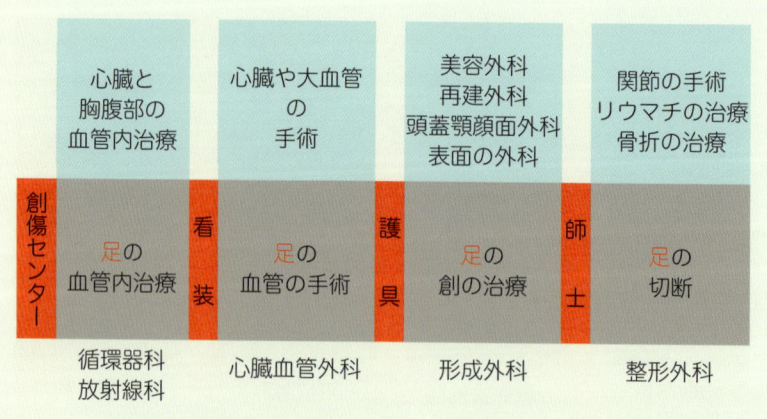

創傷センター	心臓と胸腹部の血管内治療	心臓や大血管の手術	美容外科 再建外科 頭蓋顎顔面外科 表面の外科	関節の手術 リウマチの治療 骨折の治療
	足の血管内治療	足の血管の手術	足の創の治療	足の切断
	循環器科 放射線科	心臓血管外科	形成外科	整形外科

（横軸：看護師・装具・護師士）

図3　横割りのマーケット・セグメンテーション

表　足部難治性潰瘍患者の推計

- 治療が絶対的に必要な DM 患者：374万人
- 統計上、1.6％に難治性潰瘍あり：6万人以上
  （1億2,000万人中6万人以上の DM 性難治性潰瘍）
- 東京都　1,281万人中 DM 難治性潰瘍：6,400人以上
- 足部難治性潰瘍患者の推計（東京都のみ）
  ＝ DM 性難治性潰瘍 6400人＋α（PAD のみ＋膠原病性＋その他）
  ＝ 7,000〜10,000人？

2002年の国立病院機構の統計から推測した。

はない人もいるので、実際には1万人弱の患者さんが足の創傷で悩んでいる。でも、間違った治療をすると一気に大切断に移行する、いわゆる喫緊の課題であるという人が1万人弱いるのではないか。それはまず間違いないと考えています。

課題2：今後、日本の足の創傷患者は増えるか

寺師　では、東京で少なくとも1万人いるという足の創傷患者は今後も増えていくのでしょうか。増えると、実際に講演などで言っている人が多いのですが、どうなのでしょう。アメリカ流の食事になっていきながら増えるのではないかとも、また一方で増えないとも言われています。何か見解はありますか。

市岡　生活習慣病にまつわる話は、欧米のあとを追う傾向があります。足の潰瘍においても減る要因はないと思うんですね。むしろ欧米よりも裸足で生活するとか、食卓に座るという習慣があるから、なおさら問題は深刻であると思います。

寺師　ではアメリカでは——いわゆる足に関して先進国ですから、実際にどういうふう

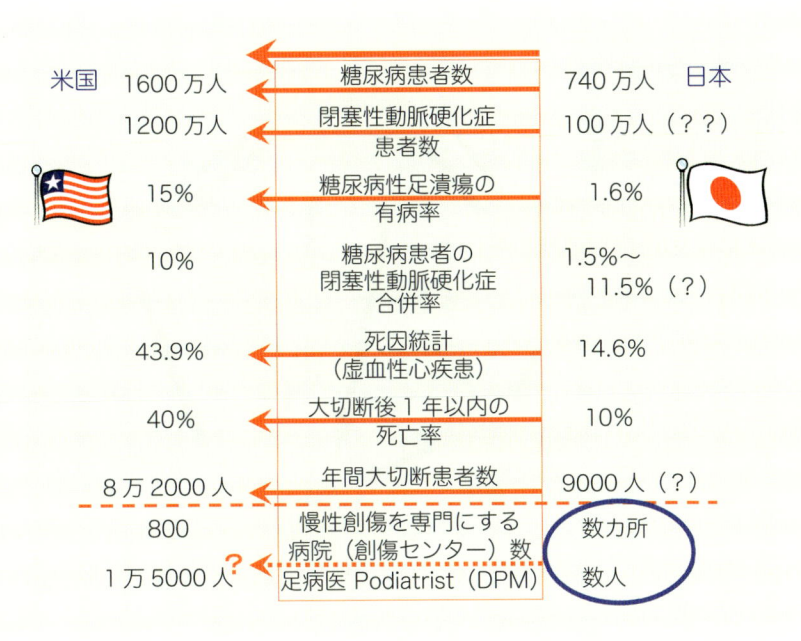

米国	項目	日本
1600万人	糖尿病患者数	740万人
1200万人	閉塞性動脈硬化症患者数	100万人（？？）
15%	糖尿病性足潰瘍の有病率	1.6%
10%	糖尿病患者の閉塞性動脈硬化症合併率	1.5%〜11.5%（？）
43.9%	死因統計（虚血性心疾患）	14.6%
40%	大切断後1年以内の死亡率	10%
8万2000人	年間大切断患者数	9000人（？）
800	慢性創傷を専門にする病院（創傷センター）数	数ヵ所
1万5000人	足病医 Podiatrist（DPM）	数人

図4 足の創傷事情に関する日米の比較

になっているか。アメリカにはちゃんとした統計があります。糖尿病患者はどれくらいいて、いわゆる PAD はどれくらいいて、どれくらいのパーセンテージで潰瘍があってと全部データがあります（図4）。日本には、実はないのですね。あるのは糖尿病の患者はどれくらいいるかというだけ。国立病院機構の1.6％があてはまるとすればここまでで、あとはどれくらい PAD の患者さんがいるかとか、どれくらいの人が足に潰瘍があるかとか、そういう統計は一切ないのです。

例えば大切断になっている患者の数は、アメリカではだいたい年間8万人くらいですが、それに対して日本では大切断というのは最後に流れていく医療で、闇に葬られているような感があるので、実際どれくらいいるのかというのはわからないですね。9,000人くらいではないかという、透析医学会のある資料をもとにして予想しただけですが…わからないですね。

重要なことは、慢性創傷を専門とするいわゆる創傷センターはアメリカで現在800あると言われています。800というのはすごい数ですが、これが足の治療を担っている。もっと重要なことは、その中にいわゆる15,000人の足病医がいるということです。それは日本にはない、足病医もいないしそういう職種はない。いま市岡先生が言われたように、食生活その他で日本では足に関して患者数がどんどん増えていると予想されますが、足に関してそれを担う医師もいないしそういう病院もないということに関しては、大きな課題だろうと考えます。

もう一つ、いま市岡先生が言われたように、実は世界糖尿病学会が2006年末に報告

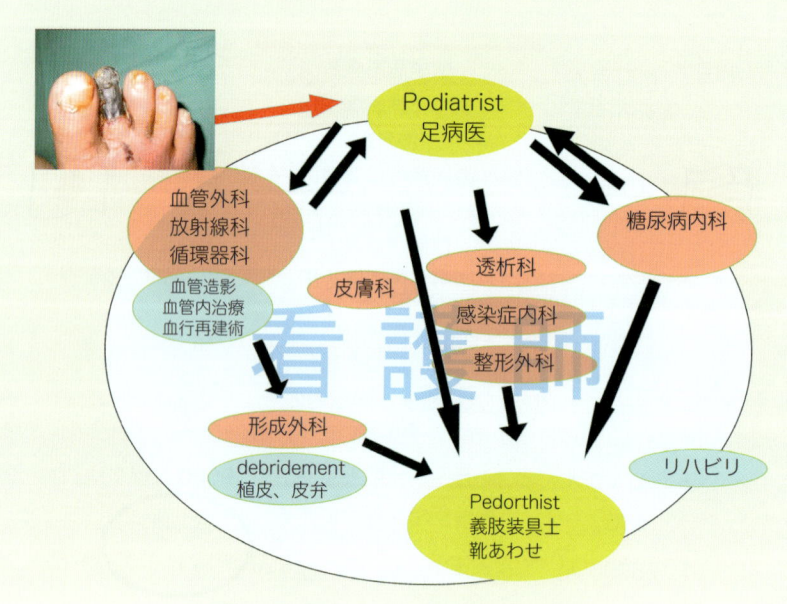

図5 米国における足病患者の流れ

した内容によると、とにかくアジアの人に圧倒的に糖尿病が増えるだろうと言われています。

「2025年には、全世界の糖尿病人口が現在の2倍の4億人弱に達する。しかも患者全体の70％、約2億人以上がアジアに集中する」　　（第19回世界糖尿病学会、2006年）

それはインシュリンがあまり出ないということで、肥満の方が糖尿病に何十年もかかって足が腐るのではなくて、一気に糖尿病になって一気に足が腐るという現状を指しています。また例えばインドでは、裸足の生活が多いことから、アメリカよりもっと重症になるのではないかと言われています。

寺師　アメリカでは、足に創傷があれば足病医にかかります。彼らがイニシアチブをとっていろいろなところに相談して、最後にペドーシスト（pedorthist—これは特殊な技術を持つ義肢装具士です）、彼らが靴を作っているという流れがきちんとできています（図5）。

さて、日本はどうなっているかというと、ゲートキーパーがいないので、患者さんが自分で科を選んでいる。そして自分で靴を探しているというのが現状です。1つの科から出ることはなくて、1つの科でその治療は流れて、いつの間にか治療が終わっている。もしくはそのまま闇に葬られている。それが現状ではないかと思います（図6）。

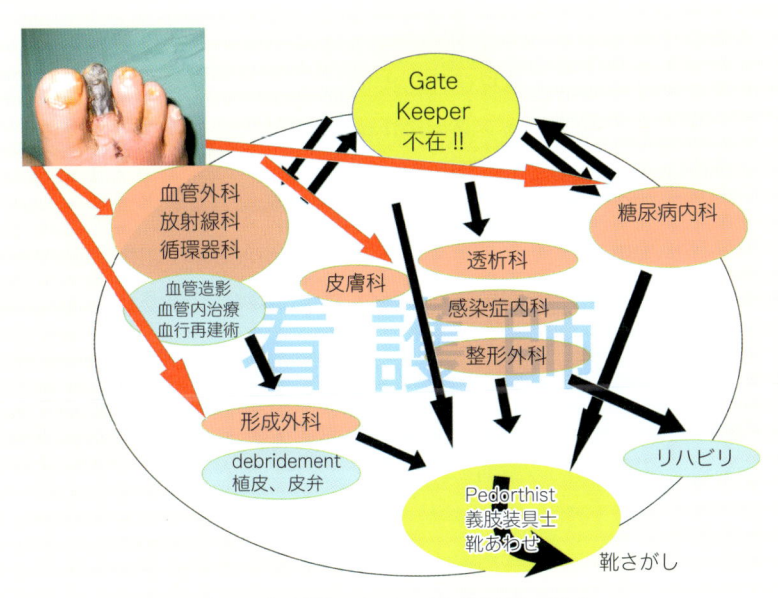

図6 わが国における足病患者の流れ

課題3：今後、日本で創傷センターの設立は普及するか。また、設立には何が必要か

　寺師　そこで、創傷センターというのが当然必要になってくるのですが、市岡先生、その必要性を感じて最初に日本オリジナルの創傷センターというものを設立されたわけですが、今後日本での創傷センターの設立はどうなっていくことが想像されますか。

　市岡　まず先生が示されたように、初めから縦割りの科があって、その横の連絡ができないという問題がありますね。特にこれは大病院や大学病院で顕著で、厳しいセクショナリズムがある。これは創傷センターというハードの、器の問題ではなくて、システムの問題として他の科と行き来できるようなやり方をしなければいけないというのが、私たちの概念です。センターという建物を造るのではなく、いろいろな診療のシステムを横断的にできるものにする。これは、足潰瘍については必要なやり方なのですが、大学病院などでは困難を極めるのです。それぞれの診療科がまるで別の病院であるかのようなセクショナリズムがあるので、各関連科、大学病院の幹部、地域の医師会などと折衝を重ね、徐々に体制を整えるしかないのが現状です。

　一方、創傷ケアセンター、創傷治癒センターはいま比較的中小の病院にできつつあります。実はそこから発生してくるのがいちばん早いのではないかと思っています。たとえば200〜300床程度の病院だと、各科の先生方の連絡が非常に良くて、思い立てばすぐに実行に移せるところがあるので、日本での創傷治癒センターというのは大病院や大学病院発ではなく、やはり第一線の病院からだんだん興ってくるのではないかという

気がしています。

　寺師　ということは、たとえば現在アメリカの株式会社ミレニア*がすでに20件ほど日本の病院と契約して創傷ケアセンターを作っていますが、その形態でやっていくしかいまのところはないのでしょうか。

　市岡　いまのところそれぞれの医師がそれほど苦労なくやっていくには、その規模の各科の風通しのいい規模の病院で始めていくというのが、日本で創傷治癒センターというものが発展していく方法だと思います。先生も大学病院に作ろうとしたら困難だと思いますね。

　寺師　できないと思います（笑）。

　市岡　それが実態だと思います。ただ、やはり大病院にも作っていく努力はすべきでしょう、診療科の再編成という方向で、今後はできないとは限らないので。たとえば形成外科以外の外科は第1外科、第2外科という分類ではなく、どこも臓器別になって来ていますね。それと同じような再編成の流れで、創傷センターというものが大きなところにも注目されてできていくという方向を目指すべきだと思います。

　寺師　実際にはメインは診療だけになってくるので、基本的には学問や教育が必要ですし、今後育てていくためには研究も当然必要になってくる。それがなければ診療は成り立たないので、それを200床ほどの病院が担うのは困難なので、本当は国を挙げてできるのがいいのではないかと思います。

　市岡　こういうものが必要であるということを、われわれのレベルから訴えていくということですね。

　寺師　そうですね。

課題4：日本においてゲートキーパーをどう設けるか

　寺師　私は最近びっくりしたのですが、アメリカの足病医の学会誌があって、それは去年100周年になったのです。つまりVol.100で100周年のアニバーサリーをしたのです。アメリカは200数十年の歴史があって100年の足病医の歴史がある。日本は明治維新から140年しか経っておらず、部屋の中で靴を履くという習慣がない。裸足でいる部屋の中で足を傷つけることがいちばん多いので、私たちは患者さんに「部屋の中でもちゃんと予防靴を履く、それがあなたの足を守ることです」と言うのですが、なかなかこれが履いてくれないのです。でも実際には必要なわけです。日本でもゲートキーパーを置いて、最後にペドーシスト pedorthist がきちんとみるというシステムに持ってい

---

*　株式会社ミレニア：米国における新創傷治療法を日本へ紹介し普及させる事業を行っている。ミレニア独自のデータベースを使い、正確な治療データを入手でき、医療機関に最も効果的な創傷管理プログラムを提供している

かないと…。ここはアメリカに倣わざるを得ないですね。どうしたらいいかということを考えてみたいと思います。

　足の治療を考えるとき、だいたいこんな感じになっているのかなと思います（図6）。血管外科、循環器内科、形成外科、皮膚科それから糖尿病内科、足を診る機会があるのはこれらの科かと思います。あとは腎臓内科や整形外科もからんでくる。糖尿病内科の役割はいま実際どうなっているのでしょうか。大きな糖尿病内科があって、その中に合併症の予防が一部にあって、その中の一部に足病変の合併の予防というものがあるのが現実ではないでしょうか。

　循環器内科は心臓という大きなものがあって、その中で血管内治療をする人がごく一部にいて、その中でなおかつ足の血管内治療をしている人がまたごく一部だという状況です。血管外科となると心臓血管外科ですね。その中で、血管外科をやっている人がごく一部で、足の distal bypass を行っている人はまたこれも非常に少ないという状況です。形成外科も同じような感じです。慢性創傷はいろいろクローズアップされてきていますが、やはり担っている医師は非常に少ない。その中で足をやろうと思っている人より、あまり考えてない人の方がはるかに多いのではないかと考えます。では誰がゲートキーパーたり得るかということですが、どうでしょうか。

　市岡　潰瘍ができたとき、その表面上の問題で、それをもって血管外科や循環器内科を受診する患者さんはいないわけです。ゲートキーパーは誰がなってもいいけれども、患者さんの流れとしては形成外科ないしは皮膚科というのが現実的な診療科だと思います。ただ、どの形成外科でもできるというわけではないので、その資質というか知識を持った創傷外科医としての形成外科医が必要だということですね。

　寺師　そうですね。褥瘡の場合は、ドクターは誰でもよかったわけですね。こう言うとあまり聞こえがよくないかもしれませんが、内科のドクターでもよかった。足の場合は、ゲートキーパーは誰でもいいというわけではない。

　市岡　そういうことになりますね。全く傷を知らない内科の先生はふさわしくないですね。

　寺師　これはミレニアを批判することになるからあまり良くないかもしれませんが、実際にミレニアと契約している医師は形成外科医ではない人の方がはるかに多いですね。それがアメリカのようにうまくいっているかというとそうでもないのではないかと危惧します。

　慢性創傷は、私ども形成外科医が取り扱う部分はけっこうありますね。慢性創傷の三大疾患で70％を占めると教科書にもある褥瘡、うっ滞性静脈潰瘍、糖尿病性潰瘍を、私どもは曲りなりにも診てきた、という自信もあります。しかし一方、残念ながら創傷を診ることを苦手とする形成外科医が多くなってきたのではないかと最近私は感じています。実際、うっ滞性静脈潰瘍をぬきにすれば、糖尿病でPADを合併しているケースが多いので、末梢血行改善をしてPADの部分を創傷から除いてやって感染症と戦いな

がら、フットケアとフットウェアというのが、だいたいの流れだと思います。

　臨床的に足の創傷を見て瞬時にそれはPADであるとか、神経原性潰瘍であるとか、わかる医師は少ないと思います。でもそれはある程度わかります。たとえばPADがある場合は足が冷たいとか、毛が生えていないとか、血流がないので変形が来ないとか、てかてかしているとか、部位とか、創傷がドライであるとか、虚血性の痛みがある。しかしPADがないケースは、何となく生温かいとか、毛が生えているとか、骨の血流が良くなるので足の変形がきますね。あとは部位とか創傷がウエットなので急激に感染して、でも痛くない。これを見分けないと大変なことになります。虚血であればデブリードマンをしてはいけない。しないといけないのは末梢血行再建である。しかし別のケースで、もし感染が絡めば、末梢血行再建術を行えば、感染症を悪くします。しないといけないのはデブリードマンです。このように同じような創傷の治療をしながらも、治療方法は全く正反対、ということがあります。やることを履き違えてしまうと一気に大切断へ移行してしまうので、それを見極める目を持たないといけないと思います。

　そのようなことを考えた場合に、血流を診る医師は循環器内科か血管外科医で、創傷を診る医師は形成外科医でいいと思います。一つに偏ってしまったらゲートキーパーにはならないと思います。どうでしょうか。

　市岡　まったくそのとおりです。初めから循環器内科に行く患者さん、あるいはそこに紹介される患者さんがいるならば、循環器内科や血管外科医が傷を診ることができなければいけない。形成外科あるいは皮膚科では、そのときにきちんと血流を評価できるということが必要で、どの科が診るにしても傷と血行状態を念頭において診られる医師が最低必要条件ということですね。

　寺師　ということはゲートキーパーは、創傷を診ることができる循環器内科か血管外科医が理想的です。われわれの立場から考えると、血流を診ることができる形成外科医がいい。どちらでもいいかなと私は何となく思っています。

　市岡　そのとおりです。

　寺師　循環器内科では最近山のように足のインターベンションをするので、創傷をなんとか診ないといけない、感染を何とか治療しないといけないとさすがに思っていて創傷を診ようと試みています。

　市岡　ただ、診て危ないと思えば、やはり形成外科なり専門に回すことが大事だと思います。形成外科でも血流を診て虚血だからといってわれわれ自身がPTAをしたり、血管のバイパスをするわけではないですね。単一の科や医師個人に大きな負担をかけないということがチーム医療のメリットだと思うので、専門家に回すべき状態であるかどうか判断できる、というのが大事だと思います。

課題5：形成外科が担う創傷治療

寺師　では、血流を診て、なおかつ創傷も診る形成外科医がいたとしてゲートキーパーになれば、それはそれで非常に良いのですが、みんながみんなそうではない。先ほども話したように、創傷を診ることが苦手な形成外科医が増えていると思います。それに加えて血流を創傷とつなげるという発想をしなければ足の治療は成り立たないので、そこまで認識をもっていけるかというと…。形成外科は幅広いので、それは今後何が必要かということですね。

市岡　創傷治癒という領域を、形成外科の中で大きな分野にしていくことが肝要だと思います。形成外科というのは比較的入局者の多い科ですが、やはりみんながたとえば美容外科に走ればやがて食いつめるというか、形成外科医過剰ということになるので、形成外科のカバーする範囲をおのずから努力して広げていかなければいけない。創傷治癒は最も広がりのある分野なので、この教育に関しても教科書や講義や試験の中に占めるウエイトを大きくしていって、創傷外科を形成外科のメジャーなトピックにしていくのが良いのではないかと思います。

寺師　実際先生のおっしゃるとおりで、褥瘡は褥瘡学というものがすごく伸びましたが、褥瘡学の中で形成外科の部分は実はあまり動いていない気がします。一方で、下肢の創傷に関しては、私たちはまだわかってない部分がけっこう多くて、それに気づいてないことも多いのではないかと思います。

形成外科という分野があり、いま下肢の創傷の部分がごく一部を占めている。でも私たちが気づいてない部分がけっこうあって、私たちがここにコミットしていくことができればもっと学問として広がるだろうと思っています。それはいま下肢の創傷の内科的なこと、下肢の創傷の外科的なことだけを話して来たのですが、先行きを考えたら再生医療とか、メタボリックは当然関係してきますし、足の歩行のバイオメカニクスを取り入れないといけない。病的な足によるパソメカニクスを考えて、こちらの創傷のことも考えないといけない。それから靴のことは私たちは今まであまり考えたことがなかった。それからもうちょっといけば、健康増進とかスポーツ医学とか、きれいな足科学と、こういうところにも幅が広がっていく。もっといけば足の文化というところがずっと広がるだろう。もしかしたら形成外科の分野と同じぐらい広い分野が将来あるのではないかと私は考えています。

市岡　そのとおりですね。慢性創傷に取り組むというのは、いわゆる美容とかマイナーサージェリーとか、そういうところに目を向けている若いドクターには相容れないところがある。でもこれが大きく伸びる分野であることをわかってもらわなければいけない。

寺師　若い人に、いかにおもしろいかを伝えたり、いかに魅力を与えるかというのは、私どもが担った使命だと思っているけれど、それがいちばん難しいとも思います。

どうしていますか。

　市岡　当初は面倒で嫌だと思っていてもだんだん熱心になってくる、ということがあります。一つは先生が言われた、再生医療などの先端医療に結びついていくという可能性で、研究できる余地が大きいということです。いろいろなことを工夫して、新しいことを研究開発して、研究論文になって、場合によっては何人分かの学位論文ができるぐらいのポテンシャルをこの分野は持っています。研究しつくされている確立した領域と違って、まだ誰も本格的にやっていないことが魅力の一つなのです。

課題６：チーム医療を実現させるために

　市岡　もう一つ、チーム医療にするために大事なことは、下肢潰瘍の受け持ちになった若いドクターが何を嫌がるかというと、全身疾患で患者さんの具合が悪くて手間がかかることです。たとえば傷の治療に来た患者さんが心筋梗塞で亡くなるということが起こる。そこで何が大事かというと、チーム医療で自分が専門でないことはあまり関わらなくても済むようなシステムにしなければいけない。つまり心臓が悪かったら、それは自分が指示しなくても心臓の先生が診てくれる、というところがチーム医療のいちばんのメリットなのです。なんとなくイメージとしてチーム医療のゲートキーパーになる人が、すべて把握してなければいけないと思うかもしれませんが、そうではなくて、むしろ自分の不得意なところは人任せにできるというところが、最もメリットだと思います。

　だから下肢潰瘍をやるからといって、受け持ち医として大変にならないということが大事なのです。若い人には、この二つですね。

　寺師　なるほど。

　市岡　自分は手術したいけど、傷を治療するまではいいけれども、透析とか心筋梗塞とか肺炎などは診きれないという気持ちはわかります。そこをいかに割り振っていくかということが大事です。

　寺師　かかえてはいけないということですね。

　市岡　その代わり、他科の先生には創傷のことはすべてお任せ下さいと言いたいわけです。たとえば内科の先生が足潰瘍を持った患者さんを嫌がるのは、いったん受け持ちになったら専門以外の足の感染に関してとかキズの処置のことも看護師に聞かれてしまいます、受け持ちだからといって。それはたぶん内科の先生にはわずらわしいと思います。逆にそのことはいっさい内科の先生には聞かずに、創傷のことに関してはわれわれに直接コンサルトをくれと、言いたいのです。それはお互いさまだから。そのかわり、うちの患者さんの心臓の具合が悪かったら直接診て下さい。そういうお互いの専門外の負担を減らすという作り方が良いと思います。

　寺師　私はそのように考えたことがなかった。それは理想的ですね。

市岡　そうです。チーム医療の概念はちょっと間違うとどんどん仕事が増えていく（笑）。そうではなくてどんどん仕事を楽に減らしていく方向に向かわなければいけない。たとえば熱心なナースなどが褥瘡対策チームのリーダーになると、書類が増える傾向があります。新しいアセスメント用紙を作って現場のナースに書かせたりするのだけれども、自分は長年褥瘡対策委員長をやってきて心がけて来たことの一つは、絶対書類を増やさないという方針でやる。極力新たな書き物を増やさないという方針でやる。そういうことが大事なのではないかと思います。

　寺師　そのとおりですね。今後、先生のおっしゃるような形で足の創傷を担う医師が増えることを切に願っています。今日はありがとうございました。

　市岡　ありがとうございました。

和文索引

■あ
足の部分切断部位　144

■い
陰圧閉鎖療法　164

■う
運動神経障害　58

■え
壊死性筋膜炎　79

■か
外反母趾　58, 59, 60
仮骨性外反母趾　61, 62
下腿切断　190, 191
下腿切断術　185, 186, 187
カテーテル治療　28, 30, 31, 32, 33, 34, 35, 36, 38
汗管　5, 6, 58

■け
経皮経管的血管形成術　244
経皮的酸素分圧　14, 19
血液透析　200, 205
血管新生療法　48
血管内治療　231
血管内皮前駆細胞　48
血管柄付き組織移植術　173

■こ
高圧酸素療法　244
高気圧酸素療法　167, 168, 169
後脛骨動脈　7, 36
膠原病　106
骨髄炎　75, 77, 78, 136
コレステロール結晶塞栓症　121

■さ
サイム関節離断術　153
サイム切断術　155

■し
自己骨髄幹細胞　48
自己骨髄細胞　49
膝窩―足背動脈バイパス　44
膝窩動脈―末梢動脈バイパス　41
湿潤環境　161
湿潤環境創傷治癒　129
シャルコー関節　15, 16
シャルコー足変形　62, 63
重症下肢虚血　3, 18, 22, 30, 40, 48, 226, 231
小趾内反　58, 59
消毒　142
静脈うっ滞性潰瘍　102
ショパール関節離断術　153
ショパール切断術　154
シリコンライナー　193, 196
自律神経障害　58

■す
ステロイド　107, 108, 122
ステント　31, 34

■せ
前脛骨動脈　5, 36

■そ
創傷被覆材　161
足圧分布計　217, 218
足関節血圧　18
足趾血圧　19
足底圧　217, 218, 254, 255
足底腱膜　7, 9
足浴　72, 139
ゾンデ法　75

■た
大腿切断　190, 194
大腿切断術　188
縦アーチ　11, 149

■ち
知覚神経障害　64

■て
デブリードマン　130
デュプレックス　スキャン　41
デュプレックス超音波　22

■と
動静脈シャント　16, 58
糖尿病（性）足病変　58, 253
動脈造影　25

■な
内側足底動脈穿通枝皮弁　68, 70, 87, 120

■に
二分脊椎症　117

■は
バニオン型外反母趾　61, 62
腓骨動脈　7, 36

■ひ
皮膚灌流圧　14, 20, 168, 226, 231
腹膜透析　200

■ふ
フットウェア　68, 70, 81, 108, 109, 118, 147, 216, 219, 220, 222, 223
舟底型変形　16, 63

■へ
胼胝　59, 60, 61, 64, 68, 75, 131, 223, 254

■ま
巻き上げ機現象　11
マゴット　156, 157, 158
末梢動脈疾患　3, 22, 54, 65
慢性静脈不全症　102

■め
免荷短下肢装具　220

■よ
腰部脊柱管狭窄 54
横アーチ 11, 61, 75

■り
リスフラン関節離断術 153

欧文索引

■A
ABI 13, 40, 210, 212
ABPI (ankle brachial pressure index) 13, 18, 40
angiography 25
angiosome 5, 7, 8, 36
ankle pressure：AP 18
arterial-arterial connection 7, 149, 151
arteriosclerosis obliterans 40
ASO 40
autoamputation 132, 134, 144
AV shunt 16, 58, 59

■B
black heel 64, 131
blue toe syndrome 121, 122, 124
Buerger 病 52
Bunion 75, 79

■C
calciphylaxis 67
CEAP 分類 102, 103
central plantar space 10, 72, 73, 74, 75, 76, 148
charcot 足 70
chronic venous insufficiency 102
Claw toe 10, 15, 16, 58, 60, 62, 146
CLI 3, 18, 22, 30, 36, 40, 45, 48, 226, 231
colonization 72, 135
contamination 135
CTA (CT angiography) 23, 25
CVI 102, 103

■E
EPCs (endothelial progenitor cells) 48

endovascular treatment：EVT 231

■F
Fontaine 分類 18, 40

■H
hammer toe 10, 15, 16, 58, 60
HBO 167, 168, 169, 170, 171
HBOT 167, 168, 169, 171
hyperbaric oxygen therapy 167

■I
In Situ vein bypass 41, 42
intrinsic minus foot 58
intrinsic minus position 58
lateral plantar space 10

■L
LCS (lumbar spinal canal stenosis) 54, 55, 56
LDL アフェレーシス 210
LDL 吸着療法 122, 244

■M
medial plantar space 10
modified transmetatarsal amputation 150
modified transmetatarsal amputation 78, 90, 91, 150, 151, 152
moist wound healing 129
MRA (magnetic resonance angiography) 22, 25

■N
negative pressure therapy 164

■P
PAD (peripheral arterial disease) 3, 22, 54, 55, 56, 65, 210, 211, 212, 243
palor on elevation 13
percutaneous transluminal angioplasty 244
pes cavus 15, 16
pink painful ischemic foot 13
PTA 244

■R
rockerbottom deformity 15, 16, 63, 64
rocker-sole 型サンダル 68
rubor on pendency 13
Rutherford 分類 18, 19

■S
Semmes-Weinstein monofilament test 14
skin perfusion pressure：SPP 14, 20, 37, 40, 168, 184, 210, 226, 231
stepladder VY advancement flap 84, 85

■T
TACT trial 48
Tailor's Bunion 75, 79
TASC (trans atlantic inter-society consensus) II 3, 18, 28, 29, 33
TDM (therapeutic drug monitoring) 207, 209
TIME 128
toe pressure：TP 19
toe separator 147
TcPO$_2$ (transcutaneous oxygen tension) 14, 19, 184

transmetatarsal amputation：TMA　149

■V
V. A. C.　164
vasculogenesis　48
vasomotor paralysis　65

■W
windlass mechanism　11
wound bed preparation　126, 127, 128, 144

著者紹介

■ 市岡　滋（いちおか　しげる）

1988年	千葉大学医学部　卒業
	東京大学形成外科入局、東京警察病院(麻酔科)、河北総合病院(外科)、
	静岡県立総合病院(形成外科)、東名厚木病院(形成外科)等の関連病院で臨床研修
1993−1997年	東京大学大学院にて微小循環、創傷治癒、血管新生、生体工学の基礎研究
1997年	東京大学形成外科助手
1998年	埼玉医科大学形成外科　講師
2000年	埼玉医科大学形成外科　助教授
2007年	埼玉医科大学形成外科　教授　現在に至る
	現在、芝浦工業大学客員教授、東京大学医学部、埼玉県立大学の講師を兼任

■ 寺師　浩人（てらし　ひろと）

1986年	大分医科大学(現　大分大学)医学部医学科　卒業
	大分医科大学附属病院(皮膚科形成外科診療班)、
	兵庫県立こども病院(形成外科)で臨床研修
1988年	大分医科大学附属病院　皮膚科形成外科診療班　医員
1989年	大分医科大学附属病院　皮膚科形成外科診療班　助手
1993年	健和会大手町病院形成外科
1994年	大分医科大学附属病院　皮膚科形成外科診療班　助手
1997−1999年	アメリカ合衆国ミシガン大学医学部　形成外科　Visiting Research Investigator
2001年	大分医科大学附属病院　皮膚科形成外科診療班　講師
2001年	神戸大学大学院医学系研究科総合治療科学講座形成外科分野　助教授
2002年	神戸大学医学部附属病院形成外科　助教授
2008年	神戸大学大学院医学研究科　形成外科　准教授
2012年	神戸大学大学院医学研究科　形成外科　教授　現在に至る

Wound Healing Societyによる
静脈性潰瘍／糖尿病性潰瘍／動脈不全潰瘍に対する
治療&予防のガイドライン

【出典】

Wound Repair And Regeneration誌　2006年14巻、2008年16巻に掲載
http://www.blackwellpublishing.com/

1) **Guidelines for the treatment of venous ulcers**
   静脈性潰瘍治療のガイドライン　　Wound Rep Reg 14 : 649-662, 2006

2) **Guidelines for the treatment of diabetic ulcers**
   糖尿病性潰瘍治療のガイドライン　　Wound Rep Reg 14 : 680-692, 2006

3) **Guidelines for the treatment of arterial insufficiency ulcers**
   動脈不全潰瘍治療のガイドライン　　Wound Rep Reg 14 : 693-710, 2006

4) **Guidelines for the prevention of venous ulcers**
   静脈性潰瘍予防のガイドライン　　Wound Rep Reg 16 : 147-150, 2008

5) **Guidelines for the prevention of diabetic ulcers**
   糖尿病性潰瘍予防のガイドライン　　Wound Rep Reg 16 : 169-174, 2008

6) **Guidelines for the prevention of lower extremity arterial ulcers**
   下肢動脈性潰瘍予防のガイドライン　　Wound Rep Reg 16 : 175-188, 2008

（以上6点）

*この翻訳は、blackwellpublishing社の許諾を得て行い、掲載しています。

*Translated into Japanese by Shigeru Ichioka & Hiroto Terashi, and published by Kokuseido Publishing Co., Ltd., Hongo, Tokyo, Japan.

*Reproduced with permission of Blackwell Publishing Ltd, through Japan UNI Agency, Inc., Tokyo.

静脈性潰瘍治療のガイドライン

Guidelines for the treatment of venous ulcers

Martin C. Robson, MD[1,2]; Diane M. Cooper, PhD, RN[1,3]; Rummana Aslam, MD[4]; Lisa J. Gould, MD, PhD[5]; Keith G. Harding, MBChB, MRCGP, FRCS[6]; David J. Margolis, MD, MSCE, PhD[7]; Diane E. Ochs, RN[2]; Thomas E. Serena, MD[8]; Robert J. Snyder, DPM[9]; David L. Steed, MD[10]; David R. Thomas, MD[11]; Laurel Wiersma-Bryant, RN, BC, ANP[12]

1. Co-chaired this panel; 2. University of South Florida, Tampa, FL1; 3. Healthpoint Ltd., Fort Worth, TX1; 4. University of California, San Francisco, CA1; 5. University of Texas Medical Branch, Galveston, TX1; 6. University of Cardiff, Cardiff, Wales, UK1; 7. University of Pennsylvania, Philadelphia, PA1; 8. Private practice, Warren, PA1; 9. Private practice, Tamarac, FL1; 10. University of Pittsburgh, Pittsburgh, PA1; 11. St. Louis University, St. Louis, MO, and1; 12. Washington University, St. Louis, MO

　下肢静脈性潰瘍治療のガイドラインを作成するために，研究者，開業医，足病医，臨床現場や研究にかかわる看護師，工学研究者，疫学者よりなる委員会が結成された。

方　法

　ガイドライン作成にあたって，過去のガイドライン，メタアナリシス，PubMed，MEDLINE，EMBASE，系統的レビューのCochraneデータベース，最近の静脈性潰瘍に関するレビュー，および一般的な慢性潰瘍治療のメディケア/CMSコンセンサスをすべてエビデンスとして吟味した。構成としてまずガイドラインを述べ，次にその基礎となる原理（原則）を記載した。そしてエビデンスとなる文献をリストアップした。文献には論文の種類を表すコードを付けた。コードの略語は以下の通りである。

STAT	Statistical analysis, meta analysis, consensus statement by a commissioned panel of experts
RCT	Randomized clinical trial
LIT REV	Literature review
CLIN S	Clinical case series
RETRO S	Retrospective series review
EXP	Experimental laboratory or animal study
TECH	Technique or methodology description
PATH S	Pathological series review

　今までエビデンスに基づいたガイドラインのほとんどは，ヒトを対象とした臨床研究の文献のみを参考にしており，基礎研究や動物実験は参考にされなかった。今回のガイドラインでは，作用機序を証明するような動物実験，特に臨床症例集積においてその効果が裏付けられた基礎実験も参照しており，その点で，今までのガイドラインと大きく異なる。また，他の原因による慢性潰瘍に有効な治療は，静脈性潰瘍にも有効であることは明らかであり，静脈性潰瘍に特異的治療ではないエビデンスも引用している。このようなバリエーションのため，このガイドラインではこれまでのガイドラインとは異なるLevelの基準を用い，下記のLevel I～Ⅲに分類した。

- Level I：複数のRCTのメタ解析，または2つ以上のRCT，または2つ以上の臨床症例集積に裏付けられた複数の基礎実験あるいは動物実験。
- Level Ⅱ：レベルIに達しないもので，1つ以上のRCTと2つ以上の臨床症例集積，または有効性を支持する文献レビューを伴ったエキスパートオピニオンの論文，またはかなりの説得力があるがいまだヒトを対象とした十分な経験には裏付けられていない実験的なエビデンス。
- Level Ⅲ：メタ解析，RCT，複数の臨床症例集積などの十分なデータは存在しないが，原理の証明を示唆するデータ。

結　果

　ガイドラインは下腿静脈性潰瘍治療に必要な8つのカテゴリーより構成されている。カテゴリーは以下のごとくである。

- 診断
- 圧迫療法
- 感染コントロール
- wound bed preparation
- ドレッシング
- 手術療法
- 補助療法（局所，装置，全身）
- 長期維持療法

　おのおののガイドラインを，委員会メンバーがDelphi法を用いて注意深く吟味し，10人以上の委員

会メンバーの同意が得られた。ほとんどのガイドラインは満場一致で決定した。ガイドラインの草案は，2005年10月3日の公開会議で発表され，討論の後に1カ月かけてコメントとエビデンス文献の追加を行った。また，すべての口頭および文書でのコメントを検討し，草案を改訂した。最終的に完成した静脈性潰瘍治療のガイドラインは以下の通りである。

下肢静脈性潰瘍診断のガイドライン

下肢潰瘍はさまざまな原因に起因する。歩行時の静脈圧上昇（静脈高血圧）によるものが最多である。しかし，潰瘍の治療方法はその原因によって異なるため，治療前に正しい診断をすることが最も重要である。

▶ガイドライン #1.1：

動脈疾患は足動脈の触知，足関節／上腕血圧比（ankle brachial index：ABI）が0.8以上であることを確認することで除外すべきである（ABI≦1で血管病変が存在することが示唆される。ABI≦0.7の症例では，圧迫療法は禁忌である）。高齢患者，糖尿病患者，ABI≧1.2の患者においては足趾／上腕血圧比（toe brachial index：TBI）≧0.6，もしくは潰瘍周囲の経皮酸素分圧（trans-cutaneous oxygen partial pressure：TcPO$_2$）≧30mmHgで，動脈血流が保たれていることが示唆される（LevelⅠ）。

原理（原則）：静脈性潰瘍では，動脈と静脈の病理学的変化が混在することがある。しかし，明らかな動脈病変が存在する場合，静脈圧上昇に対する治療だけでは，治療は成功しない。

Evidence

1. Porter JM, Moneta GL. International consensus committee on chronic venous disease：reporting standards in venous disease：an update. J Vasc Surg 1995；21：635-45. [STAT]
2. Beebe HG, Bergan JJ, Bergqvist D, et al. Classification and grading of chronic venous disease in the lower limbs：a consensus statement. Eur J Vasc Endovasc Surg 1996；12：487-92. [STAT]
3. Beebe HG, Bergan JJ, Bergqvist D, et al. Classification and grading of chronic venous disease in the lower limbs：a consensus statement. Internat Angiology 1995；14：197-201. [STAT]
4. Porter JM, Rutherford RB, Clagett GP, et al. Reporting standards in venous disease. J Vasc Surg 1988；8：172-81. [STAT]
5. Kjaer ML, Mainz J, Soerensen LT, et al. Clinical quality indicators of venous leg ulcers：development, feasibility, and reliability. Ostomy/Wound Manage 2005；51：64-74. [STAT]
6. Trent JT, Falabella A, Eaglstein WH, et al. Venous ulcers：pathophysiology and treatment options. Ostomy/ Wound Manage 2005；51：38-54. [LIT REV]
7. Robson MC, Hanfnt J, Garner W, et al. Healing of chronic venous ulcers is not enhanced by the addition of topical repifermin (KGF-2) to standardized care. J Appl Res 2004；4：302-11. [RCT]
8. Hirsch AT, Criqui MH, Treat-Jacobson D, et al. Peripheral arterial disease detection, awareness, and treatment in primary care. JAMA 2001；286：1317-24. [CLIN S]

▶ガイドライン #1.2：

静脈性潰瘍は，臨床経過，臨床所見，侵襲的検査，非侵襲的検査などさまざまな基準を使って診断されてきた。重要なのは診断方法とその限界を理解することである。近位圧迫やValsalva法を用いたカラードップラー超音波から，下肢潰瘍の静脈病因を知るうえで手掛かりとなる解剖学的・生理学的データを得ることができる（LevelⅠ）。

原理（原則）：閉塞性動脈疾患が除外され，臨床経過，身体所見より下肢潰瘍の原因として静脈病変が強く疑われる場合でも，確定診断を行うことが望ましい。もちろん確定診断が常に可能とは限らない。種々の検査を用いて静脈性潰瘍を診断する際，検査によって得たい情報を明確に検査実施者に伝えることが重要である。

Evidence

1. Porter JM, Moneta GL. International consensus committee on chronic venous disease. Reporting standards on venous disease：an update. J Vasc Surg 1995；21：635-45. [STAT]
2. Beebe HG, Bergan JJ, Bergqvist D, et al. Classification and grading of chronic venous disease in the lower limbs：a consensus statement. Eur J Vasc Endovasc Surg 1996；12：487-92. [STAT]
3. Beebe HG, Bergan JJ, Bergqvist D, et al. Classification and grading of chronic venous disease in the lower limbs：a consensus statement. Int Angiol 1995；14：197-201. [STAT]
4. Porter JM, Rutherford RB, Clagett GP, et al. Reporting standards in venous disease. J Vasc Surg 1988；8：172-81. [STAT]
5. Kjaer ML, Mainz J, Soerensen LT, et al. Clinical quality indicators of venous leg ulcers：development, feasibility, and reliability. Ostomy/Wound Manage 2005；51：64-74. [STAT]
6. Mekkes JR, Loots MA, VanDerWal AC, et al. Causes, investigation, and treatment of leg ulceration. Br J

Dermatol 2003 ; 148 : 388-401. [LIT REV]

▶ガイドライン#1.3：

静脈性潰瘍が強く疑われる症例で，鎌状赤血球症が疑われる場合は，鎌状赤血球検査（prep）とヘモグロビン電気泳動を施行するべきである（LevelⅡ）。

原理（原則）：鎌状赤血球症はその遺伝形式にかかわらず，静脈性潰瘍と類似した下肢潰瘍を呈することがある。

Evidence

1. Karayalcin G, Rosner F, Kim KY, et al. Sickle cell anemia—clinical manifestations in 100 patients and review of the literature. Am J Med Sci 1975 ; 269 : 51-68. [LIT REV]
2. Wolfort FG, Krizek TJ. Skin ulceration in sickle cell anemia. Plast Reconstr Surg 1969 ; 43 : 71-7. [CLIN S]

▶ガイドライン#1.4：

静脈性潰瘍が強く疑われる症例で3カ月間治癒の徴候が見られない場合，6週間の治療に反応しない場合は，生検を施行するべきである（LevelⅢ）。

原理（原則）：悪性腫瘍，血管炎，膠原病による血管疾患，全身疾患の皮膚症状で，下肢潰瘍が出現することがある。

Evidence

1. Hansson C, Andersson E. Malignant skin lesions on the legs and feet at a dermatological leg ulcer clinic during five years. Acta Derm Venereol 1997 ; 78 : 147-8. [CLIN S]
2. Snyder RJ, Stillman RM, Weiss SD. Epidermoid cancers that masquerade as venous ulcer disease. Ostomy/Wound Manage 2003 ; 49 : 63-6. [CLIN S]
3. Mekkes JR, Loots MA, VanDerWal AC, et al. Causes, investigation, and treatment of leg ulceration. Br J Dermatol 2003 ; 148 : 388-401. [LIT REV]
4. Chakrabarty A, Phillips T. Leg ulcers of unusual causes. Int J Low Extrem Wounds 2003 ; 21 : 207-16. [LIT REV]

▶ガイドライン#1.5：

明らかな静脈性潰瘍でも他のあらゆる潰瘍と同様に，強い疼痛と，デブリードマン後や治療後に大きさが増大する場合は，壊疽性膿皮症，IgAモノクローナル性免疫グロブリン血症，Wegener肉芽腫症，皮膚慢性肉芽腫症，マイコバクテリアや真菌の感染など，他の診断を考慮しなければならない。潰瘍の色が暗く，青紫の境界線が存在する症例，クローン病，潰瘍性大腸炎，関節リウマチ，膠原病による血管疾患，白血病，免疫抑制状態などの全身疾患を懸念している症例では，特にこれらを疑わなければならない（LevelⅡ）。

原理（原則）：治療にもかかわらず，大きさや症状が悪化したり，4週間以上の治療にもかかわらず改善徴候の見られない下肢潰瘍は，静脈性潰瘍が原因ではない，もしくは治療の再評価が必要な状態だと考えられる。この点で，組織生検と同様にマイコバクテリアや真菌に特異的な検査は有用である。

Evidence

1. Reichrath J, Bens G, Bonowitz A, et al. Treatment recommendations for pyoderma gangrenosum : an evidence-based review of the literature based on more than 350 patients. J Am Acad Dermatol 2005 ; 53 : 273-83. [STAT]
2. Su WP, Schroeter AL, Perry HO, et al. Histopathologic and immunopathologic study of pyoderma gangrenosum. J Cutan Pathol 1986 ; 13 : 323-30. [PATH S]
3. Hickman JG, Lazurus GS. Pyoderma gangrenosum : a reappraisal of associated systemic diseases. Br J Dermatol 1980 ; 102 : 235-7. [LIT REV]
4. Wines N, Wines M, Ryman W. Understanding pyoderma gangrenosum : a review. Med Gen Med 2001 ; 3 : 6-12. [STAT]
5. Bennett ML, Jackson JM, Jorizzo JL, et al. Pyoderma gangrenosum. A comparison of typical and atypical forms with an emphasis on time to remission. Case review of 86 patients from 2 institutions. Medicine (Baltimore) 2000 ; 79 : 37-46. [CLIN S]

静脈性潰瘍治療のための下腿圧迫ガイドライン

静脈性潰瘍は，歩行時の静脈圧上昇（静脈高血圧）が原因であり，下肢浮腫を生じることが多い。外部からの圧迫は，浮腫を解決するために最も重要である。

▶ガイドライン#2.1：

静脈性潰瘍の治療において，クラス3（最強レベル）の高度圧迫システム（3層，4層，短いストレッチ，ペースト含有包帯；例えばUnnaの靴，Dukeの靴）の使用が推奨される。これらの製品は効果の点でほぼ同等であるが，装着感と価格に大きな違いがある。静脈と動脈の混合病変が指摘される場合は，圧迫の程度を調節する必要がある（LevelⅠ）。

原理（原則）：適度の下腿圧迫は，静脈性潰瘍の治癒を促進する。

Evidence

1. Cullum N, Nelson EA, Fletcher AW, et al. Compression for venous leg ulcers. The Cochrane Database of Systematic Reviews. (2001 Issue 2) The Cochrane Collaboration. John Wiley & Sons Ltd. [STAT, 23

RCT]
2. Ennis WJ, Meneses P. Standard, appropriate, and advanced care and medical-legal considerations : part two—venous ulcerations. Wounds 2003 ; 15 : 107–22. [LIT REV]
3. Burton CS. Treatment of leg ulcers. Dermatol Clin 1993 ; 11 : 315–23. [TECH]
4. Falanga V. Care of venous ulcers. Ostomy/Wound Manage 1999 ; 45 (Suppl. 1A) : 33S–43S. [LIT REV]
5. Robson MC, Hanfnt J, Garner W, et al. Healing of chronic venous ulcers is not enhanced by the addition of topical repifermin (KGF-2) to standardized care. J Appl Res 2004 ; 4 : 302–11. [RCT]
6. DePalma RG, Kowallek D, Spence RK, et al. Comparison of costs and healing rates of two forms of compression in treating venous ulcers. Vasc Surg 1999 ; 33 : 683–90. [RCT]

▶ガイドライン#2.2：

間欠的空気圧は圧迫療法と併用もしくは単独で使用することが可能で，圧迫療法が適切に行えない，もしくは希望されない場合は，もう一つ方法として提供することができる（Level I）。

原理（原則）：間欠的圧迫は静脈還流を促し，持続的な圧迫療法が困難な患者に利用することができる。

Evidence

1. Smith PC, Sarin S, Hasty J, et al. Sequential gradient pneumatic compression enhances venous ulcer healing : a randomized trial. Surgery 1990 ; 108 : 871–5. [RCT]
2. Rowland J. Intermittent pump versus compression bandages in the treatment of venous leg ulcers. Aust NZ J Surg 2000 ; 70 : 110–3. [RCT]
3. Ennis WJ, Meneses P. Standard, appropriate, and advanced care and medical-legal considerations : part two—venous ulcerations. Wounds 2003 ; 15 : 107–22. [LIT REV]

静脈高血圧は進行する状態であるため，ある程度の圧迫療法は，常時，継続する必要がある（長期維持ガイドライン参照）。

静脈性潰瘍治療における感染コントロールのガイドライン

感染は，細菌と宿主の感染防御の均衡が細菌優勢に傾いた状態である。感染は静脈性潰瘍の病因，治癒，外科的治療，合併症にさまざまな影響を及ぼす。

▶ガイドライン#3.1：

デブリードマン（外科的，化学的，物理的，生物学的，自己融解）によって，すべての壊死組織や不活性化組織を除去することが推奨される（Level I，デブリードマンの詳細は Wound Preparation Guidelines 参照）。

原理（原則）：壊死組織では細菌が増殖する。不活性化組織は体の感染防御能力を低下させ，細菌繁殖の栄養源となる。

Evidence

1. Edlich RF, Rodeheaver GT, Thacker JG, et al. Technical factors in wound management. In Dunphy JE, Hunt TK, editors. Fundamentals of Wound Management in Surgery. South Plainfield, NJ : Chirurgecom, 1977. [EXP]
2. Bradley M, Cullum N, Sheldon T. The debridement of chronic wounds : a systematic review. Health Tech Assess 1999 ; 3 (17 Part 1) : 1–78. [STAT]
3. Steed D, Donohue D, Webster M, et al. Effect of extensive debridement and rhPDGF-BB (Becaplermin) on the healing of diabetic foot ulcers. J Am Coll Surg 1996 ; 183 : 61–4. [RCT]
4. Witkowski JA, Parrish LC. Debridement of cutaneous ulcers : medical and surgical aspects. Clin Dermatol 1992 ; 9 : 585–91. [LIT REV]
5. Falanga V. Wound bed preparation and the role of enzymes : a case for multiple actions of therapeutic agents. Wounds 2002 ; 14 : 47–57. [LIT REV]
6. Hamer MI, Robson MC, Krizek TJ, et al. Quantitative bacterial analyses of comparative wound irrigations. Ann Surg 1975 ; 181 : 819–22. [EXP]
7. Saap LJ, Falanga V. Debridement performance index and its correlation with complete closure of diabetic foot ulcers. Wound Rep Reg 2002 ; 10 : 354–9. [RCT]
8. Davies CE, Turton G, Woolfry G, et al. Exploring debridement options for chronic venous ulcers. Br J Nurs 2005 ; 14 : 393–7. [LIT REV]

▶ガイドライン#3.2：

デブリードマン後の創部に感染が生じた場合，デブリードマン後の圧迫療法を開始してから2週間以内に創辺縁からの上皮化が見られなかった場合は，組織生検や定量スワブによってデブリードマン後の潰瘍の起因菌と感染レベルを診断することが推奨される（Level II）。

原理（原則）：組織1gに対して1×10^6 CFU以上の細菌の存在，菌量にかかわらずβ溶連菌の存在は，創傷治癒過程を妨げ，静脈性潰瘍の自然閉創や外科的閉創の弊害となる。培養は，好気性培養，嫌気性培養の両方を施行すべきである。

Evidence

1. Robson MC, Stenberg BD, Heggers JP. Wound healing alterations caused by infection. Clin Plast Surg 1990 ; 17 : 485–92. [LIT REV]
2. Robson MC. Wound infection : a failure of wound

healing caused by an imbalance of bacteria. Surg Clin North Am 1997 ; 77 : 637-50. [LIT REV]
3. Lookingbill DP, Miller SH, Knowles RC. Bacteriology of chronic leg ulcers. Arch Dermatol 1978 ; 114 : 1765-8. [RCT]
4. Tobin GR. Closure of contaminated wounds : biologic and technical considerations. Surg Clin North Am 1984 ; 64 : 639-52. [LIT REV]
5. Heggers JP. Variations on a theme. In : Heggers JP, Robson MC, editors. Quantitative Bacteriology : Its Role in the Armamentarium of the Surgeon. Boca Raton : CRC Press, 1991 : 15-23. [TECH]
6. Levine NS, Lindberg RB, Mason AD, et al. The quantitative swab culture and smear : a quick method for determining the number of viable aerobic bacteria in open wounds. J Trauma 1976 ; 16 : 89-94. [TECH]
7. Nystrom PO. The microbiological swab sampler—a quantitative experimental investigation. Acta Pathol Microbiol Scand 1978 ; 86B : 361-7. [TECH]
8. Volenec FJ, Clark GM, Manni MM, et al. Burn wound biopsy bacterial quantification : a statistical analysis. Am J Surg 1979 ; 138 : 695-8. [STAT]
9. Stephens P, Wall JB, Wilson MJ, et al. Anaerobic cocci populating the deep tissues of chronic wounds impair cellular wound healing responses in vitro. Br J Dermatol 2003 ; 148 : 456-66. [CLIN S]
10. Schraibman IG. The significance of beta-haemolytic streptococci in chronic leg ulcers. Ann R Coll Surg Engl 1990 ; 72 : 123-4. [CLIN S]

▶ガイドライン#3.3：
デブリードマン後に$1×10^6$CFU/g以上の細菌，もしくはβ溶連菌が存在する潰瘍は，局所抗菌剤療法によって細菌量を減らすことが推奨される。これにより，細菌バランスが正常化した後は，抗生剤の細胞毒性や耐性菌の出現を最小限に抑えるために，局所抗菌療法は中止にすべきである（LevelⅠ）。
原理（原則）：抗生剤の全身投与による肉芽創の細菌レベル減少は期待できないが，局所への抗菌剤使用による効果は期待できる。

Evidence
1. Robson MC. Wound infection : a failure of wound healing caused by an imbalance of bacteria. Surg Clin North Am 1997 ; 77 : 637-50. [LIT REV]
2. Bishop JB, Phillips LG, Mustoe TA, et al. A prospective randomized evaluator-blinded trial of two potential wound healing agents for the treatment of venous stasis ulcers. J Vasc Surg 1992 ; 16 : 251-7. [RCT]
3. Lookingbill DP, Miller SH, Knowles RC. Bacteriology of chronic leg ulcers. Arch Dermatol 1978 ; 114 : 1765-8. [RCT]
4. Fumal I, Braham C, Paquet P, et al. The beneficial toxicity paradox of antimicrobials in leg ulcer healing impaired by a polymicrobial flora : a proof-of-concept study. Dermatology 2002 ; 204 (Suppl. 1) : 70-4. [RCT]
5. Robson MC, Mannari RJ, Smith PD, et al. Maintenance of wound bacterial balance. Am J Surg 1999 ; 178 : 399-402. [RCT]
6. Schraibman IG. The significance of beta-haemolytic streptococci in chronic leg ulcers. Ann R Coll Surg Engl 1990 ; 72 : 123-4. [CLIN S]
7. Halbert AB, Stacey MC, Rohr JB, et al. The effect of bacterial colonization on venous ulcer healing. Australas J Dermatol 1992 ; 33 : 75-80. [CLIN S]
8. White RJ, Cooper R, Kingsley A. Wound colonization and infection : the role of topical antimicrobials. Br J Nurs 2001 ; 10 : 563-78. [LIT REV]
9. Madsen SM, Westh H, Danielsen L, et al. Bacterial colonization and healing of venous leg ulcers. APMIS 1996 ; 104 : 815-99. [CLIN S]
10. Holloway GA, Johansen KH, Barnes RW, et al. Multicenter trial of cadexomer iodine to treat venous stasis ulcer. West J Med 1989 ; 151 : 35-8. [RCT]

▶ガイドライン#3.4：
静脈性潰瘍周囲の蜂巣織炎（皮膚および皮下組織の炎症と感染で，連鎖球菌やブドウ球菌を起因菌とすることが多い）は，グラム陽性菌に効果的な抗生剤の全身投与が推奨される（LevelⅡ）。
原理（原則）：浮腫液（血漿）は皮脂の脂肪酸を中和し，皮膚の正常な細菌バリア機構を失活させてしまう。このため，静脈性潰瘍の皮膚および皮下組織は，連鎖球菌やブドウ球菌に感染しやすくなる。

Evidence
1. Ricketts LR, Squire JR, Topley E, et al. Human skin lipids with particular reference to the self-sterilizing power of the skin. Clin Sci Mol Med 1951 ; 10 : 89-93. [EXP]
2. Baddour LM. Cellulitis syndromes : an update. Int J Antimicrob Agents 2000 ; 14 : 113-6. [LIT REV]
3. Chiller K, Selkin BA, Murakawa GJ. Skin microflora and bacterial infections of the skin. J Invest Dermatol Symp Proc 2001 ; 6 : 170-4. [LIT REV]
4. Guay DR. Treatment of bacterial skin and skin structure infections. Expert Opin Pharmacother 2003 ; 4 : 1259-75. [LIT REV]
5. Edlich RF, Winters KL, Britt LD, et al. Bacterial diseases of the skin. J Long Term Eff Med Implants 2005 ; 15 : 499-510. [LIT REV]
6. Dall L, Peterson S, Simmons T, et al. Rapid resolution of cellulites in patients managed with combination antibiotic and anti-inflammatory therapy. Cutis 2005 ; 75 : 177-80. [RCT]

▶ガイドライン#3.5：
外科的創閉鎖（皮膚移植，有茎皮弁，遊離皮弁な

ど）を行う前には組織の細菌レベルを最小限（細菌量 $1×10^5$ CFU/g 以下，β溶連菌感染が存在しない状況が望ましい）にすることが推奨される（LevelⅡ）。

原理（原則）： 組織1gにつき 10^5 個以上の病原体が存在する汚染された創は，創感染発生率が50〜100%（Tobin；1984）であるため，閉創すべきではない。

Evidence
1. Edlich RF, Rodeheaver GT, Thacker JG, et al. Management of soft tissue injury. Clin Plast Surg 1977；4：191-8. [LIT REV]
2. Liedberg NC, Reiss E, Artz CP. The effect of bacteria on the take of split thickness skin grafts in rabbits. Ann Surg 1955；142：92-6. [EXP]
3. Krizek TJ, Robson MC, Ko E. Bacterial growth and skin graft survival. Surg Forum 1968；18：518-9. [RCT]
4. Murphy RC, Robson MC, Heggers JP, et al. The effect of contamination on musculocutaneous and random flaps. J Surg Res 1986；41：75-80. [EXP]
5. Tobin GR. Closure of contaminated wounds: Biologic and technical considerations. Surg Clin North Am 1984；64：639-52. [LIT REV]
6. Browne AC, Vearncombe M, Sibbald RG. High bacterial load in asymptomatic diabetic patients with neurotrophic ulcers retards wound healing after application of Dermagraft. Ostomy/Wound Manage 2001；47：44-9. [RCT]

静脈性潰瘍治療における wound bed preparation のガイドライン

Wound bed preparation については，他の文献で言及されているためここでは省略する（感染コントロール，被覆材，組織工学／成長因子の詳細は感染コントロールガイドライン，被覆ガイドライン，補助薬剤（局所，装置，全身）ガイドラインにて言及されている）。

Wound bed preparation は，生体が本来もつ創傷治癒過程を促進し，外部からの治療が有効に作用するための創傷管理と定義される。Wound bed preparation の目的は，慢性創傷で停滞している創傷治癒機転を正常に稼働させ，急性創傷の状態に転換することである。Wound bed preparation の原理（原則）は下記文献に詳述されている。

- Schultz GS, Sibbald RG, Falanga V et al. Wound bed preparation：a systematic approach to wound management. Wound Rep Reg 2003；11：1s-23s.
- Sibbald RG, Williamson D, Orsted HL. Preparing the wound bed：debridement, bacterial balance, and moisture balance. Ostomy/Wound Manage 2000；46：14-35.

▶**ガイドライン#4.1：**
患者を全体的に診察することは組織損傷の原因を評価して治療するため重要である。着目する項目は，(A) 全身疾患や投薬内容，(B) 栄養状態，(C) 組織灌流や酸素化などである（LevelⅡ）。

原理（原則）：(A) 投薬歴などの病歴や身体所見は治癒遅延の全身的要因の究明と治療に役立つ。重篤な疾患や全身疾患，免疫抑制剤やステロイドなどの投薬治療は免疫機能，代謝，炎症，栄養状態，局所灌流に変化をもたらし，創傷治癒の妨げとなる。関節リウマチ，コントロール不良な血管炎，壊疽性膿皮症などの自己免疫疾患は治癒遅延があり，局所の創傷治療より先に全身ステロイド投与や免疫抑制剤の使用が必要となることがある。大手術を施行された患者は常習的喫煙者と同様，創傷治癒能力が衰えている。創傷の詳細な病歴に加えて，これらの情報は有用である。

Evidence
1. Lazarus GS, Cooper DM, Knighton DR, et al. Definitions and guidelines for assessment of wounds and evaluation of healing. Arch Dermatol 1994；130：489-93. [STAT]
2. William DT, Harding K. Healing responses of skin and muscle in critical illness. Crit Care Med 2003；31 (Suppl. 8)：547s-57s. [LIT REV]
3. Beer HD, Fassler R, Werner S. Glucocorticoid-regulated gene expression during cutaneous wound repair. Vitam Horm 2000；59：217-39. [EXP]
4. Vaseliso M, Guaitro E. A comparative study of some anti-inflammatory drugs in wound healing in the rat. Experientia 1973；29：1250-1. [EXP]
5. Jorgensen LN, Kallehave F, Karlsmark T, et al. Reduced collagen accumulation after major surgery. Br J Surg 1996；83：1591-4. [CLIN S]
6. Sorensen LT, Nielsen HB, Kharazini A, et al. Effect of smoking and abstention on oxidative burst and reactivity of neutrophils and monocytes. Surgery 2004；136：1047-53. [RCT]
7. Mustoe T. Understanding chronic wounds：a unifying hypothesis on their pathogenesis and implications for therapy. Am J Surg 2004；187 (5A)：65s-70s. [LIT REV]

原理（原則）：(B) 肉芽組織形成には蛋白を必要とし，十分な栄養摂取が不可欠である。静脈性潰瘍の患者は歩行可能であることが多く，長期入院が必要な患者のように栄養不良であることは少ないが，栄養不良がある場合は栄養補給が必要である。

Evidence
1. Bourdel-Marchasson I, Barateau M, Rondeau V, et al. A multicenter trial of the effects of oral nutritional supplementation in critically older inpatients. GAGE Group. Groupe Aquitain Gériatrique d'Evaluation. Nutrition 2000；16：1-5. [RCT]

2. Lansdown AB. Nutrition 2 : a vital consideration in the management of skin wounds. Br J Nurs 2004 ; 13 : 1199–210. [LIT REV]
3. Himes D. Protein-calorie malnutrition and involuntary weight loss : the role of aggressive nutritional intervention in wound healing. Ostomy/Wound Manage 1999 ; 45 : 46–51, 54–5. [LIT REV]

原理（原則）：（C）創傷治癒には十分な酸素供給が必要である。創への酸素運搬は，組織灌流が不十分だと障害される。脱水や寒冷，ストレス，疼痛などの交感神経を刺激する因子は，組織灌流量を低下させる。喫煙は末梢血管収縮によって，組織酸素量を減少させる。最適な組織灌流量のために，これらの要因を極力回避することが重要である。

Evidence
1. Chang N, Goodson WH, Gottrup F, et al. Direct measurement of wound and tissue oxygen tension in postoperative patients. Ann Surg 1983 ; 197 : 470–8. [CLIN S]
2. Knighton DR, Halliday B, Hunt TK. Oxygen as an antibiotic. a comparison of the effects of inspired oxygen concentration and antibiotic administration on in vivo bacterial clearance. Arch Surg 1986 ; 121 : 191–5. [EXP]
3. Hunt TK, Hopf HW. Wound healing and wound infection. What surgeons and anesthesiologists can do. Surg Clin North Am 1997 ; 77 : 587–606. [LIT REV]
4. Jonsson K, Jensen JA, Goodson WH, et al. Tissue oxygenation, anemia, and perfusion in relation to wound healing in surgical patients. Ann Surg 1991 ; 214 : 605–13. [RCT]
5. Jensen JA, Goodson WH, Hopf HW, et al. Cigarette smoking decreases tissue oxygen. Arch Surg 1991 ; 126 : 1131–4. [RCT]
6. Hopf H, Hunt TK, West JM, et al. Wound tissue oxygen tension predicts the risk of wound infection in surgical patients. Arch Surg 1997 ; 132 : 997–1004. [CLIN S]
7. Gottrup F. Oxygen in wound healing and infection. World J Surg 2004 ; 28 : 312–5. [LIT REV]
8. Hunt TK, Aslam RS. Oxygen 2002 : wounds. Undersea Hyperb Med 2004 ; 31 : 147–53. [LIT REV]

▶ガイドライン#4.2：
初回のデブリードマンでは，壊死組織，過剰な細菌負荷，不活化・老化細胞などの除去を目的とする。以後のデブリードマンは，創部を治癒に必要な状態に整えることを目的に行う。デブリードマンには外科的デブリードマンや，蛋白分解酵素を用いた化学的デブリードマン，生物的デブリードマンなどがあるが，その方法は実施者の判断で選択する。症例によっては複数のデブリードマンの併用が効果的である（Level I）。

原理（原則）：壊死組織，過剰な細菌負荷，老化細胞，不活化細胞の残骸は，創傷治癒を遅延させる。外科的デブリードマンが最も有効な場合が多いが，デブリードマンの方法は，創部の状態，実施者の能力や資格，患者の全身状態によって選択する。ただし，過度のデブリードマンを行うと，創傷治癒過程が炎症期に逆戻りして炎症性サイトカインの流入を招く可能性がある。

Evidence
1. Steed DL. Debridement. Am J Surg 2004 ; 187 (Suppl. 5A) : 71s–4s. [LIT REV]
2. Ayello EA, Cuddigan J. Debridement : controlling the necrotic/cellular burden. Adv Skin Wound Care 2004 ; 17 : 66–75. [LIT REV]
3. Sieggreen MY, Maklebust J. Debridement : Choices and challenges. Adv Wound Care 1997 ; 10 : 32–7. [LIT REV]
4. Bradley M, Cullum N, Sheldon T. The debridement of chronic wounds : a systematic review. Health Technol Assess 1999 ; 3 (17 Part 1) : 1–78. [STAT]
5. Sibbald RG, Williamson D, Orsted HL. Preparing the wound bed : debridement. bacterial balance, and moisture balance. Ostomy/Wound Manage 2000 ; 46 : 14–35. [LIT REV]
6. Mosher BA, Cuddigan J, Thomas DR, et al. Outcomes of 4 methods of debridement using a decision analysis methodology. Adv Wound Care 1999 ; 12 : 81–8. [TECH]
7. Saap LJ, Falanga V. Debridement performance index and its correlation with complete closure of diabetic foot ulcers. Wound Rep Reg 2002 ; 10 : 354–9. [RCT]
8. Davies CE, Turton G, Woolfrey G, et al. Exploring debridement options for chronic venous leg ulcers. Br J Nurs 2005 ; 14 : 393–7. [LIT REV]
9. Steed DL, Donohue D, Webster MW, et al. Effect of extensive debridement on the healing of diabetic foot ulcers. Diabetic Ulcer Study Group. J Am Coll Surg 1996 ; 183 : 61–4. [RCT]
10. Schmeller W, Gaber Y, Gehl HB. Shave therapy is a simple, effective treatment of persistent venous leg ulcers. J Am Acad Dermatol 1998 ; 39 : 232–8. [CLIN S]
11. Falanga V. Wound bed preparation and the role of enzymes : a case for multiple actions of the therapeutic agents. Wounds 2002 ; 14 : 47–57. [LIT REV]
12. Alvarez OM, Fernandez-Obregon A, Rogers RS, et al. A prospective, randomized, comparative study of collagenase and papain-urea for pressure ulcer debridement. Wounds 2002 ; 14 : 293–301. [RCT]
13. Rao DB, Sane PG, Georgiev EL. Collagenase in the treatment of dermal and decubitus ulcers. J Am Geriatr Soc 1975 ; 23 : 22–30. [RCT]
14. Westerhof W, Van Ginkel CJ, Cohen EB, et al. Prospective randomized study comparing the

debriding effect of krill enzymes and a non-enzymatic treatment in venous leg ulcers. Dermatologica 1990 ; 181 : 293-7. [RCT]
15. Mulder GD. Cost-effective managed care : gel versus wet-to-dry for debridement. Ostomy/Wound Manage 1995 ; 41 : 68-74. [RCT]
16. Capasso VA, Munroe BH. The cost and efficacy of two wound treatments. AORN J 2003 ; 77 : 995-7, 1000-4. [RETRO S]
17. Alvarez OM, Mertz PM, Eaglstein WH. The effect of occlusive dressings on collagen synthesis and reepithelialization in superficial wounds. J Surg Res 1983 ; 35 : 142-8. [EXP]
18. Limova M. Evaluation of two calcium alginate dressings in the management of venous ulcers. Ostomy/ Wound Manage 2003 ; 49 : 26-33. [RCT]
19. Koksal C, Bozkurt AK. Combination of hydrocolloid dressing and medical compression stockings versus Unna's boot for the treatment of venous leg ulcers. Swiss Med Wkly 2003 ; 133 : 364-8. [RCT]

▶ガイドライン#4.3：

創傷治療の開始時，およびドレッシング交換時に中性・非刺激性の液体を用いて創を洗浄する。創洗浄による化学的・機械的刺激は，最小限に抑えるべきである（Level Ⅲ）。

原理（原則）：創洗浄・浄化により創面に固着していない治癒阻害物質を除去する。滅菌生理食塩水や滅菌水の使用が推奨されるが，清潔な水道水であれば使用可能である。また実験データより，界面活性剤の有用性が示唆されている。間欠的に水圧をかけた洗浄と同様に非毒性の界面活性剤が有用であるとする実験データもある。

Evidence
1. Rodeheaver GT. Wound cleansing, wound irrigation, wound disinfection. In : Krasner D, Kane D, editors. Chronic Wound Care : A Clinical Source Book for Healthcare Professionals. Wayne, PA : Health Management Publications, Inc., 1997 : 97-108. [LIT REV]
2. Morris EJ, Dowlen S, Cullen B. Early clinical experience with topical collagen in vascular wound care. J Wound Ostomy Continence Nurs 1994 ; 21 : 247-50. [CLIN S]
3. Rodeheaver GT, Kurtz L, Kircher BJ, et al. Pluronic F-68 : a promising new skin wound cleanser. Ann Emerg Med 1980 ; 9 : 572-6. [EXP]
4. Hamer MI, Robson MC, Krizek TJ, et al. Quantitative bacterial analysis of comparative wound irrigations. Ann Surg 1975 ; 181 : 819-22. [EXP]

▶ガイドライン#4.4：

Wound bed preparation の効果を判定するために，潰瘍の既往，再発，創の状態（発生部位，大きさ，深さ，滲出液，周囲皮膚の状態，ステージ，疼痛）の経時的で一貫した記録が必要である。治療法が適切であるかどうかの判定のため創傷治癒率を評価する（Level Ⅰ）。

原理（原則）：潰瘍が予想外に改善しない場合は，現行の wound bed preparation を見直す必要があるため，潰瘍の経時的評価が必要である。経過の長い潰瘍ほど，治癒は困難となる。また潰瘍の再発があった場合，患者教育，予防法，長期維持療法を見直す必要がある。

Evidence
1. Lazarus GS, Cooper DM, Knighton DR, et al. Definitions and guidelines for assessment of wounds and evaluation of healing. Arch Dermatol 1994 ; 130 : 489-93. [STAT]
2. Saap LJ, Falanga V. Debridement performance index and its correlation with complete closure of diabetic foot ulcers. Wound Rep Reg 2002 ; 10 : 354-9. [RCT]
3. Krasner D. Wound healing scale, version 1.0 : a proposal. Adv Wound Care 1997 ; 10 : 82-5. [TECH]
4. Porter JM, Moneta GL, International Consensus Committee on Chronic Venous Disease. Reporting standards on venous disease : an update. J Vasc Dis 1995 ; 21 : 635-45. [STAT]
5. Beebe HG, Bergan JJ, Bergqvist D, et al. Classification and grading of chronic venous disease in the lower limbs : a consensus statement. Eur J Vasc Endovasc Surg 1996 ; 12 : 487-92. [STAT]
6. Ratliff CR, Rodeheaver GT. Use of the PUSH tool to measure venous ulcer healing. Ostomy/Wound Manage 2005 ; 51 : 58-63. [CLIN S]
7. Kantor J, Margolis DJ. A multicentre study of percentage change in venous leg ulcer area as a prognostic index of healing at 24 weeks. Br J Dermatol 2000 ; 142 : 960-4. [STAT]
8. van Rijswijk L, Multi-Center Leg Ulcer Study Group. Full-thickness leg ulcers : patient demographics and predictors of healing. J Fam Prac 1993 ; 36 : 625-32. [RCT]

静脈性潰瘍治療におけるドレッシングのガイドライン

静脈性潰瘍の局所治療には，極めて多くの選択肢が存在する。デブリードマンや抗菌療法といった wound bed preparation と，湿潤環境のコントロールを同時に達成するドレッシング材も多い。ガイドラインでは，ドレッシングの最適な使用法を提案する必要がある。ほとんどのドレッシングは，圧迫療法と組み

合わせて使用することが推奨される（圧迫療法ガイドライン参照）。

▶ガイドライン#5.1：
湿潤環境を保つドレッシングの使用が推奨される（LevelⅠ）。

原理（原則）：湿潤環境は自己融解デブリードマンによって創傷治癒促進を行うと同時に，細胞遊走とマトリックス形成を促進する。また，湿潤環境は疼痛緩和にも効果的である。ドライドレッシングは，健常皮膚以外には有害であり，創が乾燥してしまう。

Evidence
1. Winter GD, Scales JT. Effect of air drying and dressings on the surface of a wound. Nature 1963 ; 197 : 91-2. [EXP]
2. Breuing K, Eriksson E, Liu P, et al. Healing of partial thickness porcine skin wounds in a liquid environment. J Surg Res 1992 ; 52 : 50-8. [EXP]
3. Svensjo T, Pomahac B, Yao F, et al. Accelerated healing of full-thickness skin wounds in a wet environment. Plast Reconstr Surg 2000 ; 106 : 602-12. [EXP]
4. Vranckx JJ, Slama J, Preuss S, et al. Wet wound healing. Plast Reconstr Surg 2002 ; 110 : 1680-7. [CLIN S]
5. Margolis DJ, Cohen JH. Management of chronic venous ulcers : a literature-guided approach. Clin Dermatol 1994 ; 12 : 19-26. [LIT REV]
6. Stacey MC, Jopp-McKay AG, Rashid P, et al. The influence of dressings on venous ulcer healing—a randomized trial. Eur J Vasc Endovasc Surg 1997 ; 13 : 174-9. [RCT]
7. Briggs M, Nelson EA. Topical agents or dressings for pain in venous leg ulcers. The Cochrane Database of Systematic Reviews 2003 Issue 1. CD001177. The Cochrane Collaboration. John Wiley & Sons Ltd. [STAT]
8. Ovington LG. Hanging wet-to-dry dressings out to dry. Home Healthcare Nurse 2001 ; 19 : 477-84. [LIT REV]
9. Kerstein MD, Gemmen E, vanRijswijk L, et al. Cost and cost effectiveness of venous and pressure ulcer protocols of care. Dis Manage Health Outcomes 2001 ; 9 : 631-6. [STAT]
10. Friedman SJ, Su DS. Management of leg ulcers with hydrocolloid occlusive dressing. Arch Dermatol 1984 ; 120 : 1329-36. [RCT]

▶ガイドライン#5.2：
湿潤環境を維持するドレッシングを選択する場合，臨床的判断が要求される（LevelⅠ）。

原理（原則）：Wet-to-dryドレッシングでは，湿潤環境が持続しない。生理食塩水ガーゼは，他の湿潤療法と治癒速度の点では同等の効果をもつが，周囲皮膚の浸軟，実用性と費用効果において劣る。実際にガーゼで湿潤環境を維持するのは，非常に困難である。

Evidence
1. Bouza C, Munoz A, Amate JM. Efficacy of modern dressings in the treatment of leg ulcers : a systematic review. Wound Rep Reg 2005 ; 3 : 218-29. [LIT REV]
2. Geronemus RG, Robins P. The effect of two dressings on epidermal wound healing. J Derm Surg Oncol 1982 ; 8 : 850-2. [EXP]
3. Blair SD, Jarvis P, Salmon M, et al. Clinical trial of calcium alginate haemostatic swabs. Br J Surg 1990 ; 77 : 568-70. [RCT]
4. Arnold TE, Stanley JC, Fellows WP, et al. Prospective multicenter study managing lower-extremity venous ulcers. Ann Vasc Surg 1994 ; 8 : 356-62. [RCT]
5. Sayag J, Meaume S, Bohbot S. Healing properties of calcium alginate dressings. J Wound Care 1996 ; 5 : 357-62. [RCT]
6. Bradley M, Cullum N, Nelson EA, et al. Systematic reviews of wound care management. (2) Dressings and topical agents used in the healing of chronic wounds. Health Technol Assess 1999 ; 3 : 1-35. [STAT]
7. Charles H, Callicot C, Mathurin D, et al. Randomized comparative study of three primary dressings for the treatment of venous ulcers. Br J Commun Nurs 2002 ; 7 (Suppl 6) : 48-54. [RCT]
8. Ovington LG. Hanging wet-to-dry dressings out to dry. Home Healthcare Nurse 2001 ; 19 : 477-84. [LIT REV]

▶ガイドライン#5.3：
滲出液のコントロールと潰瘍辺縁の皮膚を保護するドレッシングの選択が推奨される（LevelⅠ）。

原理（原則）：創部辺縁の浸軟や滲出液との皮膚の接触は，傷の拡大や，創傷治癒遅延につながる。

Evidence
1. Bucalo B, Eaglstein WH, Falanga V. Inhibition of cell proliferation by chronic wound fluid. Wound Rep Reg 1993 ; 1 : 181-6. [EXP]
2. Trengove NJ, Stacey MC, Mac Auley S, et al. Analysis of the acute and chronic wound environments : the role of proteases and their inhibitors. Wound Rep Reg 1999 ; 7 : 442-52. [EXP]
3. Yager DR, Zhang LY, Liang HX, et al. Wound fluids from human pressure ulcers contain elevated matrix metalloproteinase levels and activity compared to surgical wound fluids. J Invest Derm 1996 ; 107 : 743-8. [EXP]
4. Tarlton JF, Bailey AJ, Crawford E, et al. Prognostic value of markers of collagen remodeling in venous ulcers. Wound Rep Reg 1999 ; 7 : 347-55. [EXP]
5. Sayag J, Meaume S, Bohbot S. Healing properties of calcium alginate dressings. J Wound Care 1996 ; 5 :

357–62. [RCT]
6. Limova M. Evaluation of two calcium alginate dressings in the management of venous ulcers. Ostomy/Wound Manage 2003 ; 49 : 26–33. [RCT]
7. Hansson C. The effects of cadexomer iodine paste in the treatment of venous leg ulcers compared with hydrocolloid dressing and paraffin gauze dressing. Int J Dermatol 1998 ; 37 : 390–6. [RCT]
8. Gallenkemper G, Rabe E, Bauer R. Contact sensitization in chronic venous insufficiency : modern wound dressings. Contact Dermatitis 1998 ; 38 : 274–8. [LIT REV]

▶ガイドライン#5.4：
創部に留まり，ずれ力や摩擦を軽減し，組織損傷を起こさないようなドレッシングの選択が推奨される（LevelⅡ）。

原理（原則）：創傷部位，創周囲皮膚の状態，患者の全身状態を考慮し，ドレッシングを選択すべきである。静脈性潰瘍への圧迫療法は，ドレッシングのずれを予防する一方で，ドレッシングによる創部の過度の圧迫や，周辺組織を損傷する可能性がある。静脈性潰瘍の場合は，特に局所療法に関連した接触性皮膚炎を起こしやすい。

Evidence
1. Sasseville D, Tennstedt D, Lachapelle JM. Allergic contact dermatitis from hydrocolloid dressings. Am J Contact Dermat 1997 ; 8 : 236–8. [CLIN S]
2. Dooms-Goosen A, Degreef H, Parijs M, et al. A retrospective study of Patch test results from 163 patients with stasis dermatitis or leg ulcers : I. Discussion of the Patch test results and the sensitization indices and determination of the relevancy of positive reactions. Dermatologica 1979 ; 159 : 93–100. [RETRO S]
3. Fraki JE, Peltonen L, Hopsu-Havu VK. Allergy to various components of topical preparations in stasis dermatitis and leg ulcer. Contact Dermatitis 1979 ; 5 : 97–100. [CLIN S]
4. Kulozik M, Powell SM, Cherry G, et al. Contact sensitivity in community-based leg ulcer patients. Clin Exp Dermatol 1988 ; 13 : 82–4. [CLIN S]
5. Hess CT. Identifying and managing venous dermatitis. Adv Skin Wound Care 2005 ; 18 : 242–3. [LIT REV]
6. Gallenkemper G, Rabe E, Bauer R. Contact sensitization in chronic venous Insufficiency : modern wound dressings. Contact Dermatitis 1998 ; 38 : 274–8. [LIT REV]

▶ガイドライン#5.5：
費用効果がよく，使いやすい被覆材が推奨される（LevelⅠ）。

原理（原則）：単位原価が安いため，生理食塩水ガーゼドレッシングは，最も費用効果にすぐれているとされることがある。しかし，ガイドライン#5.2に記載した点より，湿潤環境を持続させるのは非常に困難である。費用効果を決定するとき，ドレッシングの単位原価だけではなく，ドレッシングに要する時間，簡便性，治療効果を考慮することが重要である。

Evidence
1. Ohlsson P, Larsson K, Linkholm C, et al. A cost effectiveness study of leg ulcer treatment in primary care. Scand J Prim Health Care 1994 ; 12 : 295–9. [RCT]
2. Harding KG, Price P, Robinson B, et al. Cost and dressing evaluation of hydrofiber and alginate dressings in the management of community-based patients with chronic leg ulceration. Wounds 2001 ; 13 : 229–36. [RCT]
3. Schonfeld WH, Villa KF, Fastenau JM, et al. An economic assessment of APLIGRAF (Graftskin) for the treatment of hard-to-heal venous leg ulcers. Wound Rep Reg 2000 ; 8 : 251–7. [RCT]
4. Vanschendt W, Sibbald RG, Eager CA. Comparing a foam composite to a hydrocellular foam dressing in the management of venous leg ulcers : a controlled clinical study. Ostomy/Wound Manage 2004 ; 50 : 42–55. [RCT]
5. Ovington LG. Hanging wet-to-dry dressings out to dry. Home Healthcare Nurse 2001 ; 19 : 477–84. [LIT REV]
6. Kerstein MD, Gemmen E, vanRijswijk, et al. Cost and cost effectiveness of venous and pressure ulcer protocols of care. Dis Manage Health Outcomes 2001 ; 9 : 631–6. [STAT]

▶ガイドライン#5.6：
従来の治療法に反応しない場合は，個々の患者や潰瘍の状況に応じて補助療法を選択する（Adjuvant Agents [Topical, Device, Systemic] Guidelines 参照，LevelⅠ）。

原理（原則）：遺伝子組み換えの技術と生体工学に基づいた新しい治療は，従来の治療に反応しない難治性潰瘍を治癒させる可能性がある。これらの治療は非常に多様で，Adjuvant Agents Guidelinesにて詳述する。

Evidence
the Adjuvant Agents (Topical, Device, Systemic) Guidelines 参照

静脈性潰瘍治療における手術療法のガイドライン

湿潤創部ドレッシングと圧迫療法だけでは，すべて

の静脈性潰瘍を治癒させることはできない。これらの治療は，歩行時の静脈圧上昇の原因に完全に対処できるものではない。長年にわたって，多様な手術方法が静脈性潰瘍に試みられ，さまざまな効果をあげてきた。手術方法を比較した真の意味でのRCTはほとんどないが，cross-over試験を含むこれらのデータは，症例を選べば外科的治療が有効であることを示す（DePalma RG, Kowallek DL. Venous ulceration : a cross-over study from nonoperative to operative treatment. J Vasc Surg 1996 ; 24 : 788-92）。

▶ガイドライン#6.1：

根本的原因である静脈疾患を無視して，静脈性潰瘍に皮膚移植を施行しても，長期解決に結びつかず，下肢潰瘍が再発する傾向にある（Level I）。

原理（原則）：自家皮膚移植（パンチグラフト，分層植皮，メッシュ植皮，全層植皮）により静脈性潰瘍を閉創しても，短期間の閉創に終わる可能性がある。また自家皮膚移植には，潰瘍の根本原因である歩行時の静脈圧上昇（静脈高血圧）を改善させる効果はない。

Evidence

1. Jones JE, Nelson EA. Skin grafting for venous ulcers. The Cochrane Database of Systematic Reviews. Issue 1. The Cochrane Collaboration : John Wiley & Sons Ltd., 2005. [STAT]
2. Turczynski R, Tarpila E. Treatment of leg ulcers with split skin grafts : early and late results. Scand J Plast Reconstr Hand Surg 1999 ; 33 : 301-5. [CLIN S]
3. Poskitt KR, James AH, Lloyd-Davies ER, et al. Pinch skin grafting or porcine dermis in venous ulcers : a randomized trial. Br Med J (Clin Res Ed) 1987 ; 294 : 674-6. [RCT]
4. Kirsner RJ, Mata SM, Falanga V, et al. Split-thickness skin grafting of leg ulcers. Dermatol Surg 1995 ; 21 : 701-3. [CLIN S]

▶ガイドライン#6.2：

内視鏡的筋膜下穿通枝切離術（subfascial endoscopic perforator surgery : SEPS）は深部から表在静脈への逆流を予防する方法で，静脈性潰瘍の根本的な原因を改善するのが望ましい症例に適応となる。本法で最良の結果を得るには，肉眼的に見える穿通枝をすべて切断しなければならない。本法は，深部静脈の深い部分に逆流がある症例や，閉塞のある重症深部静脈の症例には効果的ではない。SEPSは皮膚移植や2層構造の人工皮膚と併用することもあり，合併症が少なく，潰瘍治癒と再発防止に関して，より煩雑な観血的手技に匹敵する（Level I）。

原理（原則）：全穿通枝を切断することで，歩行時の下肢静脈圧を低下させることができる。

Evidence

1. Pierik EG, vanUrk H, Hop WC, et al. Endoscopic versus open subfascial division of incompetent perforating veins in the treatment of venous leg ulceration : a randomized trial. J Vasc Surg 1997 ; 26 : 1049-54. [RCT]
2. Warburg FE, Danielsen L, Madsen SM, et al. Vein surgery with or without skin grafting versus conservative treatment for leg ulcers. A randomized prospective study. Acta Derm Venereol 1994 ; 74 : 307-9. [RCT]
3. Gloviczki P, Bergan JJ, Rhodes JM, et al. Mid-term results of endoscopic perforator vein interruption for chronic venous insufficiency : lessons learned from the North American subfascial endoscopic perforator surgery registry. The North American Study Group. J Vasc Surg 1999 ; 489-502. [STAT]
4. Sybrandy JE, vanGent WB, Pierik EG, et al. Endoscopic versus open subfascial division of incompetent perforating veins in the treatment of venous leg ulceration : long-term follow-up. J Vasc Surg 2001 ; 33 : 1028-32. [RCT]
5. Kalra M, Gloviczki P. Surgical treatment of venous ulcers : Role of subfascial endoscopic perforator vein ligation. Surg Clin North Am 2003 ; 83 : 671-705. [LIT REV]
6. Baron HC, Wayne MG, Santiago CA, et al. Endoscopic subfascial perforator vein surgery for patients with severe, chronic venous insufficiency. Vasc Endovasc Surg 2004 ; 38 : 439-42. [CLIN S]
7. Mendes RR, Marston WA, Farner MA, et al. Treatment of superficial and perforator venous incompetence without deep vein insufficiency : is routine perforator ligation necessary? J Vasc Surg 2003 ; 38 : 891-5. [CLIN S]

▶ガイドライン#6.3：

表在静脈アブレーション，静脈内レーザーアブレーション，弁形成術などの小範囲の手術は，特に圧迫療法と併用した場合，静脈性潰瘍の再発を減少させる（Level I）。

原理（原則）：多数の穿通静脈の深部結紮のような大きな手術でなくても，圧迫療法と併用することで，静脈高血圧を軽減することができる。

Evidence

1. Barwell JR, Davies CE, Deacon J, et al. Comparison of surgery and compression with compression alone in chronic venous ulceration (ESCHAR study) : randomized controlled trial. Lancet 2004 ; 363 : 1854-9. [RCT]
2. Gobel MS, Barwell JR, Earnshaw JJ, et al. Randomized clinical trial of compression plus surgery versus compression alone in chronic venous ulceration (ESCHAR study)—hemodynamic and anatomical

changes. Br J Surg 2005 ; 92 : 291–7. [RCT]
3. Zamboni P, Cisno C, Marchetti F, et al. Minimally invasive surgical management of primary venous ulcers vs. compression treatment : a randomized clinical trial. Eur J Vasc Endovasc Surg 2003 ; 25 : 313–8. [RCT]
4. Masuda EM, Kistner RL. Long-term results of venous valve reconstruction : a four-to-twenty-one year follow-up. J Vasc Surg 1994 ; 19 : 391–403. [STAT]
5. Perrin M, Hiltbrand B, Bayon JM. Results of valvuloplasty in patients presenting deep vein insufficiency and recurring ulceration. Ann Vasc Surg 1999 ; 13 : 524–32. [CLIN S]

▶ガイドライン#6.4：

　重篤な脂肪皮膚硬化症のある治療抵抗性の静脈性潰瘍には，微小血管吻合を用いた遊離皮弁移植が有用である。この方法では病変組織の広範囲切除が可能で，移植組織より健常な静脈弁を提供できる（LevelⅡ）。

原理（原則）：病変がない部位の複合組織を移植すれば，健常な微小血管をもつ大きな組織で病巣部を閉創することができる。

Evidence
1. Dunn RM, Fudam GM, Walton RL, et al. Free flap valvular transplantation for refractory venous ulceration. J Vasc Surg 1994 ; 19 : 525–31. [CLIN S]
2. Kumins NH, Weinzweig N, Schuler JJ. Free tissue transfer provides durable treatment for large nonhealing venous ulcers. J Vasc Surg 2000 ; 32 : 848–54. [CLIN S]
3. Aharinejad S, Dunn RM, Nourani F, et al. Morphological and clinical aspects of scapular fasciocutaneous free flap transfer for treatment of venous insufficiency in the lower extremity. Clin Anat 1998 ; 11 : 38–46. [PATH S]
4. Weinzweig N, Schuler J. Free tissue transfer in treatment of the recalcitrant chronic venous ulcer. Ann Plast Surg 1997 ; 38 : 611–9. [CLIN S]
5. Isenberg JS. Additional follow-up with microvascular transfer in the treatment of chronic venous stasis ulcers. J Reconstr Microsurg 2001 ; 17 : 603–5. [RETRO S]

静脈性潰瘍治療における補助療法使用のガイドライン

　静脈性潰瘍における湿潤ドレッシングと圧迫療法の補助療法として，多くの治療法が提案されている。これらの補助療法は，潰瘍に適応される局所のものと，潰瘍治癒を促進する装置，全身性薬剤に分類される。いくつかの方法は，その効果に関してガイドラインで推奨するのに十分なエビデンスが存在する。

【局所用剤】

▶ガイドライン#7a.1：

　サイトカイン成長因子は静脈性潰瘍治療において，推奨するに足る十分な結果は示されていないものの，個々の報告でその潜在効果が示唆されている（LevelⅠ）。

原理（原則）：サイトカイン成長因子は，創傷治癒の伝達物質である。慢性創傷では成長因子の不足や障害があり，理論上，静脈性潰瘍の治療に有効であると考えられる。また，小規模の研究では，その有効性が報告されている。

Evidence
1. Stacey MC, Mata SD, Trengove NJ, et al. Randomized double-blind placebo-controlled trial of topical autologous platelet lysate in venous ulcer healing. Eur J Vasc Endovasc Surg 2000 ; 20 : 296–301. [RCT]
2. Coerper S, Koveker G, Flesch I, et al. Ulcus cruris venosum : surgical debridement, antibiotic therapy, and stimulation with thrombocytic growth factors. Langenbacks Arch Chir 1995 ; 380 : 102–7. [CLIN S]
3. Reutter H, Bort S, Jung MF, et al. Questionable effectiveness of autologous platelet growth factors (PDWHF) in the treatment of venous ulcers of the leg. Hartarzt 1999 ; 50 : 859–65. [RCT]
4. DaCosta RM, Ribeiro J, Aniceto C, et al. Randomized, double-blind, placebo-controlled, dose-ranging study of granulocyte-macrophage colony-stimulating factor in patients with chronic venous ulcers. Wound Rep Reg 1999 ; 7 : 17–25. [RCT]
5. Jashke E, Zabernigg A, Gattringer C. Recombinant human granulocyte-macrophage colony-stimulating factor applied locally in low doses enhances healing and prevents recurrence of chronic venous ulcers. Int J Dermatol 1999 ; 38 : 380–6. [CLIN S]
6. Falanga V, Eaglstein WH, Bucalo B, et al. Topical use of human recombinant epidermal growth factor (h-EGF) in venous ulcers. J Dermatol Surg Oncol 1992 ; 18 : 604–6. [RCT]
7. Robson MC, Phillips LG, Cooper DM, et al. The safety and effect of transforming growth factor-B2 for treatment of venous stasis ulcers. Wound Rep Reg 1995 ; 3 : 157–67. [RCT]
8. Robson MC, Phillips TJ, Falanga V, et al. Randomized trial of topically applied repifermin (recombinant keratinocyte growth factor-2) to accelerate healing in venous ulcers. Wound Rep Reg 2001 ; 9 : 347–52. [RCT]
9. Robson MC, Hanfnt J, Garner W, et al. Healing of chronic venous ulcers is not enhanced by the addition of topical repifermin (KGF-2) to standardized care. J Appl Res 2004 ; 4 : 302–11. [RCT]
10. Pierce GF, Tarpley JE, Tseng J, et al. Detection of increased levels of PDGF–AArh in healing wounds treated with recombinant PDGF–BB, and absence of PDGF in chronic nonhealing wounds. JCI 1995 ;

96:1336–50. [RCT]
11. Cooper DM, Yu EZ, Hennessey P, et al. Determination of endogenous cytokines in chronic wounds. Ann Surg 1994 ; 219 : 688–92. [EXP]
12. Falanga V, Eaglstein WH. The "trap" hypothesis of venous stasis ulcers. Lancet 1993 ; 341 : 1006–8. [EXP]

▶ガイドライン#7a.2：

酸素由来フリーラジカルスカベンジャーの局所使用は，局所フィブリン溶解剤として静脈性潰瘍に効果があるとの報告がある。これらの報告は推奨するのに十分なデータではない（Level I）。

原理（原則）：虚血再灌流障害を改善する酸素由来フリーラジカルスカベンジャーは，静脈性潰瘍の原因を改善する可能性が示唆されている。フィブリン沈着もまた静脈性潰瘍の重要な発病因子である。このためフィブリン沈着を抑制・消失させる薬剤は，理論上有効な治療となり得る。

Evidence

1. Salim AS. Role of sulhydryl-containing agents in the management of venous (varicose) ulceration. A new approach. Clin Exp Dermatol 1992 ; 17 : 427–32. [RCT]
2. Salim AS. The role of oxygen-derived free radicals in the management of venous (varicose) ulceration : a new approach. World J Surg 1991 ; 15 : 264–9. [RCT]
3. Falanga V, Carson P, Greenberg A, et al. Topically applied recombinant tissue plasminogen activator for the treatment of venous ulcers. Preliminary report. Dermatol Surg 1996 ; 22 : 643–4. [RCT]

【装　置】

▶ガイドライン#7b.1：

弾性包帯と2層性人工皮膚（生物学的活性ドレッシング）の併用は，圧迫と単純なドレッシングの併用と比較して，より静脈性潰瘍治癒を促進する（Level I）。

原理（原則）：一時的に創閉鎖を行い，静脈性潰瘍治癒を誘導因子（成長因子など）として供給する多様な皮膚代用品や生物学的活性ドレッシングが開発されている。

Evidence

1. Jones JE, Nelson EA. Skin grafting for venous ulcers. The Cochrane Database of Systematic Reviews Issue 1. The Cochrane Collaboration : John Wiley & Sons Ltd., 2005. [STAT]
2. Falanga V, Margolis D, Alvarez O, et al. Rapid healing of venous ulcers and lack of clinical rejection with an allogeneic cultured human skin equivalent. Human Skin Equivalent Investigators Group. Arch Dermatol 1998 ; 134 : 293–300. [RCT]
3. Atillasoy E. The safety and efficacy of Graftskin (Apligraf) in the treatment of venous leg ulcers : a multicenter, randomized, controlled clinical trial. Wounds 2000 ; 12 (Suppl. A) : 20A–6A. [RCT]
4. Omar AA, Mavor AI, Jones AM, et al. Treatment of venous ulcers with Dermagraft. Eur J Vasc Endovasc Surg 2004 ; 27 : 666–72. [RCT]
5. Brem H, Balledux J, Sukkarieh T, et al. Healing of venous ulcers of long duration with a bilayered living skin substitute : results from a general surgery and dermatology department. Dermatol Surg 2001 ; 27 : 915–9. [CLIN S]
6. Snyder RJ, Simonson DA. Cadaveric allograft as adjunct therapy for nonhealing ulcers. J Foot Ankle Surg 1999 ; 38 : 93–101. [RETRO S]

▶ガイドライン#7b.2：

培養表皮自家移植や同種異系移植による静脈性潰瘍の治癒促進効果は期待できない（Level I）。

原理（原則）：培養表皮自家移植は熱傷治療には有効であるが，静脈性足潰瘍に使用するには，耐久性が十分ではないようである。

Evidence

1. Teepe RG, Roseeuw DI, Hermans J, et al. Randomized trial comparing cryopreserved cultured epidermal allografts with hydrocolloid dressings in healing chronic venous ulcers. J Am Acad Dermatol 1993 ; 29 : 982–8. [RCT]
2. Lindgren C, Marcusson JA, Toftgard R. Treatment of venous leg ulcers with cryopreserved cultured allogeneic keratinocytes : a prospective open controlled study. Br J Dermatol 1998 ; 139 : 271–5. [RCT]
3. Limova M, Mauro T. Treatment of leg ulcers with cultured epithelial autografts. Clinical study and case reports. Ostomy/Wound Manage 1995 ; 41 : 48–60. [CLIN S]
4. Leigh IM, Purkis PE, Navsaria HA, et al. Treatment of chronic venous ulcers with sheets of cultured allogeneic keratinocytes. Br J Dermatol 1987 ; 117 : 591–7. [CLIN S]

▶ガイドライン#7b.3：

電気刺激は，静脈性潰瘍のサイズ縮小に有効な場合がある（Level I）。

原理（原則）：電気刺激の多様な方法は，多くの設定でその有用性が報告されている。高電圧と低電圧とパルスではどれがよいのか，直流と交流のどちらがより優れているのかを決定する十分なデータは存在しない。

Evidence

1. Franek A, Polak A, Kucharzewski M. Modern

application of high voltage stimulation for enhanced healing of venous crural ulceration. Med Eng Phys 2000 ; 22 : 647–55. [RCT]
2. Houghton PE, Kincaid CB, Lovell M, et al. Effect of electrical stimulation on chronic leg ulcer size and appearance. Phys Ther 2003 ; 83 : 17–28. [RCT]
3. Stiller MJ, Pak GH, Shupack JL, et al. A portable pulsed electromagnetic field (PEMF) device to enhance healing of recalcitrant venous ulcers : a double-blind placebo-controlled trial. Br J Dermatol 1992 ; 127 : 147–54. [RCT]

▶ガイドライン#7b.4：
　局所陰圧療法は，植皮やflapの術前の創面の肉芽形成を促進させ，また術後の植皮のずれを防止し，滲出液を取り除くため，有用な場合がある。しかし，静脈性潰瘍での使用の報告は少ない（LevelⅡ）。

原理（原則）：局所陰圧療法は，陰圧をかけることで，滲出液の除去，肉芽形成促進，創縮小，植皮生着促進の効果をもつ。

Evidence
1. Moisidis E, Heath T, Boorer, et al. A prospective, blinded, randomized, controlled clinical trial of topical negative pressure use in skin grafting. Plast Reconstr Surg 2004 ; 114 : 917–22. [RCT]
2. Carson SN, Overall K, Lee-Jahshan S, et al. Vacuum-assisted closure used for healing chronic wounds and skin grafts in the lower extremities. Ostomy Wound Manage 2004 ; 50 : 52–8. [RETRO S]
3. Morykwas MJ, Argenta LC, Shelton-Brown EI, et al. Vacuum-assisted closure : a new method for wound control and treatment : animal studies and basic foundation. Ann Plast Surg 1997 ; 38 : 553–62. [EXP]
4. Joseph E, Hamori CA, Bergman S, et al. A prospective randomized trial of vacuum-assisted closure versus standard therapy of chronic nonhealing wounds. Wounds 2000 ; 12 : 60–7. [RCT]

▶ガイドライン#7b.5：
　レーザー療法，光線療法，超音波療法は，静脈性潰瘍の改善効果はない（LevelⅠ）。

原理（原則）：理論上および臨床前試験では，レーザー療法，光線療法，超音波療法は，静脈性潰瘍の治療に有用であると考えられたが，臨床上その有用性は確認されなかった。

Evidence
1. Flemming KA, Cullum NA, Nelson EA. A systematic review of laser therapy for venous leg ulcers. J Wound Care 1999 ; 8 : 111–4. [STAT]
2. Lagan KM, McKenna T, Witherow A, et al. Low-intensity laser therapy/combined phototherapy in the management of chronic venous ulceration : a placebo-controlled study. J Clin Laser Med Surg 2002 ; 20 : 109–16. [RCT]
3. Kopera D, Kokol R, Berger C, et al. Does the use of low-level laser influence wound healing in chronic venous leg ulcers? J Wound Care 2005 ; 14 : 391–4. [RCT]
4. Johannsen G, Gam AN, Karlsmark T. Ultrasound therapy in chronic leg ulceration : a meta-analysis. Wound Rep Reg 1998 ; 6 : 121–6. [STAT]
5. Cullum N, Nelson EA, Flemming K, et al. Systematic reviews of wound care management : (5) beds ; (6) compression ; (7) laser therapy, therapeutic ultrasound, electrotherapy and electromagnetic therapy. Health Technol Assess 2001 ; 5 : 1–221. [STAT]

▶ガイドライン#7b.6：
　硬化療法は圧迫療法の補助療法として，静脈性潰瘍治療に有用である可能性がある（LevelⅢ）。

原理（原則）：表在静脈の硬化療法は，外科的表在静脈アブレーションと同様，圧迫療法との併用により，潰瘍治癒を促進する可能性がある。

Evidence
1. Queral LA, Criado FJ, Lilly MP, et al. The role of sclerotherapy as an adjunct to Unna's boot for treating venous ulcers : a prospective study. J Vasc Surg 1990 ; 11 : 572–5 [RCT].

【全身性薬剤】
▶ガイドライン#7c.1：
　圧迫療法とペントキシフィリンの併用は，静脈性潰瘍の治癒促進効果をもつ（LevelⅠ）。

原理（原則）：下肢微小循環の改善は，理論上，静脈性潰瘍の治癒過程を促進する。

Evidence
1. Jull A, Waters J, Arroll B. Pentoxifylline for treating venous leg ulcers. The Cochrane Database of Systematic Reviews. Issue 1. The Cochrane Collaboration : John Wiley & Sons Ltd., 2002. [STAT]
2. Falanga V, Fujitani RM, Diaz C, et al. Systemic treatment of venous leg ulcers with high doses of pentoxifylline : efficacy in a randomized, placebo-controlled trial. Wound Rep Reg 1999 ; 7 : 208–13. [RCT]
3. DeSanctis MT, Belcaro G, Cesarone MR, et al. Treatment of venous ulcers with pentoxifylline : a 12-month, double-blind, placebo controlled trial. Microcirculation and healing. Angiology 2002 ; 53 (Suppl. 1) : s49–51. [RCT]
4. Belcaro G, Cesarone MR, Nicolaides AN, et al. Treatment of venous ulcers with pentoxifylline : a 6-month randomized, double-blind, placebo controlled trial. Angiology 2002 ; 53 (Suppl. 1) : s45–7. [RCT]
5. Colgan MP, Dormandy JA, Jones PW, et al.

Oxpentifylline treatment of venous ulcers of the leg. Br Med J 300 ; 972–5. [RCT]
6. Barbarino C. Pentoxifylline in the treatment of venous leg ulcers. Curr Med Res Opin 1992 ; 12 : 547–51. [RCT]
7. Dale JJ, Ruckley CV, Harper DR, et al. Randomized, double-blind placebo controlled trial of pentoxifylline in the treatment of venous leg ulcers. Br Med J 1999 ; 319 : 875–8. [RCT]

▶ガイドライン #7c.2：
エイコサノイド（プロスタグランジン）やプロスタグランジン拮抗物質の静脈性潰瘍治療における役割は，推奨に値する十分なデータに欠ける（Level II）。
原理（原則）：PGEやPGIのようなエイコサノイドは，血管拡張作用および抗血小板作用を有し，理論上，静脈不全を改善し，潰瘍を最小化させ得る。

Evidence
1. Rudofsky G. Intravenous prostaglandin E1 in the treatment of venous ulcers : a double-blind, placebo-controlled trial. Vasa Suppl 1989 ; 281 : 39–43. [RCT]
2. Beitner H, Hammar H, Olsson AG, et al. Prostaglandin E1 treatment of leg ulcers caused by venous or arterial incompetence. Acta Derm Venereol 1980 ; 60 : 425–30. [RCT]
3. Ibbotson SH, Layton AM, Davies JA, et al. The effect of aspirin on haemostatic activity in the treatment of chronic venous leg ulceration. Br J Dermatol 1995 ; 132 : 422–6. [RCT]

▶ガイドライン #7c.3：
微粉状精製フラボノイド成分（micronized purified flavonoid fraction：MPFF）の経口投与は，下肢潰瘍の治療において，圧迫療法の補助療法として有効な場合がある（Level I）。
原理（原則）：プロスタグランジンや活性酸素の合成を阻害する薬剤は，微小血管の透過性亢進や白血球の取り込み・活性化を抑制する作用をもち，静脈性潰瘍治癒を理論上，促進する。

Evidence
1. Coleridge-Smith P, Lok C, Ramelet AA. Venous leg ulcer : a meta-analysis of adjunctive therapy with micronized purified flavonoid fraction. Eur J Vasc Endovasc Surg 2005 ; 30 : 198–208. [STAT]
2. Gilhou JJ, Ferrier F, Debure C, et al. Benefit of a 2-month treatment with a micronized, purified flavonoidic fraction on venous ulcer healing. A randomized, double-blind, controlled versus placebo trial. Int J Microcirc Clin Exp 1997 ; 17 (Suppl. 1) : 21–6. [RCT]
3. Glinski W, Chodynicka B, Roszkiewicz J. The beneficial augmentative effect of micronized purified flavonoid fraction on the healing of leg ulcers. An open

multicenter, controlled randomized study. Phlebology 1994 ; 14 : 151–7. [RCT]
4. Bergan JJ, Schmid-Schonbein GW, Takase S. Therapeutic approach to chronic venous insufficiency and its complications : place of Daflon 500 mg. Angiology 2001 ; 52 (Suppl. 1) : s43–7. [LIT REV]
5. Ramelet AA. Clinical benefits of Daflon 500 mg in the most severe stages of chronic venous insufficiency. Angiology 2001 ; 52 (Suppl. 1) : s49–56. [LIT REV]
6. Wright DD, Franks PJ, Blair SD, et al. Oxerutins in the prevention of recurrence in chronic venous ulceration : randomized clinical trial. Br J Surg 1991 ; 78 : 1269–70. [RCT]

▶ガイドライン #7c.4：
フィブリン溶解増強作用をもつスタノゾロールなどの同化ステロイドと圧迫療法の併用は，静脈性潰瘍に関連した脂肪皮膚硬化症に有効な場合がある。ただし，副作用に注意しなければならない（Level II）。
原理（原則）：脈管外フィブリンを減少させるフィブリン溶解剤は，脂肪皮膚硬化症の症例で硬化と炎症を軽減させる可能性がある。

Evidence
1. Burnand K, Clemenson G, Morland M, et al. Venous lipodermatosclerosis : treatment by fibrinolytic enhancement and elastic compression. Br Med J 1980 ; 280 : 7–11. [RCT]
2. Layer GT, Stacey MC. Stanozolol and treatment of venous ulceration : interim report. Phlebology 1986 ; 1 : 197–203. [RCT]
3. Kirsner RS, Pardes JB, Eaglstein WH, et al. The clinical spectrum of lipodermatosclerosis. J Am Acad Dermatol 1993 ; 28 : 623–7. [LIT REV]
4. Hefman T, Falanga V. Stanolozol as a novel therapeutic agent in dermatology. J Am Acad Dermatol 1995 ; 33 : 254–8. [LIT REV]
5. Segal S, Cooper J, Bolognia J. Treatment of lipodermatosclerosis with oxandrolone in a patient with stanolozol- induced hepatotoxicity. J Am Acad Dermatol 2000 ; 13 : 588–9. [RETRO S]

▶ガイドライン #7c.5：
亜鉛補助食品は，静脈性下肢潰瘍の治療には無効である（Level I）。
原理（原則）：亜鉛欠乏のない症例で，亜鉛投与は静脈性潰瘍のような慢性創傷を改善しない。

Evidence
1. Wilkinson EA, Hawke Cl. Oral zinc for arterial and venous leg ulcers. The Cochrane Database of Systematic Reviews Issue 2. The Cochrane Collaboration : John Wiley & Sons Ltd., 2000. [STAT]
2. Phillips A, Davidson M, Greaves MW. Venous leg ulceration : Evaluation of zinc treatment, serum zinc

and rate of healing. Clin Exp Dermatol 1977 ; 2 : 395–9. [RCT]
3. Myers MB, Cherry G. Zinc and healing of chronic leg ulcers. Am J Surg 1970 ; 120 : 77–81. [RCT]
4. Greaves MW, Ive PA. Double-blind trial of zinc sulphate in the treatment of chronic venous ulceration. Br J Dermatol 1972 ; 87 : 632–4. [RCT]

静脈性潰瘍治療における長期維持療法のガイドライン

　下肢静脈性潰瘍は慢性的で，長期的な疾患である。再発率は70％にのぼる。このため，長期維持療法は不可欠である。

▶ガイドライン#8.1：
　静脈性潰瘍の患者は治癒後も，常時，永続的に弾性ストッキングを着用すべきである（Level I）。

原理（原則）：多くの症例で，治療後も根本的な原因である歩行時の静脈圧上昇（静脈高血圧）は残存するため，長期にわたる圧迫が不可欠である。

Evidence
1. Nelson EA, Bell-Syer SE, Cullum NA. The Cochrane Database of Systematic Reviews, Issue 4. The Cochrane Collaboration : John Wiley & Sons Ltd., 2000. [STAT]
2. Samson RH, Showalter DP. Stockings and the prevention of recurrent venous ulcers. Dermatol Surg 1996 ; 22 : 373–6. [RCT]
3. Franks PJ, Oldroyd MI, Dickson D, et al. Risk factors for leg ulcer recurrence : a randomized trial of two types of compression stocking. Age Aging 1995 ; 24 : 490–4. [RCT]
4. Mayberry JC, Moneta GL, Taylor LM, et al. Fifteen-year results of ambulatory compression therapy for chronic venous ulcers. Surgery 1991 ; 109 : 575–81. [CLIN S]
5. Kurz X, Kahn SR, Abenhaim L, et al. Chronic venous disorders of the leg : epidemiology, outcomes, diagnosis, and management. Summary of an evidence-based report of the VEINES task force venous insufficiency, epidemiologic, and economic studies. Int Angiology 1999 ; 18 : 83–102. [STAT]

▶ガイドライン#8.2：
　下腿筋肉ポンプ機能を増強させる運動は，長期維持と静脈性潰瘍防止に役立つことが証明されている（Level III）。

原理（原則）：下腿筋のポンプ機能は，運動によって改善する。

Evidence
1. Padberg FT, Johnston MV, Sisto SA. Structured exercise improves calf muscle pump function in chronic venous insufficiency : a randomized trial. J Vasc Surg 2004 ; 39 : 79–87. [RCT]
2. Yang D, Vandongen YK, Stacey MC. Effect of exercise on calf muscle pump function in patients with chronic venous disease. Br J Surg 1999 ; 86 : 338–44. [CLIN S]

　　　　　　（翻訳：埼玉医科大学形成外科　佐野仁美）

糖尿病性潰瘍治療のガイドライン

Guidelines for the treatment of diabetic ulcers

Wound Rep Reg 2006 ; 14 : 680-92

David L. Steed, MD[1,2] ; Christopher Attinger, MD[3] ; Theodore Colaizzi, CPed, COF[4] ; Mary Crossland, RN[5] ; Michael Franz, MD[6] ; Lawrence Harkless, DPM[7] ; Andrew Johnson, BS[8] ; HansMoosa, MD[9] ; Martin Robson, MD[10] ; Thomas Serena, MD[11] ; Peter Sheehan, MD[12] ; Aristidis Veves, MD[13] ; LaurelWiersma-Bryant, RN, BC, ANP[14]

1. Chaired this panel, 2. University of Pittsburgh/UPMC, Pittsburgh, PA, 3. Georgetown University Hospital, Washington, DC, 4. Colaizzi Pedorthic Center, Pittsburgh, PA, 5. HCA Richmond Retreat Hospital, Richmond, VA, 6. University of Michigan Hospital, Ann Arbor, MI, 7. University of Texas Health Science Center, San Antonio, TX, 8. Covance, Princeton, NJ, 9. St Joseph's Hospital, Belleville, IL, 10. University of South Florida, Tampa, FL, 11. Penn North Centers for Advanced Wound Care, Warren, PA, 12. Cabrini Medical Center, NY, NY, 13. Beth Israel Deaconess Medical Center, Boston, MA, and, 14. Barnes-Jewish Hospital at Washington University Medical Center, St Louis, MO

糖尿病性足潰瘍は保険上重要な問題を抱えている。足潰瘍の合併症は糖尿病患者の入院、足切断などの原因となる。Wound Healing Societyからのリクエストに応え、大学や個人病院からの医療者、看護師、足病医、義肢装具士、企業の代表らによる委員会が構成され、糖尿病性足潰瘍の治療ガイドライン作成に取り組んだ。

方 法

Wound Healing Societyからのリクエストで招集された静脈性潰瘍の委員会で使用された方法に基づいてガイドラインが作成され、このガイドラインは2003年10月3日にNIHのカンファレンスで提案された。ガイドライン作成にあたって、過去のガイドライン、メタアナリシス、PubMed、MEDLINE、EMBASE、系統的レビューのCochraneデータベース、最近の糖尿病性潰瘍に関するレビュー、および一般的な慢性潰瘍治療のメディケア/CMSコンセンサスをすべてエビデンスとして吟味した。構成としてまずガイドラインを述べ、次にその基礎となる原理（原則）を記載した。そしてエビデンスとなる文献をリストアップした。文献には論文の種類を表すコードを付けた。コードの略語は以下の通りである。

STAT	Statistical analysis, meta analysis, consensus statement by a commissioned panel of experts
RCT	Randomized clinical trial
LIT REV	Literature review
CLIN S	Clinical case series
RETRO S	Retrospective series review
EXP	Experimental laboratory or animal study
TECH	Technique or methodology description
PATH S	Pathological series review

今までエビデンスに基づいたガイドラインのほとんどは、ヒトを対象とした臨床研究の文献のみを参考にしており、基礎研究や動物実験は参考にされなかった。今回のガイドラインでは、作用機序を証明するような動物実験、特に臨床症例集積においてその効果が裏付けられた基礎実験も参照しており、その点で今までのガイドラインと大きく異なる。このようなバリエーションをもたせたため、このガイドラインではこれまでのガイドラインとは異なるLevelの基準を用い、下記のLevel I～IIIに分類した。

- Level I：複数のRCTのメタ解析、または2つ以上のRCT、または2つ以上の臨床症例集積に裏付けられた複数の基礎実験あるいは動物実験。
- Level II：レベルIに達しないもので、1つ以上のRCTと2つ以上の臨床症例集積、または有効性を支持する文献レビューを伴ったエキスパートオピニオンの論文、またはかなりの説得力があるがいまだヒトを対象とした十分な経験には裏付けられていない実験的なエビデンス。
- Level III：メタ解析、RCT、複数の臨床症例集積などの十分なデータは存在しないが、原理の証明を示唆するデータ。

結 果

ガイドラインは下肢糖尿病性潰瘍治療に必要な8つのカテゴリーより構成されている。カテゴリーは以下のごとくである。

- 診断
- 免荷
- 感染コントロール
- wound bed preparation
- ドレッシング

- 外科的処置
- 補助療法（外用剤，機器，全身管理）
- 再発予防

　各ガイドラインは委員間のDelphi法によるコンセンサスを経ている。ガイドラインのすべての分野において論評するための十分な専門的知識を，すべての委員がもっているわけではなかった。しかし，各ガイドラインは少なくとも10人の委員によって注意深く吟味された。

下肢糖尿病性潰瘍の診断

　下肢潰瘍は神経障害，虚血，静脈圧亢進，圧力などさまざまな原因で発症する。糖尿病患者では神経原性，変形，末梢動脈疾患，もしくは神経原性と虚血性の両方によって創傷が形成される。米国では2,000万人の糖尿病患者が存在し，そのうち10～15%が潰瘍形成のリスクをもつ。的確な治療を供給するために，その病因を確立させることは緊急の課題である。

▶ガイドライン#1.1：

　糖尿病患者では，足底動脈の触知とABI>0.9を確かめることによって動脈疾患を除外する。ABI>1.3は動脈が硬化して圧縮されない可能性を示している。高齢患者またはABI>1.2の患者において，正常なドップラー波，TBI>0.7，TcPO$_2$>40mmHgは十分な動脈血流を示唆する。カラードップラー超音波により解剖学的，生理的な動脈硬化性病変を捉えることができる（LevelⅠ）。

原理（原則）：糖尿病性潰瘍は虚血や神経障害で発症する。病歴や身体所見は糖尿病性潰瘍の原因が虚血であるという示唆にはなり得るが，確定診断をする必要がある。虚血が存在すれば虚血に対する治療が要求される。

Evidence

1. Sahli D, Eliasson B, Svensson M, et al. Assessment of toe blood pressure is an effective screening method to identify diabetes patients with lower extremity arterial disease. Angiology 2004 ; 55 : 641–51. [CLIN S]
2. Teodorescu V, Chen C, Morrissey N, et al. Detailed protocol of ischemia and the use of noninvasive vascular laboratory testing in diabetic foot ulcers. Am J Surg 2004 ; 187 (5A) : 75S–80S. [LIT REV]
3. Hirsch A, Criqui M, Treat-Jacobson D, et al. Peripheral arterial disease detection, awareness, and treatment in primary care. JAMA 2001 ; 286 : 1317–24. [CLIN S]
4. Ascher E, Hingorani A, Markevich N, et al. Role of duplex arteriography as the sole preoperative imaging modality prior to lower extremity revascularization surgery in diabetic and renal patients. Ann Vasc Surg 2004 ; 18 : 433–9. [CLIN S]
5. Hirsch AT, Haskal ZJ, Hertzer NR, et al. ACC/AHA guidelines for the management of patients with peripheral arterial disease (lower extremity, renal, mesenteric, and abdominal aortic) : a collaborative report from the American Association for Vascular Surgery/Society for Vascular Surgery, Society for Cardiovascular Angiography and Interventions, Society of Interventional Radiology, Society for Vascular Medicine and Biology, and the American College of Cardiology/American Heart Association Task Force on Practice Guidelines (writing committee to develop guidelines for the management of patients with peripheral arterial disease). American College of Cardiology Web Site. Available at : http://www.acc.org/clinical/guidelines/pad/index. pdf [STAT].
6. Padberg FT, Back TL, Thompson PN, et al. Transcutaneous oxygen (TcPO$_2$) estimates probability of healing in the ischemic extremity. J Surg Res 1996 ; 60 : 365–9. [CLIN S]

▶ガイドライン#1.2：

　足部潰瘍を起こすような重大な神経障害は，Semmes-Weinstein monofilament (10g) でテストする。このテストは，変形や知覚減弱のある足に焦点を置いて施行される（LevelⅡ）。

原理（原則）：神経障害によって足底に異常な圧がかかると足変形が起こる。知覚減弱に加えて高い圧のかかる部分に潰瘍を形成させる。自律神経障害は皮膚障害の可能性を高くする。

Evidence

1. Singh N, Armstrong D, Lipsky B. Preventing foot ulcers in patients with diabetes. JAMA 2005 ; 293 : 217–28 [LIT REV].
2. Kamei N, Yamane K, Nakanishi S, et al. Effectiveness of Semmes-Weinstein monofilament examination for diabetic peripheral neuropathy screening. J Diabetes Complications 2005 ; 19 : 47–53. [CLIN S]
3. Foltz K, Fallat L, Schwartz S. Usefulness of a brief assessment battery for early detection of Charcot foot deformity in patients with diabetes. J Foot Ankle Surg 2004 ; 43 : 87–92. [CLIN S]
4. Jirkovska A, Boucek P, Woskova V, et al. Identification of patients at risk for diabetic foot : a comparison of standardized noninvasive testing with routine practice at community diabetes clinics. J Diabetes Complications 2001 ; 15 : 63–8. [CLIN S]
5. Mayfield J, Sugarman J. The use of the Semmes-Weinstein monofilament and other threshold tests for preventing foot ulceration and amputation in persons

with diabetes. J Fam Pract 2000 ; 49 (11 Suppl.) : S17-29. [LIT REV]
6. Pham H, Armstrong D, Harvey C, et al. Screening techniques to identify people at high risk for diabetic foot ulceration : a prospective multicenter trial. Diabetes Care 2000 ; 23 : 606-11. [CLIN S]
7. Smieja M, Hunt D, Edelman D, et al. Clinical examination for the detection of protective sensation in the feet of diabetic patients. International Cooperative Group for Clinical Examination Research. J Gen Intern Med 1999 ; 14 : 418-24. [CLIN S]
8. Kumar S, Fernando D, Veves A, et al. Semmes-Weinstein monofilaments : a simple, effective and inexpensive screening device for identifying diabetic patients at risk of foot ulceration. Diabetes Res Clin Pract 1991 ; 13 : 63-7. [CLIN S]
9. Holewski J, Stess R, Graf P, et al. Aesthesiometry. Quantification of cutaneous pressure sensation in diabetic peripheral neuropathy. J Rehabil Res Dev 1988 ; 25 : 1-10. [CLIN S]
10. Lavery LA, Armstrong DG, Vela SA, et al. Practical criteria for screening patients at high risk for diabetic foot ulceration. Arch Int Med 1998 ; 158 : 157-62. [CLIN S]
11. Lavery LA, Armstrong DG, Wunderlich RP, et al. Predictive value of foot pressure assessment as part of a population-based diabetes disease management program. Diab Care 2003 ; 26 : 1069-73. [CLIN S]

糖尿病性潰瘍のための免荷

糖尿病性潰瘍は，足の変形，関節可動域の制限，神経障害のための足底圧の上昇が原因である．圧を減少させる免荷は，これらの問題を取り除く柱となる．

▶ガイドライン#2.1：
　予防的フットウエアは，切断のリスクのある（虚血性疾患をもつ，神経障害のある，切断歴のある，潰瘍歴のある，胼胝形成のある，足変形のある，胼胝を形成したことのある）あらゆる患者に処方されるべきである（Level II）．
原理（原則）：潰瘍のリスクをもつ糖尿病患者の潰瘍の発症は，予防的フットウエア使用で防ぐことができる．
Evidence
1. Janisse D. The Therapeutic Shoe Bill : medicare coverage for prescription footwear for diabetic patients. Foot Ankle Int 2005 ; 26 : 42-5. [CLIN S]
2. Pinzur M, Slovenkai M, Trepman E, et al. Diabetes Committee of American Orthopaedic Foot and Ankle Society. Guidelines for diabetic foot care : recommendations endorsed by the Diabetes Committee of the American Orthopaedic Foot and Ankle Society. Foot Ankle Int 2005 ; 26 : 113-9. [LIT REV]
3. Reiber GE, Smith DG, Wallace C, et al. Effect of therapeutic footwear on foot reulceration in patients with diabetes : a randomized controlled trial. JAMA 2002 ; 287 : 2552-8. [RCT]
4. Maciejewski ML, Reiber GE, Smith DG, et al. Effectiveness of diabetic therapeutic footwear in preventing reulceration. Diabetes Care 2004 ; 27 : 1774-82. [LIT REV]
5. Chantelau E, Kushner T, Spraul M. How effective is cushioned therapeutic footwear in protecting diabetic feet? A clinical study. Diabet Med 1990 ; 7 : 355-9. [CLIN S]
6. Chantelau E, Haage P. An audit of cushioned diabetic footwear : relation to patient compliance. Diabet Med 1994 ; 11 : 114-6. [CLIN S]
7. Uccioli L, Faglia E, Monticone G, et al. Manufactured shoes in the prevention of diabetic foot ulcers. Diabetes Care 1995 ; 18 : 1376-8. [RCT]

▶ガイドライン#2.2：
　免荷の方法には杖，歩行器，車椅子，特殊靴，中敷き，custom relief orthotic walkers (CROW)，糖尿病用ブーツ，前足部・踵部免荷靴，total contact casts (TCC) が含まれる（Level I）．
原理（原則）：糖尿病性潰瘍では減圧することが最も治癒率を上げる．
Evidence
1. Katz I, Harlan A, Miranda-Polma B, et al. A randomized trial of two irremovable off-loading devices in management of plantar neuropathic diabetic foot ulcers. Diabetes Care 2005 ; 28 : 555-9. [RCT]
2. Armstrong D, Nguyen H, Lavery L, et al. Off-loading the diabetic foot wound : A randomized clinical trial. Diabetes Care 2001 ; 24 : 1019-22. [RCT]
3. Hartsell H, Brand R, Frantz R, et al. The effects of total contact casting materials on plantar pressures. Foot Ankle Int 2004 ; 25 : 73-8. [CLIN S]
4. Ha Van G, Siney H, Hartmann-Heurtier A, et al. Nonremovable, windowed, fiberglass cast boot in the treatment of diabetic plantar ulcers : efficacy, safety and compliance. Diabetes Care 2003 ; 26 : 2848-52. [CLIN S]
5. Piaggesi A, Viacava P, Rizzo L, et al. Semiquantitative analysis of the histopathologic features of the neuropathic foot ulcer : effects of pressure relief. Diabetes Care 2003 ; 26 : 3123-8. [CLIN S]
6. Ulbrecht J, Cavanagh P, Caputo G. Foot problems in diabetes : an overview. Clin Infect Dis 2004 ; 39 (Suppl. 2) : S73-82. [LIT REV]
7. Birke JA, Pavich MA, Patout CA, et al. Comparison of forefoot ulcer healing using alternative offloading

methods in patients with diabetes mellitus. Adv Skin Wound Care 2002 ; 15 : 210-5. [RETRO S]
8. Helm P, Walker S, Pullium G. Total contact casting in diabetic patients with neuropathic foot ulcerations. Arch Phys Med Rehabil 1984 ; 65 : 691-3. [CLIN S]

糖尿病性潰瘍の治療における感染制御

感染は，細菌と宿主の感染防御の均衡が細菌優勢に傾いた状態である。感染は糖尿病性潰瘍の病因，治癒，外科的治療，合併症にさまざまな影響を及ぼす。

▶ガイドライン #3.1：
デブリードマン（外科的，化学的，物理的，生物学的，自己融解）によって，すべての壊死組織や不活性化組織を除去することが推奨される（Level II，デブリードマンの詳細は Wound Bed Preparation Guidelines 参照）。

原理（原則）：壊死組織では細菌が増殖する。不活性化組織は体の感染防御能力を低下させ，細菌繁殖の栄養源となる。

Evidence
1. Edlich RF, Rodeheaver GT, Thacker JG, et al. Technical factors in wound management. In : Dunphy JE, Hun TK, editors. Fundamentals of Wound Management in Surgery. South Plainfield, NJ : Chirurgecom, 1977. [EXP]
2. Bradley M, Cullum N, Sheldon T. The debridement of chronic wounds : a systematic review. Health Technol Assess 1993 ; 3 : 1-78. [STAT]
3. Steed D, Donohue D, Webster M, Lindsley L and the Diabetic Ulcer Study Group. Effect of extensive debridement and treatment on the healing of diabetic foot ulcers. J Am Coll Surg 1996 ; 183 : 61-4. [RCT]
4. Witkowski JA, Parrish LC. Debridement of cutaneous ulcers : medical and surgical aspects. Clin Dermatol 1992 ; 9 : 585-91. [LIT REV]
5. Falanga V. Wound bed preparation and the role of enzymes : a case for multiple actions of therapeutic agents. Wounds 2002 ; 14 : 47-57. [LIT REV]
6. Hamer ML, Robson MC, Krizek TJ, et al. Quantitative bacterial analyses of comparative wound irrigations. Ann Surg 1975 ; 181 : 819-22. [EXP]
7. Saap LJ, Falanga V. Debridement performance index and its correlation with complete closure of diabetic foot ulcers. Wound Rep Reg 2002 ; 10 : 354-9. [RCT]
8. Davies CE, Turton G, Woolfrey G, et al. Exploring debridement options for chronic venous leg ulcers. Br J Nurs 2005 ; 14 : 393-7. [LIT REV]

▶ガイドライン #3.2：
デブリードマン後の創部に感染が生じた場合，デブリードマン後に免荷を開始してから2週間以内に創辺縁からの上皮化が見られなかった場合は，組織生検や定量スワブによってデブリードマン後の潰瘍の起因菌と感染レベルを診断することが推奨される（Level II）。

原理（原則）：組織1gに対して 1×10^6 CFU以上の細菌の存在，菌量にかかわらずβ溶連菌の存在は，創傷治癒過程を妨げ，糖尿病性潰瘍の自然閉創や外科的閉創の弊害となる。培養は，好気性培養，嫌気性培養の両方を施行すべきである。

Evidence
1. Robson MC, Stenberg BD, Heggers JP. Wound healing alterations caused by infection. Clin Plast Surg 1990 ; 17 : 485-92. [LIT REV]
2. Robson MC. Wound infection : a failure of wound healing caused by an imbalance of bacteria. Surg Clin North Am 1997 ; 77 : 637-50. [LIT REV]
3. Browne AC, Vearncombe M, Sibbald RG. High bacterial load in asymptomatic diabetic patients with neurotrophic ulcers retards wound healing after application of dermagraft. Ostomy/Wound Manage 2001 ; 47 : 44-9. [RCT]
4. Cavanagh PR, Lipsky BA, Bradbury AW, et al. Treatment for diabetic foot ulcers. Lancet 2005 ; 366 : 1725-35. [LIT REV]
5. Tobin GR. Closure of contaminated wounds : biologic and technical considerations. Surg Clin North Am 1984 ; 64 : 639-52. [LIT REV]
6. Heggers JP. Variations on a theme. In : Heggers JP, Robson MC, editors. Quantitative Bacteriology : Its Role in the Armamentarium of the Surgeon. Boca Raton : CRC Press, 1991. [TECH]
7. Levine NS, Lindberg RB, Mason AD, et al. The quantitative swab culture and smear : a quick, simple method for determining the number of viable aerobic bacteria on open wounds. J Trauma 1976 ; 16 : 89-94. [TECH]
8. Nystrom PO. The microbiological swab sampler : a quantitative experimental investigation. Acta Pathol Microbiol Scand 1978 ; 86B : 361-7. [TECH]
9. Volenec FJ, Clark GM, Mani MM, et al. Burn wound biopsy bacterial quantitation : a statistical analysis. Am J Surg 1979 ; 138 : 695-7. [STAT]
10. Stephens P, Wall I, Wilson MJ, et al. Anaerobic cocci populating the deep tissues of chronic wounds impair cellular wound healing responses in vitro. Br J Dermatol 2003 ; 148 : 456-66. [CLIN S]
11. Gerding DN. Foot infections in diabetic patients : the role of anaerobes. Clin Infect Dis 1995 ; 20 (Suppl. 2) : S283-8. [LIT REV]
12. Schraibman IG. The significance of beta-haemolytic streptococci in chronic leg ulcers. Ann R Coll Surg

Engl 1990 ; 72 : 123-4. [CLIN S]
13. Lookingbill DP, Miller SH, Knowles RC. Bacteriology of chronic leg ulcers. Arch Dermatol 1978 ; 114 : 1765-8. [RCT]

▶ガイドライン #3.3：
デブリードマン後に 1×10^6 CFU/g 以上の細菌，もしくはβ溶連菌が存在する潰瘍は，局所抗菌剤療法によって細菌量を減らすことが推奨される。これにより，細菌バランスが正常化した後は，抗生剤の細胞毒性や耐性菌の出現を最小限に抑えるために，局所抗菌療法は中止にすべきである（Level I）。
原理（原則）：抗生剤の全身投与による肉芽創の細菌レベル減少は期待できないが，局所への抗菌剤使用による効果は期待できる。

Evidence
1. Robson MC. Wound infections : a failure of wound healing caused by an imbalance of bacteria. Surg Clin North Am 1997 ; 77 : 637-50. [LIT REV]
2. Fumal I, Braham C, Paquet P, et al. The beneficial toxicity paradox of antimicrobials in leg ulcer healing impaired by a polymicrobial flora : a proof-of-concept study. Dermatology 2002 ; 204 (Suppl. 1) : 70-4. [RCT]
3. Robson MC, Mannari RJ, Smith PD, et al. Maintenance of wound bacterial balance. Am J Surg 1999 ; 178 : 399-402. [RCT]
4. Schraibman IG. The significance of beta-haemolytic streptococcus in chronic leg ulcers. Ann R Coll Surg Engl 1990 ; 72 : 122-4. [CLIN S]
5. White RJ, Cooper R, Kingsley A. Wound colonization and infection : the role of topical antimicrobials. Br J Nurs 2001 ; 10 : 563-78. [LIT REV]
6. Lookingbill DP, Miller SH, Knowles RC. Bacteriology of chronic leg ulcers. Arch Dermatol 1978 ; 114 : 1765-8. [RCT]

▶ガイドライン #3.4：
肉芽組織に限定されない糖尿病性潰瘍の急性感染では，抗生物質の全身投与が効果的である（Level II）。
原理（原則）：抗生物質の全身投与は，急性の糖尿病性潰瘍の感染症では最も施行すべきものとされてきた。最も多い細菌は好気性グラム陽性球菌であるが，グラム陰性菌や嫌気性菌もしばしば同定される。深部組織から得られた培養が抗生物質決定には有効である。

Evidence
1. Lipsky B. International Consensus Group on Diagnosing and Treating the Infected Diabetic Foot : a report from the international consensus on diagnosing and treating the infected diabetic foot. Diabetes Metab Res Rev 2004 ; 20 (Suppl. 1) : S68-77. [STAT]
2. O'Meara S, Cullum N, Majid M, et al. Systematic reviews of wound care management : (3) antimicrobial agents for chronic wounds ; (4) diabetic foot ulceration. Health Technol Assess 2000 ; 4 : 1-237. [STAT]
3. Lipsky BA, Berendt AR. Principles and practice of antibiotic therapy of diabetic foot infections. Diabetes Metab Res Rev 2000 ; 16 (Suppl. 1) : S42-6. [LIT REV]
4. Lipsky BA, Armstrong DG, Citron DM, et al. Ertapenem versus piperacillin/tazobactam for diabetic foot infections (SIDESTEP) : prospective, randomised, controlled, double-blinded, multicentre trial. Lancet 2005 ; 366 : 1695-703. [RCT]

▶ガイドライン #3.5：
潰瘍周囲の蜂巣織炎（皮膚および皮下組織の炎症と感染で，連鎖球菌やブドウ球菌を起因菌とすることが多い）は，グラム陽性菌に効果的な抗生剤の全身投与が推奨される（Level II）。
原理（原則）：浮腫液（血漿）は皮脂の脂肪酸を中和し，皮膚の正常な細菌バリア機構を失活させてしまう。このため，皮膚および皮下組織は，連鎖球菌やブドウ球菌に感染しやすくなる。

Evidence
1. Rickets LR, Squire JR, Topley E, et al. Human skin lipids with particular reference to the self-sterilizing power of the skin. Clin Sci Mol Med 1951 ; 10 : 89-93. [EXP]
2. Baddour LM. Cellulitis syndromes : an update. Int J Antimicrob Agents 2000 ; 14 : 113-6. [LIT REV]
3. Chiller K, Selkin BA, Murakawa GJ. Skin microflora and bacterial infections of the skin. J Invest Dermatol Symp Proc 2001 ; 6 : 170-4. [LIT REV]
4. Guay DR. Treatment of bacterial skin and skin structure infections. Expert Opin Pharmacother 2003 ; 4 : 1259-75. [LIT REV]
5. Edlich RF, Winters KL, Britt LD, et al. Bacterial diseases of the skin. J Long Term Eff Med Implants 2005 ; 15 : 499-510. [LIT REV]
6. Dall L, Peterson S, Simmons T, et al. Rapid resolution of cellulites in patients managed with combination antibiotic and anti-inflammatory therapy. Cutis 2005 ; 75 : 177-80. [RCT]

▶ガイドライン #3.6：
骨髄炎が疑われたら，綿棒で探るか，連続X線写真，MRI，CT または核医学的画像などで明確な診断をつけなければならない（Level II）。
原理（原則）：糖尿病性潰瘍下の骨組織はしばしば感染している。骨生検は決定的であるが，より非侵襲的な検査で感度と特異度の高い診断が可能である。

Evidence
1. Grayson ML, Gibbons GW, Balogh K, et al. Probing to bone in infected pedal ulcers. A clinical sign of underlying osteomyelitis in diabetic patients. JAMA 1995 ; 273 : 721-3. [CLIN S]
2. Mader JT, Ortiz M, Calhoun JH. Update on the diagnosis and management of osteomyelitis. Clin Podiatr Med Surg 1996 ; 13 : 701-24. [LIT REV]
3. Stengel D, Bauwens K, Sehouli J, et al. Systematic review and meta-analysis of antibiotic therapy for bone and joint infections. Lancet Infect Dis 2001 ; 1 : 175-88. [STAT]
4. Heller WA, Gottlieb LJ, Zachary LS, et al. The use of quantitative bacteriologic assessment of bone. Plast Reconstr Surg 1997 ; 100 : 397-401. [CLIN S]

▶ガイドライン#3.7：
骨髄炎に対しては感染骨の除去後2～4週間の抗生物質投与が最良の治療法である。しかし，これが実用的でない時は，長期抗生物質投与が効果的である（LevelⅡ）。

原理（原則）：糖尿病性潰瘍下の骨髄炎では感染骨のデブリードマンが最も効果的である。デブリードマンが十分であれば，術後2～4週間の抗生物質投与で十分である。感染骨が十分に除去できなければ，少なくとも6週間以上の抗生物質投与が要求される。

Evidence
1. Stengel D, Bauwens K, Sehouli J, et al. Systematic review and meta-analysis of antibiotic therapy for bone and joint infections. Lancet Infect Dis 2001 ; 1 : 175-88. [STAT]
2. Lipsky BA, Berendt AR. Principles and practice of antibiotic therapy of diabetic foot infections. Diabetes Metab Res Rev 2000 ; 16 (Suppl. 1) : S42-46. [LIT REV]
3. Lazzarini L, Lipsky BA, Mader JT. Antibiotic treatment of osteomyelitis : what have we learned from 30 years of clinical trials? Int J Infect Dis 2005 ; 9 : 127-38. [LIT REV]
4. Swiontkowski MF, Hanel DP, Vedder NB, et al. A comparison of short- and long-term intravenous antibiotic therapy in the postoperative management of adult osteomyelitis. J Bone Jt Surg Br 1999 ; 81 : 1046-50. [RCT]
5. Mader JT, Ortiz M, Calhoun JH. Update on the diagnosis and management of osteomyelitis. Clin Podiatr Med Surg 1996 ; 13 : 701-24. [LIT REV]

▶ガイドライン#3.8：
外科的創閉鎖（皮膚移植，有茎皮弁，遊離皮弁など）を行う前には組織の細菌レベルを最小限（細菌量$1×10^5$ CFU/g以下，β溶連菌感染が存在しない状況が望ましい）にすることが推奨される（LevelⅡ）。

原理（原則）：組織1gにつき10^5個以上の病原体が存在する汚染された創は，創感染発生率が50～100％（Tobin；1984）であるため，閉創すべきではない。

Evidence
1. Edlich RF, Rodeheaver GT, Thacker JG, et al. Management of soft tissue injury. Clin Plast Surg 1977 ; 4 : 191-8. [LIT REV]
2. Liedberg NC, Reiss E, Artz CP. The effect of bacteria on the take of split thickness skin grafts in rabbits. Ann Surg 1955 ; 142 : 92-7. [EXP]
3. Krizek TJ, Robson MC, Ko F. Bacterial growth and skin graft survival. Surg Forum 1968 ; 18 : 518-9. [RCT]
4. Murphy RC, Robson MC, Heggers JP, et al. The effect of contamination on musculocutaneous and random flaps. J Surg Res 1986 ; 41 : 75-80. [EXP]
5. Tobin GR. Closure of contaminated wounds : biologic and technical considerations. Surg Clin North Am 1984 ; 64 : 639-52. [LIT REV]
6. Browne AC, Vearncombe M, Sibbald RG. High bacterial load in asymptomatic diabetic patients with neurotrophic ulcers retards wound healing after application of Dermagraft. Ostomy/Wound Manage 2001 ; 47 : 44-9. [RCT]

糖尿病性潰瘍の治療における wound bed preparation

（感染コントロール，被覆材，組織工学/成長因子の詳細は感染コントロールガイドライン，被覆ガイドライン，補助薬剤（局所，装置，全身）ガイドラインにて言及されている）

Wound bed preparationは，生体が本来もつ創傷治癒過程を促進し，外部からの治療が有効に作用するための創傷管理と定義される。Wound bed preparationの目的は，慢性創傷で停滞している創傷治癒機転を正常に稼働させ，急性創傷の状態に転換することである。その原則は，Schultz GS, Sibbald G, Falanga V, et al. Wound bed preparation : a systematic approach to wound management. Wound Rep Reg 2003 ; 11 : 1s-23s と Sibblad RG, Williamson D, Orsted HL. Preparing the wound bed : debridement, bacterial balance, and moisture balance. Ostomy/Wound Manage 2000;46 : 14-35において提唱された。

▶ガイドライン#4.1：
患者を全体的に診察することは組織損傷の原因を評価して治療するため重要である。着目する項目は，(A) 全身疾患や投薬内容，(B) 栄養状態，(C) 組織

灌流や酸素化などである（Level I）。

原理（原則）（4.1.A）：投薬歴などの病歴や身体所見は，治癒遅延の全身的要因の究明と治療に役立つ。重篤な疾患や全身疾患，免疫抑制剤やステロイドなどの投薬治療は免疫機能，代謝，炎症，栄養状態，局所灌流に変化をもたらし，創傷治癒の妨げとなる。関節リウマチ，コントロール不良な血管炎，壊疽性膿皮症などの自己免疫疾患は治癒遅延があり，局所の創傷治療より先に全身ステロイド投与や免疫抑制剤の使用が必要となることがある。大手術を施行された患者は常習的喫煙者と同様，創傷治癒能力が衰えている。喫煙は，創傷治癒を阻害し感染を助長する。

Evidence

1. Lazarus GS, Cooper DM, Knighton DR, et al. Definitions and guidelines for assessment of wounds and evaluation of healing. Arch Dematol 1994 ; 130 : 489-93. [STAT]
2. Williams DT, Harding K. Healing responses of skin and muscle in critical illness. Crit Care Med 2003 ; 31 (Suppl. 8) : 547s-57s. [LIT REV]
3. Beer HD, Fassler R, Werner S. Glucocorticoid-regulated gene expression during cutaneous wound repair. Vitam Horm 2000 ; 59 : 217-39. [EXP]
4. Velasco M, Guaitero E. A comparative study of some anti-inflammatory drugs in wound healing of the rat. Experientia 1973 ; 29 : 1250-1. [EXP]
5. Jorgensen LN, Kallehave F, Karlsmark T, et al. Reduced collagen accumulation after major surgery. Br J Surg 1996 ; 83 : 1591-4. [CLIN S]
6. Sorensen LT, Nielsen HB, Kharami A, et al. Effect of smoking and abstention on oxidative burst and reactivity of neutrophils and monocytes. Surgery 2004 ; 136 : 1047-53. [RCT]
7. Mustoe T. Understanding chronic wounds : a unifying hypothesis on their pathogenesis and implications for therapy. Am J Surg 2004 ; 187 (5A) : 65s-70s. [LIT REV]

原理（原則）（4.1.B）：肉芽組織形成には蛋白を必要とし，十分な栄養摂取が不可欠である。患者の体重，プレアルブミン値（最近の蛋白消費を反映する），アルブミン値（長期間の蛋白消費を反映する）は標準から外れた患者を同定するために有用である。糖尿病性潰瘍の患者は歩行可能であることが多く，極端に栄養不良であることは少ないが，栄養不良がある場合は栄養補給が必要である。

Evidence

1. Bourdel-Marchasson I, Barateau M, Rondeau V, et al. A multi-center trial of the effects of oral nutritional supplementation in critically older inpatients. GAGE Group. Groupe Aquitain Gériatrique d'Evaluation. Nutrition 2000 ; 16 : 1-5. [RCT]
2. Lansdown A. NutritionⅡ : a vital consideration in the management of skin wounds. Br J Nurs 2004 ; 13 : 1199-210. [LIT REV]
3. Himes D. Protein-calorie malnutrition and involuntary weight loss : the role of aggressive nutritional intervention in wound healing. Ostomy/Wound Manage 1999 ; 45 : 46-51. [LIT REV]

原理（原則）（4.1.C）：創傷治癒には十分な酸素供給が必要である。創への酸素運搬は，組織灌流が不十分だと障害される。脱水や寒冷，ストレス，疼痛などの交感神経を刺激する因子は，組織灌流量を低下させる。喫煙は末梢血管収縮によって，組織酸素量を減少させる。最適な組織灌流量のために，これらの要因を極力回避することが重要である。

Evidence

1. Chang N, Goodson W, Gottrup F, et al. Direct management of wound and tissue oxygen tensions in postoperative patients. Ann Surg 1983 ; 197 : 470-8. [CLIN S]
2. Nighton DR, Halliday B, Hunt TK. Oxygen as an antibiotic. A comparison of the effects of inspired oxygen concentration and antibiotic administration on in vivo bacterial clearance. Arch Surg 1986 ; 121 : 191-5. [EXP]
3. Hunt TK, Hopf HW. Wound healing and wound infection. What surgeons and anesthesiologists can do. Surg Clin North Am 1997 ; 77 : 587-606. [LIT REV]
4. Jonsson K, Jensen JA, Goodson WH, et al. Tissue oxygenation, anemia, and perfusion in relation to wound healing in surgical patients. Ann Surg 1991 ; 214 : 605-13. [RCT]
5. Jensen JA, Goodson WH, Hopf HW, et al. Cigarette smoking decreases tissue oxygen. Arch Surg 1991 ; 126 : 1131-4. [RCT]
6. Hopf H, Hunt TK, West JM, et al. Wound tissue oxygen tension predicts the risk of wound infection in surgical patients. Arch Surg 1997 ; 132 : 997-1004. [CLIN S]
7. Gottrup F. Oxygen in wound healing and infection. World J Surg 2004 ; 28 : 312-5. [LIT REV]
8. Hunt TK, Aslam RS. Oxygen 2002 : Wounds. Undersea Hyperb Med 2004 ; 31 : 147-53. [LIT REV]
9. Greif R, Akca O, Horn E, et al. Supplemental perioperative oxygen to reduce the incidence of surgical-wound infection. Outcomes Research Group. N Engl J Med 2000 ; 342 : 161-7. [RCT]

▶**ガイドライン#4.2**：

初回のデブリードマンでは，壊死組織，過剰な細菌負荷，不活化・老化細胞などの除去を目的とする。以後のデブリードマンは，創部を治癒に必要な状態に整えることを目的に行う。デブリードマンには外科的デブリードマンや，蛋白分解酵素を用いた化学的デブリードマン，生物的デブリードマンなどがあるが，その方法は実施者の判断で選択する。症例によっては複数

のデブリードマンの併用が効果的である（外科的デブリードマンが最も効果がある，Level I）．

原理（原則）：壊死組織，過剰な細菌負荷，老化細胞，不活化細胞の残骸は，創傷治癒を遅延させる．外科的デブリードマンが最も有効な場合が多いが，デブリードマンの方法は，創部の状態，実施者の能力や資格，患者の全身状態によって選択する．

Evidence

1. Steed DL, Donohoe D, Webster MW, Lindsley L, and the Diabetic Ulcer Study Group. Effect of extensive debridement on the healing of diabetic foot ulcers. J Am Coll Surg 1996 ; 183 : 61-4. [RCT]
2. Saap LJ, Falanga V. Debridement performance index and its correlation with complete closure of diabetic foot ulcers. Wound Rep Reg 2002 ; 10 : 354-9. [RCT]
3. Mulder GD. Cost-effective managed care : gel versus wet-to-dry for debridement. Ostomy/Wound Manage 1995 ; 41 : 68-70. [RCT]
4. Alvarez OM, Fernandez-Obregon A, Rogers RS, et al. A prospective, randomized, comparative study of collagenase and papain-urea for pressure ulcer debridement. Wounds 2002 ; 14 : 293-301. [RCT]
5. Steed DL. Debridement. Am J Surg 2004 ; 187 (Suppl. 5A) : 71s-4s. [LIT REV]
6. Ayello EA, Cuddigan JE. Debridement : controlling the necrotic/cellular burden. Adv Skin Wound Care 2004 ; 17 : 66-75. [LIT REV]
7. Sieggreen MY, Maklebust J. Debridement : choices and challenges. Adv Wound Care 1997 ; 10 : 32-7. [LIT REV]
8. Sibbald RG, Williamson D, Orsted HL, et al. Preparing the wound bed-debridement, bacterial balance, and moisture balance. Ostomy/Wound Manage 2000 ; 46 : 14-35. [LIT REV]
9. Mosher BA, Cuddigan J, Thomas DR, et al. Outcomes of 4 methods of debridement using a decision analysis methodology. Adv Wound Care 1999 ; 12 : 81-8. [TECH]
10. Bradley M, Cullum N, Sheldon T. The debridement of chronic wounds : a systematic review. Health Technol Assess 1999 ; 3 (17 Part 1) : 1-17. [STAT]
11. Alvarez OM, Mertz PM, Eaglstein WH. The effect of occlusive dressings on collagen synthesis and re-epithelialization in superficial wounds. J Surg Res 1983 ; 35 : 142-8. [EXP]
12. Falanga V. Wound bed preparation and the role of enzymes : a case for multiple actions of the therapeutic agents. Wounds 2002 ; 14 : 47-57. [LIT REV]
13. Rao DB, Sane PG, Georgiev EL. Collagenase in the treatment of dermal and decubitus ulcers. J Am Geriatr Soc 1975 ; 23 : 22-30. [CLIN S]
14. Capasso VA, Munro BH. The cost and efficacy of two wound treatments. AORN J 2003 ; 77 : 984-1004. [RETRO S]
15. Piaggesi A, Schipani E, Campi F, et al. Conservative surgical approach versus non-surgical management for diabetic neurotrophic foot ulcers : a randomized trial. Diabetic Med 1998 ; 15 : 412-7. [RCT]
16. Jensen JL, Seeley J, Gillin B. Diabetic foot ulcerations. A controlled, randomized comparison of two moist wound healing protocols : Carrasyn hydrogel wound dressing and wet-to-moist saline gauze. Adv Wound Care 1998 ; 11 (Suppl. 7) : 1-4. [RCT]

▶ガイドライン#4.3：

創傷治療の開始時，およびドレッシング交換時に中性・非刺激性の液体を用いて創を洗浄する．創洗浄による化学的・機械的刺激は，最小限に抑えるべきである（Level III）

原理（原則）：創洗浄・浄化により創面に固着していない治癒阻害物質を除去する．滅菌生理食塩水や滅菌水の使用が推奨されるが，清潔な水道水であれば使用可能である．また実験データより，界面活性剤の有用性が示唆されている．間欠的に水圧をかけた洗浄と同様に非毒性の界面活性剤が有用であるとする実験データもある．

Evidence

1. Rodeheaver GT. Wound cleansing, wound irrigation, wound disinfection. In : Krasner D, Kane D, editors. Chronic Wound Care : A Clinical Source Book for Healthcare Professionals. Wayne PA : Health Management Publications Inc., 1997 : 97-108. [LIT REV]
2. Morris EJ, Dowlen S, Cullen B. Early clinical experience with topical collagen in vascular wound care. J Wound Ostomy Continence Nurs 1994 ; 21 : 247-50. [CLIN S]
3. Rodeheaver GT, Kurtz L, Kircher BJ, et al. Pluronic F-68 : a promising new skin wound cleanser. Ann Emerg Med 1980 ; 9 : 572-6. [EXP]
4. Hamer MI, Robson MC, Krizek TJ, et al. Quantitative bacterial analysis of comparative wound irrigations. Ann Surg 1975 ; 181 : 819-22. [EXP]

▶ガイドライン#4.4：

Wound bed preparationの効果を判定するために，潰瘍の既往，再発，創の状態（発生部位，大きさ，深さ，滲出液，周囲皮膚の状態，ステージ，疼痛）の経時的で一貫した記録が必要である．治療法が適切であるかどうかの判定のため創傷治癒率を評価する（Level I）．

原理（原則）：潰瘍が予想外に改善しない場合は，現行のwound bed preparationを見直す必要があるため，潰瘍の経時的評価が必要である．経過の長い潰瘍ほど，治癒は困難となる．また潰瘍の再発があった場

合，患者教育，予防法，長期維持療法を見直す必要がある。

Evidence
1. Lazarus GS, Cooper DM, Knighton DR, et al. Definitions and guidelines for assessment of wounds and evaluation of healing. Arch Dermatol 1994 ; 130 : 489-93. [STAT]
2. Saap LJ, Falanga V. Debridement performance index and its correlation with complete closure of diabetic foot ulcers. Wound Rep Reg 2002 ; 10 : 354-9. [RCT]
3. Krasner D. Wound Healing Scale, version 1.0 : a proposal. Adv Wound Care 1997 ; 10 : 82-5. [TECH]
4. Robson MD, Hill DP, Woodske ME, et al. Wound healing trajectories as predictors of effectiveness of therapeutic agents. Arch Surg 2000 ; 135 : 773-7. [STAT]

▶ガイドライン#4.5：
治療を始めて4週間で潰瘍のサイズが40％以下まで減少していなければ，別の治療を考慮するために再評価しなければならない（LevelⅡ）。

原理（原則）：4週間で糖尿病性足潰瘍のサイズがどれくらい小さくなっているかは，治療効果を計るうえでよい指標となる。

Evidence
1. Sheehan P, Jones P, Caselli A, et al. Percent change in wound area of diabetic foot ulcers over a 4-week period is a robust predictor of complete healing in a 12-week prospective trial. Diabetes Care 2003 ; 26 : 1879-82. [CLIN S]
2. Robson MC, Hill DP, Woodske ME, et al. Wound healing trajectories as predictors of effectiveness of therapeutic agents. Arch Surg 2000 ; 135 : 773-7. [CLIN S]
3. Robson MC, Steed DL, Franz MG. Wound healing : biologic features and approaches to maximize healing trajectories. Current Prob Surg 2001 ; 38 : 61-140. [LIT REV]
4. Van Rijswijk L. Full thickness leg ulcers : patient demographics and predictors of healing. Multi-center Leg Ulcer Study Group. J Fam Prac 1993 ; 36 : 625-32. [CLIN S]

▶ガイドライン#4.6：
血糖コントロールは創傷治癒を促進させる（LevelⅢ）。

原理（原則）：血糖のよりよいコントロールは創傷治癒を促進させる。血糖異常は感染の性質に影響を与える。

Evidence
1. Rubinstein A, Pierce CE. Rapid healing of diabetic foot ulcers with a meticulous blood glucose control. Acta Diabetol Lat 1988 ; 25 : 25-32. [CLIN S]
2. Rai NK, Suryabhan, Ansari M, et al. Effect of glycaemic control on apoptosis in diabetic wounds. J Wound Care 2005 ; 14 : 277-81. [CLIN S]
3. Robson MC, Heggers JP. Variables in host resistance pertaining to Septicemia. I. Blood glucose level. J Am Geriatr Soc 1969 ; 17 : 991-6. [CLIN S]
4. Robson MC. A new look at diabetes mellitus and infection. Am J Surg 1970 ; 120 : 681-2. [EXP]
5. Follak N, Kloting I, Merk H. Influence of diabetic metabolic state on fracture healing in spontaneously diabetic rats. Diabetes Metab Res Rev 2005 ; 21 : 288-96. [EXP]
6. Duckworth WC, Fawcett J, Reddy S, et al. Insulin-degrading activity in wound fluid. J Clin Endocrinal Metab 2004 ; 89 : 847-51. [EXP]
7. Beam HA, Parsons JR, Lin SS. The effects of blood glucose control upon fracture healing in the BB Wistar rat with diabetes mellitus. J Ortho Res 2002 ; 20 : 1210-6. [EXP]
8. Verhofstad MH, Hendriks T. Complete prevention of impaired anastomatic healing in diabetic rats requires preoperative blood glucose control. Br J Surg 1996 ; 83 : 1717-21. [EXP]
9. Spravchikov N, Sizyakov G, Gartsbein M, et al. Glucose effects on skin keratinocytes : implications for diabetes skin complications. Diabetes 2001 ; 50 : 1627-35. [EXP]
10. Greenhalgh DG. Wound healing and diabetes mellitus. Clin Plast Surg 2003 ; 30 : 37-45. [LIT REV]
11. Golden SH, Peart-Vigilance C, Kao WH, et al. Perioperative glycemic control and the risk of infectious complications in a cohort of adults with diabetes. Diabetes Care 1999 ; 22 : 1408-14. [CLIN S]

糖尿病性潰瘍の治療におけるドレッシング

糖尿病性潰瘍の局所治療には，極めて多くの選択肢が存在する。デブリードマンや抗菌療法といったwound bed preparationと，湿潤環境のコントロールを同時に達成するドレッシング材も多い。ガイドラインでは，ドレッシングの最適な使用法を提案する必要がある。ほとんどのドレッシングは，免荷・足保護と組み合わせて使用することが推奨される。

▶ガイドライン#5.1：
湿潤環境を保つドレッシングの使用が推奨される（LevelⅢ）。

原理（原則）：湿潤環境は自己融解デブリードマンによって創傷治癒促進を行うと同時に，細胞遊走とマト

リックス形成を促進する。また，湿潤環境は疼痛緩和にも効果的である。

Evidence
1. Winter GD, Scales JT. Effect of air drying and dressings on the surface of a wound. Nature 1963 ; 197 : 91-2. [EXP]
2. Breuing K, Eriksson E, Liu P, et al. Healing of partial thickness porcine skin wounds in a liquid environment. J Surg Res 1992 ; 52 : 50-8. [EXP]
3. Svensjo T, Pomahac B, Yao F, et al. Accelerated healing of full-thickness skin wounds in a wet environment. Plast Reconstr Surg 2000 ; 106 : 602-12. [EXP]
4. Vranckx JJ, Slama J, Preuss S, et al. Wet wound healing. Plast Reconstr Surg 2002 ; 110 : 1680-7. [CLIN S]

▶ガイドライン #5.2：
湿潤環境を維持するドレッシングを選択する場合，臨床的判断が要求される（Level Ⅲ）。
原理（原則）： Wet-to-dry ドレッシングは常に湿潤環境を維持しているわけではない。湿潤した生理食塩水ガーゼドレッシングは，治癒率という点においてほかのタイプの湿潤創傷環境と同様の効果がある。

Evidence
1. Geronemus RG, Robins P. The effect of two new dressings on epidermal wound healing. J Derm Surg Oncol 1982 ; 8 : 850-2. [EXP]
2. Blair SD, Jarvis P, Salmon M, et al. Clinical trial of calcium alginate Haemostatic swabs. Br J Surg 1990 ; 77 : 568-70. [RCT]
3. Sayag J, Meaume S, Bohbot S. Healing properties of calcium alginate dressings. J Wound Care 1996 ; 5 : 357-62. [RCT]
4. Bradley M, Cullum N, Nelson EA, et al. Systematic reviews of wound care management : (2) dressings and topical agents used in the healing of chronic wounds. Health Technol Assess 1999 ; 3 (17 Part 2) : 1-35. [STAT]
5. Donaghue VM, Chrzan JS, Rosenblum BI, et al. Evaluation of a collagen-alginate wound dressing in the management of diabetic foot ulcers. Adv Wound Care 1998 ; 11 : 114-9. [CLIN S]

▶ガイドライン #5.3：
滲出液のコントロールと潰瘍辺縁の皮膚を保護するドレッシングの選択が推奨される（Level Ⅰ）。
原理（原則）： 創部辺縁の浸軟や滲出液との皮膚の接触は，傷の拡大や創傷治癒遅延につながる。

Evidence
1. Bucalo B, Eaglstein WH, Falanga V. Inhibition of cell proliferation by chronic wound fluid. Wound Rep Reg 1993 ; 1 : 181-6. [EXP]
2. Trengove NJ, Stacey MC, Mac Auley S, et al. Analysis of the acute and chronic wound environments : the role of proteases and their inhibitors. Wound Rep Reg 1999 ; 7 : 442-52. [EXP]
3. Yager DR, Zhang LY, Liang HX, et al. Wound fluids from human pressure ulcers contain elevated matrix metalloproteinase levels and activity compared to surgical wound fluids. J Invest Derm 1996 ; 107 : 743-8. [EXP]
4. Sayag J, Meaume S, Gohbot S. Healing properties of calcium alginate dressings. J Wound Care 1996 ; 5 : 357-62. [RCT]
5. Lalau JD, Bresson R, Charpentier P, et al. Efficacy and tolerance of calcium alginate versus Vaseline gauze dressings in the treatment of diabetic foot lesions. Diabetes Metab 2002 ; 28 : 223-9. [RCT]

▶ガイドライン #5.4：
創部に留まり，ずれ力や摩擦を軽減し，組織損傷を起こさないようなドレッシングの選択が推奨される（Level Ⅱ）。
原理（原則）： 創傷部位，創周囲皮膚の状態，患者の全身状態を考慮し，ドレッシングを選択すべきである。

Evidence
1. Sasseville D, Tennstedt D, Lachapelle JM. Allergic contact dermatitis from hydrocolloid dressings. Am J Contact Dermat 1997 ; 8 : 236-8. [CLIN S]

▶ガイドライン #5.5：
費用対効果のあるドレッシング材を選択する（Level Ⅰ）。
原理（原則）： 単位原価が安いため，生理食塩水ガーゼドレッシングは，最も費用効果にすぐれているとされることがある。しかし，費用効果を決定するときドレッシングの単位原価だけではなく，ドレッシングに要する時間，簡便性，治療効果を考慮することが重要である。

Evidence
1. Ohlsson P, Larsson K, Linkholm C, et al. A cost-effectiveness study of leg ulcer treatment in primary care. Comparison of saline-gauze and hydrocolloid treatment in a prospective, randomized study. Scand J Prim Health Care 1994 ; 12 : 295-9. [RCT]
2. Harding K, Price P, Robinson B, et al. Cost and dressing evaluation of hydrofiber and alginate dressings in the management of community-based patients with chronic leg ulcerations. Wounds 2001 ; 13 : 229-36. [RCT]
3. Bolton L, van Rijswijk L, Shaffer F. Quality wound care equals cost-effective wound care : a clinical model. Adv Wound Care 1997 ; 10 : 33-8. [LIT REV]

▶ガイドライン#5.6：

従来の治療法に反応しない場合は，個々の患者や潰瘍の状況に応じて補助療法を選択する（Adjuvant Agents [Topical, Device, Systemic] Guidelines 参照，Level I）。

原理（原則）：遺伝子組み換えの技術と生体工学に基づいた新しい治療は，従来の治療に反応しない難治性潰瘍を治癒させる可能性がある。これらの治療は非常に多様で，Adjuvant Agents Guidelines にて詳述する。

Evidence
1. Brem H, Sheehan P, Boulton AJ. Protocol for treatment of diabetic foot ulcers. Am J Surg 2004 ; 187 (5A) : S1–10. [LIT REV]

糖尿病性潰瘍の治療における外科手術

ドレッシングと免荷という治療の柱がすべての糖尿病性潰瘍の治療を成功させるものではない。何年も前からさまざまな外科的手段が，糖尿病性潰瘍を治癒させるため試みられてきた。本当の意味でのRCTは外科的治療では困難であるが，選ばれた患者においてはデータを利用できる。

▶ガイドライン#6.1：

アキレス腱延長術は前足部の糖尿病性潰瘍の治療促進に効果的である（Level II）。

原理（原則）：アキレス腱延長術は，尖足の患者の前足部の圧を減少させて糖尿病性足潰瘍の治癒に効果がある。

Evidence
1. Mueller M, Sinacore D, Hastings M, et al. Effect of Achilles tendon lengthening on neuropathic plantar ulcers. A randomized clinical trial. J Bone Jt Surg 2003 ; 85-A : 1436–45. [RCT]
2. Nishimoto G, Attinger C, Cooper P. Lengthening the Achilles tendon for the treatment of diabetic plantar forefoot ulceration. Surg Clin North Am 2003 ; 83 : 707–26. [LIT REV]
3. Armstrong DG, Stacpoole-Shea S, Nguyen H, et al. Lengthening of the Achilles tendon in diabetic patients who are at high risk for ulceration of the foot. J Bone Jt Surg 1999 ; 81-A : 535–8. [CLIN S]
4. Lin SS, Lee TH, Wapner KL. Plantar forefoot ulceration with equinus deformity of the ankle in diabetic patients : the effect of tendo-Achilles lengthening and total contact casting. Orthopedics 1996 ; 19 : 465–75. [CLIN S]
5. Maluf KS, Mueller MJ, Strube MJ, et al. Tendon Achilles lengthening for the treatment of neuropathic ulcers causes a temporary reduction in forefoot pressure associated with changes in plantar flexor power rather than ankle motion during gait. J Biomech 2004 ; 37 : 897–906. [CLIN S]

▶ガイドライン#6.2：

虚血のある患者では末梢血行再建術を考慮すべきである（Level 記載なし）。

原理（原則）：十分な動脈血流のない患者では，血流供給を改善することが酸素化，栄養，創傷治癒に関係する。

Evidence
1. Jeffcoate WJ, Price P, Harding KG. International Working Group on Wound Healing and Treatments for People with Diabetic Foot Ulcers. Diabetes Metab Res Rev 2004 ; 20 : 578–89. [LIT REV]
2. Sumpio BE, Lee T, Blume PA. Vascular evaluation and reconstruction of the diabetic foot. Clin Podiatr Med Surg 2003 ; 20 : 689–708. [LIT REV]
3. Wolfe K, Bruijmen H, Loeprecht H, et al. Graft patency and clinical outcome of femoro-distal arterial reconstruction in diabetic and non-diabetic patients : results of multicentre comparative analysis. Eur J Vasc Endovasc Surg 2003 ; 25 : 229–34. [CLIN S]
4. Faglia E, Mantero M, Caminiti M, et al. Extensive use of peripheral angioplasty, particularly infrapopliteal in the treatment of ischaemic diabetic foot ulcers : clinical results of a multicentre study of 221 consecutive diabetic subjects. J Intern Med 2002 ; 252 : 225–32. [CLIN S]
5. Akbari CM, Pomposelli FB, Gibbons GW, et al. Lower extremity revascularization in diabetes : late observations. Arch Surg 2000 ; 135 : 452–6. [CLIN S]
6. Pomposelli FB, Marcaccio EJ, Gibbons GW, et al. Dorsalis pedis arterial bypass : durable limb salvage for foot ischemia in patients with diabetes mellitus. J Vasc Surg 1995 ; 21 : 375–84. [CLIN S]

糖尿病性潰瘍の治療における補助的治療（局所的，機器，全身的）

多くの物質が，ドレッシングと免荷の補助的手段として糖尿病性潰瘍の治療に使われている。これらの補助療法は，潰瘍に適応される局所のものと，潰瘍治癒を促進する装置，全身性薬剤に分類される。いくつかの方法は，その効果に関して，ガイドラインで推奨するのに十分なエビデンスが存在する。

【局所的治療】
▶ガイドライン#7.1.1：

Platelet-derived growth factor（PDGF）は糖尿病性の神経原性の潰瘍に効果的である（Level I）。

原理（原則）：サイトカイン成長因子は，創傷治癒の伝達物質である。

Evidence
1. Steed D, Diabetic Ulcer Study Group. Clinical evaluation of recombinant human platelet derived growth factor for the treatment of lower extremity diabetic ulcers. J Vasc Surg 1995；21：71-81. [RCT]
2. Wieman J, Smiel J, So Y. Efficacy and safety of a topical gel formulation of recombinant human platelet-derived growth factor-BB (becaplermin) in patients with chronic neuropathic diabetic ulcers：a Phase III randomized, placebo-controlled double-blind study. Diabetes Care 1998；21：822-7. [RCT]
3. d'Hemecourt PA, Smiell JM, Karim MR. Sodium carboxymethylcellulose aqueous-based gel versus becaplermin gel in patients with non-healing lower extremity ulcers. Wounds 1998；10：69-75. [RCT]
4. Smiell JM, Wieman J, Steed DL, et al. Efficacy and safety of becaplemin (recombinant human platelet-derived, growth factor-BB) in patients with non-healing, lower extremity diabetic ulcers：a combined analysis of four randomized studies. Wound Rep Reg 1999；7：335-46. [STAT]
5. Robson MC, Payne WG, Garner WL, et al. Integrating the results of Phase IV (postmarketing) clinical trial with four previous trials reinforces the position that Regranex (becaplemin) gel 0.01％ is an effective adjunct to the treatment of diabetic foot ulcers. J Appl Res 2005；5：35-45. [STAT]

▶ガイドライン#7.1.2：

他のサイトカイン成長因子について，糖尿病性潰瘍の治療に推奨するための十分なデータはないが，個々の報告ではその潜在的有効性が示されている（Level I）。

原理（原則）：サイトカイン成長因子は，創傷治癒の伝達物質である。

Evidence
1. Steed DL, Goslen BG, Holloway GA, et al. Randomized prospective double-blind trial in healing chronic diabetic foot ulcers. CT-102 activated platelet supernatant, topical versus placebo. Diabetes Care 1992；15：1598-604. [RCT]
2. Holloway G, Steed D, DeMarco M, et al. A randomized, controlled multicenter, dose response trial of activated platelet supernatant, topical CT-102 in chronic, non-healing, diabetic wounds. Wounds 1993；5：198-206. [RCT]
3. Atri S, Misra J, Bisgt D, et al. Use of homologous platelet factors in achieving total healing of recalcitrant skin ulcers. Surgery 1990；108：508-12. [RCT]
4. Knighton D, Ciresi K, Fiegel V, et al. Classification and treatment of chronic nonhealing ulcers using platelet-derived wound healing formula. Surg Gynecol Obstet 1986；170：26-30. [RCT]
5. Knighton D, Ciresi K, Fiegel V, et al. Stimulation of repair in chronic, non-healing, cutaneous ulcers using platelet-derived wound healing formula. Surg Gynecol Obstet 1990；170：50-60. [RCT]
6. Richard JL, Purer-Richard C, Daures JF, et al. Effect of topical basic fibroblast growth factor on the healing of chronic diabetic neuropathic ulcer of the foot. A pilot, randomized, double-blind, placebo-controlled study. Diabetes Care 1995；18：64-9. [RCT]
7. Robson MC, Steed DL, McPherson JM, et al. Effects of transforming growth factors B2 on wound healing in diabetic foot ulcers. J Appl Res 2002；2：133-45. [RCT]
8. Mulder GD, Patt LM, Sanders L, et al. Enhanced healing of ulcers in patients with diabetes by topical treatment with glycyl-S.C.-histidine. Wound Rep Reg 1994；2：259-63. [RCT]
9. Agrawal RP, Agrawal S, Beniwal S, et al. Granulocyte-macrophage colony-stimulating factor in foot ulcers. Diabetic Foot Summer 2003；6：93-7. [CLIN S]
10. De Lalla F, Pellizzer G, Strazzabosco M, et al. Randomized prospective controlled trial of recombinant granulocyte colony-stimulating factor as adjunctive therapy for limb-threatening diabetic foot infection. Antimicrob Agents Chemother 2001；45：1094-8. [RCT]
11. Gough A, Clapperton M, Rolando N, et al. Randomised placebo-controlled trial of granulocyte-colony stimulating factor in diabetic foot infection. Lancet 1997；350：855-9. [RCT]
12. Tsang MW, Wong WK, Hung CS, et al. Human epidermal growth factor enhances healing of diabetic foot ulcers. Diabetes Care 2003；26：1856-61. [RCT]

【機器】
▶ガイドライン#7.2.1：

陰圧創傷治療（NPWT）は，難治性糖尿病性潰瘍の治療に効果的である（Level I）。

原理（原則）：NPWT治療は，浮腫を減少させ細菌を除去し創縁とともに創を引き寄せることによって創傷治癒を促進させる。他の治療で効果がなかった時に考慮すべきである。

Evidence
1. Eginton M, Brown K, Seabrook G, et al. A prospective randomized evaluation of negative-pressure wound dressings for diabetic foot wounds. Ann Vasc Surg 2003；17：645-9. [RCT]
2. McCallon S, Knight C, Valiulus J, et al. Vacuum-assisted

closure versus saline-moistened gauze in the healing of postoperative diabetic foot wounds. Ostomy/Wound Manage 2000 ; 46 : 28-34. [RCT]
3. Armstrong D, Lavery L. Diabetic Foot Study Consortium : negative pressure wound therapy after partial diabetic foot amputation : a multicentre, randomized controlled trial. Lancet 2005 ; 366 : 1704-10. [RCT]
4. Clare M, Fitzgibbons T, McMullen S, et al. Experience with the vacuum-assisted closure negative pressure technique in the treatment of nonhealing diabetic and dysvascular wounds. Foot Ankle Int 2002 ; 23 : 896-901. [RETRO S]
5. Armstrong D, Attinger C, Boulton A, et al. Guidelines regarding negative wound therapy (NPWT) in the diabetic foot. Ostomy/Wound Manage 2004 ; 50 (Suppl. 4B) : 3S-27S. [LIT REV]
6. Evans D, Land L. Topical negative pressure for treating chronic wounds. Cochrane Database Syst Rev 2001 ; 1 : CD 001898. [STAT]

▶ガイドライン#7.2.2：

細胞を含んだ治療材料は，糖尿病性潰瘍の治療に効果的である（LevelⅠ）。

原理（原則）：健康な生細胞は，創底を刺激するさまざまな成長因子やサイトカインや他の蛋白質を放出することによって糖尿病性足潰瘍の治癒を促進させる。

Evidence

1. Marston WA, Hanft JR, Norwood P, et al. Dermagraft Diabetic Foot Ulcer Study Group : the efficacy and safety of Dermagraft in improving the healing of chronic diabetic foot ulcers : results of a prospective randomized trial. Diabetes Care 2003 ; 26 : 1701-5. [RCT]
2. Veves A, Falanga V, Armstrong DG, et al. Apligraft Diabetic Foot Ulcer Study Group. Graftskin, a human skin equivalent, is effective in the management of noninfected neuropathic diabetic foot ulcers : a prospective randomized multicenter clinical trial. Diabetes Care 2001 ; 24 : 290-5. [RCT]
3. Hanft JR, Surprenant MS. Healing of chronic foot ulcers in diabetic patients treated with a human fibroblast-derived dermis. J Foot Ankle Surg 2002 ; 41 : 291-9. [RCT]
4. Redekop WK, McDonnell J, Verboom P, et al. The cost effectiveness of Apligraf treatment of diabetic foot ulcers. Pharmacoeconomics 2003 ; 21 : 1171-83. [STAT]
5. Brem H, Balledux J, Bloom T, et al. Healing of diabetic foot ulcers and pressure ulcers with human skin equivalent : a new paradigm in wound healing. Arch Surg 2000 ; 135 : 627-34. [CLIN S]
6. Curran MP, Plosker GL. Bilayered bioengineered skin substitute (Apligraf) : a review if its use in the treatment of venous leg ulcers and diabetic foot ulcers. Biodrugs 2002 ; 16 : 439-55. [LIT REV]
7. Marston WA. Dermagraft, a bioengineered human dermal equivalent for the treatment of chronic nonhealing diabetic foot ulcers. Expert Rev Med Devices 2004 ; 1 : 21-31. [LIT REV]

▶ガイドライン#7.2.3：

電気刺激は糖尿病性潰瘍の治療に効果的である（LevelⅠ）。

原理（原則）：創傷への電流は蛋白質を合成させ，細胞を遊走させ，細菌の増殖に影響を与える。

Evidence

1. Kloth LC. Electrical stimulation for wound healing : a review of evidence from in vitro studies, animal experiments, and clinical trials. Int J Low Extrem Wounds 2005 ; 4 : 23-44. [LIT REV]
2. Houghton P, Kincaid C, Lovell M, et al. Effect of electrical stimulation on chronic leg ulcer size and appearance. Phys Ther 2003 ; 83 : 17-28. [RCT]
3. Lundeberg T, Eriksson S, Malm M. Electrical nerve stimulation improves healing of diabetic ulcers. Ann Plast Surg 1992 ; 29 : 328-31. [RCT]
4. Thawer HA, Houghton PE. Effects of electrical stimulation on the histological properties of wounds in diabetic mice. Wound Rep Reg 2001 ; 9 : 107-15. [EXP]
5. Peters EJ, Lavery LA, Armstrong DG, et al. Electric stimulation as an adjunct to heal diabetic foot ulcers : a randomized clinical trial. Arch Phys Med Rehabil 2001 ; 82 : 721-5. [RCT]

【全身的治療】

▶ガイドライン#7.3.1：

高圧酸素療法は，虚血性の糖尿病性潰瘍の切断率を低下させるのに効果的である（LevelⅠ）。

原理（原則）：高圧酸素療法は，糖尿病患者の創傷への酸素供給を増大させ，創傷治癒を促進させる。

Evidence

1. Wang C, Schwaitzberg S, Berliner E, et al. Hyperbaric oxygen for treating wounds : a systematic review of the literature. Arch Surg 2003 ; 138 : 272-9. [LITREV]
2. Abidia A, Laden G, Kuhan G, et al. The role of hyperbaric oxygen therapy in ischemic diabetic lower extremity ulcers : a double-blind randomised controlled trial. Eur J Vasc Endovasc Surg 2003 ; 25 : 513-8. [RCT]
3. Abidia A, Kuhan G, Landen G, et al. Role of hyperbaric oxygen therapy in ischaemic, diabetic, lower-extremity ulcers : a double blind study. Br J Surg 2001 ; 88 : 744-9. [RCT]
4. Faglia E, Favales F, Aldeghi A, et al. Adjunctive systemic hyperbaric oxygen therapy in treatment of severe prevelently ischemic diabetic foot ulcer. A

randomized study. Diabetes Care 1996 ; 19 : 1338–43. [RCT]
5. Lin T, Chen S, Niu K. The vascular effects of hyperbaric oxygen therapy in treatment of early diabetic foot. Undersea Hyperbaric Med 2001 ; 28 (Suppl.) : 67–71. [CLIN S]
6. Hammarlund C, Sundberg T. Hyperbaric oxygen reduced size of chronic leg ulcers : a randomized double-blind study. Plastic Reconstr Surg 1994 ; 93 : 829–33. [RCT]
7. Kessler L, Bilbault P, Ortega F, et al. Hyperbaric oxygenation accelerates the healing rate of nonischemic chronic diabetic foot ulcers : a prospective randomized study. Diabetes Care 2003 ; 26 : 2378–82. [RCT]
8. Kranke P, Bennett M, Roeckl-Wiedmann I, et al. Hyperbaric oxygen therapy for chronic wounds. Cochrane Database Syst Rev 2005 : 1–18. [STAT]
9. Wunderlich RP, Peters EJ, Lavery LA. Systemic hyperbaric oxygen therapy : lower extremity wound healing and the diabetic foot. Diabetes Care 2000 ; 23 : 1551–5. [LIT REV]

糖尿病性足潰瘍の再発予防

下肢糖尿病性潰瘍は慢性的な問題を抱えている。再発率は8〜59％である。したがって，治癒した足に関しても長いフォローアップを要する。

▶ガイドライン#8.1：
足潰瘍の治癒歴のある糖尿病患者は，予防的フットウエアで再発を防止させなければならない（LevelⅡ）。
原理（原則）： ほとんどの治療では足の圧を減少させることができないので，免荷は長期間必要となる。

Evidence
1. Maciejewski M, Reiber G, Smith D, et al. Effectiveness of diabetic therapeutic footwear in preventing reulceration. Diabetes Care 2004 ; 27 : 3024–5. [LIT REV]
2. Cavanagh PR. Therapeutic footwear for people with diabetes. Diabetes Metab Res Rev 2004 ; 20 (Suppl. 1) : S51–5. [LIT REV]
3. Boulton AJ. Pressure and the diabetic foot : clinical science and off-loading techniques. Am J Surg 2004 ; 187 (5A) : 17S–24S. [LIT REV]
4. Pinzur MS, Dart HC. Pedorthic management of the diabetic foot. Foot Ankle Clin 2001 ; 612 : 205–14. [LIT REV]
5. Lobmann R, Kayser R, Kasten G, et al. Effects of preventive footwear on foot pressures as determined by pedibarography in diabetic patients : a prospective study. Diabet Med 2001 ; 18 : 314–9. [RCT]
6. Uccioli L, Faglia E, Monticone G, et al. Manufactured shoes in the prevention of diabetic foot ulcers. Diabetes Care 1995 ; 18 : 1376–8. [RCT]
7. Colagiuri S, Marsden L, Naidu V, et al. Use of orthotic devices to correct planter callus in people with diabetes. Diabetes Res Clin Pract 1995 ; 28 : 29–34. [CLIN S]
8. Mueller MJ, Diamond JE, Sinacore DR, et al. Total contact casting in treatment of diabetic plantar ulcers. Controlled clinical trial. Diabetes Care 1989 ; 12 : 384–8. [CLIN S]

▶ガイドライン#8.2：
良好なフットケアと毎日の足の観察は潰瘍形成の発症を減少させる（LevelⅡ）。
原理（原則）： 適切な足浴，爪のトリミング，適したフットウエアを含む良好なフットケアは糖尿病性潰瘍の発症を減少させる。

Evidence
1. Pinzur M, Slovenkai M, Trepman E, et al. Diabetes Committee of American Orthopaedic Foot and Ankle Society. Guidelines for diabetic foot care : recommendations endorsed by the Diabetes Committee of the American Orthopaedic Foot and Ankle Society. Foot Ankle Int 2005 ; 26 : 113–9. [LIT REV]
2. Jeffcoate W, Price P, Harding K. International Working Group on Wound Healing and Treatments for People with Diabetic Foot Ulcers. Wound healing and treatments for people with diabetic foot ulcers. Diabetes Metab Res Rev 2004 ; 20 (Suppl 1) : S78–89. [LIT REV]
3. Pinzur M. The diabetic foot. Compr Ther 2002 ; 28 : 232–7. [LIT REV]
4. Suico JG, Marriott DJ, Vinicor F, et al. Behaviors predicting foot lesions in patients with non-insulin dependent diabetes mellitus. J Gen Intern Med 1998 ; 13 : 482–4. [STAT]
5. Litzelman DK, Marriott DJ, Vinicor F. Independent physiological predictors of foot lesions in patients with NIDDM. Diab Care 1997 ; 20 : 1273–8. [STAT]
6. Humphrey AR, Dowse GK, Thoma K, et al. Diabetes and nontraumatic lower extremity amputations. Incidence, risk factors, and prevention-a 12 year follow-up study in Nauru. Diabetes Care 1996 ; 19 : 710–4. [CLIN S]

（翻訳：神戸大学形成外科　寺師浩人）

動脈不全潰瘍治療のガイドライン

Guidelines for the treatment of arterial insufficiency ulcers

Harriet W. Hopf, MD[1,2] ; Cristiane Ueno, MD[1,3] ; Rummana Aslam, MD[4] ; Kevin Burnand, MBBS, FRCS, MS[5] ; Caroline Fife, MD[6] ; Lynne Grant, MS, RN, CWOCN[7] ; Allen Holloway, MD[8] ; Mark D. Iafrati, MD[9] ; Raj Mani, PhD[10] ; Bruce Misare, MD[11] ; Noah Rosen, MD[12] ; Dag Shapshak, MD[13] ; J. Benjamin Slade, Jr, MD[14] ; Judith West, RN, DNS[15] ; Adrian Barbul, MD[4]

1. Co-chaired panel, 2. University of Utah, Salt Lake City, UT, 3. University of Texas, San Antonio, TX, 4. Sinai Hospital/Johns Hopkins Medical Institutions, Baltimore, MD, 5. GKT School of Medicine, King's College, London, UK, 6. University of Texas Health Science Center at Houston, TX, 7. Sequoia Hospltal, Redwood City, CA, 8. Maricopa Medical Center, Phoenix, AZ, 9. Tufts-New England Medical Center, Boston, MA, 10. Southampton University Hospitals Trust NHS, Southampton, UK, 11. Penrose-St. Francis Health Services, Colorado Springs, CO, 12. Beverly Surgical Associates, Beverly, MA, 13. Saint Francis Memorial Hospital, San Francisco, CA, 14. Northbay Center for Wound Care, Vacaville, CA, and, 15. University of California, San Francisco, CA

動脈不全潰瘍治療のガイドラインを作成するために，研究者，開業医，臨床現場や研究にかかわる看護師よりなる委員会が結成された。

方法

ガイドライン作成にあたって，過去のガイドライン，メタアナリシス，PubMed，MEDLINE，EMBASE，系統的レビューのCochrane データベース，最近の動脈性潰瘍に関するレビュー，および一般的な慢性潰瘍治療のメディケア/CMSコンセンサスをすべてエビデンスとして吟味した。構成としてまずガイドラインを述べ，次にその基礎となる原理（原則）を記載した。そしてエビデンスとなる文献をリストアップした。文献には論文の種類を表すコードを付けた。コードの略語は以下の通りである。

STAT	Statistical analysis, meta analysis, consensus statement by a commissioned panel of experts
RCT	Randomized clinical trial
LIT REV	Literature review
CLIN S	Clinical case series
RETRO S	Retrospective series review
EXP	Experimental laboratory or animal study
TECH	Technique or methodology description
PATH S	Pathological series review

今までエビデンスに基づいたガイドラインのほとんどは，ヒトを対象とした臨床研究の文献のみを参考にしており，基礎研究や動物実験は参考にされなかった。今回のガイドラインでは，作用機序を証明するような動物実験，特に臨床症例集積においてその効果が裏付けられた基礎実験も参照しており，その点で今までのガイドラインと大きく異なる。また，他の原因による慢性潰瘍に有効な治療は，動脈性潰瘍にも有効であることは明らかであり，静脈性潰瘍に特異的治療ではないエビデンスも引用している。このようなバリエーションのため，このガイドラインではこれまでのガイドラインとは異なるLevelの基準を用い，下記のLevel I～IIIに分類した。

- Level I：複数のRCTのメタ解析，または2つ以上のRCT，または2つ以上の臨床症例集積に裏付けられた複数の基礎実験あるいは動物実験。
- Level II：レベルIに達しないもので，1つ以上のRCTと2つ以上の臨床症例集積，または有効性を支持する文献レビューを伴ったエキスパートオピニオンの論文，またはかなりの説得力があるがいまだヒトを対象とした十分な経験には裏付けられていない実験的なエビデンス。
- Level III：メタ解析，RCT，複数の臨床症例集積などの十分なデータは存在しないが，原理の証明を示唆するデータ。

エビデンスレベルに加えて推奨度の分類も行った。エビデンスレベルを推奨のレベルと関連付けることが目的である。Level A～Dまで以下のように分類した。

- Level A：強く推奨する/有益と思われる
- Level B：推奨する
- Level C：推奨するが必須ではない
- Level D：推奨しない

結果

ガイドラインは下肢動脈性潰瘍の治療のために，以下の通り7つのカテゴリーに分類した。

- 診断（Diagnosis）
- 手術（Surgery）
- 感染コントロール（Infection control）
- Wound bed preparation
- ドレッシング（Dressings）
- 補助療法（方法，全身／局所）〔Adjuvant therapy (device, systemic, local/topical)〕
- 長期維持療法（Long-term maintenance）

ガイドラインのおのおのは，パネルメンバーの間でDelphiコンセンサスを受け，すべてのパネルメンバーにより注意深く吟味された。個々のガイドラインは最低10人の賛同があり，ほとんどのガイドラインは満場一致で決定した。結果として「動脈不全潰瘍治療のガイドライン」が完成した。

これらは治療のためのガイドラインであり，医療者に利用できる最良のオプションを提供することが目的で，治療の標準を意味するものではない。

動脈不全潰瘍の診断のためのガイドライン

末梢動脈閉塞性疾患（PAOD）は，米国で約1,000万人の有病者がおり，明らかに，罹患率と死亡率の高い相関を認める。創傷の主因が動脈不全と考えられる患者ではそれに関連した疾病を併発する可能性が高く，動脈性疾患について十分に検証し，適切な治療の選択に努めることが必須である。［Hirsch AT, Criqui MH, Treat-Jacobson D, Regensteiner JG, Creager MA, Olin JW, et al. Peripheral arterial disease detection, awareness, and treatment in the primary care. JAMA 2001；286：1317-24.］

▶ガイドライン#1.1：

すべての下肢潰瘍患者は，動脈性疾患の有無を評価する必要がある。以下の徴候と検査値により，動脈性疾患存在の可能性が予測される。患者の状態により動脈性疾患が疑われた場合は，脈管専門医へ紹介しなければならない（Level I A）。

脈管専門医への紹介の必要性を決定する理想的な方法は，過去の臨床調査で明確にされていない。下肢潰瘍治療に携わる医療従事者は，動脈性疾患に対する評価を個々の診療に適する形で取り入れる必要があり，脈管専門医への紹介の必要性を決定する際には，患者の既往歴を考慮しなければならない。

- 足部動脈拍動（足背動脈：DP／後脛骨動脈：PT）の減弱や消失[3, 9, 10]

強いDPやPTの拍動を触れた場合，専門医への紹介は通常必要ないが，拍動が消失している場合は必要である。それらの拍動は解剖学的変動性がある。動脈拍動の消失はPAODの診断において感度17～32％，特異度97～99％を示す[9]。健康体においてもDP 8.1％，PT 2.9％，両方<2％で動脈拍動の消失を認める[14]。

- 毛細血管再充血（capillary refill）反応の遅延[1, 12]
- 45°1分間の下肢挙上後，10～15秒遅れの下肢皮膚色調回復（Buerger's test）[1, 12]
- 足関節上腕血圧比（ABI）≦0.9

PAOD患者のABI値は<0.80～<0.97の幅がある[9, 5, 16]。カットオフ値を<0.9とすると，大動脈腸骨動脈疾患に対する感度97％，大腿膝窩動脈疾患に対する感度89％を示す。ABI異常値によりPAODと診断された患者の半数以上は虚血肢ではない可能性があるが，彼らの活動能力が制限されることにより，生活の質は低下している。さらにこの20年の研究によると，PAODスクリーニングのための安静時ABIは<0.9と定義される[1-6, 12-14, 17]。

ABI異常値の患者すべてが血行再建を必要とするわけではないが，より詳しい評価のために専門医への紹介を考慮する必要がある。糖尿病や血管石灰化を有する患者では，圧迫しても血管が閉塞しにくいため，ABIの感度と特異度は低下する。ABI>1.2は血管造影によって同定される病変の予兆でもあるので専門医への紹介が望ましい。

- 経皮酸素分圧（TcPO$_2$）<40mmHg[7, 8, 11]

経皮酸素分圧をすべてのクリニックで測定することは困難であるが，可能であれば，下肢潰瘍患者に考慮すべき有益な検査である。

多くの研究で，創傷周囲のPtcO$_2$値が約40mmHgの以下の時，不十分な酸素供給のために治癒不良となることが示された。動脈不全は酸素供給を減らし，明らかにPtcO$_2$値を低下させる。肢切断部位での創治癒をPtcO$_2$で予測できることを示した研究も多い。それらの研究では，おそらく血行再建の手段が尽きはて肢切断を余儀なくされた患者のみを計測している。血行再建などPtcO$_2$を変化させる介入をしない場合のPtcO$_2$と創傷治癒の関係を特に評価したものである。もし血行再建をすればPtcO$_2$が増加して予測された結果は変わるものと考えられる。

WutschertとBounameaux[38]は，切断レベルを予測するPtcO$_2$の能力を明確にするために，1985年から1996年までに発表された研究をもとにメタアナリシスを実施した。合計615の下肢切断術（51％が糖尿病を併発していた）を調査し，再切断率は16.4％

であった．切断部より近位の再切断または広範囲に及ぶ（手術的な）デブリードマンを切断術不成功と定義し，PtcO$_2$ 20mmHgが，82%の感度と64%の特異度をもつ切断術成否のために最も役立つカットオフ値であることを見出した．カットオフ値20mmHgでの陽性適中率（治癒不成功）は92%であり，陰性予測値42%，精度79%を示した．

PtcO$_2$は，ドップラーやABIより効果的な疾患識別マーカーである．1982年以降38の研究により，低酸素とは10〜40mmHg以下のPtcO$_2$値として定義されることが示唆される[43-73]．

15の研究（1,137人の患者）により，PtcO$_2$がABI，segmental pressure，レーザードップラーによる血流測定などと比較し，より高い予想能力を提供することが証明された[42-44, 48, 49, 53, 56, 58, 63, 64, 68, 69]．PtcO$_2$では解剖学的情報が得られない点が血管スクリーニングにおける有用性の限界と考えられる[73]．PtcO$_2$は血行再建（外科的，血管内的）成功の評価にも用いられる[46, 61, 62, 69-73]．これらのデータはPtcO$_2$が動脈性疾患のスクリーニング，肢切断後の治癒予測，血行再建成功の評価の能力においてドップラーより優れている可能性があることを示唆する．要約すると，これらの研究により，明らかに不適当な患者を除いて（例えば，外科的処置を拒否している），PtcO$_2$＜40mmHgで脈管専門医による評価を強く考慮し，PtcO$_2$＜20mmHgでルーチンに脈管専門医による評価を行うべきであると提案される．

- ドップラー波形の不同[1]
- 減弱したパルスボリュームの記録[11]

原理（原則）：純粋な動脈性潰瘍はまれである．動脈不全は糖尿病性神経障害や静脈血流不全などほかの主病因から生じた潰瘍の治癒を遷延させることが多い．動脈不全はしばしば潰瘍治癒遷延の要因となる．

Evidence

1. Sieggreen MY, Kline RA. Arterial insufficiency and ulceration—diagnosis and treatment options. Nurse Pract 2004 ; 29 : 46-52. [LIT REV]
2. Hirsch AT, Criqui MH, Treat-Jacobson D, et al. Peripheral arterial disease detection, awareness, and treatment in the primary care. JAMA 2001 ; 286 : 1317-24. [CLIN S]
3. Mohler III ER. Peripheral arterial disease : Identification and Implications. Arch Intern Med 2003 ; 163 : 2306-14. [STAT]
4. Treiman GS, Copland S, McNamara RM, et al. Factors influencing ulcer healing in patients with combined arterial and venous insufficiency. J Vasc Surg 2001 ; 33 : 1158-64. [RETRO S]
5. Tesfaye S, Chaturvedi N, Eaton SEM, et al. Vascular risk factors and diabetic neuropathy. N Engl J Med 2005 ; 352 : 341-50. [RCT]
6. McDermott MM, Guralnik JM, Ferrucci L, et al. Functional decline in lower-extremity peripheral arterial disease : associations with co-morbidity, gender, and race. J Vasc Surg 2005 ; 42 : 1131-7. [CLIN S]
7. Padberg FT, Back TL, Thompson PN, et al. Transcutaneous oxygen (TcPO$_2$) estimates probability of healing in the ischemic extremity. J Surg Res 1996 Feb 1 ; 60 : 365-9. [CLIN S]
8. Dooley J, King G, Slade B. Establishment of reference pressure of transcutaneous oxygen for the comparative evaluation of problem wounds. Undersea Hyperb Med 1997 ; 24 : 235-44. [CLIN S]
9. Collins TC, Suarez-Almazor M, Petersen NJ. An absent pulse is not sensitive for the early detection of peripheral arterial disease. Fam Med 2006 ; 38 : 38-42. [CLIN S]
10. Christensen JH, Freundlich M, Jacobsen BA, et al. Clinical relevance of pedal pulse palpation in patients suspected of peripheral arterial insufficiency. J Intern Med 1989 Aug ; 226 : 95-9. [CLIN S]
11. Bykowsky J, Kollias N, LaMuraglia GM. Evaluation of peripheral arterial occlusive disease and post-surgical viability using reflectance spectroscopy of skin. Microvasc Res 2004 ; 67 : 152-8. [CLIN S]
12. Grey JE, Harding KG, Enoch S. Venous and arterial leg ulcers. BMJ 2006 ; 332 : 347-50.
13. Hankey GJ, Norman PE, Eikelboom JW. Medical treatment of peripheral arterial disease. JAMA 2006 ; 295 : 547-53. [LIT REV]
14. Khan NA, Rahim SA, Anand SS, et al. Does the clinical examination predict lower extremity peripheral arterial disease? JAMA 2006 ; 295 : 536.
15. Hiatt WR, Hoag S, Hamman RF. Effect of diagnostic criteria on the prevalence of peripheral arterial disease. Circulation 1995 ; 91 : 1472-9. [RCT]
16. Hiatt WR. Medical treatment of peripheral arterial disease and claudication. N Engl J Med 2001 ; 344 : 1608-21. [REV]
17. Ameli FM, Byrne P, Provan JL. Selection of amputation level and prediction of healing using transcutaneous tissue oxygen tension (PtcO$_2$). J Cardiovasc Surg (Torino) 1989 ; 30 : 220-4. [CLIN S]
18. Benscoter JL, Gerber A, Friedberg J. Transcutaneous oxygen measurement as a noninvasive indicator of level of tissue healing in patients with peripheral vascular disease and projected amputations. J Am Osteopath Assoc 1984 ; 83 : 560-74. [LIT REV]
19. Burgess EM, Matsen F, Wyss CR, et al. Segmental transcutaneous measurements of PO$_2$ in patients requiring below-the-knee amputation for peripheral vascular insufficiency. J Bone Joint Surg [Am] 1982 ; 64 : 378-82. [CLIN S]
20. Butler CM, Ham RO, Lafferty K, et al. The effect of adjuvant oxygen therapy on transcutaneous PO$_2$ and healing in the below-knee amputee. Prosthet Orthot

Int 1987 ; 11 : 10–6. [RCT]
21. Christensen KS, Klarke M. Transcutaneous oxygen measurement in peripheral occlusive disease. An indicator of wound healing in leg amputation. J Bone Joint Surg [Br] 1986 ; 68 : 423–6. [CLIN S]
22. Dowd GS, Linge K, Bentley G. Measurement of transcutaneous oxygen pressure in normal and ischaemic skin. J Bone Joint Surg [Br] 1983 ; 65 : 79–83. [CLIN S]
23. Dowd GS. Predicting stump healing following amputation for peripheral vascular disease using the transcutaneous oxygen monitor. Ann R Coll Surg Engl 1987 ; 69 : 31–5. [CLIN S]
24. Hanna GP, Fujise K, Kjellgren O, et al. Infrapopliteal transcatheter interventions for limb salvage in diabetic patients : importance of aggressive interventional approach and role of transcutaneous oximetry. J Am Coll Cardiol 1997 Sep ; 30 : 664–9. [CLIN S]
25. Harward TR, Volny J, Golbranson F, et al. Oxygen inhalation-induced transcutaneous PO_2 changes as a predictor of amputation level. J Vasc Surg 1985 ; 2 : 220–7. [CLIN S]
26. Hauser CJ, Shoemaker WC. Use of a transcutaneous PO_2 regional perfusion index to quantify tissue perfusion in peripheral vascular disease. Ann Surg 1983 ; 197 : 337–43. [LIT REV]
27. Hauser CJ. Tissue salvage by mapping of skin surface transcutaneous oxygen tension index. Arch Surg 1987 ; 122 : 1128–30. [CLIN S]
28. Ito K, Ohgi S, Mori T, et al. Determination of amputation Level In ischemic legs by means of transcutaneous oxygen pressure measurement. Int Surg 1984 ; 69 : 59–61. [CLIN S]
29. Katsamouris A, Brewster DC, Megerman J, et al. Transcutaneous oxygen tension in selection of amputation level. Am J Surg 1984 ; 147 : 510–7. [CLIN S]
30. Kram HB, Appel PL, Shoemaker WC. Multisensor transcutaneous oximetric mapping to predict belowknee amputation wound healing : use of a critical PO_2. J Vasc Surg 1989 ; 9 : 796–800. [CLIN S]
31. Mars M. Transcutaneous oxygen tension as a predictor of success after an amputation [letter]. J Bone Joint Surg [Am] 1988 ; 70 : 1429–30. [CLIN S]
32. Ratliff DA, Clyne CA, Chant AD, et al. Prediction of amputation wound healing : the role of transcutaneous PO_2 assessment. Br J Surg 1984 ; 71 : 219–22. [CLIN S]
33. Rhodes GR. Uses of transcutaneous oxygen monitoring in the management of below-knee amputations and skin envelope injuries (SKI). Am Surg 1985 ; 51 : 701–7. [CLIN S]
34. Rhodes GR, King TA. Delayed skin oxygenation following distal tibial revascularization (DTR). Implications for wound healing in late amputations. Am Surg 1986 ; 52 : 519–25. [CLIN S]
35. Smith B, Desvigne L, Slade J, et al. Transcutaneous oxygen measurements predict healing of leg wounds with hyperbaric therapy. Wound Rep Reg 1996 ; 4 : 224–9. [CLIN S]
36. Wattel F, Mathieu D, Coget JM, et al. Hyperbaric oxygen therapy in chronic vascular wound management. Angiology 1990 ; 41 : 59–65. [CLIN S]
37. White RA, Nolan L, Harley D, et al. Noninvasive evaluation of peripheral vascular disease using transcutaneous oxygen tension. Am J Surg 1982 ; 144 : 68–75. [CLIN S]
38. Wütschert R, Bounameaux H. Determination of amputation Level in ischemic limbs. Reappraisal of the measurement of $TcPO_2$. Diabetes Care 1997 ; 20 : 1315–8. [STAT]
39. Wütschert R, Bounameaux H. Predicting healing of arterial leg ulcers by means of segmental systolic pressure measurements. Vasa 1998 ; 27 : 224–8. [STAT]
40. Wütschert R, Bounameaux H. Assessment of peripheral arterial occlusive disease. Curr Prob Dermatol 1999 ; 27 : 203–10. [LIT REV]
41. Wyss CR, Harrington RM, Burgess EM, et al. Transcutaneous oxygen tension as a predictor of success after an amputation. J Bone Joint Surg [Am] 1988 ; 70 : 203–7. [CLIN S]
42. Hauser CJ, Klein SR, Mehringer M, et al. Assessment of perfusion in the diabetic foot by regional transcutaneous oximetry. Diabetes 1984 ; 33 : 527–31. [CLIN S]
43. Hauser CJ, Klein SR, Mehringer M, et al. Superiority of transcutaneous oximetry in noninvasive vascular diagnosis in patients with diabetes. Arch Surg 1984 Jun ; 119 : 690–4. [CLIN S]
44. Kram HB, Shoemaker WC. Diagnosis of major peripheral arterial trauma by transcutaneous oxygen monitoring. Am J Surg 1984 ; 147 : 776–80. [CLIN S]
45. Byrne P, Provan JL, Ameli FM, et al. The use of transcutaneous oxygen tension measurements in the diagnosis of peripheral vascular insufficiency. Ann Surg 1984 ; 200 : 159–65. [CLIN S]
46. Ameli FM, Stein M, Provan JL, et al. Comparison between transcutaneous oximetry and ankle-brachial pressure ratio in predicting runoff and outcome in patients who undergo aortobifemoral bypass. Can J Surg 1989 ; 32 : 428–32. [CLIN S]
47. Mars M, McKune A, Robbs JV. A comparison of laser Doppler fluxmetry and transcutaneous oxygen pressure measurement in the dysvascular patient requiring amputation. Eur J Vasc Endovasc Surg 1998 ; 16 : 53–8. [CLIN S]
48. Wyss CR, Matsen FA, Simmons CW, et al. Transcutaneous oxygen measurements on limbs of diabetic and non-diabetic patients with arterial vascular disease. Surgery 1984 ; 95 : 339–45. [CLIN S]

49. Padberg FT, Back TL, Thompson PN, et al. Transcutaneous oxygen (TcPO$_2$) estimates probability of healing in the ischaemic extremity. J Surg Res 1996 ; 60 : 365–9. [CLIN S]
50. Cina C, Katsamouris A, Megerman J, et al. Utility of transcutaneous oxygen tension measurements in peripheral arterial occlusive disease. J Vasc Surg 1984 ; 1 : 362–71. [CLIN S]
51. Oishi CS, Fronek A, Golbranson FL. The role of noninvasive vascular studies in determining levels of amputation. J Bone Joint Surg 1988 ; 70A : 1520–30. [CLIN S]
52. Pinzur MS. Transcutaneous oxygen as a predictor of healing in amputations of the foot and the ankle. Foot Ankle Int 1992 ; 13 : 271–2. [CLIN S]
53. Conlon KC, Sclafani L, DiResta GR, et al. Comparison of transcutaneous oximetry and laser Doppler flowmetry as non-invasive predictors of wound healing after excision of extremity soft-tissue sarcomas. Surgery 1994 ; 115 : 335–40. [CLIN S]
54. Yablon SA, Novick ES, Jain SS, et al. Postoperative transcutaneous oxygen measurement in the prediction of delayed wound healing and prosthetic fitting among amputees during rehabilitation. A pilot study. Am J Phys Med Rehabil 1995 ; 74 : 193–8. [CLIN S]
55. Bunt TJ, Holloway GA. TcPO$_2$ as an accurate predictor of therapy in limb salvage. Ann Vasc Surg 1996 ; 10 : 224–7. [CLIN S]
56. Kalani M, Brismar K, Fagrell B, et al. Transcutaneous oxygen tension and toe blood pressure as predictors for outcome of diabetic foot ulcer. Diabetes Care 1999 ; 22 : 147–51. [CLIN S]
57. Rhodes GR, Skudder P Jr. Salvage of ischaemic diabetic feet. Role of transcutaneous oxygen mapping and multiple configurations of in situ bypass. Am J Surg 1986 ; 152 : 165–71. [CLIN S]
58. Lalka SG, Malone JM, Anderson GG, et al. Transcutaneous oxygen and carbon dioxide pressure monitoring to determine limb ischaemia and to predict surgical outcome. J Vasc Surg 1988 ; 7 : 507–14. [CLIN S]
59. Poredos P, Rakovec S, Guzic-Salobir B. Determination of amputation Level in ischaemic limbs using tcPO$_2$ measurement. Vasa J Vasc Dis 2005 ; 34 : 108–12. [CLIN S]
60. Hauser CJ, Appel P, Shoemaker WC. Pathophysiologic classification of peripheral vascular disease by positional changes in regional transcutaneous oxygen tension. Surgery 1984 Jun ; 95 : 689–93. [CLIN S]
61. Kram HB, Appel PL, Shoemaker WC. Comparison of transcutaneous oximetry, vascular hemodynamic measurements, angiography, and clinical findings to predict the success of peripheral vascular reconstruction. Am J Surg 1988 ; 155 : 551–8. [CLIN S]
62. Moosa HH, Peitzman AB, Makaroun MS, et al. Transcutaneous oxygen measurements in lower extremity ischaemia : effects of position, oxygen inhalation and arterial reconstruction. Surgery 1988 ; 2 : 193–8. [CLIN S]
63. Ubbink DT, Jacobs MJHM, Tangelder GJ, et al. The usefulness of capillary microscopy, transcutaneous oximetry and laser Doppler fluximetry in the assessment of the severity of lower limb ischaemia. Int J Microcirc 1994 ; 14 : 34–44. [CLIN S]
64. Ballard JL, Eke CC, Bunt TJ, et al. A prospective evaluation of transcutaneous oxygen measurements in the management of diabetic foot problems. J Vasc Surg 1995 ; 22 : 485–92. [CLIN S]
65. Katsamouris A, Brewster DC, Megerman J, et al. Transcutaneous oxygen tension in selection of amputation level. Am J Surg 1984 ; 147 : 510–7. [CLIN S]
66. Dowd GS. Predicting stump healing following amputation for peripheral vascular disease using the transcutaneous oxygen monitor. Ann R Coll Surg Engl 1987 ; 69 : 31–5. [CLIN S]
67. Bongard O, Krähenbuhl B. Predicting amputation in severe ischaemia. J Bone Joint Surg 1988 ; 70B : 465–7. [CLIN S]
68. Scheffler A, Rieger H. A comparative analysis of transcutaneous oximetry (tcPO$_2$) during oxygen inhalation and leg dependency in severe peripheral arterial occlusive disease. J Vasc Surg 1992 ; 16 : 218–24. [CLIN S]
69. Ray SA, Buckenham TM, Bellie A-M, et al. The predictive value of laser Doppler fluxmetry and transcutaneous oximetry for clinical outcome in patients undergoing revascularization for severe leg ischaemia. Eur J Vasc Endovasc Surg 1997 ; 13 : 54–9. [CLIN S]
70. Stalc M, Poredos P. The usefulness of transcutaneous oximetry in assessing the success of percutaneous transluminal angioplasty. Eur J Vasc Endovasc Surg 2002 ; 24 : 528–32. [CLIN S]
71. Wagner HJ, Schmitz R, Alfke H, et al. Influence of percutaneous transluminal angioplasty on transcutaneous oxygen pressure in patients with peripheral arterial obstructive disease. Radiology 2003 ; 22 : 791–7. [CLIN S]
72. Caselli A, Latini V, Lapenna A, et al. Transcutaneous oxygen tension monitoring after successful revascularization in diabetic patients with ischaemic foot ulcers. Diabetic Med 2005 ; 22 : 460–5. [CLIN S]
73. DeGraaff JC, Ubbink DT, Legemate DA, et al. Evaluation of toe pressure and transcutaneous oxygen measurements in management of chronic leg ischaemia : A diagnostic randomized clinical trial. J Vasc Surg 2003 ; 38 : 528–34. [RCT]

▶ガイドライン#1.2：

アテローム硬化のリスクファクター（喫煙, 糖尿

病，高血圧，高コレステロール血症，高齢，肥満，甲状腺機能低下症）をもつ潰瘍患者は，動脈性潰瘍を呈する可能性が高く，慎重かつ広範な評価が必要である。より完全な精密検査についてプライマリーケア医と検討する必要がある（Level I A）。

▶ガイドライン #1.3：
　虚血性潰瘍が疑わしい時も，アテローム硬化以外で動脈系（微小血管 vs 大血管）を侵す要因疾患を検索すべきである（例えば，血栓性血管炎，血管炎，レイノー現象，壊疽性膿皮症，地中海貧血症または鎌状赤血球症，Level I A）。
　原理（原則）："虚血"様外観を呈する潰瘍において，臨床症状がアテローム硬化性閉塞疾患と完全には整合しない場合，大血管閉塞性疾患以外の疾病も含めて評価しなければならない。この場合，通常，専門医への紹介を必要とする。

Evidence
1. Hirsch AT, Criqui MH, Treat-Jacobson D, et al. Peripheral arterial disease detection, awareness, and treatment in the primary care. JAMA 2001；286：1317-24. [CLIN S]
2. Mohler III ER. Peripheral arterial disease：Identification and implications. Arch Intern Med 2003；163：2306-14. [STAT]
3. Norman PE, Eikelboom JW, Hankey GJ. Peripheral arterial disease：prognostic significance and prevention of the atherotrombotic complications. MJA 2004；181：150-4.
4. Tesfaye S, Chaturvedi N, Eaton SEM, et al. Vascular risk factors and diabetic neuropathy. N Engl J Med 2005；352：341-50. [RCT]
5. Kerstein MD. The non-healing leg ulcer：peripheral vascular disease, chronic venous insufficiency, and ischemic vasculitis. Ostomy Wound Manage. 1996 Nov-Dec；42（10A Suppl.）：19S-35S. [LIT REV]
6. Mekkes JR, Loots MAM, Van der Wal AC, et al. Causes, investigation and treatment of leg ulceration. Br J Dermatol 2003；148：388-401. [LIT REV]
7. McDermott MM, Guralnik JM, Ferrucci L, et al. Functional decline in lower-extremity peripheral arterial disease：associations with co-morbidity, gender, and race. J Vasc Surg 2005；42：1131-7. [CLIN S]
8. Sarkar PK, Ballantyne S. Management of leg ulcers. Postgrad Med F 2000；76：674-82. [LIT REV]
9. Oien RF, Hakansson A, Hansen BU. Leg ulcers in patients with rheumatoid arthritis—a prospective study of aetiology, wound healing and pain reduction after pinch grafting. Rheumatology 2001；40：816-20. [CLIN S]
10. Adler AJ, Boyko EJ, Ahroni JH, Smith DG. Lower-extremity amputation in diabetes. Diabetes Care 1999；22：1029-35. [CLIN S]

▶ガイドライン #1.4：
　安静時疼痛または壊疽を呈している患者は，すぐに脈管専門医に紹介する必要がある（Level I A）。
　原理（原則）：安静時疼痛と壊疽患者の潰瘍は急速に進行する可能性があり，紹介の遅れは肢損失のリスクを増大する（Level I A）。

Evidence
1. Adler AJ, Boyko EJ, Ahroni JH, et al. Lower-extremity amputation in diabetes. Diabetes Care 1999；22：1029-35. [CLIN S]
2. Treiman GS, Oderich GSC, Ashrafi A, et al. Management of ischemic heel ulceration and gangrene：An evaluation of factors associated with successful healing. J Vasc Surg 2000；31：1110-8. [RETRO S]
3. Grey JE, Hardling KG, Enoch S. Venous and arterial leg ulcers. BMJ 2006；332：347-50. [STAT]
4. Sieggreen MY, Kline RA. Arterial insufficiency and ulceration—diagnosis and treatment options. Nurse Pract 2004；29：46-52. [LIT REV]
5. Rauwerda JA. Surgical Treatment of the infected diabetic foot. Diabetes Metab Res Rev 2004；20（S1）：S41-44. [RETRO S]
6. Goshima KR, Mils JL, Hughes JD. A new look at outcomes after infrainguinal bypass surgery：traditional reporting standards systematically underestimate the expenditure of effort required to attain limb salvage. J Vasc Surg 2004；39：330-5. [RETRO S]

動脈不全潰瘍の手術のためのガイドライン

　動脈不全潰瘍患者において，血行再建による血流の回復が，治癒を導く最善の介入である。

▶ガイドライン #2.1：
　血行再建の前に，解剖学的なロードマップを得る必要がある（Level II A）。
　解剖把握のための検査は以下の通りである。
- 血管造影[1-3, 5]
- デュプレックス・アンギオグラフィー（Duplex Angiography）[5]：大腿膝窩部と脛骨部で，感度99%と80%，特異度94%と91%である。その精度は動脈造影に匹敵する。
- MRアンギオグラフィー
- CTアンギオグラフィー

　原理（原則）：血行再建（外科的/血管内的）の目的

は動脈の流れに沿って潰瘍への血流を回復させることであり，その結果は足部動脈拍動やABIの改善に表れる。

Evidence

1. Treiman GS, Oderich GSC, Ashrafi A, et al. Management of ischemic heel ulceration and gangrene : an evaluation of factors associated with successful healing. J Vasc Surg 2000 ; 31 : 1110–8. [RETRO S]
2. Toursarkissian B, D'Ayala M, Stefanidis D, et al. Angiographic scoring of vascular occlusive disease in the diabetic foot : relevance to bypass graft patency and limb salvage. J Vasc Surg 2002 ; 35 : 494–500. [CLIN S]
3. Sieggreen MY, Kline RA. Arterial insufficiency and ulceration—diagnosis and treatment options. Nurse Pract 2004 ; 29 : 46–52. [LIT REV]
4. Hingorani A, Ascher E, Markevich, et al. A comparison of magnetic resonance angiography, contrast arteriography, and duplex arteriography for patients undergoing lower extremity revascularization. Ann Vasc Surg 2004 ; 18 : 294–301. [CLIN S]
5. Gjoannaess E, Morken B, Sandbaek J, et al. Gadolinium-enhanced magnetic resonance angiography, colour duplex and digital subtraction angiography of the lower limb arteries from the aorta to the tibio-peroneal trunk in patients with intermittent claudication. Eur J Vasc Endovasc Surg 2006 ; 31. [CLIN S]
6. Katsamouris AN, Giannoukas AD, Tstetis D, et al. Can ultrasound replace arteriography in the management of chronic arterial occlusive disease of the lower limb? Eur J Endovasc Surg 2001 ; 21:155–60. [CLIN S]

▶ガイドライン#2.2：

動脈性潰瘍の存在を自然経過にまかせると病状が進行し，結果として肢を喪失する。治療の選択は血行再建（血管内的／外科的）か肢切断のどちらかである。補助療法は，潰瘍の治癒を改善する可能性があるが，基礎をなす血管疾患を改善しない。また，補助療法は血行再建の代わりにはならないが，血行再建は常に成功し効果が永続的とは限らないので，血行再建と併用することで結果を改善する可能性がある（LevelⅡA）。

原理（原則）：PAODの約10〜20％の患者は，血行再建を必要とする。糖尿病および非糖尿病患者のバイパス術の5年開存率はcrural-pedalバイパス術で70％を示す（生存者中）。糖尿病および非糖尿病患者の2年肢救済率は80％，肢切断率は1〜2％を示し（糖尿病患者のみでも同様），5年肢救済率は80％で肢切断率は1〜2％を示す[2,3]。Distal dorsalis pedisバイパス術において，5年一次開存率は57％に対し，二次開存率は63％で肢救済率は78％（生存率49％）を示す。10年目では，一次開存率は38％に対し，二次開存率は42％で肢救済率56％（生存率24％）を示す[2,3,5]。血管内的手技においては2年間で80％の肢救済率を示す（小規模研究）。

Evidence

1. Pentecost MJ, Criqui MH, Dorros G, et al. Guidelines for peripheral percutaneous transluminal angioplasty of the abdominal aorta and lower extremity vessels. A statement for health professionals from a special writing group of the councils on cardiovascular radiology, arteriosclerosis, cardio-thoracic and vascular surgery, clinical cardiology, and epidemiology and prevention, the American heart association. J Vasc Surg 2003 ; 14 : S495–515. [STAT]
2. Treiman GS, Copland S, McNamara RM, et al. Factors influencing ulcer healing in patients with combined arterial and venous insufficiency. J Vasc Surg 2001 ; 33 : 1158–64. [CLIN S]
3. Pomposelli FB, Kansal N, Hamdan AD, et al. A decade of experience with dorsalis pedis artery bypass : analysis of outcome in more than 1000 cases. J Vasc Surg 2003 ; 37 : 307–15. [CLIN S]
4. Norman PE, Eikelboom JW, Hankey GJ. Peripheral arterial disease : prognostic significance and prevention of the atherotrombotic complications. MJA 2004 ; 181 : 150–4. [STAT]
5. Rhodes JM, Gloviczki P, Bower TC, et al. The benefits of secondary interventions in patients with failing or failed pedal bypass grafts. Am J Surg 1999 ; 178 : 151–5. [CLIN S]
6. Treiman GS, Oderich GSC, Ashrafi A, et al. Management of ischemic heel ulceration and gangrene : an evaluation of factors associated with successful healing. J Vasc Surg 2000 ; 31 : 1110–8. [RETRO S]
7. Goshima KR, Mils JL, Hughes JD. A new look at outcomes after infrainguinal bypass surgery : traditional reporting standards systematically underestimate the expenditure of effort required to attain limb salvage. J Vasc Surg 2004 ; 39 : 330–5. [RETRO S]

▶ガイドライン#2.3：

患者に併存症が多いことを考慮すると手術成功（血行再建成功と再建後の潰瘍治癒）の可能性と手術による危険とをはかりにかけて吟味する必要がある（LevelⅡB）。

原理（原則）：血行再建により，必ずしも足部血流の改善と潰瘍治癒を保障する十分な酸素供給が認められるとは限らない。例えば，末期腎疾患を基礎にもつ壊疽患者は，初期に肢切断を考慮する必要があるかも

しれない（議論の分かれるところであるが，末期腎疾患の踵壊疽患者では救肢率が低く合併症率が高いので足部拍動を触知しても治癒可能な徴候とはいえない）。しかしながら，ボディーイメージの問題や，限られた機能を維持することによる患者の自立の可能性などを考慮すると，患者にとって肢保存は重要かもしれず，ケアは個々に考慮する必要がある。加えて，肢切断のリスクに関して複合的にリスクと有効性を考慮する必要がある。医療従事者は，危険と利点についてしっかり患者と話し合い，患者に選択を決意させなければならない。

Evidence

1. Hunt TK, Hopf HW. Wound healing and wound infection—what surgeons and anesthesiologists can do. Surg Clin North Am 1997 ; 77 : 587–606. [LIT REV]
2. Treiman GS, Copland S, McNamara RM, et al. Factors influencing ulcer healing in patients with combined arterial and venous insufficiency. J Vasc Surg 2001 ; 33 : 1158–64. [CLIN S]
3. Treiman GS, Oderich GSC, Ashrafi A, et al. Management of ischemic heel ulceration and gangrene : an evaluation of factors associated with successful healing. J Vasc Surg 2000 ; 31 : 1110–8. [RETRO S]
4. Hafner J, Schaad I, Schneider E, et al. Leg ulcers in the peripheral arterial disease (arterial leg ulcers) : impaired wound healing above the threshold of chronic limb ischemia. J Am Acad Dermatol 2000 ; 43 : 1001–8. [CLIN S]
5. Niinikoski JHA. Clinical hyperbaric oxygen therapy, wound perfusion, and transcutaneous oximetry. World J Surg 2004 ; 28 : 307–11. [LIT REV]
6. Arora S, Pomposelli F, Logerfo FW, et al. Cutaneous microcirculation in the neuropathic diabetic foot improves significantly but not completely after successful lower extremity revascularization. J Vasc Surg 2002 ; 35 : 501–5. [CLIN S]
7. Attinger CE, Ducic I, Neville RF, et al. The relative roles of aggressive wound care versus revascularization in salvage of threatened lower extremity in the renal failure diabetic patient. Plast Reconstr Surg 2002 ; 109 : 1281–9. [RETRO S]

動脈不全潰瘍の感染症制御のためのガイドライン（静脈性潰瘍ガイドライン参照）

感染は，細菌と宿主の感染防御の均衡が細菌優勢に傾いた状態である。感染は動脈性・混合性潰瘍の病因，治癒，外科的治療，合併症にさまざまな影響を及ぼす。動脈性潰瘍の感染制御において，血流の回復は重要であり最初に考慮しなければならない。

▶ガイドライン#3.1：

一般的に，外科的，酵素的，機械的，生物学的，自己融解機序により壊死組織や不活性化組織を取り除くことで正常な創治癒過程が誘導される（Level ⅡA）。動脈性潰瘍では乾燥性壊死や痂皮があっても，血行が回復するまでデブリードマンしてはならない（Level ⅢA，挫滅組織除去に関する詳細な議論は，Wound Bed Preparation ガイドラインを参照）。

原理（原則）：壊死組織では細菌が増殖する。不活性化組織は感染防御能力を低下させ，細菌増殖の温床となる。

Evidence

1. Edlich RF, Rodeheaver GT, Thacker JG, et al. Technical factors in wound management. In : Dunphy JE, Hunt TK editors, Fundamentals of Wound Management in Surgery. South Plainfield, NJ : Chirurgecom, 1977. [EXP]
2. Bradley M, Cullum N, Sheldon T. The debridement of chronic wounds : a systematic review. Health Tech Assess 1999 ; 3 (17 Part 1) : 1–78. [STAT]
3. Steed D, Donohue D, Webster M, et al. Effect of extensive debridement and rhPDGF-BB (Becaplermin) on the healing of diabetic foot ulcers. J Am Coll Surg 1996 ; 183 : 61–4. [RCT]
4. Witkowski JA, Parrish LC. Debridement of cutaneous ulcers. Med Surg Aspects Clin Dermatol 1992 ; 9 : 585–91. [LIT REV]
5. Falanga V. Wound bed preparation and the role of enzymes : a case for multiple actions of therapeutic agents. Wounds 2002 ; 14 : 47–57. [LIT REV]
6. Hamer MI, Robson MC, Krizek TJ, et al. Quantitative bacterial analyses of comparative wound irrigations. Ann Surg 1975 ; 181 : 819–22. [EXP]
7. Saap LJ, Falanga V. Debridement performance index and its correlation with complete closure of diabetic foot ulcers. Wound Rep Reg 2002 ; 10 : 354–9. [RCT]
8. Davies CE, Turton G, Woolfry G, et al. Exploring debridement options for chronic venous ulcers. Br J Nurs 2005 ; 14 : 393–7. [LIT REV]
9. O'Meara S, Cullum N, Majid M, et al. Systematic reviews of wound care management : (3) antimicrobial agents for chronic wounds ; (4) diabetic foot ulceration. Health Technol Assess 2000 ; 4 : 1–247. [STAT]
10. Schmidt K, Debus ES, St. Jessberger U, et al. Bacterial population of chronic crural ulcers : Is there a difference between the diabetic, the venous, and the arterial ulcer? Vasa Feb 2000 ; 29 : 62–70. [CLIN S]
11. Henke PK, Blackburn SA, Wainess RW. Osteomyelitis of the foot and toe in adults is a surgical disease. Ann Surg 2005 June ; 241 : 885–94. [LIT REV]
12. Bowler PG, Davies BJ. The microbiology of infected and non-infected leg ulcers. Int J Derm 1999 ; 38 : 573–8. [CLIN S]

▶ガイドライン#3.2：

神経因性・虚血性潰瘍の患者は，感染の臨床徴候を認めなくとも短期間の全身的抗生物質投与を考慮する。この種の慢性創傷では，感染の臨床徴候が現れる以前に，治療を妨げるような細菌負荷が存在している可能性がある。しかしながら，慢性的な抗生物質全身投与は感染を予防せず，感染が進行した際に悪い結果となる。したがって，抗生物質のルーチン使用は避け，効果を認めない場合，抗生物質投与を中止しなければならない（Level IIC）。

原理（原則）： 糖尿病患者では免疫系が損なわれるため，明らかな徴候なしに感染が存在している可能性がある。感染の臨床徴候がない状況で抗生物質に反応しない時は，他の治療を検討しなければならない。糖尿病患者の虚血は下肢血管（両側性，複数部位，膝下を含む遠位の動脈であることが多い）のアテローム硬化から生じる。多くのデータが，ほとんどの種類の細菌において，感染や敗血症を引き起こすには組織1gあたり10^5以上の細菌数が必要であることを示している。足指骨髄炎治療のレビューによると，選択的に血管バイパス術を併用し，積極的な手術的デブリードマン（足指切断を含む）を施行した患者と比較し，末梢血管閉塞性疾患（p=0.006），入院前の長期間抗生物質投与（p=0.07）患者では創傷治癒の低下を認めた。慢性創傷患者への全身的抗生物質投与を支持する既存の根拠はないが[10]，抗生物質血管内投与を行った患者は大切断・小切断が少ないようである（国家規模調査）[11]。しかし，長期にわたる入院前抗生物質治療（平均投与期間5±2カ月）は創傷治癒機会を減じ，肢救済の可能性を有意に低下させる[10]。

Evidence

1. Henke PK, Blackburn SA, Wainess RW, et al. Ostemyelitis of the foot and toe in adults is a surgical disease : Conservative management worsens lower extremity salvage. Ann Surg 2005 ; 241 : 885-94. [CLIN S]
2. Hunt TK, Hopf HW. Wound healing and wound infection—what surgeons and anesthesiologists can do. Surg Clin North Am 1997 ; 77 : 587-606. [LIT REV]
3. Schmidt K, Debus ES, St. Jessberger U, et al. Bacterial population of chronic crural ulcers : is there a difference between the diabetic, the venous, and the arterial ulcer? Vasa 2000 ; 29 : 62-70. Comment : Vasa 2000 ; 29:156. [CLIN S]
4. Ramsey SD, Newton K, McCulloch DK, et al. Incidence, outcomes, and cost of foot ulcer in patients with diabetes. Diabetes Care 1999 ; 22 : 382-7. [RETRO S]
5. Arora S, Pomposelli F, Logerfo FW, et al. Cutaneous microcirculation in the neuropathic diabetic foot improves significantly but not completely after successful lower extremity revascularization. J Vasc Surg 2002 ; 35 : 501-5. [CLIN S]
6. Linares-Palomino JP, Gutierrez J, Lopez-Espada C, et al. Genomic, serologic and clinical case-control study of Clamydia pneumoniae and peripheral artery occlusive disease. [CLIN S]
7. Bowler PG, Davies BJ. The microbiology of infected and noninfected leg ulcers. International J Dermatol 1999 ; 38 : 573-8. [CLIN S]
8. Browne AC, Vearncombe M, Sibbald RG. High bacterial load in asymptomatic diabetic patients with neurotrophic ulcers retards wound healing after application of Dermagraft. Ostomy Wound Manage 2001 ; 47 : 44-9. [CLIN S]
9. Cerveira JJ, LAI BK, Padberg Jr FT, et al. Methicillin-resistant Staphylococcus aureus infection does not adversely affect clinical outcome of lower extremity amputations. Ann Vasc Surg 2003 ; 17 : 80-5. [CLIN S]
10. Majewski W, Cybulski Z, Napierala M, et al. The value of quantitative bacteriological investigations in the monitoring of treatment of ischaemic ulcerations of lower legs. Int Angiol 1995 Dec ; 14 : 381-4. [CLIN S]
11. Kummer O, Widmer MK, Pluss S, et al. Does infection affect amputation rate in chronic critical leg ischemia? Vasa 2003 Feb ; 32 : 18-21. [RETRO S]

▶ガイドライン#3.3：

適切に酸素供給がなされる環境において，創傷は治癒し感染は予防・制御される（Level IA）。

原理（原則）： 組織血流が不十分な場合，創傷への酸素供給は低下する。血行再建は重要であるが，他の治療も皮膚血流回復を補助し潰瘍治癒を促進する可能性がある。脱水や他の交感神経刺激因子（寒さやストレス，痛みなど）はすべて組織血流を減少させる。Beldaら（2005）とGreifら（2000）はそれぞれ，周術期において80%と30%の酸素吸入が直腸手術患者の創傷感染リスクを有意に減少させることを示した。これは動脈性潰瘍にもあてはまるように思われる。Fagliaら（1996）によると，高圧酸素療法は糖尿病性潰瘍患者の肢切断率を明らかに減少させる。StottsとHopf（2003）は脱水傾向の褥瘡患者に少量の液体を経口で補充することにより創傷組織酸素を増加させることを示し，Puzziferiら（2001）は動脈性潰瘍患者において局所温熱療法（38℃）が経皮酸素分圧を増加させ疼痛を減少させることを示した。明らかに，血行再建は創傷酸素供給を増加させる理想的な方法であるが，局所温熱，脱水の補正，吸入酸素の増加は，障害された血流を回復し，酸素供給を改善することが可能である。

Evidence

1. Belda FJ, Aguilera L, Asuncion JG, et al. Supplemental perioperative oxygen and the risk of surgical wound infection. JAMA 2005 ; 294 : 2035-42. [RCT]
2. Kaye KS, Sands K, Donahue JG, et al. Preoperative drug dispensing as predictor of surgical site infection. Emerg Inf Diseases 2001 ; 7 : 57-65. [LIT REV]
3. Hunt TK, Hopf HW. Wound healing and wound infection—what surgeons and anesthesiologists can do. Surg Clin North Am 1997 ; 77 : 587-606. [LIT REV]
4. Henke PK, Blackburn SA, Wainess RW, et al. Osteomyelitis of the foot and toe in adults is a surgical disease : conservative management worsens lower extremity salvage. Ann Surg 2005 ; 241 : 885-94. [CLIN S]
5. Hopf H, Hunt TK, West JM, et al. Wound tissue oxygen tension predicts the risk of wound infection in surgical patients. Arch Surg 1997 ; 132 : 997-1004. [CLIN S]
6. Jonsson K, Jensen JA, Goodson WH, et al. Tissue oxygenation, anemia, and perfusion in relation to wound healing in surgical patients. Ann Surg 1991 ; 214 : 605-13. [RCT]
7. Faglia E, Favales F, Aldeghi A, et al. Adjunctive systemic hyperbaric oxygen therapy in treatment of severe prevalently ischemic diabetic foot ulcer. A randomized study. Diabetes Care 1996 ; 19 : 1338-43. [CLIN S]
8. Puzziferri N, West J, Hunt T, et al. Local warming increases oxygenation and decreases pain in ischemic ulcers. Wound Rep Reg 2001 ; 9 : 146. [CLIN S]
9. Stotts NA, Hopf HW. The link between tissue oxygen and hydration in nursing home residents with pressure ulcers : preliminary data. J Wound Ostomy Continence Nurs 2003 ; 30 : 184-90. [RCT]

▶ガイドライン#3.4：
　局所抗菌性ドレッシングは細菌負荷を軽減し創傷治癒を補助するので，慢性的に多数のコロニーを形成している創傷管理には有益かもしれない（Level ⅠA）。

原理（原則）：慢性創傷は長期間開放された創であるため，多くの細菌がコロニーを形成する傾向にある。低酸素，血流量低下，細菌負荷（bacterial load）が治癒阻害に関係するというエビデンスがある。したがって，局所外用抗菌薬のような既存の治療を動員することにより創傷細菌負荷を軽減させることは有益である。いくつかの研究ではより高い細菌数と創傷治癒遅延の関連性を示す一方[6,7]，他の研究では関連性を示していない[8,9]。細菌コロニー形成と創傷治癒の関係は不明なままである[6-9]。細菌増殖は閉鎖ドレッシング下で有意に低下する[7]。創傷治癒とコロニー形成や感染（colonization or infection）との関係，さらに慢性創傷に関してその関係を明確にするには，さらなる調査が必要である[7]。

Evidence

1. Hunt TK, Hopf H. Wound healing and wound infection. What surgeons and anesthesiologists can do. Surg Clin North Am 1997 ; 77 : 587-606. [LIT REV]
2. Falanga V. The chronic wound : impaired healing and solutions in the context of wound bed preparation. Blood Cells, Mol Dis 2004 ; 32 : 88-94. [LIT REV]
3. Markoishvili K, Tsitlanadze G, Katsarava R, et al. A novel sustained-release matrix based on biodegradable poly (ester amides) and impregnated with bacteriophages and an antibiotic shows promise in management of infected venous stasis ulcers and other poorly healing wounds. Int J Dermatol 2002 ; 41 : 453-8. [CLIN S]
4. Mooney EK, Lippitt C, Friedman J, et al. Silver dressings. Plast Reconstr Surg 2006 ; 117 : 666-9. [LIT REV]
5. Ueno C, Hunt TK, Hopf H. Using physiology to improve wound healing. Plast Reconstr Surg 2006 ; wound healing supplement. [LIT REV]
6. O'Meara S, Cullum N, Majid M, et al. Systematic reviews of wound care management : (3) antimicrobial agents for chronic wounds ; (4) diabetic foot ulceration. Health Technol Assess 2000 ; 4 : 1-247. [STAT]
7. Schmidt K, Debus ES, St. Jessberger U, et al. Bacterial population of chronic crural ulcers : is there a difference between the diabetic, the venous, and the arterial ulcer? Vasa Feb 2000 ; 29 : 62-70. [CLIN S]
8. Henke PK, Blackburn SA, Wainess RW. Osteomyelitis of the foot and toe in adults is a surgical disease. Ann Surg 2005 June ; 241 : 885-94. [LIT REV]
9. Bowler PG, Davies BJ. The microbiology of infected and noninfected leg ulcers. Int J Derm 1999 ; 38 : 573-8. [CLIN S]

動脈性潰瘍の wound bed preparation のためのガイドライン（静脈性潰瘍のガイドライン参照）

　Wound bed preparation は，生体が本来もつ創傷治癒過程を促進し，外部からの治療が有効に作用するための創傷管理と定義される。Wound bed preparation の目的は，慢性創傷で停滞している創傷治癒機転を正常に稼働させ，急性創傷の状態に転換することである。Wound bed preparation の原理は下記文献に詳述されている。

1. Schultz GS, Sibbald RG, Falanga V, et al. Wound bed preparation : a systematic approach to wound management. Wound Rep Reg 2003 ; 11 : 1s-23s.

[LIT REV]
2. Sibbald RG, Williamson D, Orsted HL. Preparing the wound bed : debridement, bacterial balance, and moisture balance. Ostomy Wound Manage 2000 ; 46 : 14-35. [LIT REV]

▶ガイドライン#4.1：

動脈性潰瘍はさまざまな全身疾患の氷山の一角である。患者の全体像を評価し，組織損傷の原因を明らかにし，対処することは重要である（これには，全身疾患の診察，投薬歴，栄養状態，組織血流，酸素化を含む，Level IIA）。

原理（原則）A：投薬歴などの病歴や身体所見は治癒遅延の全身的要因の究明と治療に役立つ。重篤な疾患や全身疾患，免疫抑制剤やステロイドなどの投薬治療は免疫機能，代謝，炎症，栄養状態，局所灌流に変化をもたらし，創傷治癒の妨げとなる。関節リウマチ，コントロール不良な血管炎，壊疽性膿皮症などの自己免疫疾患は治癒遅延があり，局所の創傷治療より先に全身ステロイド投与や免疫抑制剤の使用が必要となることがある。創傷の詳細な病歴に加えて，これらの情報は有用である。

Evidence

1. Lazarus GS, Cooper DM, Knighton DR, et al. Definitions and guidelines for assessment of wounds and evaluation of healing. Arch Dermatol 1994 ; 130 : 489-93. [STAT]
2. William DT, Harding K. Healing responses of skin and muscle in critical illness. Crit Care Med 2003 ; 31 (8 Suppl.) : 547s-57s. [LIT REV]
3. Beer HD, Fassler R, Werner S. Glucocorticoid-regulated gene expression during cutaneous wound repair. Vitam Horm 2000 ; 59 : 217-39. [EXP]
4. Vaseliso M, Guaitro E. A comparative study of some anti-inflammatory drugs in wound healing in the rat. Experientia 1973 ; 29 : 1250-1. [EXP]
5. Jorgensen LN, Kallehave F, Karlsmark T, et al. Reduced collagen accumulation after major surgery. Br J Surg 1996 ; 83 : 1591-4. [CLIN S]
6. Sorensen LT, Nielsen HB, Kharazini A, et al. Effect of smoking and abstention on oxidative burst and reactivity of neutrophils and monocytes. Surgery 2004 ; 136 : 1047-53. [RCT]
7. Mustoe T. Understanding chronic wounds : a unifying hypothesis on their pathogenesis and implications for therapy. Am J Surg 2004 ; 187 (5A) : 65s-70s. [LIT REV]

原理（原則）B：肉芽組織形成には蛋白を必要とし，十分な栄養摂取が不可欠である。慢性創傷を治癒させるためには，栄養介入を通して，不十分な栄養，脱水，体重減少を改善する必要がある。

Evidence

1. Bourdel-Marchasson I, Barateau M, Rondeau V, et al. A multicenter trial of the effects of oral nutritional supplementation in critically ill older inpatients. GAGE Group. Groupe Aquitain Gériatrique d'Evaluation. Nutrition 2000 ; 16 : 1-5. [RCT]
2. Lansdown AB. Nutrition 2 : a vital consideration in the management of skin wounds. Br J Nurs 2004 ; 13 : 1199-210. [LIT REV]
3. Himes D. Protein-calorie malnutrition and involuntary weight loss : the role of aggressive nutritional intervention in wound healing. Ostomy Wound Manage 1999 ; 45 : 46-51, 54-55. [LIT REV]
4. Patel GK. The role of nutrition in the management of lower extremity wounds. Lower Extr Wounds 2005 ; 4 : 12-22. [LIT REV]
5. American Medical Directors Association. Dehydration and Fluid Maintenance, Clinical Practice Guideline. Columbia, MD : American Medical Directors Association 2001 ; p.12.
6. Barbul A, Lazarou SA, Efron DT, et al. Arginine enhances wound healing and lymphocyte immune responses in humans. Surgery 1990 ; 108 : 331-7. [RCT]
7. Demling R. Involuntary weight loss, protein-energy malnutrition, and the impairment of cutaneous wound healing. Wounds 2001 ; 13 (Suppl. D) : 11-12.
8. Demling R, DeSanti L. Involuntary weight loss and the nonhealing wound : the role of anabolic agents. Adv Wound Care 1999 ; 12 (1 Supp) : 1-14. [LIT REV]
9. Schaffer MR, Tantry U, Ahrendt GM, et al. Acute protein-calorie malnutrition impairs wound healing : a possible role of decreased wound nitric oxide synthesis. J Am Coll Surg 1997 ; 184 : 37-43. [EXP]

原理（原則）C：創傷治癒には十分な酸素供給が必要である。創への酸素運搬は，組織灌流が不十分だと障害される。脱水や寒冷，ストレス，疼痛などの交感神経を刺激する因子は，組織灌流量を低下させる。喫煙は末梢血管収縮によって，組織酸素量を減少させる。最適な組織灌流量のために，これらの要因を極力回避することが重要である。

Evidence

1. Chang N, Goodson WH, Gottrup F, et al. Direct measurement of wound and tissue oxygen tension in postoperative patients. Ann Surg 1983 ; 197 : 470-8. [CLIN S]
2. Knighton DR, Halliday B, Hunt TK. Oxygen as an antibiotic. A comparison of the effects of inspired oxygen concentration and antibiotic administration on in vivo bacterial clearance. Arch Surg 1986 ; 121 : 191-5. [EXP]
3. Hunt TK, Hopf HW. Wound healing and wound infection. What surgeons and anesthesiologists can do. Surg Clin North Am 1997 ; 77 : 587-606. [LIT REV]

4. Jonsson K, Jensen JA, Goodson WH, et al. Tissue oxygenation, anemia, and perfusion in relation to wound healing in surgical patients. Ann Surg 1991 ; 214 : 605-13. [RCT]
5. Jensen JA, Goodson WH, Hopf HW, et al. Cigarette smoking decreases tissue oxygen. Arch Surg 1991 ; 126 : 1131-4. [RCT]
6. Hopf H, Hunt TK, West JM, et al. Wound tissue oxygen tension predicts the risk of wound infection in surgical patients. Arch Surg 1997 ; 132 : 997-1004. [CLIN S]
7. Gottrup F. Oxygen in wound healing and infection. World J Surg 2004 ; 28 : 312-5. [LIT REV]
8. Hunt TK, Aslam RS. Oxygen 2002 : Wounds. Undersea Hyperb Med 2004 ; 31 : 147-53. [LIT REV]

▶ガイドライン#4.2：
感染していない不活性化組織のデブリードマンは血行再建後に限り行う。血行再建前のデブリードマンは，虚血徴候の有無を問わず，敗血症の要因となる感染した足のみに適応すべきである（Level ⅡA）。

原理（原則）： 動脈血流不全により，治癒に必要な因子を利用できない潰瘍に対するデブリードマンは，潰瘍の拡大をもたらし，さらに代謝需要の増加によって虚血を悪化させる可能性がある。壊死組織，過剰な細菌濃度，老化細胞，壊死細胞片は，創傷治癒を阻害する。適切なデブリードマンは病的組織を除去して細胞のturnoverを促進する。積極的なデブリードマンは，多くの場合，より早期の治癒を促す。骨髄炎の外科的デブリードマンは，血行再建後の長期単独抗菌療法より優れている。

Evidence
1. Treiman GS, Oderich GSC, Ashrafi A, et al. Management of ischemic heel ulceration and gangrene : An evaluation of factors associated with successful healing. J Vasc Surg 2000 ; 31 : 1110-8. [RETRO S]
2. Falanga V. Wound healing and its impairment in the diabetic foot. Lancet 2005 ; 366 : 1736-43. [LIT REV]
3. Sieggreen MY, Kline RA. Arterial insufficiency and ulceration—diagnosis and treatment options. Nurse Pract 2004 ; 29 : 46-52. [LIT REV]
4. Falanga V. The chronic wound : impaired healing and its solutions in the context of wound bed preparation. Blood cells, Mol, Dis 2004 ; 32 : 88-94. [LIT REV]
5. Grey JE, Hardling KG, Enoch S. Venous and arterial leg ulcers. BMJ 2006 ; 332 : 347-50. [LIT REV]
6. Treiman GS, Copland S, McNamara RM, et al. Factors influencing ulcer healing in patients with combined arterial and venous insufficiency. J Vasc Surg 2001 ; 33 : 1158-64. [CLIN S]
7. Pomposelli FB, Kansal N, Hamdan AD, et al. A decade of experience with dorsalis pedis artery by pass : analysis of outcome in more than 1000 cases. J Vasc Surg 2003 ; 37 : 307-15. [CLIN S]
8. Albrektsen SB, Henriksen BM, Holstein PE. Minor amputations on the feet after revascularization for gangrene : a consecutive series of 95 limbs. Acta Orthop Scand 1997 Jun ; 68 : 291-3. [CLIN S]

▶ガイドライン#4.3：
多くのデブリードマン促進外用薬があるが，何が最良であるかの同意は得られてない（Level ⅡB）。

原理（原則）： デブリードマンの方法は，創傷の状態，医療従事者の能力，患者の全体的な状況により選択されるが，治癒率を最大にするために，複数の方法を併用することは一般的である。

Evidence
1. Bradley M, Cullum N, Sheldon T. The debridement of chronic wounds : a systematic review. Health Technol Assess 1999 ; 3 (17 Part I) . [STAT]
2. Falanga V. Wound healing and its impairment in the diabetic foot. Lancet 2005 ; 366 : 1736-43. [LIT REV]
3. Falanga V. The chronic wound : impaired healing and its solutions in the context of wound bed preparation. Blood Cells, Mol, Dis 2004 ; 32 : 88-94. [LIT REV]
4. Steed DL. Debridement. Am J Surg 2004 ; 187 (Suppl.) : 71s-74s. [LIT REV]
5. Ayello EA, Cuddigan J. Debridement : controlling the necrotic/cellular burden. Adv Skin Wound Care 2004 ; 17 : 66-75. [LIT REV]
6. Sieggreen MY, Maklebust J. Debridement : choices and challenges. Adv Wound Care 1997 ; 10 : 32-7. [LIT REV]

▶ガイドライン#4.4：
圧迫療法は，病因が混合している（動脈性と静脈性）潰瘍に有用かもしれない（Level ⅢB）。

原理（原則）： 圧迫療法は静脈性潰瘍において，浮腫軽減を促進する有用な方法であり，創傷治癒を促す。それゆえ，静脈性潰瘍を伴う末梢動脈性潰瘍において，厳重な管理下での圧迫は有用である。加えて，バイパス術後の浮腫はしばしば重要な問題であり，軽度の圧迫は有用である。しかし，過剰な圧迫は動脈疾患患者にとって有害な可能性があるため，明らかな動脈性病変を有する静脈性潰瘍や血行再建手術直後の患者に対する圧迫療法適応に関するガイドライン設立のための調査が必要である。

Evidence
1. Moffatt CJ, Franks PJ, Oldroyd M, et al. Community clinics for leg ulcers and impact on healing. BMJ 1992 Dec 5 ; 305 (6866) : 1389-92. Comment in : BMJ 1993 Jan 16 ; 306 : 205. [CLIN S]
2. Arthur J, Lewis P. When is reduced-compression

bandaging safe and effective? J Wound Care 2000 ; 9 : 469-71. [CLIN S]
3. Bowering CK. Use of layered compression bandages in diabetic patients. Experience in patients with lower leg ulceration, peripheral edema, and features of venous and arterial disease. Adv. Wound Care 1998 May_Jun ; 11 : 129-35. [CLIN S]

▶ガイドライン#4.5：

以下のようなエビデンスが存在する。

（A）自家移植と同種異系移植は創傷の閉鎖を早め、難治性潰瘍においてバイオロジカルドレッシングとして創傷治癒の機会を増やす。しかしながら、十分な動脈血流が必要であり、動脈性潰瘍についてはさらなる研究が必要である（Level ⅢC）。

（B）細胞外マトリックス代替療法（extracellular matrix replacement）はさまざまな潰瘍に対し有望となりえ、動脈性潰瘍の補助療法としての役割をもつ可能性があるが、さらなる研究が必要である（Level Ⅲ C）。

原理（原則）A： 動脈性潰瘍を自家皮膚移植（ピンチグラフト、分層植皮、メッシュ植皮、全層植皮）や皮弁で被覆することは、創傷治癒を助け、下肢温存の一助となる。皮膚移植生着は適切な wound bed preparation と組織血流に依存している。

Evidence

1. Hunt TK, Hopf HW. Wound healing and wound infection—what surgeons and anesthesiologists can do. Surg Clin North Am 1997 ; 77 : 587-606. [LIT REV]
2. Ramsey SD, Newton K, McCulloch DK, et al. Incidence, outcomes, and cost of foot ulcer in patients with diabetes. Diabetes Care 1999 ; 22 : 382-7. [RETRO S]
3. Hafner J, Schaad I, Schneider E, et al. Leg ulcers in the peripheral arterial disease (arterial leg ulcers) : impaired wound healing above the threshold of chronic limb ischemia. J Am Acad Dermatol 2000 ; 43 : 1001-8. [CLIN S]
4. Oien RF, Hakansson A, Hansen BU. Leg ulcers in patients with rheumatoid arthritis—a prospective study of aetiology, wound healing and pain reduction after pinch grafting. Rheumatology 2001 ; 40 : 816-20. [CLIN S]
5. Singer AJ, Clark RAF. Cutaneous wound healing. N Engl J Med 1999 ; 341 : 738. [LIT REV]

原理（原則）B： ヒト皮膚類似の生体材料もしくは同等の材料は、症例により糖尿病性潰瘍や静脈性潰瘍の治癒を促進する。これらは、一時的な創閉鎖を促進し、バイオロジカルドレッシングとして作用するのに加え、創傷への宿主サイトカイン誘導や刺激に作用する。細胞外マトリックス代替療法（extracellular matrix replacement）は上皮化を刺激し、種々の動物モデルにおいて血管新生を増大させる。そして創傷底において生理的活性物質を取り込むか供給する。褥瘡、糖尿病性潰瘍、静脈性潰瘍に対する生体材料の有用性に関しては動物実験、症例集積、小規模のRCTが存在するが、動脈性潰瘍を対象にした研究はない。それゆえ、推奨度を決定する前に動脈性潰瘍に関する研究が必要である。

Evidence

1. Bradley M, Cullum N, Sheldon T. The debridement of chronic wounds : a systematic review. Health Technol Assess 1999 ; 3 : 17. Part I. [STAT]
2. Falanga V. Wound healing and its impairment in the diabetic foot. Lancet 2005 ; 366 : 1736-43. [LIT REV]
3. Saap LJ, Donohue K, Falanga V. Clinical classification of bioengineered skin use and its correlation with healing of diabetic and venous ulcers. Dermatol Surg 2004 ; 30 : 1095-100. [RETRO S]
4. Nelson EA, Bradley MD. Dressings and topical agents for arterial leg ulcers. Cochrane Database Syst Rev 2003. [STAT]
5. Bouza C, Munoz A, Amate JM. Efficacy of modern dressings in the treatment of leg ulcers : a systematic review. Wound Rep Reg 2005 ; 13 : 218-29. [RETRO S]
6. Mostow EN, Haraway GD, Dalsing M, et al. Effectiveness of an extracellular matrix graft (OASIS Wound Matrix) in the treatment of chronic leg ulcers : a randomized clinical trial. J Vasc Surg 2005 ; 41 : 856-62. [RCT]
7. Niezgoda JA, Van Gils CA, Frykberg RG, et al. Randomized clinical trial comparing Oasis Wound Matrix to Regranex Gel for diabetic ulcers. Adv Skin Wound Care 2005 ; 18 : 258-66. [RCT]
8. Carson SN, Travis E, Overall K, et al. Using becaplermin gel with collagen products to potentiate healing in chronic leg wounds. Wounds 2003 ; 15 : 339-45. [CLIN S]
9. Brown-Etris M, Cutshall WD, Hiles MC. A new biomaterial derived from small intestine submucosa and developed into a wound matrix device. Wounds 2002 ; 14 : 150-66. [CLIN S]
10. Hampton S. Oasis : A dressing for the future. Nurse 2 Nurse 2002 ; 2 : 2-3. [CLIN S]
11. Benbow M. Oasis : An innovative alternative dressing for chronic wounds. Br J Nurs 2001 ; 10 : 1489-92. [CLIN S]

動脈性潰瘍のドレッシングのためのガイドライン（静脈性潰瘍ガイドライン参照）

動脈性潰瘍の局所療法については多くの治療法が発

展しつつある．デブリードマンや抗菌療法といった wound bed preparation と湿潤環境のコントロールを同時に達成するドレッシング材も多い．バイパス術やインターベンションが第1選択とならず，ドレッシングや補助療法の適切な使用が有効である患者が増加しているので，それら先進的創傷ケア製品の価値や最適な使用法に関する医療従事者の決定を助けるガイドラインが求められている．

▶ガイドライン #5.1：

治癒を促す十分な血流が確保されている動脈性潰瘍には，湿潤環境を整えるドレッシングを使用する（Level ⅡA）．乾燥壊死や痂皮は血行再建が成功するまで，乾燥したままにしておくのが良い（Level ⅡA）．

原理（原則）：特定のタイプのドレッシングが優れていることを示す根拠はないが，湿潤創傷ケアは創傷治癒過程を促進する．湿潤創傷環境は，細胞遊走とマトリックス形成にとって生理学的に有利に働き，創傷治癒を促進する．ドライドレッシングは，正常な皮膚を除いて有害であるとみなされ，ドレッシング交換時に肉芽組織がはがされるのに加え，創傷乾燥を引き起こし新生肉芽組織形成を損なう．

Evidence
1. Winter GD, Scales JT. Effect of air drying and dressings on the surface of a wound. Nature 1963；197：91-2. [EXP]
2. Breuing K, Eriksson E, Liu P, et al. Healing of partial thickness porcine skin wounds in a liquid environment. J Surg Res 1992；52：50-8. [EXP]
3. Svensjo T, Pomahac B, Yao F, et al. Accelerated healing of full-thickness skin wounds in a wet environment. Plast Reconstr Surg 2000；106：602-12. [EXP]
4. Vranckx JJ, Slama J, Preuss S, et al. Wet wound healing. Plast Reconstr Surg 2002；110：1680-7. [CLIN S]
5. Margolis DJ, Cohen JH. Management of chronic venous ulcers：a literature-guided approach. Clin Dermatol 1994；12：19-26. [LIT REV]
6. Stacey MC, Jopp-McKay AG, Rashid P, et al. The influence of dressings on venous ulcer healing—a randomized trial. Eur J Vasc Endovasc Surg 1997；13：174-9. [RCT]
7. Briggs M, Nelson EA. Topical agents or dressings for pain in venous leg ulcers. The Cochrane Database of Systematic Reviews 2003 Issue 1. CD001177. The Cochrane Collaboration. John Wiley & Sons Ltd. [STAT]

▶ガイドライン #5.2：

費用対効果が高く，潰瘍の原因に即し，医療提供者が使いやすいドレッシングを選択する．ドレッシング交換は，1日1回もしくは創の状態がゆるせばそれよりも少ない頻度で行う（Level ⅡA）．

原理（原則）：低い単位原価のために，生理食塩水ガーゼはしばしば最も費用対効果の優れたドレッシングとみられている．しかしながら，費用対効果を分析する時，ドレッシングのコストと同様に，医療従事者の知識と時間，交換の頻度，使い勝手，患者の快適度，治癒率を考慮に入れることが重要である．

Evidence
1. Nelson EA, Bradley MD. Dressings and topical agents for arterial leg ulcers. Cochrane Database Syst Rev 2003. [STAT]
2. Bouza C, Munoz A, Amate JM. Efficacy of modern dressings in the treatment of leg ulcers：a systematic review. Wound Rep Reg 2005；13：218-29. [RETROS]
3. Falanga V. The chronic wound：impaired healing and its solutions in the context of wound bed preparation. Blood cells, Mol, Dis 2004；32：88-94. [LIT REV]

動脈性潰瘍の補助療法のためのガイドライン

動脈性潰瘍の補助療法に関するエビデンスはいくつかの症例報告とコントロールスタディーに限定されている．明らかな動脈性疾患がある時は，血行再建を行う必要があり，補助療法は，血行再建の代わりにはならない．しかしながら，血行再建の適応がない場合や成功しなかった場合，もしくは成功したが潰瘍治癒に至らなかった時，補助療法が役立つ可能性がある．また，補助療法を血行再建と併用することで，治癒達成に有益な可能性がある．ほとんどの補助療法において，その適正使用（タイミング，投与量，その他）を明らかにするためにより多くの調査が必要である．

【道具（Device）（A）】
▶ガイドライン #6.A.1：

超音波療法（ultrasound therapy）は褥瘡と静脈性潰瘍において広く研究されているが，動脈性潰瘍に関しては特に少ない．そのため，現在，動脈性潰瘍における使用推奨はなく，この領域でのさらなる調査が必要である（Level ⅢC）．

原理（原則）：超音波は熱性と非熱性両方の性質による効果を有する．熱性は創傷治癒のリモデリング期に影響を及ぼし，非熱性は細胞膜の透過性変化に影響する．超音波の有効性を示す動物実験と症例集積はあるが，RCTがなく個々の研究で設定のばらつきがある

ため，特に動脈性潰瘍においてその使用を推奨することは難しい。

Evidence
1. Cullum N, Nelson EA, Fleming K. Systematic review of wound care management : (5) beds ; (6) compression ; (7) laser therapy, therapeutic ultrasound, electrotherapy and electromagnetic therapy. Health Technol Assess 2001 ; 5 : 1-247. [STAT]
2. Hess CL, Howard MA, Attinger CE. A review of mechanical adjuncts in wound healing : hydrotherapy, ultrasound, negative pressure therapy, hyperbaric oxygen, and electrotimulation. Ann Plast Surg 2003 ; 51 : 210-8. [LIT REV]

▶ガイドライン#6.A.2：
電気刺激（electrostimulation）は動物実験と症例集積によると，動脈性潰瘍の補助療法として有望なようである。明確な推奨を行うには，適切な設定を明らかにすることとRCT研究が求められる（LevelⅡC）。

Evidence
1. Kloth LC. Electrical stimulation for wound healing : a review of evidence from in vitro studies, animal experiments, and clinical trials. Lower Extremity Wounds 2005 ; 4 : 23-44. [LIT REV]
2. Cullum N, Nelson EA, Fleming K. Systematic review of wound care management : (5) beds ; (6) compression ; (7) laser therapy, therapeutic ultrasound, electrotherapy and electromagnetic therapy. Health Technol Assess 2001 ; 5 : 1-247. [LIT REV]
3. Hess CL, Howard MA, Attinger CE. A review of mechanical adjuncts in wound healing : hydrotherapy, ultrasound, negative pressure therapy, hyperbaric oxygen, and electrotimulation. Ann Plast Surg 2003 ; 51 : 210-8. [LIT REV]

▶ガイドライン#6.A.3：
脊髄電気刺激（SCS）は，動物実験と症例集積に基づき，下肢虚血と潰瘍の補助療法として有望なようであり，特に疼痛の軽減に役立つ。明確な推奨を行うにはRCTが必要である。Klompらの重症下肢虚血患者の2年間の肢救済率を研究したRCT（Lancet 1999 ; 353 : 1040-44）によると，SCSはコホート（対象患者）と比較して肢切断のリスクを低下させなかった。しかしながら，SCSとコホートの両方が疼痛のレベルを減少させた（LevelⅡC）。

原理（原則）： これら3つの療法（超音波，電気刺激，脊髄刺激）は動脈性潰瘍の補助療法としてさらなる研究を要する。特に標準的治療法とこれら3つの方法それぞれを比較したRCTと創傷治癒に及ぼす効果に関する調査が必要である。

Evidence
1. Klomp HM, Spincemaille GH, Steyerberg EW, et al, for the ESES study group. Spinalcord stimulation in critical limb ischemia : a randomized trial. Lancet 1999 ; 353 : 1040-4. [RCT]
2. Richardson RR, Cerullo LJ, Meryer PR. Autonomic hyperreflexia modulated by percutaneous epidural neurostimulation : a preliminary report. Neurosurgery 1979 ; 4 : 517-20. [CLIN S]
3. Augustinsson LE, Carlsson CA, Holm J, et al. Epidural electrical stimulation in severe limb ischemia. Pain relief, increased blood flow and possible limb-saving effect. Ann Surg 1985 ; 202 :104-10. [CLIN S]
4. Petrakis E, Sciacca V. Prospective study of transcutaneous oxygen tension ($TcPO_2$) measurement in the testing period of spinal cord stimulation in diabetic patients with critical lower limb ischaemia. Int Angiol 2000 Mar ; 19 : 18-25. [CLIN S]
5. Horsch S, Claeys L. Epidural spinal cord stimulation in the treatment of severe peripheral arterial occlusive disease. Ann Vasc Surg 1994 Sep ; 8 : 468-74. [CLIN S]

▶ガイドライン#6.A.4：
局所陰圧療法はさまざまな潰瘍に有望であるように思え，動脈性潰瘍治癒の補助療法としての可能性があるが，さらなる調査が必要である（LevelⅢC）。

原理（原則）： 作用メカニズムは部分的に理解されているにすぎないが，局所陰圧療法は滲出液の除去を促進し，浮腫を減らし，細菌数を減らし，創傷血流を増大させるようである。外傷性創傷，術後離開創，熱傷，褥瘡，糖尿病性潰瘍，植皮において，局所陰圧療法は，多数の動物研究，症例集積，少数のRCTにより支持されている。動脈性潰瘍においては特に研究がなく，さらなる研究が求められる。

Evidence
1. Hess CL, Howard MA, Attinger CE. A review of mechanical adjuncts in wound healing : hydrotherapy, ultrasound, negative pressure therapy, hyperbaric oxygen, and electrotimulation. Ann Plast Surg 2003 ; 51 : 210-8. [LIT REV]
2. Halter G, Kapfer X, Liewald F, et al. Vacuum-sealed mesh graft transplantation in chronic cutaneous ulcers of the lower leg. Vasa 2003 Aug ; 32 : 155-8. [CLIN S]
3. DeFranzo AJ, Argenta LC, Merlos MW, et al. The use of vacuum assisted closure therapy for the treatment of lower extremity wounds with exposed bone. Plast Reconstr Surg 2001 ; 108 : 1184-91. [CLIN S]
4. Clare MP, Fitzgibbons TC, McMullen ST, et al. Experience with the vacuum assisted closure negative pressure technique in the treatment of non-healing diabetic and dysvascular wounds. Foot Ankle Int 2002 Oct ; 23 : 896-901. [RETRO S]

▶ガイドライン#6.A.5：
　間欠的空気圧迫法（IPC）は血流量を増大させ，遠位部の血流が低下した肢の血行再建前後で有益かもしれない（LevelⅡB）。
原理（原則）：IPCは，跛行を外科的に治療された患者管理に役立つといういくつかのエビデンスがある。IPCは血流量を増加させ，肢遠位の灌流を促進する。IPCが術後リハビリテーションや在院日数に影響を及ぼすことは事実であるが，患者選択，レジメ，動作方式について論評するさらなる研究が必要である。

Evidence
1. Delis KT, Husmann MJW, Niclaides AN, et al. Enhancing foot skin blood flux in peripheral vascular disease using Intermittent Pneumatic Compression : controlled study on claudicants and grafted arteriopaths. World J Surg 2002 ; 26 : 861-6. [CLIN S]
2. Abu-Own A, Cheatle T, Scurr JH, et al. Effects of intermittent pneumatic compression of the foot on the microcirculatory function in arterial disease. Eur J Vasc Surg 1993 ; 7 : 488-92. [CLIN S]
3. Montori VM, Kavros SJ, Walsh EE, et al. Intermittent compression pump for nonhealing wounds in patients with limb ischemia. The Mayo Clinic experience (1998-2000). Int Angiol 2002 Dec ; 21 : 360-6. [CLIN S]
4. Kavros SJ, Delis KT, Turner NS, et al. Improving limb salvage with intermittent pneumatic compression in patients with critical limb ischemia : the Mayo Clinic experience (1998-2004). In Press. [CLIN S]

【全身的薬剤（systemic agents）（B）】
▶ガイドライン#6.B.1a：
　解剖学的に再建不可能であるか，再建にもかかわらず治癒しない潰瘍患者において，高圧酸素療法（HBOT）は補助療法として考慮されるべきである。（虚血によって）低酸素状態ではあるが，高圧酸素療法によって低酸素が可逆的である潰瘍が適応となる。他の方法も調査中であるが，現在経皮酸素分圧（TcPO$_2$）によって組織低酸素，可逆性，酸素曝露への反応性が評価測定される。大部分のデータは糖尿病および動脈性潰瘍を対象としている。これらの結果をすべての虚血性潰瘍に一般化できるか，また，血行再建後の治療として価値があるかどうかを明確にする研究が求められる（糖尿病虚血性潰瘍：LevelⅠA，非糖尿病虚血性潰瘍：LevelⅡB）。

▶ガイドライン#6.B.1b：
　高圧酸素療法は，動脈性潰瘍患者の血行再建後の虚血再還流障害の治療として調査される必要がある。
原理（原則）A：高圧酸素について以下のことが知られている。(1) 虚血組織における組織酸素の増大（動脈流量により程度はさまざま），(2) 低酸素または損傷組織の血管新生の増大；この効果は糖尿病を有するWagnerグレード3の虚血性潰瘍（可能な限り血行再建がなされている）で示されている，(3) シグナル伝達（おそらく一酸化窒素を通して）とそれによる成長因子およびレセプターの増大（多くは糖尿病における研究）。大部分の無作為比較試験は，糖尿病患者における虚血性潰瘍を対象としている。しかし，純粋な虚血性潰瘍にも同様に適応可能と思われる。Fagliaらの RCT（1996）において，重症な虚血を伴う糖尿病患者に高圧酸素療法を施すことで肢切断が有意に減少することを示した。その研究では高圧酸素治療群において経皮酸素分圧が有意に増加していた。多くの研究は，高圧酸素療法の反応を予測するために経皮酸素分圧測定値を参考にし，創傷部の低酸素（<40mmHg）が酸素吸入時に明らかに上昇する場合は，良好な反応を期待できる[9]。

原理（原則）B：高圧酸素療法の利点は，皮弁の虚血再還流障害の治療としてよく知られている。

Evidence
1. Kranke P, Bennett M, Roeck-Wiedmann I, et al. Hyperbaric oxygen therapy for chronic wounds (Review). The Cochrane database of systematic reviews 2004 ; Jan : 1-34. [STAT]
2. Roeckl-Wiedmann I, Bennet M, Kranke P. Systematic review of hyperbaric oxygen in the management of chronic wounds. Br J Surg 2005 ; 92 : 24-32. [RCT]
3. Hess CL, Howard MA, Attinger CE. A review of mechanical adjuncts in wound healing : hydrotherapy, ultrasound, negative pressure therapy, hyperbaric oxygen, and electrotimulation. Ann Plast Surg 2003 ; 51 : 210-8. [LIT REV]
4. Niinikoski JHA. Clinical hyperbaric oxygen therapy, wound perfusion, and transcutaneous oximetry. World J Surg 2004 ; 28 : 307-11. [LIT REV]
5. Baroni G. Hyperbaric oxygen in diabetic gangrene treatment. Diabetes Care 1987 ; 10:81-6. [RCT]
6. Boykin JV. Hyperbaric oxygen therapy : a physiological approach to selected problem wound healing. Wounds 1996 ; 8 : 183-98. [LIT REV]
7. Cianci P, Petrone G. Salvage of the problem wound and potential amputation with wound care and adjunctive hyperbaric oxygen therapy : an economic analysis. J Hyper Med 1988 ; 3 : 127-41. [RETRO S]
8. Davis JC. The use of adjuvant hyperbaric oxygen in treatment of the diabetic foot. Clin Podiatr Med Surg 1987 ; 4 : 429-37. [LIT REV]
9. Fife CE, Otto G, Walker D, et al. Healing dehisced surgical wounds with negative pressure wound therapy. Ostomy Wound Manag 2004 Apr ; 50 (4A Suppl.) : 28-31. [LIT REV]
10. Faglia E, Favales F, Aldeghi A, et al. Adjunctive systemic hyperbaric oxygen therapy in treatment of

severe prevalently ischemic diabetic foot ulcer. a randomized study. Diabetes Care 1996 ; 19 : 1338-43. [RCT]
11. Hadorn DC, Hicks N. Rating the quality of evidence for clinical practice guidelines. J Clin Epidemiol 1996 ; 49 : 749-54. [STAT]
12. Hammarlund C, Sundberg T. Hyperbaric oxygen reduced size of chronic leg ulcers : a randomized doubleblind study. Plast Reconstr Surg 1994 ; 93 : 829-33. [RCT]
13. Harward TRS, Bernstein EF. Oxygen inhalation-induced transcutaneous PO_2 changes as a predictor of amputation level. J Vasc Surg 1985 ; 2 : 220-7. [CLIN S]
14. Uhl E, Nylander G. Hyerbaric oxygen improves wound healing in normal and ischemic skin tissue. Plast Reconstr Surg 1994 ; 93 : 835-41. [EXP]
15. Siddiqui A, Mustoe TA. Ischemic tissue oxygen capacitance after hyperbaric oxygen therapy : a new physiologic concept. Plast Reconstr Surg 1997 Jan ; 99 : 148-55. [LIT REV]
16. Zhao LL, Mustoe TA. Total reversal of hypoxic wound healing deficit by hyperbaric oxygen plus growth factors. Surg Forum 1992 ; 43 : 711-4. [EXP]
17. Oriani G. Hyperbaric oxygen therapy in diabetic gangrene. J Hyperbaric Med 1990 ; 5 : 171-5. [LIT REV]
18. Rohr S, Tempe JD. Effect of hyperbaric oxygen on angiogenesis in rats. 58th Annual meeting of the EUBS 1992 Sep, Basel, Switzerland. [EXP]
19. Smith BM, Desvigne LD, Slade JB, et al. Transcutaneous oxygen measurements predict healing of leg wounds with hyperbaric therapy. Wound Rep Reg 1996 ; 4 : 224-9. [CLIN S]
20. Wattel F. Hyperbaric oxygen therapy in chronic vascular wound management. 31st Annual meeting of the International College of Angiology symposium proceedings, Rome, Italy, 1989. Angiology 1990 ; 41 : 59-65. [LIT REV]
21. Zamboni WA. Evaluation of hyperbaric oxygen for diabetic wounds : a prospective study. Undersea Hyper Med 1997 ; 24 : 175-9.
22. Hopf HW, Gibson J, Angeles A, et al. Hyperoxia and angiogenesis. Wound Rep Reg 2005 ; 13 : 558-64. [EXP]
23. Fife CE, Buyukcakir C, Otto GH, et al. The predictive value of transcutaneous oxygen tension measurement in diabetic lower extremity ulcers treated with hyperbaric oxygen therapy : a retrospective analysis of 1,144 patients. Wound Rep Reg 2002 Jul-Aug ; 10 : 198-207. [RETRO S]

▶ガイドライン#6.B.2：

ペントキシフィリン（pentoxifyllin）は動脈性潰瘍治癒を促進しない（Level I D）。動脈性潰瘍におけるシロスタゾール（cilostazol）の価値はいまだ確定していない（Level ⅢC）。

原理（原則）：シロスタゾール（cilostazol）は跛行患者において，プラセボおよびペントキシフィリン（pentoxifyllin）と比較した臨床試験でそれぞれ良好な結果を示した。その使用と潰瘍治癒を関連付けるデータはない。シロスタゾール（cilostazol）の効果は，機能的状態・生活の質・ABIの改善にある。ペントキシフィリン（pentoxifyllin）とプラセボを比較した研究は，明らかな有意差を示さなかった。

Evidence

1. CAPRIE steering committee. A randomized, blinded, trial of clopidogrel versus aspirin in patients at risk of ischemic events (CAPRIE). Lancet 1996 ; 348 : 1329-39. [RCT]
2. Clagett GP, Sobel M, Jackson MR, et al. Antithrombotic therapy in peripheral arterial occlusive disease—the seventh ACCP conference on antithrombotic and thrombolytic therapy. Chest 2004 ; 126 : 609S-26S. [STAT]
3. Hiatt WR. Pharmacologic therapy for peripheral arterial disease and claudication. J Vasc Surg 2002 ; 36 : 1283-91. [LIT REV]

▶ガイドライン#6.B.3：

動脈性潰瘍の治療において，プロスタグランディン（PGE1）の使用を支持する根拠はない。SchulerらのRCTにおいて（J Vasc Surg 1984），PAOD患者での虚血性潰瘍治癒において，PGE1の静脈内投与の有効性を示さなかった。ヨーロッパで行われた多施設のRCTでは，短期間のプロスタサイクリン（prostacyclin）経口投与の有益性が示されたが，1年間では有効性を示さなかった（Eur J Endovasc Surg 2000, Level ⅡD）。

原理（原則）：PGE1とPGI2は強力な血管拡張と血小板凝集抑制をもたらすとしてよく知られている。全身性血管拡張薬投与は，非虚血領域の血管拡張を生じることで局所虚血を悪化させる可能性があり，抗凝固剤は何の利点も示さない。それゆえ，プロスタグランディンの応用が役立つ可能性がある。これまでの大部分の研究はPGE1単独で行われたが，それらには，利点，投与期間，適用部位を示すデータが不足している。また，PGE1では消化管潰瘍，消化管穿孔，出血などの副作用の高い発生率（50%）がある。PGE1は短期間での有用性の可能性，PGI2では非糖尿病患者での有用性を認める可能性があるが，さらなる研究が必要である。

Evidence

1. Schuler JJ, Flanigan P, Holcroft JW, et al. Efficacy of prostaglandin E1 in the treatment of lower extremity ulcers secondary to peripheral vascular occlusive

disease. J Vasc Surg 1984 ; 1 : 160-70. [RCT]
2. Clagett GP, Sobel M, Jackson MR, et al. Antithrombotic therapy in peripheral arterial occlusive disease—the seventh ACCP conference on antithrombotic and thrombolytic therapy. Chest 2004 ; 126 : 609S-26S. [STAT]
3. The oral Iloprost in Severe Leg Ischemia Study Group. Two randomized and placebo-controlled studies of an oral prostacyclin analogue (Iloprost) in severe leg ischemia. Eur J Endovasc Surg 2000 ; 20 : 358-62. [RCT]

▶ガイドライン #6.B.4：
　末梢動脈性潰瘍患者の疼痛コントロールへの取り組みでは，その原因を検証し，局所的，領域的，全身的対処法を駆使するべきである（Level ⅢA）。

原理（原則）：末梢動脈性疾患と潰瘍は疼痛を伴う。末梢動脈血流不足による疼痛は安静時に出現することもある。また，ベッドの端から足を下げることで改善する場合もあるが，非常に強い痛みであることが多い。疼痛のパターンは疾患の進行によって変化する。通常それは潰瘍のように，閉塞部位遠位で出現し近位に移動する。疼痛は一定の場合（血管障害による）も間欠的な場合（ドレッシング交換，デブリードマンなどに伴う）もある。それゆえ，疼痛のトリガー要因を認識し，正しく処置することが重要であり，鎮痛薬の大量投与が必要となる可能性もある。

Evidence
1. Grey JE, Harding KG, Enoch S. Venous and arterial leg ulcers. Br Med J 2006 ; 332 : 347-50. [LIT REV]
2. Briggs M, Ferris FD, Glynn C, et al. Assessing pain at wound dressing-related procedures. Nurs Times 2004 ; Oct12-18 ; 100 : 56-7. [LIT REV]
3. Meaume S, Teot L, Lazareth I, et al. The importance of pain reduction through dressing selection in routine wound management : the MAPP study. J Wound Care 2004 Nov ; 13 : 409-13. [CLIN S]
4. Ryan S, Eager C, Sibbald RG. Venous leg ulcer pain. Ostomy Wound Manage 2003 Apr;49 (4 Suppl.) : 16-23. [LIT REV]

【局所薬剤（local/topical agents）（C）】
▶ガイドライン #6.C.1：
　幹細胞治療は，有望で拡大している分野であるが，現在，推奨するのには十分でない（Level ⅢC）。

原理（原則）：幹細胞は，線維芽細胞，内皮細胞，ケラチノサイトなどを含む種々の組織に分化する能力を有し，動脈性潰瘍において，動脈流入を含む潰瘍閉鎖に必要な構成要素を再構築する可能性がある。

Evidence
1. Falanga V. The chronic wound : impaired healing and its solutions in the context of wound bed preparation. Blood cells, Mol, Dis 2004 ; 32 : 88-94. [LIT REV]
2. Badiavas EV, Falanga V. Treatment of chronic wounds with bone-marrow derived cells. Arch Derm 2003 ; 139 : 510. [CLIN S]
3. Lenk K, Adams V, Lurz P, et al. Therapeutical potential of blood-derived progenitor cells in patients with peripheral arterial occlusive disease and critical limb ischemia. Eur Heart J 2005 ; 26 : 1903-9. [CLIN S]

▶ガイドライン #6.C.2：
　血管内皮成長因子（VEGF）による遺伝子治療は，特に血行再建の適応とならない重症下肢虚血患者における動脈性潰瘍の治癒に有益かもしれないが，その有用性を明確にするには，多くの研究が必要である（Level ⅢC）。

原理（原則）：VEGFによる遺伝子治療は下肢潰瘍の組織健全性を回復させ，血流を回復するように思われるが，VEGF治療の有益性に関して若干の不確実性が認められる。例えば，人種の違いにより治癒に必要なVEGF量の相違があり，さらに高い濃度のVEGFは血管腫の形成を誘発するという報告がある。

Evidence
1. Hochberg I, Hoffman A, Levy AP. Regulation of VEGF in diabetic patients with critical limb ischemia. Annals of Vascular Surgery 2001 ; 15 : 288. [CLIN S]
2. Shyu KG, Chang H, Wang BW, et al. Intramuscular vascular endothelial growth factor gene therapy in patients with chronic critical leg ischemia. Am J Med 2003 ; 114 : 85-92. [CLIN S]
3. McLaren M, Newton DJ, Khan F, et al. Vascular endothelial growth factor in patients with critical limb ischemia before and after amputation. Int Angiol 2002 Jun ; 21 : 165-8. [CLIN S]

▶ガイドライン #6.C.3：
　虚血潰瘍治癒において，局所酸素療法が提唱されたが，その有用性を明らかにするために，さらなる研究が必要である（Level ⅢC）。

原理（原則）：以前より，酸素は創傷治癒に必要で，低酸素創傷（組織酸素分圧＜40mmHg）は治癒不良を示し，極端な例（P_{O_2}＜20mmHg）で治癒不能であると認識されている。多くのエビデンスにより，酸素を創傷に届ける際に還流（すなわち局所血流）が重要な役割をもつと示されている。酸素は創傷治癒に非常に重要であるので，創傷治癒環境を整えるために外部から局所的に酸素を供給する方法の可能性に期待するのは理にかなっている。正常皮膚を透過する酸素の能力は明らかに制限される。損傷皮膚（開放創）への酸素透過能力もまた，大きく制限されるであろう。これまでのデータでは，局所的に投与された酸素が創傷組織に浸透できる深さは投与の方法によらず，せいぜい

100μmである。局所酸素を供給するためのたくさんのルートが考案されている。それらには，純粋なガス（プラスチックチャンバー，またはプラスチックバッグの範囲内で包帯内の電池式システムと酸素タンクにより持続的に供給される），または食塩水・ゲル・泡に溶かされたガス（場合によっては過飽和なガスとして）などがある。局所酸素の概念（創傷への酸素の拡散）は魅力的である。一般動物実験により，創傷表面への追加的な酸素供給はサイトカイン産生と創傷治癒を強化することが示されている。多くの症例報告や症例集積は，さまざまな潰瘍治療において局所酸素の利点を提案し，静脈性潰瘍のような表在性潰瘍において高い反応率を示した。それら症例集積のいくつかは動脈性潰瘍も対象にしていたにもかかわらず，局所酸素療法（糖尿病性潰瘍を対象）を評価した唯一の無作為比較臨床試験においては，その有用性を認められなかった（Leslie, 1988）。しかし，その臨床試験で使用された方法は論議のあるところである（例えば，創傷乾燥を引き起こしたり，それ自身が創傷治癒を損なうような方法で酸素が供給されたなど）。しかしながら，さらなる厳密な研究なしで局所酸素の使用を動脈性潰瘍に推奨することはできない。

局所酸素に関する文献において，しばしば混乱を引き起こす画像が掲載され，動脈不全潰瘍における高圧酸素療法の効果を示す文献が引用されるが，この種の文献は局所酸素に関係しない。なぜなら2つの方法では供給ルートと作用様式が異なるからである（すなわち，酸素という言葉は使われているものの，局所酸素と全身酸素は，明確に別個のものである）。証明はされていないだけで局所酸素は効果的なのかもしれないが，有効性に関する議論を明らかにするために2つの種類を区別することは重要である。いくつかの局所装置は，潰瘍周囲の圧力を一時的にわずかに上昇させる〔(1.03 絶対圧力（ATA）〕。高い圧力により流入動脈や流出静脈を閉塞する可能性があるため，加えることのできる圧力の程度は制限される。対照的に，高圧酸素（全身性）は強制チャンバー内の患者に対して，大気より高い圧（1.5〜6ATA，一般的に創傷治癒適応は2〜3ATA）を適応する方法として医学的に定義される（動脈性潰瘍において，HBO 使用支持の根拠に関するすべての議論は，#6.B.1 を参照）。

Evidence

1. Kalliainen LK, Gordillo GM, Shlanger R, et al. Topical oxygen as an adjunct to wound healing : a clinical case series. Pathophysiology 2003 ; 9 : 81-7. [CLIN S]
2. Leslie CA, Sapico FL, Ginunas VJ, et al. Randomized controlled trial of topical hyperbaric oxygen for treatment of diabetic foot ulcers. Diabetes Care 1988 ; 11 : 111-5. [RCT]
3. Fries RB, Wallace WA, Roy S, et al. Dermal excisional wound healing in pigs following treatment with topically applied pure oxygen. Mut Res 2005 ; 579 : 172-81. [EXP]
4. Diamond E, Forst MB, Hyman SA, et al. The effect of hyperbaric oxygen on lower extremities ulcerations. J Am Podiatry Assoc 1982 ; 72 : 1180-5. [CLIN S]
5. Upson AV. Topical hyperbaric oxygenation in the treatment of recalcitrant open wounds : a clinical report. Phys Ther 1986 ; 66 : 1408-12. [CLIN S]
6. Heng MCY, Harker J, Bardakjian VB, et al. Enhanced healing and cost effectiveness of low pressure oxygen therapy in healing necrotic wounds : a feasabilty study of technology transfer. Ostomy Wound Manage 2000 ; 46 : 52-62. [CLIN S]
7. Heng MCY, Pilgrim JP, Beck FWJ. A simplified hyperbaric oxygen technique for leg ulcers. Arch Dermatol 1984 ; 120 : 640-5. [CLIN S]
8. Ignacio DR, Pavot AP, Azer RN, et al. Topical oxygen therapy treatment of extensive leg and foot ulcers. 1985 ; 75 : 196-9. [CLIN S]

動脈不全潰瘍の長期管理のためのガイドライン

末梢動脈性疾患患者は多くの場合無症状であるが，すでに重大な心血管変調を生じている可能性がある。末梢動脈性疾患の死亡率リスクは，年齢，動脈不全の重症度で増大し，10年死亡率は60％である。そのため，リスクを減らす管理は，罹患率と死亡率減少に重要な影響をもつ。［Mohler III ER. Peripheral arterial disease : identification and implications. Arch Intern Med 2003 ; 163 : 2306-14.］

▶ガイドライン#7.1：

リスク因子を減らすことは対処するべき最重要課題である。すなわち，禁煙，糖尿病，高ホモシステイン血症，高脂血症，高血圧の管理である（Level I A）。

原理（原則）： これらのリスク因子を減らす試みはすべて，動脈性潰瘍発現と再発のリスクを低下させる可能性がある（心血管系の合併症と同様に：例えば脳卒中や心筋梗塞など）。

Evidence

1. Criqui MH, Langer RD, Froneck A, et al. Mortality over a period of 10 years in patients with peripheral disease. N Engl J Med 1992 ; 326 : 381-6. [CLIN S]
2. Norman PE, Eikelboom JW, Hankey GJ. Peripheral arterial disease : prognostic significance and prevention of the atherotrombotic complications. MJA 2004 ; 181 : 150-4. [STAT]

3. Mohler III ER. Peripheral arterial disease : identification and implications. Arch Intern Med 2003 ; 163 : 2306-14. [STAT]
4. McDermott MM, Liu K, Greenland P, et al. Functional decline in peripheral arterial disease. Associations with the ankle brachial index and leg symptoms. JAMA 2004 ; 292 : 453-61. [CLIN S]
5. Hirsch AT, Criqui MH, Treat-Jacobson D, et al. Peripheral arterial disease detection, awareness, and treatment in the primary care. JAMA 2001 ; 286 : 1317-24. [CLIN S]
6. Sieggreen MY, Kline RA. Arterial insufficiency and ulceration—diagnosis and treatment options. Nurse Pract 2004 ; 29 : 46-52. [LIT REV]

▶ガイドライン#7.2：
抗血小板療法は推奨される必要があり，その血管拡張と抗血小板作用は，理論的に，動脈不全の改善と潰瘍の最小化を導く線溶系活性を向上するが，さらなる研究が求められる（Level ⅡB）。

原理（原則）A：CAPRIE 臨床試験において，アスピリンはクロピドグレル（clopidogrel）およびチクロピジン（ticlopidine）と比較すると，有効性が低いことが示された［しかし，アスピリンとジピリダモール（dipiridamole）の併用投与は有効性を示した］。一方で，CHARISMA 臨床試験では，心血管死，心筋梗塞，脳卒中といった primary end point について，アスピリン＋クロピドグレル（clopidogrel）VS アスピリン＋プラセボは有意な違いを示さなかった。

原理（原則）B：低分子ヘパリンは，線溶系活性を増大し血管新生を刺激することで，PAOD（血液レオロジーの妨害：高血漿フィブリノーゲン）の潰瘍治癒過程に有用かもしれない。

Evidence
1. Ouriel K, Kaul AF, Leonard MC. Clinical and economic outcomes in thrombolytic treatment of peripheral arterial occlusive disease and deep venous thrombosis. J Vasc Surg 2004 ; 40 : 971-7. [RETRO S]
2. CAPRIE steering committee. A randomized, blinded, trial of clopidogrel versus aspirin in patients at risk of ischemic events (CAPRIE). Lancet 1996 ; 348 : 1329-39. [RCT]
3. Clagett GP, Sobel M, Jackson MR, et al. Antithrombotic therapy in peripheral arterial occlusive disease—the seventh ACCP conference on antithrombotic and thrombolytic therapy. Chest 2004 ; 126 : 609S-26S. [STAT]
4. Fiessinger JN, Schafer M. Trial of iloprost versus aspirin treatment for critical limb ischaemia of thromboangeitis obliterans. Lancet 1990 ; 335 : 555-7. [RCT]
5. Kalani M, Apelqvist J, Blomback M, et al. Effect of dalteparin on healing of chronic foot ulcers in diabetic patients with peripheral arterial occlusive disease : a prospective, randomized, double-blind, placebo-controlled study. Diabetes Care 2003 ; 26 : 2575-80. [RCT]
6. Bhatt DL, Fox KA, Hacke W, et al. A global view of atherothrombosis : baseline characteristics in the Clopidogrel for High Atherothrombotic Risk and Ischemic Stabilization, Management, and Avoidance (CHARISMA) trial. Am Heart J 2005 ; 150 : 401. [RCT]

▶ガイドライン#7.3：
動脈の血流を増大させる運動は，長期管理と動脈性潰瘍の予防に役立つことが示されている（Level ⅠA）。

原理（原則）：跛行患者において運動リハビリテーション療法は最も効果的な治療の一つであり，また，糖代謝，高コレステロール値を改善し，心血管に対する有益性も提供する。

Evidence
1. Norman PE, Eikelboom JW, Hankey GJ. Peripheral arterial disease : prognostic significance and prevention of the atherotrombotic complications. MJA 2004 ; 181 : 150-4. [CLIN S]
2. Mohler III ER. Peripheral arterial disease : identification and implications. Arch Intern Med 2003 ; 163 : 2306-14. [STAT]
3. Sieggreen MY, Kline RA. Arterial insufficiency and ulceration—diagnosis and treatment options. Nurse Pract 2004 ; 29 : 46-52. [LIT REV]
4. McDermott MM, Liu K, Greenland P, et al. Functional decline in peripheral arterial disease. Associations with the ankle brachial index and leg symptoms. JAMA 2004 ; 292 : 453-61. [CLIN S]
5. Criqui MH, Langer RD, Froneck A, et al. Mortality over a period of 10 years in patients with peripheral disease. N Engl J Med 1992 ; 326 : 381-6. [CLIN S]
6. Hirsch AT, Criqui MH, Treat-Jacobson D, et al. Peripheral arterial disease detection, awareness, and treatment in the primary care. JAMA 2001 ; 286 : 1317-24. [CLIN S]

（翻訳：埼玉医科大学形成外科　簗　由一郎）

静脈性潰瘍予防のガイドライン

Guidelines for the prevention of venous ulcers

Martin C. Robson, MD[1,2]; Diane M. Cooper, PhD, RN[1,3]; Rummana Aslam, MD[4]; Lisa J. Gould, MD, PhD[2]; Keith G. Harding, MBChB, MRCGP, FRCS[5]; David J. Margolis, MD, MSCE, PhD[6]; Diane E. Ochs, RN[7]; Thomas E. Serena, MD[8]; Robert J. Snyder, DPM[9]; David L. Steed, MD[10]; David R. Thomas, MD[11]; Laurel Wiersema-Bryant, RN, BC, ANP[12]

1. Co-chaired this panel, 2. University of South Florida, Tampa, Florida, 3. Healthpoint Ltd., Fort Worth, Texas, 4. Sinai Hospital, Baltimore, Maryland, 5. University of Cardiff, Cardiff, Wales, UK, 6. University of Pennsylvania, Philadelphia, Pennsylvania, 7. Bay Pines VAMC, Bay Pines, Florida, 8. Gannon University, Erie, Pennsylvania, 9. University Hospital, Tamarac, Florida, 10. University of Pittsburgh, Pittsburgh, Pennsylvania, 11. St. Louis University, St. Louis, Missouri, and 12. Washington University, Barnes Jewish Hospital, St. Louis, Missouri

Wound Healing Society（WHS）は医師，看護師，理学療法士，足病医，その他の創傷治癒の専門家，基礎研究者，臨床研究者，工学研究者がかかわり，すべての患者が最適な創傷ケアを受けることができるように尽力する専門団体である。創傷治癒の科学と実践を発展させることを任務とする。その目的のため以下のようなエビデンスとコンセンサスに基づく静脈性潰瘍予防ガイドラインを作成した。ガイドラインは一般的な用語で記載され，特別な検査，治療，処置の詳細は，静脈うっ滞性潰瘍予防の専門チームの裁量によって決定した。

方法

エビデンスとなる文献をリストアップした。文献には論文の種類を表すコードを付けた。コードの略語は以下の通りである。

STAT	Statistical analysis, meta analysis, consensusstatement by a commissioned panel of experts
RCT	Randomized clinical trial
LIT REV	Literature review
CLIN S	Clinical case series
RETRO S	Retrospective series review
EXP	Experimental laboratory or animal study
TECH	Technique or methodology description
PATH S	Pathological series review

エビデンスの分類

ガイドラインの根拠となるエビデンスレベルを，Level I～IIIまで以下の定義により分類した。

- Level I：複数のRCTのメタ解析，または2つ以上のRCT，または2つ以上の臨床症例集積に裏付けられた複数の基礎実験あるいは動物実験。
- Level II：レベルIに達しないもので，1つ以上のRCTと2つ以上の臨床症例集積，または有効性を支持する文献レビューを伴ったエキスパートオピニオンの論文，またはかなりの説得力があるがいまだヒトを対象とした十分な経験には裏付けられていない実験的なエビデンス。
- Level III：メタ解析，RCT，複数の臨床症例集積などの十分なデータは存在しないが，原理（原則）の証明を示唆するデータ。

REFERENCES

1. Capeheart JK. Chronic venous insufficiency : a focus on prevention of ulceration. Wound Ostomy Contin Nurs 1996 ; 23 : 227–34. [LIT REV]
2. Miller WL. Chronic venous insufficiency. Curr Opin Cardiol 1995 ; 10 : 543–8. [LIT REV]
3. MacKenzie RK, Brown DA, Allan PL, et al. A comparison of patients who developed venous leg ulceration before and after their 50th birthday. Eur J Vasc Endovasc Surg 2003 ; 26 : 176–8. [RETRO S]
4. Beebe HG, Bergan JJ, Bergqvist D, et al. Classification and grading of chronic venous disease in the lower limbs : a consensus statement. Eur J Vasc Endovasc Surg 1996 ; 12 : 487–92. [STAT]
5. Porter JM, Moneta GL. International Consensus Committee on Chronic Venous Disease. J Vasc Surg 1996 ; 21 : 635–45. [STAT]

ガイドライン

静脈性潰瘍が増悪する患者には複数の要因が存在する。深在静脈血栓症，下腿静脈や足首の穿通静脈機能不全，歩行時の静脈圧上昇（静脈高血圧），下腿のポンプ機能不全，浮腫，蜂巣織炎，脂肪皮膚硬化症などがある。下腿浮腫はうっ血性心不全，リンパ浮腫，妊

娠，肥満，外傷，浮腫近位部の圧迫など，さまざまな要因が存在する。これらの要因を最小限に抑え，またコントロールすることで静脈性潰瘍の増悪を予防することが可能となる。静脈性潰瘍の再発予防の文献に基づくエビデンスは，静脈性潰瘍治療のガイドライン(Wound Repair Regen 2006；14：649-62)にて概説，要約されている。初発の静脈性潰瘍や，原発性静脈性潰瘍の予防に関するエビデンスは少なく，静脈性潰瘍の素因をもっているが，潰瘍を発症していない患者へのRCTに至っては，ほとんど存在しない。

▶ガイドライン#1：

歩行時の静脈圧上昇（静脈高血圧）の徴候を有する，もしくは静脈炎症候群，またはその両方を有する患者は常時，永続的に弾性ストッキングを使用するべきである（Level I）。

原理（原則）： ある程度の圧迫は，静脈性潰瘍形成の原因となる状態を長期的に最小限に抑えるために不可欠である。このため，弾性ストッキングの使用方法の指導を含め，患者のコンプライアンスを支援することが必要である。

Evidence
1. Kakkos SK, Daskalopoulou SS, Daskalopoulos ME, et al. Review of the value of graduated elastic compression stockings after deep vein thrombosis. Thromb Haemost 2006；96：441-5.[STAT]
2. Prandoni P, Lensing AW, Prins MH, et al. Below-knee elastic compression stockings to prevent post-thrombotic syndrome：a randomized, controlled trial. Ann Int Med 2004；141：249-56.[RCT]
3. Ginsberg JS, Hirsh J, Julian J, et al. Prevention and treatment of post-phlebitic syndrome：results of a 3-part study. Arch Intern Med 2001；161：2105-9.[RCT]
4. Gniadecka N, Karlsmark T, Bertram A. Removal of dermal edema with class I and II compression stockings in patients with lipodermatosclerosis. J Am Acad Dermatol 1998；39：966-70.[RCT]
5. Lippmann HI, Fishman LM, Farrar RH, et al. Edema control in the management of disabling chronic venous insufficiency. Arch Phys Med Rehabil 1994；75：436-41.[RETRO S]
6. Kurz X, Kahn SR, Abenhaim L, et al. Epidemiology, outcomes, diagnosis, and management. Summary of an evidence-based report of the VEINES task force venous insufficiency, epidemiologic, and economic studies. Int Angiol 1999；18：83-102.[STAT]
7. Vogeley LL, Coeling H. Prevention of venous ulceration by use of compression after deep vein thrombosis. J Vasc Nurs 2000；18：123-7.[LIT REV]
8. Bernardi E, Prandoni P. The post-phlebitic syndrome. Curr Opin Pulm Med 2000；6：335-42.[LIT REV]
9. Franks PJ, Oldroyd MI, Dickson D, et al. Risk factors for leg ulcer recurrence：a randomized trial of two types of compression stocking. Age Ageing 1995；24：490-4.[RCT]

▶ガイドライン#2：

下腿筋肉ポンプ機能を増強する運動は，長期維持と静脈性潰瘍予防において有効である（Level II）。

原理（原則）： 下腿筋肉ポンプ機能は運動により改善する。

Evidence
1. Padberg FT, Johnston MV, Sisto SA. Structured exercise improves calf muscle pump function in chronic venous insufficiency：a randomized trial. J Vasc Surg 2004；39：79-87.[RCT]
2. Kan YM, Delis KT. Hemodynamic effects of supervised calf muscle exercise in patients with venous leg ulceration：a prospective controlled study. Arch Surg 2001；136：1364-9.[RCT]
3. Yang D, Vandongen YK, Stacey MC. Effect of exercise on calf muscle pump function in patients with chronic venous disease. Brit J Surg 1999；86：338-44.[CLIN S]

▶ガイドライン#3：

深部静脈血栓症後の静脈血栓塞栓症予防は，深部静脈血栓症の再発，静脈炎後症候群，静脈性潰瘍などの合併症を減少させる（Level II）。

原理（原則）： 静脈血栓塞栓症の再発は，静脈炎後症候群や静脈血栓後症候群などの合併症を引き起こし得る。血栓塞栓症予防療法により，これらの合併症を最小限に抑えることができる。

Evidence
1. Ferretti G, Bria E, Giannarelli D, et al. Is recurrent venous thrombo-embolism after therapy reduced by low-molecular-weight heparin compared to oral anticoagulants? Chest 2006；130：1808-16.[STAT]
2. Valiukiene L, Naudziunas A, Unikauskas A. Treatment and prophylaxis of deep vein thrombosis with low molecular weight heparins (meta-analysis of clinical trials). Medicina (Kaunas) 2003；39：352-8.[STAT]
3. Huisman MV, Bounameaux H. Treating patients with venous thrombo-embolism：initial strategies and longterm secondary prevention. Seminars Vasc Med 2005；5：276-84.[STAT]
4. Kahn SR. The post-phlebitic syndrome：progress and pitfalls. Br J Haemotol 2006；134：357-65.[LIT REV]
5. Messmore HL, Coyne E, Wehrmacher WH, et al. Studies comparing low molecular weight heparin with heparin for the treatment of thromboembolism：a literature review. Curr Pharm Des 2004；10：1001-10.[LIT REV]

▶ガイドライン#4：
　内視鏡的筋膜下穿通枝切離術は深部から表在静脈への逆流を予防することで，静脈性潰瘍の静脈病理学的原因を改善するのに望ましい選択である．本法で最良の結果を得るには，肉眼的に見える穿通枝をすべて切断しなければならない．本法は深部静脈の深い部分に逆流がある症例や閉塞のある重症深部静脈の症例には効果的ではない（Level Ⅲ）．

原理（原則）：不全穿通枝を切断することで，歩行時の下肢静脈圧を低下させることができる．

Evidence
1. Gloviczki P, Bergan JJ, Rhodes JM, et al. Mid-term results of endoscopic perforator vein interruption for chronic venous insufficiency : lessons learned from the North American subfascial endoscopic perforator surgery registry. The North American Study Group. J Vasc Surg 1999 ; 29 : 489–502. [STAT]
2. Baron HC, Wayne MG, Santiago CA, et al. Endoscopic subfascial perforator vein surgery for patients with severe, chronic venous insufficiency. Vasc Endovasc Surg 2004 ; 38 : 439–42. [CLIN S]
3. Mendes RR, Marston WA, Farner MA, et al. Treatment of superficial and perforator venous incompetence without deep vein insufficiency : is routine perforator ligation necessary? J Vasc Surg 2003 ; 38 : 891–5. [CLIN S]

▶ガイドライン#5：
　表在静脈アブレーション，静脈内レーザーアブレーション，弁形成術などの小範囲の手術は，特に圧迫療法と併用した場合に静脈高血圧を軽減させる（Level Ⅱ）．

原理（原則）：複数の穿通枝の深い結紮より小範囲の手術は，圧迫療法と併用した場合，静脈高血圧を軽減する．手術は静脈性潰瘍の予防に役立つが，これらの手術によって潰瘍が生じた場合，治療はより困難である．

Evidence
1. Perrin M, Hiltbrand B, Bayon JM. Results of valvuloplasty in patients presenting with deep vein insufficiency and recurring ulceration. Ann Vasc Surg 1999 ; 13 : 524–32. [CLIN S]
2. Masuda EM, Kistner RL. Long-term results of venous valve reconstruction : a four- to-twenty-one year followup. J Vasc Surg 1994 ; 19 : 391–403. [STAT]
3. Gohel MS, Barwell JR, Earnshaw JJ, et al. Randomized clinical trial of compression plus surgery versus compression alone in chronic venous ulceration. (ESCHAR study)—hemodynamic and anatomical changes. Br J Surg 2005 ; 92 : 291–7. [RCT]
4. Barwell JR, Davies CE, Deacon J, et al. Comparison of surgery and compression with compression alone in chronic venous ulceration (ESCHAR study) : randomized controlled trial. Lancet 2004 ; 363 : 1854–9. [RCT]
5. Zamboni P, Cisno C, Marchetti F, et al. Minimally invasive surgical management of primary venous ulcers vs. compression treatment : a randomized trial. Eur J Vasc Endovasc Surg 2003 ; 25 : 313–8. [RCT]
6. Ahmad I, Ahmad W, Dinqui M. Prevention or reversal of deep venous insufficiency by aggressive treatment of superficial venous disease. Am J Surg 2006 ; 191 : 33–8. [CLIN S]
7. Margolis DJ, Berlin JA, Strom BL. Risk factors associated with the failure of a venous leg ulcer to heal. Arch Dermatol 1999 ; 135 : 920–6. [RETRO S]

▶ガイドライン#6：
　下腿浮腫における蜂巣織炎（皮膚と皮下組織の炎症と感染で，連鎖球菌もしくはブドウ球菌に起因することが多い）は，これらの起因菌に最適な抗生剤の全身投与が必要である（Level Ⅱ）．

原理（原則）：浮腫液（プラズマ）は皮脂の脂肪酸を中和し，皮膚の正常な殺菌能を不活化させる．このため皮膚と皮下組織は，連鎖球菌やブドウ球菌に感染しやすくなる．

Evidence
1. Ricketts LR, Squire JR, Topley E, et al. Human skin lipids with particular reference to the self-sterilizing power of the skin. Clin Sci Mol Med 1951 ; 10 : 89–93. [EXP]
2. Baddour LM. Cellulitis syndromes : an update. Int J Antimicrob Agents 2000 ; 14 : 113–6. [LIT REV]
3. Chiller K, Selkin BA, Murakawa GJ. Skin microflora and bacterial infections of the skin. J Invest Dermatol Symp Proc 2001 ; 6 : 170–4. [LIT REV]
4. Guay DR. Treatment of bacterial skin and skin structure infection. Expert Opin Pharmacother 2003 ; 4 : 1259–75. [LIT REV]
5. Edlich RF, Winters KL, Britt LD, et al. Bacterial diseases of the skin. J Long Term Eff Med Implants 2005 ; 15 : 499–510. [LIT REV]
6. Dall L, Peterson S, Simmons T, et al. Rapid resolution of cellulitis in patients managed with combination antibiotic and anti-inflammatory therapy. Cutis 2005 ; 75 : 177–80. [RCT]

▶ガイドライン#7：
　フィブリン溶解増強作用をもつスタノゾロールなどの同化ステロイドと圧迫療法の併用は，脂肪皮膚硬化症に効果がある場合がある．圧迫療法と併用したスタノゾロールなどの同化ステロイドによるフィブリン溶解性増強は下腿の脂肪皮膚硬化症治療に効果がある可能性がある．ただし，副作用に注意しなければならない（Level Ⅲ）．

原理（原則）： 脈管外フィブリンを減少させるフィブリン溶解物質は，脂肪皮膚硬化症の症例で硬化と炎症を減少させる可能性がある。

Evidence
1. Burnand K, Clemenson G, Morland M, et al. Venous lipodermatosclerosis : treatment with fibrinolytic enhancement and elastic compression. Br Med J 1980 ; 280 : 7-11. [RCT]
2. Kirsner RS, Pardes JB, Eaglstein WHF, et al. The clinical spectrum of lipodermatosclerosis. J Am Acad Dermatol 1993 ; 28 : 623-7. [LIT REV]
3. Helfman T, Falanga V. Stanozolol as a novel therapeutic agent in dermatology. J Am Acad Dermatol 1995 ; 33 : 254-8. [LIT REV]
4. Segal S, Cooper J, Bolognia J. Treatment of lipodermatosclerosis with oxandrolone in a patient with stanozolol- induced hepatotoxicity. J Am Acad Dermatol 2000 ; 13 : 588-9. [RETRO S]

▶**ガイドライン#8：**
微粉状精製フラボノイド成分（micronized purified flavonoid fraction：MPFF）の経口投与は慢性静脈血流不全の治療において，圧迫療法の補助療法として有効な場合がある（Level Ⅲ）。

原理（原則）： プロスタグランジンや活性酸素の合成を阻害する薬剤は，微小血管の透過性亢進や白血球の取り込み・活性化を抑制する作用をもち，静脈性潰瘍治癒を理論上，促進する。

Evidence
1. Bergan JJ, Schmid-Schonbein GW, Takase S. Therapeutic approach to chronic venous insufficiency and its complications. Place of Daflon 500 mg. Angiology 2001 ; 52 (Suppl. 1) : S43-7. [LIT REV]
2. Ramelet AA. Clinical benefits of Daflon 500mg in the most severe stages of chronic venous insufficiency. Angiology 2001 ; 52 (Suppl. 1) : s49-56. [LITREV]
3. Coleridge-Smith P, Lok C, Ramelet AA. Venous leg ulcer : a meta-analysis of adjunctive therapy with micronized purified flavonoid fraction. Eur J Vasc Endovasc Surg 2005 ; 30 : 198-208. [STAT]

（翻訳：埼玉医科大学形成外科　佐野仁美）

糖尿病性潰瘍予防のガイドライン

Guidelines for the prevention of diabetic ulcers

Wound Rep Reg 2008 ; 16 : 169-74

David L. Steed, MD[1,2] ; Christopher Attinger, MD[3] ; Harold Brem, MD[4] ; Theodore Colaizzi, CPed, COF[5] ; Mary Crossland, RN[6] ; Michael Franz, MD[7] ; Lawrence Harkless, DPM[8] ; Andrew Johnson, BS[9] ; Hans Moosa, MD[10] ; Martin Robson, MD[11] ; Thomas Serena, MD[12] ; Peter Sheehan, MD[13] ; Aristidis Veves, MD[14] ; Laurel Wiersma-Bryant, RN, BC, ANP[15]

1. Chaired this panel, 2. University of Pittsburgh/UPMC, Pittsburgh, Pennsylvania, 3. Georgetown University Hospital, Washington, DC, 4. Columbia University College of Physicians and Surgeons, Department of Surgery, New York, New York, 5. Colaizzi Pedorthic Center, Pittsburgh, Pennsylvania, 6. HCA Richmond Retreat Hospital, Richmond, Virginia, 7. University of Michigan Hospital, Ann Arbor, Michigan, 8. University of Texas Health Science Center, San Antonio, Texas, 9. Covance, Princeton, New Jersey, 10. St. Joseph's Hospital, Belleville, Illinois, 11. University of South Florida, Tampa, Florida, 12. Penn North Centers for Advanced Wound Care, Warren, Pennsylvania, 13. Cabrini Medical Center, New York, New York, 14. Beth Israel Deaconess Medical Center, Boston, Massachusetts, and 15. Barnes-Jewish Hospital at Washington University Medical Center, St. Louis, Missouri

　Wound Healing Society（WHS）は医師，看護師，理学療法士，足病医，その他の創傷治療の専門家，基礎研究者，臨床研究者，工学研究者がかかわり，すべての患者が最適な創傷ケアを受けることができるように尽力する専門団体である。創傷治癒の科学と実践を発展させることを任務とする。その目的のため以下のようなエビデンスとコンセンサスに基づく糖尿病性潰瘍予防ガイドラインを作成した。ガイドラインは一般的な用語で記載され，特別な検査，治療，処置の詳細は，糖尿病性潰瘍予防の専門チームの裁量によって決定した。

方　法

　糖尿病性潰瘍予防のエビデンスを求めて PubMed，EMBASE，CINAHL，系統的レビューの Cochrane データベースを検索・レビューした。加えて，糖尿病性潰瘍に対する最新のエビデンスに基づくガイドラインのためのヘルスケアデータベースを検索し電子オンライン情報として利用した。委員会は研究を，糖尿病性潰瘍のリスク・スクリーニング・アセスメントを評価した介入，糖尿病性潰瘍の予防ケア（集学的アプローチを含む），患者・介護者の教育に分類した。エビデンスとなる文献をリストアップした。文献には論文の種類を表すコードを付けた。コードの略語は以下の通りである。

STAT	Statistical analysis, meta analysis, consensus statement by a commissioned panel of experts
RCT	Randomized clinical trial
LIT REV	Literature review
CLIN S	Clinical case series
RETRO S	Retrospective series review
EXP	Experimental laboratory or animal study
TECH	Technique or methodology description
PATH S	Pathological series review

エビデンスの分類

- Level I：複数の RCT のメタ解析，または2つ以上の RCT，または2つ以上の臨床症例集積に裏付けられた複数の基礎実験あるいは動物実験。
- Level II：レベル I に達しないもので，1つ以上の RCT と2つ以上の 臨床症例集積，または有効性を支持する文献レビューを伴ったエキスパートオピニオンの論文，またはかなりの説得力があるがいまだヒトを対象とした十分な経験には裏付けられていない実験的なエビデンス。
- Level III：メタ解析，RCT，複数の臨床症例集積などの十分なデータは存在しないが，原理の証明を示唆するデータ。

REFERENCE

1. Cowie CC, Rust KF, Byrd-Holt DD, et al. Prevalence of diabetes and impaired fasting glucose in adults in the U.S. population : National Health and Nutrition Examination Survey. Diabetes Care 2006 ; 29 : 1263-8.
2. Chetty VK, Bruce Zellner B. Use of survey and clinical data for screening and diagnosis. Stat Med 2007 ; 26 : 3213-28 [Epub].
3. Singh N, Armstrong DG, Lipsky BA. Preventing foot ulcers in patients with diabetes. JAMA 2005 ; 293 : 217-28.

ガイドライン

　糖尿病患者は，神経原性，虚血性，またはその両方を原因として創傷を形成する。2002年，糖尿病患者1,930万人のうち9.3％が創傷をもっていた。そのうち6.5％が糖尿病と診断されており，2.8％が未診断であった。今や米国の2,080万人が糖尿病に罹患している。そのうち最大25％の患者が生涯のうち潰瘍を形成するリスクをもっている。創傷形成を予防することが大切断の可能性を減少させると考えられる。糖尿病合併症の評価とともに的確な診断の確立は必須である。これらの患者に対する潰瘍形成の予防は，潰瘍形成前の合併症予防に取り組むことを当然ながら含んでいる。

【1. 潰瘍形成に導かれる合併症の評価】
▶ガイドライン#1.1：

　糖尿病患者では，足底動脈の触知とABI＞0.9を確かめることによって動脈疾患を除外する。ABI＞1.3は動脈が硬化して圧縮されない可能性を示している。高齢患者またはABI＞1.2の患者において，正常なドップラー波，TBI＞0.7，TcPO$_2$＞40mmHgは十分な動脈血流を示唆する。カラードップラー超音波により解剖学的，生理的な動脈硬化性病変を捉えることができる（LevelⅠ）。

原理（原則）：動脈不全を伴うと些細な外傷からでも糖尿病性潰瘍が引き起こされる。糖尿病患者で病歴や身体所見は下肢虚血の示唆にはなり得るが確定診断をする必要がある。

Evidence
1. Sahli D, Eliasson B, Svensson M, et al. Assessment of toe blood pressure is an effective screening method to identify diabetes patients with lower extremity arterial disease. Angiology 2004 ; 55 : 641-51. [CLIN S]
2. Teodorescu V, Chen C, Morrissey N, et al. Detailed protocol of ischemia and the use of noninvasive vascular laboratory testing in diabetic foot ulcers. Am J Surg 2004 ; 187 (5A) : 75S-80S. [LIT REV]
3. Hirsch A, Criqui M, Treat-Jacobson D, et al. Peripheral arterial disease detection, awareness, and treatment in primary care. JAMA 2001 ; 286 : 1317-24. [CLIN S]
4. Ascher E, Hingorani A, Markevich N, et al. Role of duplex arteriography as the sole preoperative imaging modality prior to lower extremity revascularization surgery in diabetic and renal patients. Ann Vasc Surg 2004 ; 18 : 433-9. [CLIN S]
5. Hirsch AT, Haskal ZJ, Hertzer NR, et al. ACC/AHA guidelines for the management of patients with peripheral arterial disease (lower extremity, renal, mesenteric, and abdominal aortic) : a collaborative report from the American association for vascular surgery/society for vascular surgery, society for cardiovascular angiography and interventions, society of interventional radiology, society for vascular medicine and biology, and the American College of Cardiology/American Heart Association Task Force on Practice Guidelines (writing committee to develop guidelines for the management of patients with peripheral arterial disease). American College of Cardiology Web Site. Available at : http://www.acc.org/clinical/guidelines/pad/index. pdf. [STAT]
6. Padberg FT, Back TL, Thompson PN, et al. Transcutaneous oxygen (TcPO$_2$) estimates probability of healing in the ischemic extremity. J Surg Res 1996 ; 60 : 365-9. [CLIN S]

▶ガイドライン#1.2：

　足部潰瘍を起こすような重大な神経障害は，Semmes-Weinstein monofilament（10g）でテストする。このテストは，変形や知覚減弱のある足に焦点を置いて施行される（LevelⅡ）。

原理（原則）：最も重要な糖尿病性潰瘍の原因は神経原性である。神経障害は足底の異常な圧がかかる足変形に繋がる。知覚減弱は高い圧のかかる部分に潰瘍を形成させる。自律神経障害は皮膚障害の可能性を高くする。

Evidence
1. Singh N, Armstrong D, Lipsky B. Preventing foot ulcers in patients with diabetes. JAMA 2005 ; 293 : 217-28. [LIT REV]
2. Kamei N, Yamane K, Nakanishi S, et al. Effectiveness of Semmes-Weinstein monofilament examination for diabetic peripheral neuropathy screening. J Diabetes Complications 2005 ; 19 : 47-53. [CLIN S]
3. Foltz K, Fallat L, Schwartz S. Usefulness of a brief assessment battery for early detection of Charcot foot deformity in patients with diabetes. J Foot Ankle Surg 2004 ; 43 : 87-92. [CLIN S]
4. Jirkovska A, Boucek P, Woskova V, et al. Identification of patients at risk for diabetic foot : a comparison of standardized noninvasive testing with routine practice at community diabetes clinics. J Diabetes Complications 2001 ; 15 : 63-8. [CLIN S]
5. Mayfield J, Sugarman J. The use of the Semmes-Weinstein monofilament and other threshold tests for preventing foot ulceration and amputation in persons with diabetes. J Fam Pract 2000 ; 49 (11 Suppl.) : S17-29. [LIT REV]
6. Pham H, Armstrong D, Harvey C, et al. Screening techniques to identify people at high risk for diabetic foot ulceration : a prospective multicenter trial.

7. Smieja M, Hunt D, Edelman D, et al. Clinical examination for the detection of protective sensation in the feet of diabetic patients. International Cooperative Group for Clinical Examination Research. J Gen Intern Med 1999 ; 14 : 418-24. [CLIN S]
8. Kumar S, Fernando D, Veves A, et al. Semmes-Weinstein monofilaments : a simple, effective and inexpensive screening device for identifying diabetic patients at risk of foot ulceration. Diabetes Res Clin Pract 1991 ; 13 : 63-7. [CLIN S]
9. Holewski J, Stess R, Graf P, et al. Aesthesiometry. Quantification of cutaneous pressure sensation in diabetic peripheral neuropathy. J Rehabil Res Dev 1988 ; 25 : 1-10. [CLIN S]
10. Lavery LA, Armstrong DG, Vela SA, et al. Practical criteria for screening patients at high risk for diabetic foot ulceration. Arch Int Med 1998 ; 158 : 157-62. [CLIN S]
11. Lavery LA, Armstrong DG, Wunderlich RP, et al. Predictive value of foot pressure assessment as part of a population-based diabetes disease management program. Diab Care 2003 ; 26 : 1069-73. [CLIN S]
12. Litzelman DK, Marriott DJ, Vinicor F. Independent physiological predictors of foot lesions in patients with NIDDM. Diab Care 1997 ; 20 : 1273-8. [RCT]

▶ガイドライン#1.3：

糖尿病患者ではHbA1cなどの検査値を管理しなければならない（LevelⅡ）。

原理（原則）： 高血糖によりヘモグロビンの糖化が促進されHbA1cが形成される。HbA1cは6週間にわたって血中に維持される。したがって，HbA1cの管理は長期の血糖コントロールのスタンダードである。HbA1c高値は心血管系，網膜症，腎症などのさまざまな病的状態と関連する。HbA1c高値は糖尿病性足潰瘍の予測因子と示されてきたが，さらなる研究が必要である。

Evidence

1. Valeri D, Pozzilli P, Leslie D. Glucose control in diabetes. Diabetes Metab Res Rev 2004 ; 20 (Suppl. 2) : S1-8. [LIT REV]
2. Roberts SR, Hamedani B. Benefits and methods of achieving strict glycemic control in the ICU. Crit Care Nurs Clin North Am 2004 ; 16 : 537-45. [LIT REV]
3. Goldstein DE, Little RR, Lorenz RA, et al. Tests of glycemia in diabetes. Diabetes Care 2004 ; 27 (Suppl. 1) : S91-3. [STAT]
4. Stratton IM, Adler AI, Neil HA, et al. Association of glycaemia with macrovascular and microvascular complications of type 2 diabetes (UKPDS 35) : prospective observational study. BMJ 2000 ; 321 : 405-12. [CLIN S]
5. The Diabetes Control and Complications Trial Research Group. The effect of intensive treatment of diabetes on the development and progression of long-term complications in insulin-dependent diabetes mellitus. N Engl J Med 1993 ; 329 : 977-86. [RCT]
6. Schellhase KG, Koepsell TD, Weiss NS. Glycemic control and the risk of multiple microvascular diabetic complications. Fam Med 2005 ; 37 : 125-30. [RETRO S]
7. UK Prospective Diabetes Study (UKPDS) Group. Effect of intensive blood-glucose control with metformin on complications in overweight patients with type 2 diabetes (UKPDS 34). Lancet 1998 ; 352 : 854-65. [RCT]
8. Boyko EJ, Ahroni JH, Cohen V, et al. Prediction of diabetic foot ulcer occurrence using commonly available clinical information : the Seattle Diabetic Foot Study. Diabetes Care 2006 ; 29 : 1202-27. [CLIN S]

【2. 足潰瘍形成リスクを高める臨床的特徴を捉えるための観察】

▶ガイドライン#2.1：

糖尿病患者は定期的な足の観察をしなければならない（LevelⅠ）。

原理（原則）： これまでのガイドラインではすべての糖尿病患者に対する，足の変形，皮膚損傷，爪変形，知覚検査，虚血状態，フットウエアなどの定期的なチェックを一様に推奨している。足潰瘍形成のリスクの高い患者においてはチェックの頻度を高くする必要性がある。

Evidence

1. Singh N, Armstrong DG, Lipsky BA. Preventing foot ulcers in patients with diabetes. JAMA 2005 ; 293 : 217-28. [LIT REV]
2. Frykberg RG, Armstrong DG, Giurini JM, et al. American College of Foot and Ankle Surgeons. Diabetic foot disorders : a clinical practice guideline. J Foot Ankle Surg 2000 ; 39 : S1-60. [STAT]
3. Hutchinson A, McIntosh A, Feder G, et al, Clinical guidelines for type 2 diabetes : prevention and management of foot problems. London, UK : J Roy Col Gen Practitioners, 2000. [STAT]
4. International Consensus on the Diabetic Foot : Practical Guidelines [book on CD-ROM]. Noordwijkerhout, the Netherlands : International Working Group on the Diabetic Foot, 1999. [STAT]
5. Supplement to the International Consensus on the Diabetic Foot : Practical Guidelines [book on CD-ROM]. Noordwijkerhout, the Netherlands : International Working Group on the Diabetic Foot, 2003. [STAT]
6. U.S. Veterans Health Administration/Department of Defense. Clinical practice guidelines : diabetes mellitus algorithms-Module F : Foot Care. Washington, DC : Veterans Health Administration, 2003. [STAT]

7. Mayfield JA, Reiber GE, Sanders LJ, et al. American Diabetes Association. Preventive foot care in people with diabetes. Diabetes Care 2004 ; 27 (Suppl. 1) : S31–2. [STAT]

▶ガイドライン #2.2：
　糖尿病患者は胼胝形成をチェックしなければならない（Level Ⅲ）。

原理（原則）：胼胝形成は，特に出血を伴うものは，皮膚損傷，潰瘍形成のサインである。胼胝の除去は足底の圧を減少させる。

Evidence
1. Brem H, Sheehan P, Rosenberg HJ, et al. Evidence-based protocol for diabetic foot ulcers. Plast Reconstr Surg 2006 ; 117 (7 Suppl.) : S193–209. [LIT REV]
2. Boulton AJ, Meneses P, Ennis WJ. Diabetic foot ulcers : a framework for prevention and care. Wound Repair Regen 1999 ; 7 : 7–16. [LIT REV]

▶ガイドライン #2.3：
　糖尿病患者では爪真菌感染をチェックしなければならない（Level Ⅲ）。

原理（原則）：爪甲真菌症は，糖尿病患者の1/3にみられ，広範囲の病的状態の源泉である。真菌に侵された爪はしばしば皮膚損傷後に感染をひき起こす細菌の住みかとなる。皮膚は鋭く脆い爪そのものによって損傷されることが多い。処置は内服や外用の抗真菌剤であったり爪そのものの処置である。

Evidence
1. Gupta AK, Konnikov N, MacDonald P, et al. Prevalence and epidemiology of toenail onychomycosis : a multicentre survey. Br J Dermatol 1998 ; 139 : 665–71. [CLIN S]
2. Bristow IR, Baran R. Topical and oral combination therapy for toenail onychomycosis. J Am Podiatr Med Assoc 2006 ; 96 : 116–9. [LIT REV]
3. Drake LA, Patrick DL, Fleckman P, et al. The impact of onychomycosis on quality of life : development of an international onychomycosis-specific questionnaire to measure patient quality of life. J Am Acad Dermatol 1999 ; 41 : 189–96. [CLIN S]
4. Gupta AK, Humke S. The prevalence and management of onychomycosis in diabetic patients. Eur J Dermatol 2000 ; 10 : 379–84. [LIT REV]
5. Rich P. Onychomycosis and tinea pedis in patients with diabetes. J Am Acad Dermatol 2000 ; 43 : S130–4. [LIT REV]
6. Robbins JM. Treatment of onychomycosis in the diabetic patient population. J Diabetes Complications 2003 ; 17 : 98–104. [LIT REV]
7. Bell-Syer SE, Hart R, Crawford F, et al. Oral treatments for fungal infections of the skin and of the foot. Cochrane Database Syst Rev 2002 ; CD003584. [STAT]
8. Gupta AK, Einarson TR, Summerbell RC, et al. An overview of topical antifungal therapy in dermatomycoses : a North American perspective. Drugs 1998 ; 55 : 645–74. [LIT REV]

【3. 潰瘍予防のための外科的処置】
▶ガイドライン #3.1：
　糖尿病患者の足底圧上昇により胼胝種が形成され，潰瘍形成の原因となる。胼胝を除去することは潰瘍形成の可能性を減少させる（Level Ⅰ）。

原理（原則）：胼胝を削ることは潰瘍形成のリスクが高い部位の圧を減少させる。したがって，ほとんど例外なしにすべての胼胝は除去されるべきである。

Evidence
1. Murray HJ, Young MJ, Hollis S, et al. The association between callus formation, high pressures, and neuropathy in diabetic ulceration. Diabet Med 1996 ; 13 : 979–82. [CLIN S]
2. Duffin AC, Kidd R, Chan A, et al. High plantar pressure and callus in diabetic adolescents. J Am Podiatr Med Assoc 2003 ; 93 : 214–20. [CLIN S]
3. Slater RA, Hershkowitz I, Ramot Y, et al. Reduction in digital plantar pressure by debridement and silicone orthosis. Diabetes Res Clin Pract 2006 ; 74 : 263–6. [CLIN S]
4. Pataky Z, Golay A, Faravel L, et al. The impact of callosities on the magnitude and duration of plantar pressure in patients with diabetes mellitus. A callus may cause 18,600 kilograms of excess plantar pressure per day. Diabetes Metab 2002 ; 28 : 356–61. [CLIN S]
5. Young MJ, Cavanagh PR, Thomas G, et al. The effect of callus removal on dynamic plantar foot pressures in diabetic patients. Diabet Med 1992 ; 9 : 55–7. [CLIN S]
6. Pitei DL, Foster A, Edmonds M. The effect of regular callus removal on foot pressures. J Foot Ankle Surg 1999 ; 38 : 251–5. [CLIN S]
7. Brem H, Sheehan P, Rosenberg HJ, et al. Evidence-based protocol for diabetic foot ulcers. Plast Reconstr Surg 2006 ; 117 (7 Suppl.) : 193S–209S. [LIT REV]

▶ガイドライン #3.2：
　アキレス腱延長術は前足部足底圧を減少させる。この方法は，他の治療法が無効で足潰瘍を繰り返す患者にのみ推奨される（Level Ⅱ）。

原理（原則）：前足部の圧を減少させることは潰瘍形成のリスクを減じることに繋がる。

Evidence
1. Maluf KS, Mueller MJ, Steube JJ, et al. Tendon Achilles lengthening for the treatment of neuropathic ulcers cause of temporary reduction in forefoot pressure

associated with changes in plantar flexor power rather than ankle motion during gait. J Biomech 2004 ; 37 : 897–906. [RCT]
2. Mueller MJ, Sinacore DR, Hastings MK, et al. Effect of Achilles tendon lengthening on neuropathic plantar ulcers. A randomized clinical trial. J Bone Joint Surg Am 2003 ; 85-A : 1436–45. [RCT]
3. Armstrong DG, Stacpoole-Shea S, Nguyen H, et al. Lengthening of the Achilles tendon in diabetic patients who are at high risk for ulceration of the foot. J Bone Joint Surg Am 1999 ; 81 : 535–8. [CLIN S]
4. Hastins MK, Mueller MJ, Minacore DR, et al. Effects of a tendo-Achilles lengthening procedure on muscle function and gait characteristics in a patient with diabetes mellitus. J Orthop Sports Phys Ther 2000 ; 30 : 85–90. [CLIN S]
5. Nishimoto GS, Attinger CE, Cooper PS. Lengthening the Achilles tendon for the treatment of diabetic plantar forefoot ulceration. Surg Clin North Am 2003 ; 83 : 707–26. [LIT REV]

【4. 糖尿病性足病変の保護】
▶ガイドライン #4.1：
　予防的フットウエアは，潰瘍形成のリスクのある（虚血性疾患をもつ，神経障害のある，切断歴のある）あらゆる患者に処方されるべきである（LevelⅡ）。
原理（原則）：糖尿病性潰瘍は，足変形と神経障害のために足底圧が上昇した結果である。免荷は圧の高い領域を少なくする。糖尿病性潰瘍の発症は予防的フットウエアで減少させることができる。予防的フットウエアは潰瘍形成のリスクのある（虚血性疾患をもつ，神経障害のある，切断歴のある，潰瘍形成の履歴のある，胼胝をもつ，足の変形のある，胼胝を形成したことのある）あらゆる患者に処方されるべきである。

Evidence
1. Janisse D. The Therapeutic Shoe Bill : medicare coverage for prescription footwear for diabetic patients. Foot Ankle Int 2005 ; 26 : 42–5. [CLIN S]
2. Pinzur M, Slovenkai M, Trepman E, et al. Diabetes Committee of American Orthopaedic Foot and Ankle Society. Guidelines for diabetic foot care : recommendations endorsed by the Diabetes Committee of the American Orthopaedic Foot and Ankle Society. Foot Ankle Int 2005 ; 26 : 113–9. [LIT REV]
3. Reiber GE, Smith DG, Wallace C, et al. Effect of therapeutic footwear on foot reulceration in patients with diabetes : a randomized controlled trial. JAMA 2002 ; 287 : 2552–8. [RCT]
4. Maciejewski ML, Reiber GE, Smith DG, et al. Effectiveness of diabetic therapeutic footwear in preventing reulceration. Diabetes Care 2004 ; 27 : 1774–82. [LIT REV]
5. Chantelau E, Kushner T, Spraul M. How effective is cushioned therapeutic footwear in protecting diabetic feet? A clinical study. Diabet Med 1990 ; 7 : 355–59. [CLIN S]
6. Chantelau E, Haage P. An audit of cushioned diabetic footwear : relation to patient compliance. Diabet Med 1994 ; 11 : 114–6. [CLIN S]
7. Uccioli L, Faglia E, Monticone G, et al. Manufactured shoes in the prevention of diabetic foot ulcers. Diabetes Care 1995 ; 18 : 1376–8. [RCT]
8. Donaghue VM, Sarnow MR, Giurini JM, et al. Longitudinal in-shoe foot pressure relief achieved by specially designed footwear in high risk diabetic patients. Diabetes Res Clin Pract 1996 ; 31 : 109–14. [CLIN S]
9. Sarnow MR, Veves A, Giurini JM, et al. In-shoe foot pressure measurements in diabetic patients with at risk feet and healthy subjects. Diabetes Care 1994 ; 17 : 1002–6. [CLIN S]

▶ガイドライン #4.2：
　足潰瘍の治癒歴のある糖尿病患者は，予防的フットウエアで再発を防止する（LevelⅡ）。
原理（原則）：下肢の糖尿病性潰瘍は慢性的な問題である。再発率は 8〜59% である。したがって，治癒した足に関しても長いフォローアップを要する。ほとんどの治療は足の圧を減少させることができないので，免荷は長期間必要となる。

Evidence
1. Maciejewski M, Reiber G, Smith D, et al. Effectiveness of diabetic therapeutic footwear in preventing reulceration. Diabetes Care 2004 ; 27 : 3024–5. [LIT REV]
2. Cavanagh PR. Therapeutic footwear for people with diabetes. Diabetes Metab Res Rev 2004 ; 20 (Suppl. 1) : S51–5. [LIT REV]
3. Boulton AJ. Pressure and the diabetic foot : clinical science and off-loading techniques. Am J Surg 2004 ; 187 (5A) : 17S–24S. [LIT REV]
4. Pinzur MS, Dart HC. Pedorthic management of the diabetic foot. Foot Ankle Clin 2001 ; 612 : 205–14. [LIT REV]
5. Lobmann R, Kayser R, Kasten G, et al. Effects of preventive footwear on foot pressures as determined by pedibarography in diabetic patients : a prospective study. Diabet Med 2001 ; 18 : 314–9. [RCT]
6. Uccioli L, Faglia E, Monticone G, et al. Manufactured shoes in the prevention of diabetic foot ulcers. Diabetes Care 1995 ; 18 : 1376–8. [RCT]
7. Colagiuri S, Marsden L, Naidu V, et al. Use of orthotic devices to correct planter callus in people with diabetes. Diabetes Res Clin Pract 1995 ; 28 : 29–34. [CLIN S]
8. Mueller MJ, Diamond JE, Sinacore DR, et al. Total contact casting in treatment of diabetic plantar ulcers. Controlled clinical trial. Diabetes Care 1989 ; 12 : 384

−8. [CLIN S]
9. Reiber GE, Smith DG, Wallace C, et al. Effect of therapeutic footwear on foot reulceration in patients with diabetes : a randomized controlled trial. JAMA 2002 ; 287 : 2552−8. [RCT]

【5. 良好なフットケア】
▶ガイドライン#5.1：
　良好なフットケアと毎日の足の観察は潰瘍形成の発症を減少させる。家族や介護者がこれを手助けすることが必要である（LevelⅡ）。

原理（原則）：適切な足浴，爪のトリミング，適したフットウエアを含む良好なフットケアは糖尿病性潰瘍の発症を減少させる。

Evidence
1. Pinzur M, Slovenkai M, Trepman E, et al. Diabetes Committee of American Orthopaedic Foot and Ankle Society. Guidelines for diabetic foot care : recommendations endorsed by the Diabetes Committee of the American Orthopaedic Foot and Ankle Society. Foot Ankle Int 2005 ; 26 : 113−9. [LIT REV]
2. JeffcoateW, Price P, Harding K. International Working Group on Wound Healing and Treatments for People with Diabetic Foot Ulcers. Wound healing and treatments for people with diabetic foot ulcers. Diabetes Metab Res Rev 2004 ; 20 (Suppl 1) : S78−89. [LIT REV]
3. Pinzur M. The diabetic foot. Compr Ther 2002 ; 28 : 232−7. [LIT REV]
4. Suico JG, Marriott DJ, Vinicor F, et al. Behaviors predicting foot lesions in patients with non-insulin dependent diabetes mellitus. J Gen Intern Med 1998 ; 13 : 482−4. [STAT]
5. Litzelman DK, Marriott DJ, Vinicor F. Independent physiological predictors of foot lesions in patients with NIDDM. Diab Care 1997 ; 20 : 1273−8. [STAT]
6. Humphrey AR, Dowse GK, Thoma K, et al. Diabetes and nontraumatic lower extremity amputations. Incidence, risk factors, and prevention-a 12-year follow-up study in Nauru. Diab Care 1996 ; 19 : 710−4. [CLIN S]

【6. 教育】
▶ガイドライン#6.1：
　足の創傷形成を防ぐ目的の患者教育は，潰瘍や切断を減少させる。それは特に高リスク患者に有効である（LevelⅡ）。

原理（原則）：糖尿病教育者などによる糖尿病患者への教育は，よりよいフットケア実践への手助けとなる。

Evidence
1. Valk GD, Kriegsman DM, Assendelft WJ. Patient education for preventing diabetic foot ulceration. Cochrane Database Syst Rev 2005 : CD 001488. [STAT]
2. Del Aquila MA, Reiber GE, Koepsell TD. How does provider and patient awareness of high-risk states for lower extremity amputation influence foot care practice? Diab Care 1994 ; 17 : 1050−4. [CLIN S]
3. Singh N, Armstrong DG, Lipsky BA. Preventing foot ulcers in patients with diabetes. JAMA 2005 ; 293 : 217−28. [LIT REV]
4. Pinzur MS, Slovenkai MP, Trepman E, et al. Diabetes Committee of the American Orthopaedic Foot and Ankle Society. Guidelines for diabetic foot care : recommendations endorsed by the Diabetic Committee of the American Orthopaedic Foot and Ankle Society. Foot Ankle Int 2005 ; 26 : 113−9. [STAT]
5. Bokyo EJ, Ahroni JH, Stensel V, et al. A prospective study of risk factors for diabetic foot ulcer : the Seattle Diabetic Foot Study. Diabetes Care 1999 ; 22 : 1036−42. [CLIN S]
6. Chaturvedi N, Abbott CA, Whalley A, et al. Risk of diabetes-related amputation in South Asians vs. Europeans in the UK. Diabet Med 2002 ; 19 : 99−104. [CLIN S]
7. Jbour AS, Jarrah NS, Radaideh AM, et al. Prevalence and predictors of diabetic foot syndrome in type 2 diabetes mellitus in Jordan. Saudi Med J 2003 ; 24 : 761−4. [CLIN S]

▶ガイドライン#6.2：
　下肢切断のリスクの高い患者についての医療者への教育は，潰瘍形成を減少させる（LevelⅢ）。

原理（原則）：足潰瘍のリスクをもつ患者に気付く医療者は，予防的フットケアの実践を指示することになる。

Evidence
1. Del Aquila MA, Reiber GE, Koepsell TD. How does provider and patient awareness of high-risk status for lower-extremity amputation influence foot-care practice? Diab Care 1994 ; 17 : 1050−4. [CLIN S]

　　　　　　（翻訳：神戸大学形成外科　寺師浩人）

下肢動脈性潰瘍予防のガイドライン

Guidelines for the prevention of lower extremity arterial ulcers

Wound Rep Reg 2008 ; 16 : 175-88

Harriet W. Hopf, MD[1] ; Cristiane Ueno, MD[2] ; Rummana Aslam, MD[3] ; Alan Dardik, MD, PhD[4] ; Caroline Fife, MD[5]; Lynne Grant, MS, RN[6] ; Allen Holloway, MD[7] ; Mark D. Iafrati, MD[8] ; Bruce Misare, MD[9] ; Noah Rosen, MD[10]; Dag Shapshak, MD[11] ; J. Benjamin Slade, Jr., MD[12] ; Judith West, RN, DNS[13] ; Adrian Barbul, MD[14]

1. University of Utah, Salt Lake City, Utah, 2. University of Texas, San Antonio, Texas, 3. Sinai Hospital, Baltimore, Maryland, 4. Yale University, New Haven, Connecticut, 5. University of Texas Health Science Center at Houston, Texas, 6. Sequoia Hospital, Redwood City, California, 7. Maricopa Medical Center, Phoenix, Arizona, 8. Tufts-New England Medical Center, Boston, Massachusetts, 9. .Penrose-St. Francis Health Services, Colorado Springs, Colorado, 10. Beverly Surgical Associates, Beverly, Massachusetts, 11. Saint Francis Memorial Hospital, San Francisco, California, 12. Northbay Center for Wound Care, Vacaville, California, 13. University of California, San Francisco, California, and 14. Sinai Hospital/Johns Hopkins University, Baltimore, Maryland

　Wound Healing Society（WHS）は医師，看護師，理学療法士，足病医，その他の創傷治癒の専門家，基礎研究者，臨床研究者，工学研究者がかかわり，すべての患者が最適な創傷ケアを受けることができるように尽力する専門団体である。創傷治癒の科学と実践を発展させることを任務とする。その目的のため以下のようなエビデンスとコンセンサスに基づく動脈性潰瘍予防ガイドラインを作成した。ガイドラインは一般的な用語で記載され，特別な検査，治療，処置の詳細は，動脈性潰瘍予防の専門チームの裁量によって決定した。

方　法

　2006年に公表された動脈潰瘍治療ガイドラインと同様に，動脈不全潰瘍予防のエビデンスを求めてPubMed，EMBASE，CINAHL，系統的レビューのCochraneデータベースを検索・レビューした。加えて，動脈不全潰瘍に対する最新のエビデンスに基づくガイドラインのためのヘルスケアデータベースを検索し電子オンライン情報として利用した。委員会は研究を，動脈性潰瘍のリスク・スクリーニング・アセスメントを評価した介入，動脈性潰瘍の予防ケア（集学的アプローチを含む），患者・介護者の教育に分類した。エビデンスとなる文献をリストアップした。文献には論文の種類を表すコードを付けた。コードの略語は以下の通りである。

STAT	Statistical analysis, meta analysis, consensus statement by a commissioned panel of experts
RCT	Randomized clinical trial
LIT REV	Literature review
CLIN S	Clinical case series
RETRO S	Retrospective series review
EXP	Experimental laboratory or animal study
TECH	Technique or methodology description
PATH S	Pathological series review

エビデンスの分類

　ガイドラインの根拠となるエビデンスレベルを，LevelⅠ～Ⅲまで以下の定義により分類した。

- LevelⅠ：複数のRCTのメタ解析，または2つ以上のRCT，または2つ以上の臨床症例集積に裏付けられた複数の基礎実験あるいは動物実験。
- LevelⅡ：レベルⅠに達しないもので，1つ以上のRCTと2つ以上の 臨床症例集積，または有効性を支持する文献レビューを伴ったエキスパートオピニオンの論文，またはかなりの説得力があるがいまだヒトを対象とした十分な経験には裏付けられていない実験的なエビデンス。
- LevelⅢ：メタ解析，RCT，複数の臨床症例集積などの十分なデータは存在しないが，原理の証明を示唆するデータ。

REFERENCE

1. Hopf HW, Ueno C, Aslam R, et al. Guidelines for the treatment of arterial insufficiency ulcers. Wound Rep Reg 2006 ; 14 : 693-710. [STAT]

結　果

　ガイドラインは下肢動脈性潰瘍の予防のために，以下の4つのカテゴリーに分類した。
- 認識と教育（Awareness and Education）

- スクリーニング（Screening）
- 予防介入の選択：内科的（Selection of Preventive Interventions：Medical）
- 予防介入の選択：手術的（血管内を含む）〔Selection of Preventive Interventions：Surgical (including endovascular)〕

それぞれのガイドラインはパネルメンバーによってDELPHIコンセンサスを受けた．それぞれの項目はすべてのメンバーにより厳しく評価され，個々のガイドラインはすべてのパネルメンバーにより同意された．以上により「動脈性潰瘍の予防のためのガイドライン」が完成した．本ガイドラインは，医療者に利用できる最良のオプションを提供することが目的で治療の標準を意味するものではない．

ガイドライン

動脈不全潰瘍の治療ガイドラインは2006年にWound Repair and Regenerationより発表され，無料でオンライン閲覧が可能である（www.woundheal.org）[1]．今回のガイドラインは下肢末梢動脈閉塞性疾患（peripheral arterial occlusive disease：PAOD）を有する成人における下肢動脈不全潰瘍の発生予防，および既存の動脈不全潰瘍の再発予防に焦点を当てている．動脈性潰瘍を予防する理想的な方法は，PAODを予防することである．PAODを含む心血管疾患の予防とマネージメントについての，すぐれたコンセンサスガイドラインが最近いくつか発表されたため[2〜4]，われわれはこの部分については焦点を当てず，むしろ，すでにPAODを有する患者の下肢潰瘍予防について焦点を当てる．

PAODの有病率は高く，特に60歳以上に多く（約30〜40％），致命的または非致命的にかかわらず心血管イベントに対するリスクが高い．PAOD患者は壊疽や潰瘍の自然発生（重症下肢虚血），外傷の治癒遅延・不全となる可能性がある．PAOD患者は下肢切断のリスクがあるが，それ以上に心血管要因による死亡リスクの方がはるかに高い．Criquiら[5]によると，PAOD患者の5年死亡率は30％（血管要因23％：うち，心血管・脳血管によるもの20％）であるが，下肢切断は2％に過ぎない．しかし，5年生存率は重症下肢虚血患者で低下し（45％ vs 90％：年齢修正コントロール群），跛行患者においても低下する（75％）[2]．

PAODは明らかに心血管死亡のリスク因子であり，PAODを有するすべての患者は，心血管罹患率と死亡率を減らすために，抗血小板薬，βブロッカー，スタチン，ACE阻害剤投与を含む治療を検討しなければならない．PAOD患者の心疾患による死亡リスクが高いにもかかわらず，PAODと診断された患者に対して医療従事者は，リスクを過小評価し包括的な心血管治療を行わないという報告もある．ATTEST研究によると[6]，適切な心疾患リスクを減らす治療を受けている患者は，冠動脈疾患（CAD）と脳卒中患者では30％であるのに対して，PAODでは13％だけであった．このように，潰瘍予防とは別に，PAODの重要性を認識することが，PAOD患者の適切な治療において重要である．

PAODのリスク因子を認識することは，明らかにPAOD自体の認識を深める．それゆえ，死亡率と動脈性潰瘍発生を減少させるための適切な治療の始まりとなる．リスク因子は，喫煙，糖尿病，年齢，性別，高脂血症，腎機能低下または不全，血液粘稠度の過剰や凝固性亢進状態，歩行不能状態，CAD，脳血管障害，人種，認知レベル，高血圧，血管炎である[2]．末梢動脈性潰瘍予防のための集学的ケアプランに集中できるように，PAODや他の心血管疾患のリスクが高い患者では個々にスクリーニング，評価を行う．

REFERENCES

1. Hopf HW, Ueno C, Aslam R, et al. Guidelines for the treatment of arterial insufficiency ulcers. Wound Rep Reg 2006；14：693-710. [STAT]
2. Norgren L, Hiatt WR, Dormandy JA, et al. Fowkes FGR on behalf of the TASC II working group. J Vasc Surg 2007；45 (1S)：S5A-67A. [STAT]
3. Hirsch AT, Haskal ZJ, Hertzer NR, et al. ACC/AHA guidelines for the management of patients with peripheral arterial disease (Lower extremity, renal, mesenteric, and abdominal aortic). J Vasc Interv Radiol 2006；17：1383-98. [STAT]
4. Hirsch AT, Gloviczki P, Drooz A, et al. Mandate for creation of a national peripheral arterial disease public awareness program：an opportunity to improve cardiovascular health. J Vasc Surg 2004；39：474-81. [STAT]
5. Criqui MH, Langer RD, Fronek A, et al. Mortality over a period of 10 years in patients with peripheral arterial disease. N Engl J Med 1992；326：381-6. [CLIN S]
6. Blacher J, Cacoub P, Luizy F, et al. Peripheral arterial disease versus other localizations of vascular disease：the ATTEST study. J Vasc Surg 2006；44：314-8. [CLIN S]
7. Ouriel K. Peripheral arterial disease. Lancet 2001；358：1257-64. [STAT]

【1．末梢動脈性潰瘍の認識】

PAODは，アテローム硬化の一般的な徴候である．間欠性跛行はしばしばPAODの"古典的な"症状とみなされるが，この症状を認めるのはPAOD患者の

1/3だけである。間欠性跛行を有する患者のごく少数が，動脈性潰瘍に進行する。重症下肢虚血の大部分の患者は，安静時疼痛や組織欠損の出現前に，無症候性PAODを有している。

虚血動脈性潰瘍はPAODの増悪期に発生し，心血管疾患，死亡，肢切断，QOLの低下，ヘルスケア費用の増加などを高率に伴う。他の心血管疾患と同様に，罹患率，死亡率，将来の心血管イベントのリスクと関連性を認めるにもかかわらず，PAODは過小に診断され，過小に治療されている。初期医療従事者がPAODに気付きそれを認識することは，虚血動脈性潰瘍の予防に重要な影響をもつ。標準的な下肢保護と下肢評価の必要性，セルフケア教育，必要時の専門家への紹介などが重要である。

▶ガイドライン#1.1：

たとえ症状のある疾患（たとえば跛行）がなくても，多くの危険因子をもつ患者ではPAODを疑う必要がある。PAOD患者は跛行症状を呈するほどには日常生活において歩行していない可能性があり，また重症にもかかわらず，末梢神経障害により症状を認めない可能性もある。加えて，虚血の症状は，並存疾患（たとえば，関節炎や肺疾患や心疾患）の影響により認識されない可能性もある。無症候性疾患を発見するためには栄養変化（たとえば，毛髪脱落，足や腓腹部の薄く透き通る皮膚，厚い爪など）のような指標を用いて，それを疑う高い指針が必要である（Level I）。

Evidence

1. McDermott MM, Greenland P, Liu K, et al. Leg symptoms in peripheral arterial disease. Associated characteristics and functional impairment. JAMA 2001；286：1599-606. [LIT REV]
2. Sieggreen MY, Kline RA. Arterial insufficiency and ulceration—diagnosis and treatment options. Nurse Practitioner 2004；29：46-52. [LIT REV]
3. Hirsch AT, Criqui MH, Treat-Jacobson D, et al. Peripheral arterial disease detection, awareness, and treatment in the primary care. JAMA 2001；286：1317-24. [CLIN S]
4. Mohler III ER. Peripheral arterial disease: identification and implications. Arch Intern Med 2003；163：2306-14. [STAT]
5. Blacher J, Cacoub P, Luizy F, et al. Peripheral arterial disease versus other localizations of vascular disease : the ATTEST study. J Vasc Surg 2006；44：314-8. [CLIN S]
6. Criqui MH, Vargas V, Denenberg JO, et al. Ethnicity and peripheral arterial disease : the San Diego Population Study. Circulation 2005；112：2703-7. [CLIN S]
7. Hsia J, Simon JA, Lin F, et al. Peripheral arterial disease in randomized trial of estrogen with progestin in women with coronary heart disease : the Heart and Estrogen/Progestin Replacement Study. Circulation 2000；102：2228-32. [RCT]
8. McGee SR, Boyko EJ. Physical examination and chronic lower-extremity ischemia : a critical review. Arch Intern Med 1998；158：1357-64. [LIT REV]
9. Nunnelee JD. Decision making in prevention and treatment of arterial leg ulcers : use of patho-flow diagramming. J Vasc Nurs 1996；14：72-8. [LIT REV]
10. Rubano JJ, Kerstein MD. Arterial insufficiency and vasculitides. J Wound Ostomy Continence Nurs 1998；25：147-57. [LIT REV]
11. Hirsch AT, Haskal ZJ, Hertzer NR, et al ; American Association for Vascular Surgery ; Society for Vascular Surgery ; Society for Cardiovascular Angiography and Interventions ; Society for Vascular Medicine and Biology ; Society of Interventional Radiology ; ACC/AHA Task Force on Practice Guidelines ; American Association of Cardiovascular and Pulmonary Rehabilitation ; National Heart, Lung, and Blood Institute ; Society for Vascular Nursing ; TransAtlantic Inter-Society Consensus ; Vascular Disease Foundation. ACC/AHA 2005 Guidelines for the management of patients with peripheral arterial disease : executive summary. J Am Coll Cardiol 2006；47：1239-312. [STAT]
12. Norgren L, Hiatt WR, Dormandy JA, et al, Fowkes FGR on behalf of the TASC II working group. J Vasc Surg 2007；45 (1S)：S5A-67A. [STAT]

▶ガイドライン#1.2：

リスクに気付き認識することの重要性，およびPAODに対する治療がPAOD患者の将来の心血管イベントに影響を及ぼすことは教育と臨床実地において強調されるべきである（Level II）。

Evidence

1. Sukhija R, Yalamanchili K, Aronow WS, et al. Clinical characteristics, risk factors, and medical treatment of 561 patients with Peripheral Arterial Disease followed in an academic vascular surgery clinic. Cardiol Rev 2005；13：108-10. [CLIN S]
2. Clagett GP, Sobel M, Jackson MR, et al. Antithrombotic therapy in Peripheral Arterial Occlusive Disease : the 7th ACCP conference on antithrombotic and thrombolytic therapy. Chest 2004；126：609-26. [STAT]
3. Tran H, Anand SS. Oral anti-platelet therapy in cerebrovascular disease, coronary artery disease and peripheral arterial disease. JAMA 2004；292：1867-74. [STAT]
4. Regenstein JG, Hiatt WR. Current medical therapies for patients with Peripheral Arterial Disease : a critical review. Am J Med 2002；112：49-57. [STAT]
5. Conte MS, Bandyk DF, Clowes AW, et al. Risk factors,

medical therapies and perioperative events in limb salvage surgery : observations from the PREVENT III multicenter trial. J Vasc Surg 2005 ; 42 : 456-64 ; discussion 64-5. [RCT]
6. Criqui MH, Langer RD, Fronek A, et al. Mortality over a period of 10 years in patients with peripheral artery disease. N Engl J Med 1992 ; 326 : 381-6. [CLIN S]
7. Regensteiner JG, Hiatt WR. Current medical therapies for patients with peripheral arterial disease : a critical review. Am J Med 2002 ; 112 : 49-57. [LIT REV]
8. Rice TW, Lumsden AB. Optimal medical management of peripheral arterial disease. Vasc Endovascular Surg 2006 ; 40 : 312-27. [LIT REV]

▶ガイドラン #1.3：

家族歴の検索と，以下の症状のルーティン検索は必須である（歩行距離の減少，労作時足疼痛，歩行時のしびれや下肢疲労，夜間足疼痛，安静時足麻痺）。患者は促されない限り，医療従事者にPAODの症状を伝えない可能性がある。治療にかかわる患者の姿勢や要請は，予防介入を目指す医療従事者の行動に影響を与える（Level II）。

Evidence
1. Blacher J, Cacoub P, Luizy F, et al. Peripheral arterial disease versus other localizations of vascular disease : the ATTEST study. J Vasc Surg 2006 ; 44 : 314-8. [CLIN S]
2. Hirsch AT, Criqui MH, Treat-Jacobson D, et al. Peripheral arterial disease detection, awareness and treatment in primary care. JAMA 2001 ; 286 : 1317-24. [CLIN S]
3. Hirsch AT, Haskal ZJ, Hertzer NR, et al ; American Association for Vascular Surgery ; Society for Vascular Surgery ; Society for Cardiovascular Angiography and Interventions ; Society for Vascular Medicine and Biology ; Society of Interventional Radiology ; ACC/AHA Task Force on Practice Guidelines ; American Association of Cardiovascular and Pulmonary Rehabilitation ; National Heart, Lung, and Blood Institute ; Society for Vascular Nursing ; TransAtlantic Inter-Society Consensus ; Vascular Disease Foundation. ACC/AHA 2005 Guidelines for the management of patients with peripheral arterial disease : executive summary. J Am Coll Cardiol 2006 ; 47 : 1239-312. [STAT]
4. Norgren L, Hiatt WR, Dormandy JA, et al, Fowkes FGR on behalf of the TASC II working group. J Vasc Surg 2007 ; 45 (1S) : S5A-67A. [STAT]

▶ガイドライン #1.4：

多くの教育的活動（国家的広告活動を含む）はCADや脳血管疾患の幅広い公共認知を目指し，PAODの公共認知を目指す同様の活動も行われた。これらの活動は，普遍的に拡大・継続する必要がある。ABIや皮膚の酸素レベルが低いにもかかわらず，座りきりや体調不良などで活動性が低く，跛行などの典型的PAODの徴候を呈さないPAOD患者が多く存在する。患者は，神経障害により，安静時疼痛に気付かず，それを知らせることができないかもしれない。そのような患者には難治性の小さな創傷があるかもしれず，さらに，そのことの潜在的な重要性や医療的処置の必要性を患者は知らない可能性がある（Level II）。

Evidence
1. Hirsch AT, Criqui MH, Treat-Jacobson D, et al. Peripheral arterial disease detection, awareness and treatment in primary care. JAMA 2001 ; 286 : 1317-24. [LIT REV]
2. Dormandy J, Belcher G, Broos P, et al. Prospective study of 713 below-knee amputations for ischemia and the effect of prostacyclin analogue on healing. Hawaii study group. Br J Surg 1994 ; 81 : 33-7. [CLIN S]
3. Dormandy JA, Charbonnel B, Eckland DJ, et al ; PROactive investigators. Secondary prevention of macrovascular events in patients with type 2 diabetes in the PROactive study (PROspective pioglitAzone Clinical Trial In macroVascular Events) : a randomized controlled trial. Lancet 2005 ; 366 : 1279-89. [RCT]
4. Plouin PF, Clement DL, Boccalon H, et al. A clinical approach to the management of a patient with suspected renovascular disease who presents with leg ischemia. Int Angiol 2003 ; 22 : 333-9. [CLIN S]
5. Hankey GJ, Norman PE, Eikelboum JW. Medical treatment of Peripheral Artery Disease. JAMA 2006 ; 295 : 547-53. [STAT]

【2．末梢性潰瘍のリスクスクリーニング】

PAODは他の重大で致死的な状況と強く関連するため，独立したイベントとしての虚血動脈性潰瘍のデータは限られる。PAODに伴う重篤な状況がわかるとPAODから生じる下肢潰瘍については過小に診断されてしまうのが普通である。したがって，2つの異なったグループで，潰瘍予防の努力がなされなければならない（まだPAODとは診断されていない患者と，すでにPAODを有すると認識されている患者とでは潰瘍予防について別々に考慮するべきである）。

適切な医療従事者による集学的なチーム（医師，認定看護師，栄養士，足病医など）は，末梢動脈性潰瘍予防のために手順と方針を確立，発展，実行するために連携しなければならない。集学的なチームにより幅広く有益な治療が実行される可能性が高くなる。

▶ガイドライン#2.1：

すでにPAODと診断された患者に取り組む時，重症虚血肢への進行予測について，また潰瘍発生前の効果的な管理プログラム指導の方法について理解することは最重要である。ABI＜0.40，足関節血圧＜50mmHg，足指血圧＜30mmHgは動脈性潰瘍発生のハイリスク因子であり，早期の脈管専門医への紹介が重要である（Level II）。

検査評価の施行頻度を指示するデータはないが，1年ごとのABI測定と，必要に応じて脈管専門医へ速やかに紹介することが賢明である（Level III）。

▶ガイドライン#2.1.a：

PAOD罹患患者では（症状の有無にかかわらず），進行度を非侵襲的血行力学評価によって頻回に評価する必要がある。最も利用される測定値は足関節上腕血圧比（ABI；足関節収縮期圧÷上腕収縮期圧）であり，その感度は高くないが測定が容易である。特に糖尿病患者でよく見られる脛骨動脈石灰化像（圧縮されても潰れにくい血管）が疑われる時には，足指上腕血圧比（TBI）の方が感度が高い可能性がある。足指の欠損はこの測定を妨げるが，TBI 0.1またはABI 0.15の低下は，重要な悪化と考えられる。皮膚灌流圧と経皮酸素分圧の測定は，病勢進行の追跡に有用である。医療従事者は，病勢進行を疑う高い指針をもち，追加検査や専門医への紹介を必要に応じて速やかに行う必要がある（脈管介入の適応についてはガイドライン#4.1を参照，Level III）。

Evidence

1. Widmer L, Biland L. Risk profile and occlusive peripheral arterial disease. Proceedings of 13th International congress of Angiology 1985 ; 28. [STAT]
2. McDermott MM, Criqui MH, Greenland P, et al. Leg strength in peripheral arterial disease : associations with disease severity and lower extremity performance. J Vasc Surg 2004 ; 39 : 523-3. [CLIN S]
3. Norgren L, Hiatt WR, Dormandy JA, et al, Fowkes FGR on behalf of the TASC II working group. J Vasc Surg 2007 ; 45 (1S) : S5A-67A. [STAT]
4. Khan NA, Rahim SA, Anand SS, et al. Does the clinical examination predict lower extremity peripheral arterial disease? JAMA 2006 ; 295 : 536-46. [STAT]
5. Gentile AT, Berman SS, Reinke KR, et al. A regional pedal ischemia scoring system for decision analysis in patients with heel ulceration. Am J Surg 1998 ; 176 : 109-14. [CLIN S]
6. Aboyans V, Criqui MH, Denenberg JO, et al. Risk factors for progression of peripheral artery disease in large and small vessels. Circulation 2006 ; 113 : 2623-9. [CLIN S]
7. Dawson DL, Hiatt WR, Creager MA, et al. Peripheral arterial disease : medical care and prevention of complications. Prev Cardiol 2002 ; 5 : 119-30. [LIT REV]
8. Sukhija R, Yalamanchili K, Aronow WS, et al. Clinical characteristics, risk factors, and medical treatment of 561 patients with peripheral arterial disease followed in an academic vascular surgery clinic. Cardiol Rev 2005 ; 13 : 108-10. [CLIN S]
9. Hirsch AT, Haskal ZJ, Hertzer NR, et al ; American Association for Vascular Surgery ; Society for Vascular Surgery ; Society for Cardiovascular Angiography and Interventions ; Society for Vascular Medicine and Biology ; Society of Interventional Radiology ; ACC/AHA Task Force on Practice Guidelines ; American Association of Cardiovascular and Pulmonary Rehabilitation ; National Heart, Lung, and Blood Institute ; Society for Vascular Nursing ; TransAtlantic Inter-Society Consensus ; Vascular Disease Foundation. ACC/AHA 2005 guidelines for the management of patients with peripheral arterial disease (lower extremity, renal, mesenteric, and abdominal aortic) : executive summary of a collaborative report from the American Association for Vascular Surgery/Society for Vascular Surgery, Society for Cardiovascular Angiography and Interventions, Society for Vascular Medicine and Biology, Society of Interventional Radiology, and the ACC/AHA Task force on practice guidelines (writing committee to develop guidelines for the management of patients with Peripheral Arterial Disease) endorsed by the American Association of Cardiovascular and Pulmonary Rehabilitation ; National Heart, Lung, and Blood Institute ; Society for Vascular Nursing ; TransAtlantic Inter-Society Consensus and Vascular Disease Foundation. J Am Coll Cardiol 2006 ; 47 : 1239-312. [STAT]
10. White JV, Rutherford RB, Ryjewski C. Chronic subcritical limb ischemia : a poorly recognized stage of critical limb ischemia. Semin Vasc Surg 2007 ; 20 : 62-7. [CLIN S]

▶ガイドライン#2.1.b：

動脈性潰瘍に対して手術的に片側下肢の血行再建を施行した患者の20％に，残りの下肢に動脈性潰瘍発生を認める。このような患者は脈管専門医の厳重な経過観察が必要である（Level II）。

Evidence

1. Tarry WC, Walsh DB, Birkmeyer NJO, et al. Fate of the contralateral leg after infrainguinal bypass. J Vasc Surg 1998 ; 27 : 1039-48. [RETRO S]

▶ガイドライン#2.2：

ガイドライン#2.1より，まだPAODと診断され

ていない患者の潰瘍予防には，早期の診断が最重要である．医療従事者は，PAODのリスク因子識別とルーチンスクリーニングを行う教育を受ける必要があり，脈管専門医へは早期に紹介するべきである（LevelⅡ）．

▶ガイドライン#2.2.a：
　脈管疾患の高リスク患者では，PAODの発見のために，理想的には，1年ごとのプライマリ・ケア検査の一つとして，ABIを測定するべきである（LevelⅡ）．

　そうすれば（ABIがルーチンになれば）予防プログラムが早期に確立され，適切な時期に本格的な血管評価の紹介が可能となる．

　高リスク因子は以下を含む．
- 高齢（75歳以上では30%のPAOD有病率をもつ）
- 冠動脈疾患の既往（狭心症，心筋梗塞の既往，または血行再建）
- 脳血管障害の既往（脳卒中，TIA）
- 喫煙者
- 糖尿病
- 高脂血症
- 透析導入の腎不全
- 高ホモシステイン血症
- CRPの上昇

Evidence
1. Widmer L, Biland L. Risk profile and occlusive peripheral arterial disease. Proceedings of 13th International congress of Angiology 1985, 28. [STAT]
2. McDermott MM, Criqui MH, Greenland P, et al. Leg strength in peripheral arterial disease : associations with disease severity and lower extremity performance. J Vasc Surg 2004 ; 39 : 523-3. [CLIN S]
3. Norgren L, Hiatt WR, Dormandy JA, et al, Fowkes FGR on behalf of the TASC Ⅱ working group. J Vasc Surg 2007 ; 45 (1S) : S5A-67A. [STAT]
4. Khan NA, Rahim SA, Anand SS, et al. Does the clinical examination predict lower extremity peripheral arterial disease? JAMA 2006 ; 295 : 536-46. [STAT]
5. Marston WA, Davies SW, Armstrong B, et al. Natural history of limbs with arterial insufficiency and chronic ulceration treated without revascularization. J Vasc Surg 2006 ; 44 : 108-14. [CLIN S]
6. Aboyans V, Criqui MH, Denenberg JO, et al. Risk factors for progression of peripheral artery disease in large and small vessels. Circulation 2006 ; 113 : 2623-9. [CLIN S]
7. Woods BO. Clinical evaluation of the peripheral vasculature. Cardiol Clin 1991 ; 9 : 413-27. [LIT REV]

▶ガイドライン#2.2.b：
　PAODの徴候は通常，下肢，足関節，踵のレベルで発生し，気づかないうちに潰瘍へ進展する可能性がある．

　PAODの徴候は以下を含む．
- 体毛の喪失
- 薄く透き通る皮膚や乾燥した皮膚
- ミイラ化もしくは乾燥した黒色足指
- 乾燥もしくは湿った痂皮を伴う不活性化軟組織
- 厚くなる足趾爪甲
- 濃い紫色を呈する足（体位による変化）
- 皮膚冷感

　下肢冷感はしばしば冷えた外気への曝露により，PAODでない患者にも生じるので，混乱を避けるため，診療においては下肢にタオルなどをかけるべきである．

Evidence
1. Norgren L, Hiatt WR, Dormandy JA, et al, Fowkes FGR on behalf of the TASC Ⅱ working group. J Vasc Surg 2007 ; 45 (1S) : S5A-67A. [STAT]
2. Criqui MH, Fronek A, Barrett-Connor E, et al. The prevalence of peripheral artery disease in a defined population. Circulation 1985 ; 71 : 510-51. [CLIN S]
3. Selvin E, Erlinger TP. Prevalence of and risk factors for peripheral arterial disease in the United States : results from the National Health and nutrition examination survey, 1999-2000. Circulation 2004 ; 110 : 738-43. [CLIN S]
4. Fowkes FG, Housley E, Cawood EH, et al. Edinburgh artery study : prevalence of asymptomatic and symptomatic peripheral arterial disease in the general population. Int J Epidemiol 1991 ; 20 : 384-92. [RCT]
5. Hirsch AT, Haskal ZJ, Hertzer NR, et al ; American Association for Vascular Surgery ; Society for Vascular Surgery ; Society for Cardiovascular Angiography and Interventions ; Society for Vascular Medicine and Biology ; Society of Interventional Radiology ; ACC/AHA Task Force on Practice Guidelines ; American Association of Cardiovascular and Pulmonary Rehabilitation ; National Heart, Lung, and Blood Institute ; Society for Vascular Nursing ; TransAtlantic Inter-Society Consensus ; Vascular Disease Foundation. ACC/AHA 2005 guidelines for the management of patients with peripheral arterial disease (lower extremity, renal, mesenteric, and abdominal aortic) : executive summary of a collaborative report from the American Association for Vascular Surgery/Society for Vascular Surgery, Society for Cardiovascular Angiography and Interventions, Society for Vascular Medicine and Biology, Society of Interventional Radiology, and the ACC/AHA Task force on practice guidelines (writing committee to develop guidelines for the management of patients with Peripheral Arterial Disease) endorsed

by the American Association of Cardiovascular and Pulmonary Rehabilitation ; National Heart, Lung, and Blood Institute ; Society for Vascular Nursing ; TransAtlantic Inter-Society Consensus and Vascular Disease Foundation. J Am Coll Cardiol 2006 ; 47 : 1239-312. [STAT]
6. Hirsch AT, Haskal ZJ, Hertzer NR, et al ; American Association for Vascular Surgery ; Society for Vascular Surgery ; Society for Cardiovascular Angiography and Interventions ; Society for Vascular Medicine and Biology ; Society of Interventional Radiology ; ACC/AHA Task Force on Practice Guidelines ; American Association of Cardiovascular and Pulmonary Rehabilitation ; National Heart, Lung, and Blood Institute ; Society for Vascular Nursing ; TransAtlantic Inter-Society Consensus ; Vascular Disease Foundation. ACC/AHA 2005 Guidelines for the management of patients with peripheral arterial disease : Executive Summary. J Am Coll Cardiol 2006 ; 47 : 1239-312. [STAT]

【3. 予防介入の選択】

虚血動脈性潰瘍の医学的予防では，リスクを有する患者に対して，積極的なPAOD管理と下肢・足外傷予防に焦点を絞る。

▶ガイドライン#3.1：

心血管疾患は，集学的なEBMに基づく取り組みにより，認識し管理する。内科的治療の標準治療ガイドライン（β遮断薬，スタチン，ACE抑制薬，カルシウム拮抗薬を含む）は冠動脈疾患だけでなく，虚血動脈性潰瘍にもその結果を利用できる（Level II）。

Evidence

1. Dawson DL, Hiatt WR, Creager MA, et al. Peripheral arterial disease : medical care and prevention of complications. Prev Cardiol 2002 ; 5 : 119-30. [LIT REV]
2. Hiatt WR. Pharmacologic therapy for peripheral arterial disease and claudication. J Vasc Surg 2002 ; 36 : 1283-91. [LIT REV]
3. Hirsch AT, Criqui MH, Treat-Jacobson D, et al. Peripheral arterial disease detection, awareness and treatment in primary care. JAMA 2001 ; 286 : 1317-24. [LIT REV]
4. Dormandy J, Belcher G, Broos P, et al. Prospective study of 713 below-knee amputations for ischemia and the effect of prostacyclin analogue on healing. Hawaii study group. Br J Surg 1994 ; 81 : 33-7. [CLIN S]
5. Dormandy JA, Charbonnel B, Eckland DJ, et al ; PROactive investigators. Secondary prevention of macrovascular events in patients with type 2 diabetes in the PROactive study (PROspective pioglitAzone Clinical Trial In macroVascular Events) : a randomized controlled trial. Lancet 2005 ; 366 : 1279-89. [RCT]
6. Plouin PF, Clement DL, Boccalon H, et al. A clinical approach to the management of a patient with suspected renovascular disease who presents with leg ischemia. Int Angiol 2003 ; 22 : 333-9. [CLIN S]
7. Hankey GJ, Norman PE, Eikelboum JW. Medical treatment of Peripheral Artery Disease. JAMA 2006 ; 295 : 547-53. [STAT]
8. Schatz IJ. Medical management of chronic occlusive arterial disease of the extremities. Cardiovasc Clin 1971 ; 3 : 93-102. [LIT REV]
9. Sieggreen M. Lower extremity arterial and venous ulcers. Nurs Clin North Am 2005 ; 40 : 391-410. [LIT REV]
10. Sontheimer DL. Peripheral vascular disease : diagnosis and treatment. Am Fam Physician 2006 ; 73 : 1971-6. [LIT REV]

▶ガイドライン#3.2：

禁煙は末梢性アテローム硬化型疾患の動脈性潰瘍への進行を決定する非常に重要な因子である。PAOD患者が禁煙できるよう，一貫して介入するべきである。喫煙の量・年数が増えるほど，肢切断，移植血管の閉塞，死亡率のリスクが増加する。禁煙プログラムへの紹介とともに，習慣の是正，ニコチン代替療法，抗うつ薬が推奨される（Level I）。

Evidence

1. Critchley JA, Capewell S. Mortality risk reduction associated with smoking cessation in patients with coronary heart disease : a systematic review. JAMA 2003 ; 290 : 86-97. [LIT REV]
2. Willingendael EM, Teijing JA, Bartelink ML, et al. Smoking and the patency of lower limb extremity bypass grafts : a meta-analysis. J Vasc Surg 2005 ; 42 : 67-74. [STAT]
3. Anthonisen NR, Skeans MA, Wise RA, et al. The effects of a smoking cessation intervention on 14.5-year mortality : a randomized clinical trial. Ann Intern Med 2005 ; 142 : 233-9. [RCT]
4. Fielding JE. Smoking : health effects and control (1). N Engl J Med 1985 ; 313 : 491-8. [LIT REV]
5. Rice TW, Lumsden AB. Optimal medical management of peripheral arterial disease. Vasc Endovasc Surg 2006 ; 40 : 312-7. [LIT REV]
6. Hirsch AT, Haskal ZJ, Hertzer NR, et al ; American Association for Vascular Surgery ; Society for Vascular Surgery ; Society for Cardiovascular Angiography and Interventions ; Society for Vascular Medicine and Biology ; Society of Interventional Radiology ; ACC/AHA Task Force on Practice Guidelines ; American Association of Cardiovascular and Pulmonary Rehabilitation ; National Heart, Lung, and Blood Institute ; Society for Vascular Nursing ; TransAtlantic Inter-Society Consensus ; Vascular

Disease Foundation. ACC/AHA 2005 Guidelines for the management of patients with peripheral arterial disease : executive Summary. J Am Coll Cardiol 2006 ; 47 : 1239-312. [STAT]
7. Norgren L, Hiatt WR, Dormandy JA, et al, Fowkes FGR on behalf of the TASC II working group. J Vasc Surg 2007 ; 45 (Suppl S) : S5-67. [STAT]

▶ガイドライン#3.3：

頻繁な運動（通常1日30分，週3回より開始）は，歩行可能距離を増加し，跛行疼痛出現までの距離を改善し，加えて末梢循環と肺機能をも改善する。PAOD症状の安定化は，側副血行路の改善，虚血筋肉の順応，非虚血筋肉を活用するような歩行法への適応により達成される。効果的運動療法を行うには，患者の要望と機能状態を総合的（包括的）に評価する必要がある。動脈性潰瘍の発生または再発の予防に対する運動の役割については調査されていない。運動は，明らかに有益であると同時に一方，外傷，圧迫，潰瘍のリスクを増す。そのため，管理下の運動プログラムが理想的である（Level II）。

Evidence

1. Hiatt W, Wolfel E, Meier R, et al. Superiority of treadmill walking exercise vs strength training for patients with peripheral arterial disease. Implications for the mechanism of training response. Circulation 1994 ; 90 : 1866-74. [CLIN S]
2. Gardner A, Poechlman E. Exercise rehabilitation programs for the treatment of claudication pain : a metaanalysis. JAMA 1995 ; 274 : 975-80. [STAT]
3. Stewart K, Hiatt W, Regensteiner J, et al. Exercise training for claudication. N Engl J Med 2002 ; 347 : 1941-51. [LIT REV]
4. Norgren L, Hiatt WR, Dormandy JA, et al, Fowkes FGR on behalf of the TASC II working group. J Vasc Surg 2007 ; 45 (1S) : S5A-67A. [STAT]
5. Rice TW, Lumsden AB. Optimal medical management of peripheral arterial disease. Vasc Endovasc Surg 2006 ; 40 : 312-7. [LIT REV]
6. Hirsch AT, Haskal ZJ, Hertzer NR, et al ; American Association for Vascular Surgery ; Society for Vascular Surgery ; Society for Cardiovascular Angiography and Interventions ; Society for Vascular Medicine and Biology ; Society of Interventional Radiology ; ACC/AHA Task Force on Practice Guidelines ; American Association of Cardiovascular and Pulmonary Rehabilitation ; National Heart, Lung, and Blood Institute ; Society for Vascular Nursing ; TransAtlantic Inter-Society Consensus ; Vascular Disease Foundation. ACC/AHA 2005 Guidelines for the management of patients with peripheral arterial disease : executive Summary. J Am Coll Cardiol 2006 ; 47 : 1239-312. [STAT]

▶ガイドライン#3.4：

アスピリンは，末梢性アテローム硬化型疾患の進行を遅らせ，介入の必要性を減らす。抗血小板療法（アスピリンまたはclopidogrel）はまた，PAOD患者の心筋梗塞，脳卒中，脈管死のリスクを減少させる（Level I）。

血液の粘性と凝固性の亢進は，PAOD患者の予後不良因子として関係している。抗血小板療法により心血管死の発生率は減少する[1, 2]。Clopidogrelとアスピリンの虚血性イベント発生リスクを比較した研究（CAPRIE）では，それぞれ無作為に割り当てられた患者において，心血管死の発生率をclopidogrelで3.7％，アスピリンで4.9％減少させた。最近発表されたCHARISMA臨床試験では，15,000人以上の前向き無作為試験において，低用量アスピリン（75～162mg/日）にclopidogrelを追加投与することの有効性が検証された。この研究では，primary efficacy endpoints（初回の心筋梗塞，原因を問わない脳卒中，失血死を含む心血管死）での違いを明らかにできなかった（プラセボ＋アスピリン治療群7.3％，clopidogrel＋アスピリン治療群6.8％）。これらのガイドラインで，特に動脈性潰瘍の予防に関して，2剤併用抗血小板療法（心血管疾患はないが複数のリスク因子をもつ患者への主な予防戦略）は出血のリスクを高めるだけで臨床的効用はないことがサブグループ解析で示された。一方，すでに心血管疾患を有する患者に対しては，出血リスクの軽度増加を認めるが，2剤併用抗血小板療法は，明らかに臨床的有効性があった。高用量アスピリン治療が低用量治療と比較して有効であるかは不明であるが，これらのデータはともに，PAODのリスクを有するすべての患者に単独の抗血小板療法を推奨する。PAODと診断された一部の症例において，2剤併用抗血小板療法が適応となる可能性がある。しかし，その適応基準は不明である。

Evidence

1. CAPRIE steering committee. A randomized, blinded, trial of clopidogrel versus aspirin in patients at risk of ischemic events (CAPRIE). Lancet 1996 ; 348 : 1329-39. [RCT]
2. Bhatt DL, Fox KA, Hacke W, et al ; CHARISMA Investigators. A global view of atherothrombosis : baseline characteristics in the Clopidogrel for High Atherothrombotic Risk and Ischemic Stabilization, Management, and Avoidance (CHARISMA) trial. Am Heart J 2005 ; 150 : 401. [RCT]
3. Gortler D, Maloney S, Rutland R, et al. Adjunctive pharmacological usage in carotid endarterectomy : a review. Vascular 2006 ; 14 : 93-102. [LIT REV]
4. Kertai MD, Boersma E, Bax JJ, et al ; Dutch Echocardiographic Cardiac Risk Evaluation Applying

Stress Echocardiography (DECREASE) Study Group. Optimizing long-term cardiac management after major vascular surgery : role of beta-blocker therapy, clinical characteristics, and dobutamine stress echocardiography to optimize long-term cardiac management after major vascular surgery. Arch Intern Med 2003 ; 163 : 2230-5. [CLIN S]
5. Eagle KA, Berger PB, Calkins H, et al ; American College of Cardiology ; American Heart Association. ACC/AHA guideline update for perioperative cardiovascular evaluation for noncardiac surgery-executive summary : a report of the American College of Cardiology/American Heart Association Task Force on Practice Guidelines (Committee to update the 1996 guidelines on perioperative cardiovascular evaluation for noncardiac surgery). J Am Coll Cardiol 2002 ; 39 : 542-53. [STAT]
6. Hirsch AT, Haskal ZJ, Hertzer NR, et al ; American Association for Vascular Surgery ; Society for Vascular Surgery ; Society for Cardiovascular Angiography and Interventions ; Society for Vascular Medicine and Biology ; Society of Interventional Radiology ; ACC/AHA Task Force on Practice Guidelines ; American Association of Cardiovascular and Pulmonary Rehabilitation ; National Heart, Lung, and Blood Institute ; Society for Vascular Nursing ; TransAtlantic Inter-Society Consensus ; Vascular Disease Foundation. ACC/AHA 2005 Guidelines for the management of patients with peripheral arterial disease : executive Summary. J Am Coll Cardiol 2006 ; 47 : 1239-312. [STAT]
7. Norgren L, Hiatt WR, Dormandy JA, et al, Fowkes FGR on behalf of the TASC II working group. J Vasc Surg 2007 ; 45 (1S) : S5A-67A. [STAT]

▶ガイドライン#3.5：
脂質を減らす治療法の活用は長期の動脈性潰瘍発生を低下させる。脂質に関連しない領域での作用機序の利点は明確でないが，スタチン類の薬剤は現在好んで用いられる（LevelⅠ）。
Evidence
1. Aronow WS. Management of Peripheral Arterial Disease. Cardiol Review 2005 ; 113 : 61. [LIT REV]
2. Hankey GJ, Norman PE, Eikelboom JW. Medical treatment of peripheral arterial disease. JAMA 2006 ; 295 : 547-53. [LIT REV]
3. Khan NA, Rahim SA, Anand SS, et al. Does the clinical examination predict lower extremity peripheral arterial disease? JAMA 2006 ; 295 : 536. [LIT REV]
4. Hiatt WR, Hoag S, Hamman RF. Effect of diagnostic criteria on the prevalence of peripheral arterial disease. Circulation 1995 ; 91 : 1472-9. [RCT]
5. Hiatt WR. Medical treatment of peripheral arterial disease and claudication. N Engl J Med 2001 ; 344 : 1608-21. [LIT REV]

6. Mihaylova B, Briggs A, Armitage J, et al. Cost-effectiveness of simvastatin in people at different levels of vascular disease risk : economic analysis of a randomized clinical trial in 20,536 individuals. Lancet 2005 ; 365 : 1779-85. [RCT]
7. Rice TW, Lumsden AB. Optimal medical management of peripheral arterial disease. Vasc Endovasc Surg 2006 ; 40 : 312-7. [LIT REV]
8. Hirsch AT, Haskal ZJ, Hertzer NR, et al ; American Association for Vascular Surgery ; Society for Vascular Surgery ; Society for Cardiovascular Angiography and Interventions ; Society for Vascular Medicine and Biology ; Society of Interventional Radiology ; ACC/AHA Task Force on Practice Guidelines ; American Association of Cardiovascular and Pulmonary Rehabilitation ; National Heart, Lung, and Blood Institute ; Society for Vascular Nursing ; TransAtlantic Inter-Society Consensus ; Vascular Disease FoundationACC/AHA 2005 Guidelines for the management of patients with peripheral arterial disease : executive Summary. J Am Coll Cardiol 2006 ; 47 : 1239-312. [STAT]
9. Norgren L, Hiatt WR, Dormandy JA, et al, Fowkes FGR on behalf of the TASC II working group. J Vasc Surg 2007 ; 45 (1S) : S5A-67A. [STAT]

▶ガイドライン#3.6：
最近のガイドラインを利用したHgA1c測定など血糖のモニタリングと糖尿病の管理に一貫して取り組むべきである。糖尿病のコントロールは直接的にPAOD潰瘍虚血の予防と関連する。なぜなら糖尿病はPAODのリスクを3，4倍高め，感染症と免疫抑制を生じるからである。これに関連する事項と適切な対応は，糖尿病神経障害性潰瘍の治療と予防ガイドラインを参照（LevelⅠ）。
Evidence
1. UK Prospective Diabetes Study (UKPDS) Group. Intensive blood-glucose control with sulphonylureas or insulin compared with conventional treatment and risk and complications in patients with type 2 diabetes. Lancet 1998 ; 352 : 837-53. [RCT]
2. The Diabetes Control and Complications Trial. Effect of intensive diabetes management on macrovascular events and risk factors in the diabetes control and complications trial. Am J Cardiol 1995 ; 75 : 894-903. [STAT]
3. Hirsch AT, Haskal ZJ, Hertzer NR, et al ; American Association for Vascular Surgery ; Society for Vascular Surgery ; Society for Cardiovascular Angiography and Interventions ; Society for Vascular Medicine and Biology ; Society of Interventional Radiology ; ACC/AHA Task Force on Practice Guidelines ; American Association of Cardiovascular and Pulmonary Rehabilitation ; National Heart, Lung, and Blood Institute ; Society for Vascular Nursing ;

TransAtlantic Inter-Society Consensus ; Vascular Disease Foundation. ACC/AHA 2005 Guidelines for the management of patients with peripheral arterial disease : executive Summary. J Am Coll Cardiol 2006 ; 47 : 1239-312. [STAT]
4. Norgren L, Hiatt WR, Dormandy JA, et al, Fowkes FGR on behalf of the TASC II working group. J Vasc Surg 2007 ; 45 (1S) : S5A-67A. [STAT]

▶ガイドライン #3.7：
ビタミンBおよび葉酸は，高ホモシステイン血症の治療やPAODの改善での有益性を認めなかった〔Level I（推奨しない）〕。

Evidence
1. Lonn E, Yusuf S, Arnold MJ, et al ; Heart Outcomes Prevention Evaluation (HOPE) 2 Investigators. Homocysteine lowering with folic acid and B vitamins in vascular disease. N Engl J Med 2006 ; 354 : 1567-77. [RCT]
2. Bønaa KH, Njølstad I, Ueland PM, et al ; NORVIT Trial Investigators. Homocysteine lowering and cardiovascular events after acute myocardial infarction. N Engl J Med 2006 ; 354 : 1578-88. [RCT]
3. Hirsch AT, Haskal ZJ, Hertzer NR, et al ; American Association for Vascular Surgery ; Society for Vascular Surgery ; Society for Cardiovascular Angiography and Interventions ; Society for Vascular Medicine and Biology ; Society of Interventional Radiology ; ACC/AHA Task Force on Practice Guidelines ; American Association of Cardiovascular and Pulmonary Rehabilitation ; National Heart, Lung, and Blood Institute ; Society for Vascular Nursing ; TransAtlantic Inter-Society Consensus ; Vascular Disease Foundation. ACC/AHA 2005 Guidelines for the management of patients with peripheral arterial disease : executive Summary. J Am Coll Cardiol 2006 ; 47 : 1239-312. [STAT]
4. Norgren L, Hiatt WR, Dormandy JA, et al, Fowkes FGR on behalf of the TASC II working group. J Vasc Surg 2007 ; 45 (Suppl S) : S5-67. [STAT]

▶ガイドライン #3.8：
PAOD患者もしくはPAOD疑いの患者では，糖尿病もしくは他の原因による神経障害の有無にかかわらず，下肢の保護は積極的に継続する必要がある。正常な皮膚酸素需要量は，創傷皮膚のそれより明らかに低い。創傷のない下肢では安定していても，PAOD患者において小さい皮膚外傷さえ，破滅的となる可能性がある（Level II）。

▶ガイドライン #3.8.a：
柔軟，快適で適切に合った靴（足変形，生体運動学的変化）による足の保護や，ギプス包帯，装具，免荷は組織損傷を防ぎ，潰瘍を予防する鍵である。損傷予防は下肢保存にとって最も重要である（Level II）。

▶ガイドライン #3.8.b：
下腿の保護は足保護と同じように重要である。患者に下腿のわずかな損傷も予防する方法を教育する必要がある（Level II）。

▶ガイドライン #3.8.c：
フォームやエアーによるクッションブーツなどを使用した効果的な圧軽減により，寝たきり患者や入院中の患者の足趾や踵を保護することを標準とするべきである。PAOD患者において，褥瘡発生は肢切断につながる（Level II）。

▶ガイドライン #3.8.d：
神経障害を合併する患者は適切な靴と免荷による足保護に，特に注意を払う必要がある。PAOD患者の知覚低下による足の防御機構の消失は，特に糖尿病やバージャー病に関連するとき，損傷のリスクが増大し，さらに損傷の発見が遅れる可能性がある。それは肢切断のリスクを増大させる（Level II）。

▶ガイドライン #3.8.e：
PAOD患者は，特に糖尿病を合併している場合，足の爪を切るときに最大限の注意を払う。一般に，PAODを有する患者の足爪のケアは，特に動脈拍動の消失か明らかな神経障害を認める場合，足病医または他の専門家が行うべきである（Level II）。

Evidence
1. Lipsky B. International consensus group on diagnosing and treating the infected diabetic foot. A report from the international consensus on diagnosis and treating the infected diabetic foot. Diabetes Metab Res Rev 2004 ; 20 (Suppl. 1) : S68-77. [STAT]
2. Nabuurs-Franssen MH, Sleegers R, Huijberts MS, et al. Total contact casting of the diabetic foot in daily practice : a prospective follow up study. Diabetes Care 2005 ; 28 : 243-7. [CLIN S]
3. Virkkunen J, Heikkinen M, Lepäntalo M, et al, Finnvasc Study Group. Diabetes as an independent risk factor for early postoperative complications in critical limb ischemia. J Vasc Surg 2004 ; 40 : 761-7. [CLIN S]
4. Singh N, Armstrong D, Lipsky B. Preventing foot ulcers in patients with diabetes. JAMA 2005 ; 293 : 217-28. [LIT REV]
5. Reiber GE, Smith DG, Wallace C, et al. Effect of therapeutic footwear on foot reulceration in patients with diabetes : a randomized controlled trial. JAMA 2002 ; 287 : 2552-8. [RCT]

6. Boyko EJ, Ahroni JH, Cohen V, et al. Prediction of diabetic foot ulcer occurrence using commonly available clinical information. Diabetes Care 2006 ; 29 : 1202–7. [CLIN S]
7. Boyko EJ, Ahroni JH, Stensel V, et al. A prospective study of risk factors for diabetic foot ulcer. Diabetes Care 1999 ; 22 : 1036–42. [CLIN S]
8. Malgrange D, Richard JL, Leymarie F. Screening diabetic patients at risk for foot ulceration. A multicentre hospital-based study in France. Diabetes Metab 2003 ; 29 : 261–8. [CLIN S]
9. Locking-Cusolito H, Harwood L, Wilson B, et al. Prevalence of risk factors predisposing to foot problems in patients on hemodialysis. Nephrol Nurs J 2005 ; 32 : 373–84. [CLIN S]
10. Rolley RT. Heel ulcer development and successful arterial reconstructive surgery. J Indiana State Med Assoc 1978 ; 71 : 1142–3. [LIT REV]
11. Norgren L, Hiatt WR, Dormandy JA, et al, Fowkes FGR on behalf of the TASC II working group. J Vasc Surg 2007 ; 45 (1S) : 45 (Suppl S) : S5–67. [STAT]
12. Armstrong DG, Harkless LB. Outcomes of preventative care in a diabetic foot specialty clinic. J Foot Ankle Surg 1998 ; 37 : 460–6.
13. American Diabetes Association. Consensus development conference on diabetic foot wound care. Diabetes Care 1999 ; 22 : 1354–60.
14. Singh N, Armstrong DC, Lipsky BA. Preventing foot ulcers in patients with diabetes. JAMA 2005 ; 293 : 217–28.

▶ガイドライン#3.9：

外部からの空気圧迫（external pneumatic compression）は虚血肢の動脈流入を改善することが示され，動脈性潰瘍治療や予防に有益となる可能性がある（LevelⅡ）。

Evidence

1. Delis KT. The case for intermittent pneumatic compression of the lower extremity as a novel treatment in arterial claudication. Perspect Vasc Surg Endovasc Ther 2005 ; 17 : 29–42. [LIT REV]
2. Labropoulos N, Wierks C, Suffoletto B. Intermittent pneumatic compression for the treatment of lower extremity arterial disease : a systematic review. Vasc Med 2002 ; 7 : 141–8. [STAT]
3. Kumar S, Walker MA. The effects of intermittent pneumatic compression on the arterial and venous system of the lower limb : a review. J Tissue Viability 2002 ; 12 : 58–60, 62–6. [LIT REV]
4. Kalodiki E, Giannoukas AD. Intermittent pneumatic compression (IPC) in the treatment of peripheral arterial occlusive disease (PAOD)—A useful tool or just another device? Eur J Vasc Endovasc Surg 2007 ; 33 : 309–10 [Epub 2006 December 28]. [LIT REV].

5. Delis KT, Knaggs AL. Duration and amplitude decay of acute arterial leg inflow enhancement with intermittent pneumatic leg compression : an insight into the implicated physiologic mechanisms. J Vasc Surg 2005 ; 42 : 717–25. [CLIN S]
6. Labropoulos N, Leon LR, Bhatti A, et al. Hemodynamic effects of intermittent pneumatic compression in patients with critical limb ischemia. J Vasc Surg 2005 ; 42 : 710–6. [CLIN S]
7. van Bemmelen P, Char D, Giron F, et al. Angiographic improvement after rapid intermittent compression treatment [ArtAssist] for small vessel obstruction. Ann Vasc Surg 2003 ; 17 : 224–8. [CLIN S]
8. Louridas G, Saadia R, Spelay J, et al. The Art Assist device in chronic lower limb ischemia. A pilot study. Int Angiol 2002 ; 21 : 28–35. [CLIN S]

▶ガイドライン#3.10：

受動的下肢加温（ルークブーツ：rooke boot）は虚血肢の血流を改善することが示され，動脈性潰瘍の治療や予防に有益となる可能性がある（LevelⅢ）。

Evidence

1. Rooke TW, Hollier LH, Osmundson PJ. The influence of sympathetic nerves on transcutaneous oxygen tension in normal and ischemic lower extremities. Angiology 1987 ; 38 : 400–10.
2. Vella A, Carlson LA, Blier B, et al. Circulator boot therapy alters the natural history of ischemic limb ulceration. Vasc Med 2000 ; 5 : 21–5. [CLIN S]

▶ガイドライン#3.11：

静脈うっ滞性潰瘍はしばしばPAODやDMに合併する。圧迫は静脈うっ滞性潰瘍の主要な治療であり，可能な限り施行する必要がある。潰瘍の発生や悪化，血行再建後の失敗や閉塞のリスク増大を引き起こさない，適切な圧迫の理想的方法は十分に調査されていない。これは動脈性潰瘍予防のための調査の中でも重要な領域である（LevelⅢ）。

Evidence

1. Moffatt CJ, Franks PJ, Oldroyd M, et al. Community clinics for leg ulcers and impact on healing. BMJ 1992 Dec 5 ; 305 : 1389–92. Comment in : BMJ 1993 ; 16 ; 306 : 205. [CLIN S]
2. Arthur J, Lewis P. When is reduced-compression bandaging safe and effective? J Wound Care 2000 ; 9 : 469–71. [CLIN S]
3. Bowering CK. Use of layered compression bandages in diabetic patients. Experience in patients with lower leg ulceration, peripheral edema, and features of venous and arterial disease. Adv Wound Care 1998 ; 11 : 129–35. [CLIN S]
4. Doyle JE. All leg ulcers are not alike : managing & preventing arterial & venous ulcers. Nursing 1983 ; 13 : 58–64. [LIT REV]

▶ガイドライン#3.12：

不十分な心理・社会的状態（すなわち，深刻な精神病患者，独居，アルコール乱用，身体的不衛生，栄養失調）は虚血潰瘍のリスク増加と関連しており，集学的なケアチームにより取り扱う必要がある（Level Ⅱ）。

Evidence

1. Davies AH, Hawdon AJ, Sydes MR, et al. Is duplex surveillance of value after leg vein bypass grafting? Principal results of the vein graft surveillance randomized trial (VGST). Circulation 2005 ; 112 : 1985-91. [CLIN S]
2. Norgren L, Hiatt WR, Dormandy JA, et al, Fowkes FGR on behalf of the TASC Ⅱ working group. J Vasc Surg 2007 ; 45 (1S) : S5A-67A. [STAT]
3. Gardner A, Poechlman E. Exercise rehabilitation programs for the treatment of claudication pain : a metaanalysis. JAMA 1995 ; 274 : 975-80. [STAT]
4. Hiatt W, Wolfel E, Meier R, et al. Superiority of treadmill walking exercise vs. strength training for patients with peripheral arterial disease. Implications for the mechanism of training response. Circulation 1994 ; 90 : 1866-74. [RCT]
5. Hirsch AT, Criqui MH, Treat-Jacobson D, et al. Peripheral arterial disease detection, awareness, and treatment in the primary care. JAMA 2001 ; 286 1317-24. [CLIN S]
6. Selvin E, Erlinger TP. Prevalence of and risk factors for peripheral arterial disease in the United States : results from the National Health and nutrition examination survey, 1999-2000. Circulation 2004 ; 110 : 738-43. [STAT]
7. Siriwardena GJ, Bertrand PV. Factors influencing rehabilitation of atherosclerotic lower limb amputees. J Rehab Res Dev 1991 ; 28 : 35-44. [STAT]
8. Nehler MR, Coll JR, Hiatt WR, et al. Functional outcome in a contemporary series of major lower extremity amputations. J Vasc Surg 2003 ; 38 : 7-14. [CLIN S]
9. Klevssgard R, Hallberg IR, Resberg B, et al. The effects of successful intervention on quality of life in patients with varying degrees of lower limb ischemia. Eur J Endovasc Vasc Surg 2000 ; 19 : 238-45. [CLIN S]
10. Ryzewski J. Factors in the rehabilitation of patients with peripheral vascular disease. Nurs Clin North Am 1977 ; 12 : 161-8. [LIT REV]
11. Taylor SM, Kalbaugh A, Blackhurst DW, et al. Determinants of functional outcome after revascularization for critical limb ischemia : an analysis of 1000 consecutive vascular interventions. J Vasc Surg 2006 ; 44 : 747-55 ; discussion 55-6. [CLIN S]

【4．予防介入の選択】

▶ガイドライン#4.1：

PAODが動脈性潰瘍へ進行するのを予防する目的において，血行再建術（外科的，内視鏡的）の役割は明らかでない。跛行がCLIに進展することはまれであるため，跛行治療を目的としての外科的血行再建術は明らかな機能障害を有する患者に限らなければならない。CLIが存在すれば，下肢温存のため明らかに外科的血行再建が適応となる（LevelⅡ）。

現在のところCLIにまで進行していない患者などに対する早期の血行再建の適応はない。しかし，今後はたとえ潰瘍形成やCLIにまで進行していなくとも，外科的治療の有効性が周術期リスクを上回るようなPAOD患者群を同定することが重要である。血管内血行再建手技の発展と進歩はリスクと有効性の分析を変えつつある。正式な評価は適切な治療を決定するために必要かつ重要なデータを提供する。適切な評価のために早期に専門医へ紹介することは，インターベンションを成功させるために極めて重要である。すべての患者において，血行再建術の適応の有無にかかわらず，生活習慣の改善が最も重要な予防介入である。

Evidence

1. Marston WA, Davies SW, Armstrong B, et al. Natural history of limbs with arterial insufficiency and chronic ulceration treated without revascularization. J Vasc Surg 2006 ; 44 : 108-14. [CLIN S]
2. Treiman GS, Oderich GSC, Ashrafi A, et al. Management of ischemic heel ulceration and gangrene : an evaluation of factors associated with successful healing. J Vasc Surg 2000 ; 31 : 1110-8. [CLIN S]
3. Green RM, Abbott WM, Matsumoto T, et al. Prosthetic above-knee femoropopliteal bypass grafting : five-year results of a randomized trial. J Vasc Surg 2000 ; 31 : 417-25. [RCT]
4. Lau H, Cheng SWK. Long-term prognosis of femoropopliteal bypass : an analysis of 349 consecutive revascularizations. ANZJ Surg 2001 ; 71 : 335-40. [CLIN S]
5. Norgren L, Hiatt WR, Dormandy JA, et al, Fowkes FGR on behalf of the TASC Ⅱ working group. J Vasc Surg 2007 ; 45 (1S) : S5A-67A. [STAT]
6. Hopf HW, Ueno C, Aslam R, et al. Guidelines for the treatment of arterial insufficiency ulcers. Wound Rep Reg 2006 ; 14 : 693-710. [STAT]

▶ガイドライン#4.2：

長期の補助薬物療法はルーティンで行う必要がある。抗血小板薬（アスピリン and/or clopidogrel）は，血行再建後にルーティンで投与する必要がある。アスピリン and/or clopidogrelによる治療は，末梢動脈バイパス移植術，ステント術，血管形成術の術後長期開存率を改善する。加えて，大腿動脈アテローム硬化の進行を減少させる（LevelⅠ）。

多くは研究されていないが，他の有望な補助薬剤として coumadin，低分子ヘパリン，スタチンなどの抗凝固剤がある。これらの薬剤のエビデンスレベルは常に発展している。PREVENT 臨床試験において，抗増殖性アンチセンス・オリゴヌクレオチド（E2F）をバイパスとして用いる静脈に移植手術時に投与したが，再狭窄やグラフト開存性に関して有益性がないことが示された。

Evidence

1. Bhatt DL, Fox KA, Hacke W, et al, CHARISMA Investigators. A global view of atherothrombosis : baseline characteristics in the Clopidogrel for High Atherothrombotic Risk and Ischemic Stabilization, Management, and Avoidance (CHARISMA) trial. Am Heart J 2005 ; 150 : 401. [RCT]
2. Jones L, Griffin S, Palmer S, et al. Clinical effectiveness and cost-effectiveness of clopidogrel and modified-release dipyridamole in the secondary prevention of occlusive vascular events : a systematic review and economic evaluation. Health Technol Assess 2004 ; 8 : iii–iv.1–196. [STAT]
3. Norgren L, Hiatt WR, Dormandy JA, et al, Fowkes FGR on behalf of the TASC II working group. J Vasc Surg 2007 ; 45 (1S) : S5A–67A. [STAT]
4. Doeffler-Melly J, Buller HR, Koopman NM, et al. Antiplatelet agents for preventing thrombosis after peripheral arterial bypass surgery. Cochrane Database Syst Rev 2003 ; CD000536. [LIT REV]
5. Tangelder M, Lawson J, Algra A, et al. Systematic review of randomized controlled trials of aspirin and oral anti-coagulants in prevention of graft occlusion and ischemic events after infrainguinal bypass surgery. J Vasc Surg 1999 ; 30 : 701–9. [STAT]
6. Dorffler-Melly J, Buller HR, Koopman MM, et al. Antithrombotic agents for preventing thrombosis after peripheral bypass surgery. Cochrane Database Syst Rev 2003 ; CD000536. [STAT]
7. Conte MS, Bandyk DF, Clowes AW, et al. Risk factors, medical therapies and perioperative events in limb salvage surgery : observations from the PREVENT III multicenter trial. J Vasc Surg 2005 ; 42 : 456–64 ; discussion 464–5. [RCT]
8. Sukhija R, Yalamanchili K, Aronow WS, et al. Clinical characteristics, risk factors, and medical treatment of 561 patients with Peripheral Arterial Disease followed in an academic vascular surgery clinic. Cardiol Rev 2005 ; 13 : 108–10. [CLIN S]
9. Clagett GP, Sobel M, Jackson MR, et al. Antithrombotic therapy in Peripheral Arterial Occlusive Disease : the 7th ACCP conference on antithrombotic and thrombolytic therapy. Chest 2004 ; 126 : 609S–26. [STAT]
10. Abbruzzese TA, Havens J, Belkin M, et al. Statin therapy is associated with improved patency of autogenous infrainguinal bypass grafts. J Vasc Surg 2004 ; 39 : 1178–85. [RETRO S]
11. Jivegard L, Drott C, Gelin J, et al. Effects of three months of low molecular weight heparin (dalteparin) treatment after bypass surgery for lower limb ischemia—a randomised placebo-controlled double blind multicentre trial. Eur J Vasc Endovasc Surg 2005 ; 29 : 190–8. [RCT]
12. Johnson WC, Williford WO. Benefits, morbidity, and mortality associated with long-term administration of oral anticoagulant therapy to patients with peripheral arterial bypass procedures : a prospective randomized study. J Vasc Surg 2002 ; 35 : 413–21. [RCT]
13. Conte MS, Bandyk DF, Clowes AW, et al ; PREVENT III Investigators. Results of PREVENT III : a multicenter, randomized trial of edifoligide for the prevention of vein graft failure in lower extremity bypass surgery. J Vasc Surg 2006 ; 43 : 742–51 ; discussion 751. [RCT]
14. Hirsch AT, Haskal ZJ, Hertzer NR, et al ; American Association for Vascular Surgery ; Society for Vascular Surgery ; Society for Cardiovascular Angiography and Interventions ; Society for Vascular Medicine and Biology ; Society of Interventional Radiology ; ACC/AHA Task Force on Practice Guidelines ; American Association of Cardiovascular and Pulmonary Rehabilitation ; National Heart, Lung, and Blood Institute ; Society for Vascular Nursing ; TransAtlantic Inter-Society Consensus ; Vascular Disease Foundation. ACC/AHA 2005 Guidelines for the management of patients with peripheral arterial disease : executive summary. J Am Coll Cardiol 2006 ; 47 : 1239–312. [STAT]

（翻訳：埼玉医科大学形成外科　簗　由一郎）